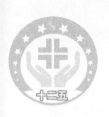

全国高职高专医药院校工学结合"十二五"规划教材

供临床医学、口腔医学、护理、营养、影像、检验等专业使用

丛书顾问　文历阳　沈彬

预防医学基础（第2版）

Yufang Yixue Jichu

主　编　杨柳清　黄贺梅

副主编　王　丹　吴松林　杨　芳　胡玉华

编　委　（以姓氏笔画为序）

王　丹　重庆三峡医药高等专科学校

杨　芳　聊城职业技术学院

杨柳清　重庆三峡医药高等专科学校

吴松林　厦门医学高等专科学校

胡玉华　厦门医学高等专科学校

黄贺梅　郑州铁路职业技术学院

曹玉青　张掖医学高等专科学校

熊万军　重庆三峡医药高等专科学校

U0303285

华中科技大学出版社

http://www.hustp.com

中国·武汉

内 容 提 要

本书是全国高职高专医药院校工学结合"十二五"规划教材。除绪论外,主要内容有健康概述、卫生保健战略与社区卫生服务、环境与健康(包括概述及生活环境、职业环境、食物与健康)、疾病的预防与控制、社区卫生调查研究方法(包括医学统计学方法与流行病学方法)。本书适合于三年全日制高职高专护理专业、护理专业的各专门化方向、助产专业的学生使用,也可作为社区护理人员的培训教材。

图书在版编目(CIP)数据

预防医学基础/杨柳清,黄贺梅主编. —2版. —武汉:华中科技大学出版社,2013.5(2022.1重印)
ISBN 978-7-5609-9087-3

Ⅰ.①预… Ⅱ.①杨… ②黄… Ⅲ.①预防医学-高等职业教育-教材 Ⅳ.①R1

中国版本图书馆 CIP 数据核字(2013)第 113590 号

预防医学基础(第 2 版)　　　　　　　　　　　　　　　　　　杨柳清　黄贺梅　主编

策划编辑:车　巍
责任编辑:孙基寿
封面设计:陈　静
责任校对:祝　菲
责任监印:周治超
出版发行:华中科技大学出版社(中国·武汉)　　　电话:(027)81321913
　　　　　武汉市东湖新技术开发区华工科技园　　　邮编:430223
录　排:华中科技大学惠友文印中心
印　刷:武汉邮科印务有限公司
开　本:787mm×1092mm　1/16
印　张:24.5
字　数:589 千字
版　次:2022 年 1 月第 2 版第 4 次印刷
定　价:54.00 元

全国高职高专医药院校工学结合
"十二五"规划教材编委会

主任委员 文历阳　沈　彬

委　　员（按姓氏笔画排序）

总序

　　世界职业教育发展的经验和我国职业教育发展的历程都表明,职业教育是提高国家核心竞争力的要素之一。近年来,我国高等职业教育发展迅猛,成为我国高等教育的重要组成部分。与此同时,作为高等职业教育重要组成部分的高等卫生职业教育的发展也取得了巨大成就,为国家输送了大批高素质技能型、应用型医疗卫生人才。截至 2008 年,我国高等职业院校已达 1 184 所,年招生规模超过 310 万人,在校生达 900 多万人,其中,设有医学及相关专业的院校近 300 所,年招生量突破 30 万人,在校生突破 150 万人。

　　教育部《关于全面提高高等职业教育教学质量的若干意见》明确指出,高等职业教育必须"以服务为宗旨,以就业为导向,走产学结合的发展道路","把工学结合作为高等职业教育人才培养模式改革的重要切入点,带动专业调整与建设,引导课程设置、教学内容和教学方法改革"。这是新时期我国职业教育发展具有战略意义的指导意见。高等卫生职业教育既具有职业教育的普遍特性,又具有医学教育的特殊性,许多卫生职业院校在大力推进示范性职业院校建设、精品课程建设,发展和完善"校企合作"的办学模式、"工学结合"的人才培养模式,以及"基于工作过程"的课程模式等方面有所创新和突破。高等卫生职业教育发展的形势使得目前使用的教材与新形势下的教学要求不相适应的矛盾日益突出,加强高职高专医学教材建设成为各院校的迫切要求,新一轮教材建设迫在眉睫。

　　为了顺应高等卫生职业教育教学改革的新形势和新要求,在认真、细致调研的基础上,在教育部高职高专医学类及相关医学类专业教学指导委员会专家和部分高职高专示范院校领导的指导下,我们组织了全国 50 所高职高专医药院校的近 500 位老师编写了这套以工作过程为导向的全国高职高专医药院校工学结合"十二五"规划教材。本套教材由 4 个国家级精品课程教学团队及 20 个省级精品课程教学团队引领,有副教授(副主任医师)及以上职称的老师占65%,教龄在 20 年以上的老师占 60%。教材编写过程中,全体主编和参编人员进行了认真的研讨和细致的分工,在教材编写体例和内容上均有所创新,各主编单位高度重视并有力配合教材编写工作,编辑和主审专家严谨和忘我地工作,确保了本套教材的编写质量。

本套教材充分体现新教学计划的特色,强调以就业为导向、以能力为本位、贴近学生的原则,体现教材的"三基"(基本知识、基本理论、基本实践技能)及"五性"(思想性、科学性、先进性、启发性和适用性)要求,着重突出以下编写特点:

(1) 紧扣新教学计划和教学大纲,科学、规范,具有鲜明的高职高专特色;

(2) 突出体现"工学结合"的人才培养模式和"基于工作过程"的课程模式;

(3) 适合高职高专医药院校教学实际,突出针对性、适用性和实用性;

(4) 以"必需、够用"为原则,简化基础理论,侧重临床实践与应用;

(5) 紧扣精品课程建设目标,体现教学改革方向;

(6) 紧密围绕后续课程、执业资格标准和工作岗位需求;

(7) 整体优化教材内容体系,使基础课程体系和实训课程体系都成系统;

(8) 探索案例式教学方法,倡导主动学习。

这套规划教材得到了各院校的大力支持与高度关注,它将为高等卫生职业教育的课程体系改革作出应有的贡献。我们衷心希望这套教材能在相关课程的教学中发挥积极作用,并得到读者的青睐。我们也相信这套教材在使用过程中,通过教学实践的检验和实际问题的解决,能不断得到改进、完善和提高。

全国高职高专医药院校工学结合"十二五"规划教材
编写委员会

前言

Qianyan

21世纪，人类对于生命健康以及医学模式的认识发生了根本性变化：人们不仅要求无病痛，而且还要求更高的生活质量；全球社会也希望以较低的投入，达到从政治、经济、社会、卫生服务等方面为全人类创造美好环境、保护和促进人类身心健康的目的。因此，公共卫生与疾病预防保健工作再次备受关注，预防医学被提到了前所未有的战略高度。基于此，社会对护理工作者的工作对象、范围、内容及能力提出了更高的要求：护理工作者的工作职责是能护能防，防中有护，护中有防，以防为主；与此同时，医学教育也要从新的视角确定护理专业的人才培养目标，从多元化职业角度编写与现代护生的工作岗位相适应的教材。

本书是由华中科技大学组织编写的全国高职高专医药院校工学结合"十二五"规划教材，适用于三年全日制高职高专护理专业、护理专业的各专门化方向、助产专业的学生，也可作为社区护理人员的培训教材。本书编写从护理专业的实际出发，以能在不同层次的医疗卫生机构从事护理工作的成熟护生为培养目标，体现护理工作是以人的健康为中心，结合现代护理工作职责要求、执业护士考试要求，强化实践技能培养，将预防医学思想、观念、技能贯穿始终，使护生毕业后能够面向健康、亚健康、患病等不同类别的人群，从事多元化的护理工作。本书除绪论外，主要有健康、卫生保健战略与社区卫生服务、环境与健康（包括概述及生活环境、职业环境、食物与健康）、疾病的预防与控制、社区卫生调查研究方法（包括医学统计学方法与流行病学方法）等内容。此外，本书在实训内容的编写上注重了学生的专业背景，选择了与护生工作岗位相适应的实训内容，同时加入了目标检测、参考文献及中英文索引以帮助学生自主学习。

本书主要体现了三大特色。

（1）突出护理专业特点　本书根据培养目标，针对护理专业对应的岗位群的典型工作任务，确定护生应具备的预防医学理论与能力要求，全方位地组织全书内容。

（2）突出大卫生观　全书围绕"预防为主"这条主线，强化"大卫生观"，培养护生动员社会力量、利用社会资源开展个人、家庭、社区卫生服务的能力。

（3）突出工学结合　本书充分体现卫生职业技术教育的特色，突出教学改革的新理念，将行动导向教学贯穿其中，通过情景案例导入章节内容，激发学生以问题为中心进行学习探究，将当今世界公共卫生事件纳入教学之中，使护生通过学习能正确应对可能遇到的公共卫生问题。

本书于 2010 年第一次出版后，2012 年 11 月组织完成了第 2 版的修订。第 2 版更新了各章节知识，特别是卫生统计学章节增加了利用 Excel 进行统计运算的内容，并更改了第 1 版中的错误与疏漏之处。

衷心感谢各位编委的辛勤劳动，恳请各位同仁在教材使用过程中不吝赐教、及时反馈，以便进一步完善与提高，诚恳希望各位读者提出宝贵意见。

杨柳清　黄贺梅

目录

Mulu

第一章
绪　论

学习目标

1. 了解预防医学,明确医疗卫生服务是以人的健康为中心,满足人群健康需求。
2. 树立预防为主的思想和大卫生观,掌握疾病的三级预防。
3. 结合预防医学在现代医学中的地位与作用,明确学习预防医学的重要性。

进入 21 世纪,随着医学科学与技术的快速发展,现代人对于生命健康的认识以及医学模式所发生的变化,预防医学的地位被提到了前所未有的战略高度。因此,以促进人的健康为最终目标的医学服务面临着工作重点的转移,包括:医疗卫生服务的对象与范围由以疾病为中心、病人为服务对象转变为以健康为中心,全社会所有人群为服务对象;医疗卫生服务的内容从治疗扩大到预防、保健、康复,从病理扩大到心理,从医院内扩大到医院外。医疗卫生工作更加强调:以预防为主,治疗和预防相结合;自助为主(自我保健),求助和自助相结合;社会为主,医学与社会相结合;心理为主,生理与心理相结合;现代为主,传统方法与现代方法相结合。

案例 1-1

健康体检结果表明人群健康状况不容乐观

2007 年 11—12 月山东省济南某疗养院对 825 例中老年人进行健康体检,结果疾病阳性发现率达 80%,病症种类繁多,其中高血脂、高血压、血糖升高、脂肪肝四种病症居于前四位,此外还检查出占位性病变 4 例。

2007 年 7—12 月银川市某院对全市 10125 名职工进行健康体检,其中男性 5533 人,女性 4619 人。年龄最大 79 岁,最小 20 岁。结果检出疾病总数为 39677 人次,平均每人患 3.91 种疾病,前 10 位疾病按检出率从高到低依次为脂肪肝 38.74%、血脂代谢异常(甘油三酯及胆固醇异常)35.24%、肾结石 25.67%、转氨酶增高 22.19%、前列腺增生 20.43%(占男性人数的 37.48%)、大小乙肝三阳 13.90%、高血压 12.85%、阴道炎 12.80%(占女性人数的 28.12%)、肝胆结石

12.53%、心肌缺血(即 ST-T 改变)12.32%。

2006—2008 年广州市某社区对 7713 名学生进行"六病"(即近视、龋齿、沙眼、寄生虫、贫血、营养不良)体检,其中男生 4400 人,女生 3313 人,结果:三年体检的人群中,患有"六病"人数 2006 年为 1621 人、2007 年为 1366 人、2008 年为 1789 人,所占比例分别为 63.7%、61.4%、60.7%。

思考:

1. 当今社会人们对健康的要求是什么?

2. 根据案例,分析评价当代社会人群的健康现状。

3. 医疗卫生工作者卫生服务对象涵盖哪些范围?

第一节　预防医学的概念、研究对象与任务

一、预防医学的概念

预防医学(preventive medicine)是从预防的观点出发,综合应用基础医学、临床医学、医学统计及流行病学等多学科的知识和方法,将宏观与微观相结合,研究疾病的发生与分布规律,分析主要致病因素对健康的影响,制定防制对策,实施公共卫生措施,进而预防疾病、促进健康、提高生命质量的医学科学。

作为应用类医学科学,预防医学涵盖了多个研究领域,形成了多个分支。如环境卫生学、劳动卫生与职业病学、营养与食品卫生学、儿童与少年卫生学、毒理学、社会医学、流行病学、地方病学、卫生与医学统计学、卫生检验学、媒介生物学、寄生虫学、消毒学、传染病学、性传播疾病学等。

二、预防医学的研究对象

预防医学的研究对象是全社会所有人群,包括病人、亚健康及健康人群及其构成人群的个体,通过研究这些人群的健康、疾病与环境的相互关系,评价致病因素对人群健康的影响,积极采取三级预防策略及相应的预防、治疗、保健、康复、健康教育等措施,达到防止疾病发生与发展,维护和促进健康的目的。

三、预防医学的任务与主要内容

随着医学科学的发展,当今预防医学面临的主要任务是综合运用相关领域的科学理论、成果与技术,有效解决卫生防病与健康促进的具体问题,为人们提供优质的生活和生产(学习)环境,改善心理环境,提高应激能力,提高人类的生活质量与健康水平,推动社会经济快速增长。

预防医学的研究与实践内容主要如下。

(1)研究影响健康的因素　应用流行病学与医学统计学方法,研究疾病与健康危险因素的关系,进行健康危险影响因素评价、健康状况评价、生命质量评价。

（2）疾病控制 采取公共卫生措施，营造良好的自然与社会环境，控制与消除危险因素对健康的影响，防制传染病、慢性非传染性疾病等其他疾病的发生。

（3）健康促进 以社区为单位，动员全社会、多部门协作参与，积极开展三级预防，加强个人、家庭自我保健，促进慢性病人康复，落实健康教育行动计划，提高人群健康水平。

（4）应对突发公共卫生事件 建立完善的突发公共卫生事件防制体系，加强监测防控、制定应急预案，增强全社会防范意识与应对能力。

上述预防医学的主要内容涵盖了以下理念、知识和方法：①预防保健策略与措施；②现代医学模式、现代健康观、大卫生观、三级预防等基本理念；③环境对健康的影响；④社区卫生服务；⑤突发公共卫生事件的应急处理与预防；⑥人群健康的流行病学与统计学研究方法。

四、预防医学的主要特点

预防医学主要表现为以下五个特点：①服务对象包括个体和群体；②主要着眼于健康人群和无症状病人；③研究重点为人群—健康—环境；④采取积极预防措施及提高人群健康效益的对策；⑤宏观与微观研究相结合的研究方法。

第二节 预防医学的发展历程

预防医学的发展有其漫长的过程。在医学发展的最初阶段，人类为求生存，在不断适应环境以及与自然界各种危害因素作斗争的过程中，取得了治病的经验，总结了防病、养生之道，逐步形成了以个体为对象的医学。随着医学的发展，预防医学逐渐地分离了出来而成为一门独立、完整的学科。归纳预防医学的产生与发展历史，主要经历了如下三个阶段。

一、个体预防阶段

古今中外的文化史中，对预防疾病的思想，很早就有表述。我国第一部古典医著《黄帝内经》中记载："圣人不治已病治未病，不治已乱治未乱。夫病已成而后药之，乱已成而后治之，譬如临渴穿井，斗而铸锥，不亦晚乎。"唐代医学家孙思邈在《千金要方》中提出："上医治未病之病，中医治欲病之病，下医治已病之病。"

西方在公元前403年—前221年，也有预防于未病之前才是良医的观点。希腊的希波克拉底（Hippocrates，公元前460—前370）在关于环境与疾病的论著《空气、水、地区和流行》中，通过对破伤风、流行性腮腺炎和产后败血症的观察，阐述了疾病和环境之间的关系，提出了疾病预防思想。创立免疫接种者路易斯·巴斯德（Louis pasteur，1822—1895）讨论他对预防的认识时，曾对他的学生说：与疾病作斗争，我从没想要找出一个治疗方法，而是在找预防手段。这足以说明一位19世纪的科学家对当时处于萌芽阶段的预防科学所具有的超前意识。欧洲文艺复兴后，17世纪的工业革命，特别是显微镜的发明，极大地推动了临床医学的发展：人们开始利用解剖学、生理学、微生物学及病理学等知识研究人类与环境的关系，认识到生物性致病因素的存在及其产生的疾病，懂得了隔离病人、处理饮水等预防传染病的方法。从此,以个体为对象进行疾病预防的学科开始产生了,在西方称为卫生学(hygiene),该词取自于希腊神话管健康的女神 Hygeia 之名,相当于我国"养生、摄生"之词。

二、群体预防阶段

19世纪末到20世纪初,借助迅猛发展的生物医学(特别是传染病学、寄生虫学、流行病学)理论,人们在与生物源性疾病作斗争的实践中,认识到仅从个体预防疾病的效率不高,必须以人群为对象,使病因、宿主和环境之间保持平衡关系,提出了对传染病要改善环境、控制病因、保护宿主进行预防的科学思想,其方法包括免疫接种、隔离检疫、消灭病媒动物、垃圾粪便处理、食物及用水的安全等公共卫生措施,这些有效的措施使人们在战胜天花、霍乱、鼠疫等烈性传染病的斗争中取得了可喜的成绩,因此,个体摄生防病扩大为群体预防,个人卫生扩大为公共卫生(public health),对此医学史上称为第一次卫生革命,其特点是使预防医学以人群为对象。

三、全球(人类)预防阶段

第一次卫生革命使传染病得到了有效的控制,其发病率、死亡率都明显下降。20世纪中期,随着工业化社会的到来、城市化进程的加快,人群疾病谱、死亡谱发生明显变化。心脏病、脑血管病、恶性肿瘤以及职业病、意外伤亡(车祸、自杀等)的发生率呈上升趋势,并成为主要死因。这些疾病及其他许多疾病的发生都与心理活动、行为生活方式(行为习惯、饮食等)以及生存环境(社会环境为主)等危险因素有关,所以对于疾病的防制单纯用生物医学的手段是很有限的,需要增加使用心理和行为矫正等措施、动用社会的各种力量,才能达到有效的防治。由此,传统的生物医学模式转变成了生物-心理-社会医学模式,疾病预防从生物预防开始转向社会预防,预防重点也从传染病转移为传染病与慢性病并重。这是预防医学重点的转移,在医学史上称为第二次卫生革命。

由于世界各地区各国家工业发展不平衡,导致贫富悬殊。在一些经济水平低、发展速度缓慢的贫穷国家,传染病不能得到有效的控制,使传染病在全球范围内不能得到永久性控制或消失。1948年世界卫生组织(world health organization,简称 WHO)成立,其目标是:使所有的人都尽可能地达到最高的健康水平。WHO 致力于实现国际间卫生合作和交流,使医学"不仅是治疗和预防疾病,还有保护健康和促进健康的功能",使医学进入以全人类为对象的预防时代。

知识链接

预防医学与公共卫生

关于预防医学与公共卫生,可以理解为:公共卫生是用来促进公众健康的措施;而预防医学是公共卫生措施的理论和实践基础。没有预防医学的理论指导,公共卫生就成了无源之水;而没有公共卫生实践,预防医学则成为空中楼阁。公共卫生的工作范围包括:通过有组织的社会活动来净化环境、控制传染病、进行健康教育、组织医护人员对疾病进行早期诊断和治疗、发展社会体制、保证每个人都享有足以维持健康的生活水平,促进身心健康。随着人类对自身、疾病和环境的不断认识,尤其是 SARS 和流感的暴发,人们都意识到公共卫生的重要,建立完善的公共卫生体系成为当务之急。

第三节 预防医学基本观念

一、三级预防

疾病在没有人为干预的情况下,本身有着发生、发展、转归的自然过程(即疾病自然史),预防要针对疾病过程的不同阶段采取不同措施。三级预防(表 1-1)是针对疾病自然史的全过程而采取的积极预防措施,包括在疾病前期采取第一级预防措施、疾病早期采取第二级预防措施、临床期及康复期采取的第三级预防措施。

表 1-1　疾病自然史与三级预防措施

项　　目	易感期	先兆期	临床期	伤残或康复期
组织变化	病变前期	病变期		消退或留有后遗
预防级别	Ⅰ级	Ⅱ级	Ⅲ级	
三级预防措施	健康促进 特殊防护	早发现 早诊断 早治疗	一切治疗与康复手段,尽量减少伤残	
目标	降低发病率	降低死亡率	降低病死率,提高生存率,改善生存质量	

第一级预防(primary prevention)是针对特定易感人群,采取健康促进及特殊的保护措施,以减少和控制疾病的发生。健康促进措施如更新健康理念、进行健康教育、改变不良行为生活方式、坚持体育锻炼、合理营养、创造良好的劳动和生活居住环境、保护环境、清洁饮水、污染物无害化处理、控制人口过度增长等;特殊防护措施如免疫接种、消毒杀菌灭虫、危险物(如工业毒物)监测和危险人群如免疫缺陷者监测。

第二级预防(secondary prevention)是针对无明显症状的早期病人,采取早发现、早诊断、早治疗的措施,降低疾病病死率。如定期做胸部 X 线检查以早期发现肺癌、肺结核或矽肺(矽尘接触作业人群)病人,妇女定期体检以早期发现乳腺癌或宫颈癌,在肝癌高发区进行甲胎蛋白测定以早期发现肝癌,医院内严格洗手、消毒预防医源性疾病等。早治疗指在确诊后立即制定合理有效的治疗方案,控制疾病的发展、恶化,杜绝传染病的蔓延、促进身体尽早痊愈。

第三级预防(tertiary prevention)是针对已确诊的病人,采取正确的治疗与康复措施,减少伤残、降低病死率、改善生存质量。包括防止病残和康复工作:防止病残是为了使病人不致丧失劳动能力,即力求病而不残、残而不废,保存人的社会价值;康复工作是对身体和心理残废者以及老年人采取措施,使他们能够在身体、心理、社会及职业上成为有用的人。康复分为身体上的(机能性)康复、调整性康复和心理康复,其措施包括康复职业训练、家庭医学指导、心理和生理康复指导服务等。做好第三级预防,开展康复医学服务、充分发挥社区康复保健功能,可以减轻临床治疗压力,促进病残人恢复,提高生命质量。

知识链接

"四级预防"与原始级预防

国际上有学者对疾病预防措施提出"四级预防",即在原三级预防的基础上增加原始级预防。原始级预防的目标是用立法手段、经济政策、改变生活习惯等,避免已知的与增加发病危险性有关的社会、经济、文化生活的因素的出现与形成。其目的是挖掉滋生蔓延疾病的土壤。原始级和第一级预防都针对人群,但原始级预防较第一级预防更具主动性和超前性,对健康促进更具有重要意义。

例如,已知吸烟能导致多种慢性病和加剧职业病(尘肺),则可制定相应的国家经济政策,禁止青少年吸烟,创建无烟学校、无烟工厂、贯彻落实职业病防治法等策略,即属原始级预防。

二、大卫生观

大卫生观也称社会大卫生观,是现代卫生观。20世纪80年代以来,为适应人类健康模式的变化和实现"人人享有卫生保健"全球目标,世界卫生组织在总结各国卫生工作经验之后明确指出:"当今世界已有的教训是,卫生部门不能再单枪匹马地开展工作,卫生事业是全社会的事业,需要全社会的配合,上至政府部门、服务机关、研究单位、官方及非官方组织和各级管理部门,下至社区及家庭,都必须成为预防保健的参与者。因此,不仅要激发人们的热情,而且要求农业、食品营养、教育、文化、供水和卫生设备、住房以及工业等部门,共同协作才行。"

我国前卫生部部长陈敏章指出:"大卫生观就是全社会都来重视、关心和参与卫生和健康事业的建设,要使全社会每个成员知道自己所享受的卫生保健权利,还要知道自己应尽的责任和义务。在政府的统一领导下,全社会都树立卫生意识,各部门协同作战,为人民提供良好的生活质量和环境质量,最终保证人人健康。"因此,大卫生观要求卫生系统从封闭变为开放,卫生与社会经济发展同步,做到"健康为人人、人人为健康",国家、社会各部门把健康和幸福作为共同的社会目标。

(一)大卫生观的核心

大卫生观是将卫生系统看作是具有动态性、开放性,并与整个社会密切联系的大系统的科学观念。在这种观念的引导下,卫生工作重视政府及全社会的共同参与和科学的协调管理,使全社会卫生工作的各参与方能够达成"健康为人人、人人为健康"的共识,实现有效地合作,以提升人们的健康水平。

(二)大卫生观的实质

(1)大卫生观是可持续发展的卫生观。现代社会要求经济、政治、社会意识、科技、文化、教育、卫生、生态环境等的全面协调发展,其中全民健康不仅是社会大系统中的一个子系统,而且是构成其他各系统的稳定发展的基础,这就要求全社会各部门、全体居民共同参与全民健康策略的实施,通过科学的协调管理,实现可持续发展,因此,大卫生观是"自然-社会-心理-生态-健康"的社会整体协调发展型卫生观。

(2) 大卫生观以全社会所有人的整体健康为内涵。大卫生观体现了"健康为人人,人人为健康"的观念。一方面政府和社区为全体社会成员提供良好的基本医疗卫生服务,另一方面,每个人都应充分认识自我保健的重要性,积极参与、支持卫生保健活动,提高个人身体和心理素质,预防疾病的发生,同时也为社会卫生保健事业作出贡献。大卫生观是把卫生事业和卫生责任社会化、全民化,使之成为社会发展的构成成分和社会发展的重要目标之一。

(3) 大卫生观是推动"人人享有卫生保健"实现的重要手段之一。1977 年,世界卫生组织(WHO)提出"2000 年人人享有卫生保健(HFA)"全球性卫生目标。1978 年,WHO 在阿拉木图会议上进一步明确初级卫生保健(PHC)是实现人人享有卫生保健目标的策略与关键途径。多年来,特别是在 21 世纪,虽然世界各国在 PHC 的建设中取得了可喜的成绩,但是,由于卫生部门的相对封闭及卫生工作与社会经济发展的不协调,使许多国家的初级卫生保健工作的进展情况不尽人意。据此,WHO 指出:"未来死亡率的下降,大部分靠非卫生部门的努力","与其说要靠传统的医学技术,毋宁说靠政治行动(社会行动)"。即实现"人人享有卫生保健"必须借助政府及非卫生部门的力量。因此,"人人享有卫生保健"作为21 世纪人类为之奋斗的全球战略目标,大卫生观正是成为实现这一目标的重要手段,这既是现代社会发展的任务,也是未来社会发展的使命,是社会物质文明、精神文明建设成就的一种综合体现。

三、健康促进

(一)健康教育

健康教育(health education)是通过有计划、有组织、有系统的社会和教育活动,促使人们自愿地改变不良的健康行为和影响健康行为的相关因素,消除或减轻影响健康的危险因素,进而预防疾病,促进健康和提高生活质量。健康教育的核心问题是促使个体或群体改变不健康的行为和生活方式,尤其是组织行为改变。

健康教育不等同于单纯传播卫生知识的卫生宣传。卫生宣传仅是健康教育的重要手段之一。健康教育提供改变行为所必需的知识、技能和服务以促使个体、群体和社会的行为改变。

(二)健康促进

健康促进(health promotion)的提出是社会发展的标志,它代表了先进的健康观。健康促进是指一切能促使人们的行为和生活条件向有益于健康改变的教育与生态学支持的综合体。

1986 年 11 月 21 日第一届健康促进国际会议在加拿大渥太华召开并发表了《渥太华宪章》,宪章中指出:健康促进是促使人们提高、维护和改善他们自身健康的过程。根据世界卫生组织的定义,健康促进是"促使人们维护和提高他们自身健康的过程,是协调人类与环境的战略,它规定个人与社会对健康各自所负的责任"。

1. 健康促进的活动领域 《渥太华宪章》提出了健康促进的五个活动领域。

（1）制定健康的公共政策 健康促进超越了保健范畴，它把健康问题提到了各个部门、各级领导的议事日程上，使他们了解其决策对健康后果的影响并承担健康的责任。健康促进的政策由多样而互补的各方面综合而成，它包括政策、法规、财政、税收和组织改变等。

（2）创造支持性环境 人类与其生存的环境是密不可分的，这是对健康采取社会-生态学方法的基础。创造支持性环境在于保护自然及自然资源，创造安全、舒适、满意、愉悦的生活和工作环境条件。

（3）强化社区性行动 健康促进工作是通过具体和有效的社区行动，达到促进健康的目标。它包括确定需优先解决的健康问题，做出决策，选择策略并执行，在这一过程中核心问题是赋予社区以当家作主、积极参与和决定自己命运的权利。

（4）发展个人技能 健康促进通过提供信息、健康教育和提高生活技能以支持个人和社会的发展，这样做的目的是使群众能更有效地维护自身的健康和他们的生存环境，并做出有利于健康的选择。

（5）调整卫生服务方向 卫生部门的作用不仅仅是提供临床与治疗服务，更重要的作用是必须坚持健康促进的方向。调整卫生服务方向要求更重视卫生研究及专业教育与培训的转变，并立足于把一个完整的人的总需求作为服务对象。

2. 健康促进的三项基本策略

（1）倡导 倡导政策支持，社会各界对健康措施的认同，调整卫生服务方向，激发社会关注与群众参与，从而创造有利于健康的社会经济、文化和环境条件。

（2）赋权 帮助群众具备正确的观念、科学的知识、可行的技能，激发其获得健康的潜力；使群众获得控制健康危险因素、做出有益于健康的决定和采取行动的能力。

（3）协调 如协调个人、社区、卫生机构、社会经济部门、政府和非政府组织形成强大的联盟与社会支持体系，共同努力实现健康目标。

综上所述，健康促进的概念要比健康教育更为完整，它涵盖了健康教育和生态学因素（环境因素和行政手段）。健康促进是健康教育发展的结果，是新的公共卫生方法的精髓，是"人人享有卫生保健"全球战略的关键要素。

知识链接

曼 谷 宪 章

由世界卫生组织和泰国卫生部联合主办的第六届全球健康促进会议于2005年8月7日至11日在曼谷召开，会议通过了旨在促进人类健康的《曼谷宪章》。

《曼谷宪章》制定的战略包括：提倡在尊重人权基础上促进健康；增加在促进健康方面的投资；开发健康知识的普及和研究方面的潜力；通过立法确保每个人享有平等的健康权利；建立起政府、私人和非政府组织间的健康联盟。

《曼谷宪章》向健康促进提供了新的方向，确保健康促进是全球发展议程的中心，并将成为各国政府的核心责任和良好企业实务的一部分以及社区和民间社会行动的一项重点。

第四节 我国卫生工作方针及全球面临的公共卫生问题

一、四大卫生工作方针的提出与作用

新中国成立以前,由于遭受帝国主义侵略、封建主义和官僚资本主义的压迫与统治,战乱、疾病、饥饿、灾荒等自然与人为因素的影响,使人民群众生活在水深火热之中,基本生活与健康均不能得到保障。据统计,新中国成立之前,我国婴儿死亡率达 200‰,人均期望寿命仅 35 岁(表 1-2)。新中国成立以后,为了全面提高国民的健康水平,动员社会力量消灭疾病,我国政府于 1950 年 8 月及 1952 年 12 月分别召开了第一、二届全国卫生会议,正式确立了我国卫生工作方针。新中国成立初期我国卫生工作的四大方针是:面向工农兵、预防为主、团结中西医、卫生工作与群众运动相结合。面向工农兵,是指卫生工作的方向是为广大人民群众服务;预防为主,是指卫生工作的方针是对待疾病要首先从预防着手,主动与疾病作斗争,它既是卫生工作的核心,又是保证健康的关键;团结中西医是指卫生工作的力量;卫生工作与群众运动相结合,是指卫生工作的方法问题。

四大卫生工作方针是开展卫生工作的根本方法。它在当时历史背景下体现了党和政府对卫生工作的重视,代表了人民群众的根本利益,为新中国卫生事业的发展指明了前进的方向。在卫生工作方针的指引下,我国医疗卫生事业蓬勃发展,县、乡、村三级医疗预防保健网逐步建立,医疗卫生服务水平逐步提高,医疗卫生技术队伍不断壮大,人民群众的健康水平得到了极大改善。

表 1-2 新中国成立初期及改革开放初我国主要卫生指标对比

指 标	1949 年	1978 年
全国卫生机构数	3670	16.97 万
医院病床	8 万张	204.17 万张
平均每千人口医院床位	0.15 张	1.94 张
平均每千人口卫生技术人员数	0.93	2.57
传染病发病率	200‰	23.64‰
婴儿死亡率	200‰	31.4‰
人均期望寿命	35 岁	68.2 岁

二、新时期卫生工作方针的形成和发展

改革开放以来,随着我国的经济发展与人民群众健康水平的提高,我国的卫生事业又面临着新的形势与任务。1996 年 12 月 9 日,由党中央、国务院主持召开的全国卫生工作会议在北京召开,会议审议并通过了《中共中央、国务院关于卫生改革与发展的决定》。该《决定》根据新时期我国卫生事业的任务,明确提出新时期我国卫生工作的方针是:以农村为重点,预防为主,中西医并重,依靠科技与教育,动员全社会参与,为人民健康服务,为社会主

义现代化建设服务。这个方针是在总结新中国成立以来卫生工作历史经验的基础上,对新形势提出的今后相当长一个时期卫生工作的行动指南,具有重要的现实意义和历史意义。

以农村卫生为重点,是由我国基本国情决定的;预防为主,是我国卫生工作的经验总结,是在正确地认识疾病发生、发展规律的基础上提出的;中西医并重是我国长期以来防病治病的重要手段;依靠科技和教育,是指卫生行业必须牢固树立依靠科技与教育发展卫生事业的思想,依靠科学科技的发展。动员全社会参与,是指国民健康水平的提高需要全社会各方面的参与;为人民健康服务,为社会主义现代化建设服务,是防治的核心,既是卫生工作的出发点,也是落脚点,体现了卫生工作全心全意为人民服务的宗旨。

在这一方针的正确指引下,改革开放 30 年来,我国卫生事业取得了举世瞩目的成就(表 1-3),以社会主义公有制为主体的卫生服务体系基本形成。

表 1-3　改革开放 30 年我国主要卫生指标对比

指　　标	1978 年	2008.年
全国卫生机构数	16.97 万	27.83 万
医院病床	204.17 万张	403.87 万张
平均每千人口医院床位	1.94 张	2.83 张
平均每千人口卫生技术人员数	2.57	3.81
传染病发病率	23.64‰	2.06‰
婴儿死亡率	31.4‰	14.9‰
人均期望寿命	68.2 岁	73.0 岁

三、新时期全球的公共卫生问题

21 世纪人类要解决的全球性公共卫生问题任务是艰巨的。2006 年世界卫生组织西太区和健康城市联盟在苏州召开第二届世界健康城市联盟大会,发表了《健康城市市长苏州宣言》,提出了在城市发展过程中应重点关注的十大公共卫生问题。

(1)禽流感等人畜共患传染病和艾滋病等新发传染病严重威胁着人类的健康,肺结核、霍乱、疟疾、登革热等老的传染病仍未消灭,乙肝对人类健康存在着较为严重的危害。传染病监测体系尚不健全,应急机制、防治对策尚不完善,流动儿童基础免疫率低。

(2)不良生活方式导致的慢性非传染性疾病对人类健康的影响越来越明显。饮食不合理,运动少、吸烟、酗酒等不良生活方式,造成了高血压、心脑血管疾病、糖尿病等慢性疾病的增加,降低了人类的生命质量。

(3)精神性疾病和心理障碍增多。由于城市进程化的加快,生活节奏提高,贫富差距和就业压力加大,心理障碍人数上升,精神性疾病增加,目前尚缺乏强有力的社会支持系统,对社会安全造成了影响。

(4)食用和使用非绿色环保食品和家居用品,化肥、农药、抗生素的大量使用和环境污染,降低了食品的卫生质量,对人体健康产生了不同程度的急、慢性或潜在性危害。室内装饰的有害物质超标问题威胁着人体健康。

(5)滥用药物和烟酒过度消费。毒品泛滥、抗菌药物的滥用、吸烟和过度饮酒等导致的健康损害,造成了一系列社会问题。

(6)少女意外妊娠。随着青少年性成熟期的提前和社会观念的逐步改变,青少年性教育尚不普及,性知识缺乏,未成年人意外妊娠增多已成为日趋严重的社会问题。

(7)公众缺少健康促进和保健知识。部分人群文明卫生的生活习惯尚未形成,全民健康知识有待强化,健康素养有待提高。

(8)淡水资源和能源浪费严重。资源供给不足已经成为经济社会发展的重要制约因素,淡水资源的严重短缺,江河和地下水资源受城市和工业污水的污染将带来饮水争端。

(9)工业化、城市化带来的环境问题。生产性、生活性污染物造成水质和土壤的污染,对人类的可持续发展造成威胁;良田减少、森林缩小、水土流失造成生态失衡。

(10)医疗保障体系不完善,可持续卫生筹资、全民保险和社会健康保险系统须进一步建立。政府更应关注健康公平,健全保障体系,提高公共卫生产品和基本医疗保健服务,健康公平的目标有待努力。

第五节　护理专业学生学习预防医学的意义

世界卫生组织的护理服务专题讨论会议指出,护士作为从事护理工作的卫生服务工作者,其任务就是"帮助病人恢复健康,并且帮助健康人提高健康水平"。21世纪的护理工作者,其工作环境不仅仅在医院内,还包括在各种预防保健机构,如社区、家庭、学校、托儿所、老人院等,其工作内容从临床专科的疾病护理扩展到从专业角度为母婴、儿童、成人、老人及特殊人群提供疾病、康复的护理及保健工作。护理专业的学生,通过学习预防医学,树立预防为主的思想,将预防医学的知识与技能融入护理工作中,才能更好地完成恢复健康、提高健康水平的工作任务,满足人们的健康需求。

(1)明确全球预防保健策略和措施,增强职业责任感与使命感。通过学习全球卫生战略目标,掌握初级卫生保健的实施步骤和要求,明确护理工作者在实现这个重大战略目标中的重要职责,增强其职业责任感和使命感。

(2)有利于开展健康教育工作,帮助人群维护与促进健康。现代社会的个体、家庭和社会在决定和满足自身不同层次健康要求方面扮演着重要角色。对此,承担健康服务与健康教育者重要任务的护士,需要具备预防医学的知识与技能,才能向人们传授必要的健康知识,教会他们自我护理的知识和技术,改变他们的健康态度,帮助人们实践健康的生活方式和行为。

(3)有利于开展社区护理工作。社区卫生服务是卫生工作的重要组成部分,是实现人人享有卫生保健目标的基础环节。护士在社区卫生服务中,从疾病的预防、治疗护理和康复、健康促进等整体工作出发,开展人群健康状况调查、社区诊断、康复保健等社区护理工作,从宏观视角分析社区疾病的分布状况,评价社区人群的健康需求,找出疾病发生、发展及影响因素,评价护理效果,改进社区护理质量,从而为个人、家庭、社区提供持续的全面的卫生保健服务。有资料显示,通过社区健康服务,居民80%以上的健康问题可以得到解决,这些都要求护士应有扎实的预防医学基本知识和技能,才能有效地完成社区护理任务。

（4）有利于预防医院内感染。医院内感染是指一切发生在医院内的感染,目前已成为医院人群的重要健康问题,它是医院管理的重要内容。医务人员,特别是护理工作者不规范的技术操作及介入性检查、诊断、治疗手段等是引发医院内感染的主要原因。护士可通过护理管理与护理操作的规范,控制医院内感染的发生,保护自身、病人及其他医务人员的健康。例如,病区保持良好的病室卫生和工作秩序,防止空气和环境的污染,严格消毒、隔离制度,严格无菌操作规范等,保持良好的个人卫生习惯等,可以避免交叉感染。

（5）有利于预防、控制慢性非传染性疾病。按照心脑血管、恶性肿瘤等慢性疾病的流行病学特征、疾病发生的主要危险因素、疾病发生和发展及转归等规律,在社区内针对高危人群及病人开展预防工作,提高居民的保健意识,完善保健措施,可以降低人群慢性非传染性疾病的发病率。

（6）有利于进行饮食指导。对护理对象的饮食指导是护士的一项任务。运用疾病与营养的知识,针对病人、高危人群及健康人群进行临床饮食指导和健康教育,通过护理干预,预防疾病发生、促进病人康复。

小 结

21世纪以来,我国的卫生事业已转变为卫生保健型体制,突出预防为主和群众性的自我保健。以预防疾病,促进健康和提高人类生存质量为己任的预防医学,在原有基础上,更重视传染病及非传染病在人群中流行规律、环境危害因素对人群健康近期及远期病因的机理和预防措施、疾病危险因素和高危人群概念的建立等研究,提高了预防医学病因探索及预防策略研究的水平。三级预防原则贯穿于疾病预防控制始终,成为预防医学的核心策略;大卫生观使卫生系统从封闭走向开放,把卫生事业和卫生责任社会化、全民化;医学模式的转变对预防医学的发展产生了深远影响,新的健康观促进预防医学向更高层次发展。

预防医学是一项保护和促进群体健康的系统工程,必须坚持以社会预防为主,才能满足社会发展的需要,适应医学模式的转化,实现世界卫生组织提出的"健康为人人,人人为健康"的目标。以"帮助病人恢复健康,并且帮助健康人提高健康水平"为主要任务的护理工作者应该树立预防为主的观念、具备预防医学的知识与技能,才能为人群提供更好的护理服务。

能力检测

1. 说出预防医学定义、内容、特点。
2. 什么是三级预防? 疾病的自然史与三级预防开展的具体措施是什么?
3. 简述我国新时期的卫生工作方针。
4. 说出健康促进及其策略。
5. 什么是大卫生观? 其核心与实质是什么?

（杨柳清）

第二章
健　康

学习目标

1. 掌握：健康、亚健康的概念，健康危险因素的概念、种类及其特点，能结合实际对个体健康危险因素进行评价。

2. 熟悉：现代医学模式的内容及对护理工作的指导意义。

3. 了解：健康观、医学模式的转变。

第一节　健康概述

案例 2-1

医学模式的兴起

1977 年 4 月的《科学》杂志曾刊发了美国纽约州罗彻斯特大学医学院精神医学教授乔治·L·恩格尔的一篇较长篇幅的文章"呼唤新的医学模式，对生物医学模式的挑战"。这便是后来成为当代医学之旗帜的"生物-心理-社会医学模式"的首次亮相。当时的中国医学界，还处在与世界医学资讯的半隔离状态中，很多人没有在第一时间读到这篇檄文。一直到 1979 年《医学与哲学》杂志创刊，新医学模式才正式受到中国医学界的推崇，很快成为医学职业语境中流行的公共话语。

一、医学模式

（一）医学模式的内涵

模式（model）是指从事物中抽象出某些特征，构成关于某种事物的标准形式。一种模式对人们观察、思考和解决问题起着指导作用,因此模式可以理解为人们认识和解决问题的思想和行为方式。医学模式(medical model)是人类在与疾病抗争和认识生命过程的实践中得出的对医学本质的概括,是人们从总体上认识健康和疾病以及相互转化的哲学观点,包括健康观、疾病观、诊断观、治疗观等。医学模式一经形成,便会成为医学实践的指导。

(二)医学模式的转变

医学模式不是一成不变的、僵死的,而是随着医学科学的发展与人类健康需求的不断变化而演变的。一种医学模式能在相当长的时间内成为医学者们的共同信念,成为他们为实践这些信念共同遵循的科学研究纲领。每当社会发展到一个新阶段时,医学模式也必然随之发生相应的转变。从历史上看,医学模式经历了如下几个阶段。

(1)神灵主义医学模式(spiritualism medical model) 在古代,由于生产力低下,思想愚昧,人们对客观世界的认识仅限于直觉观察,不能解释风雨雷电等自然现象,对健康和疾病的理解只能是超自然的。他们臆想有一种巨大的超自然力量主宰一切,形成了天命的观念,产生了祈祷、求神等基本的宗教形式,并形成了人类最早期的疾病观与健康观,认为人的生命与健康是上帝神灵所赐,疾病和灾祸是天谴神罚,人们对待健康与疾病主要依赖求神问卜、祈祷,因此出现了最早的医生,如"巫医"等。这是一种原始的医学模式,但在当今世界的某些地区和某种特殊人群中仍有不可忽视的影响力。

(2)自然哲学医学模式(nature philosophical medical model) 宗教是对自然力的屈服,并将其神秘化的结果;医学是对自然力的征服,并将其明朗化的结果。在公元前数百年间,在西方的古希腊、东方的中国等地相继产生了朴素的整体医学观,对疾病有了较为深刻的认识,形成了自然哲学医学模式。中国古代阴阳五行学说认为:金、木、水、火、土五种元素可以相生、相克,并且与人体相应部位对应,五行若生克适度则生命健康。在古希腊,人们依据当时自然哲学中流行的土、水、火、风四种元素形成万物的学说来解释生命现象。认为人体内有一种"自然痊愈力",帮助体液恢复平衡,这种恢复需要一定的过程。因此自然哲学医学模式认为疾病是一个自然过程,症状是身体对疾病的反应,医生的主要作用是帮助体内的"自然痊愈力"。这一模式对健康与疾病产生了粗浅的理论概括,它用自然原因解释疾病的发生,把哲学思想与医学实践联系了起来。

(3)机械论医学模式(mechanistic medical model) 从16世纪文艺复兴运动起,随着牛顿的古典力学的理论体系建立,人们产生了用力和机械运动来解释一切自然现象的形而上学的机械唯物主义自然观。出现了机械论医学模式,认为"生命活动是机械运动"。把健康的机体比作协调运转加足了油的机械。这一机械论的思想,统治了医学近两个世纪,直到18世纪,机械论的医学思想对医学的发展出现了双重性,一方面认为机体是纯机械的,因而常用物理、化学的概念来解释生物现象,忽视生物、心理、社会等因素对健康的影响;另一方面,机械论又使解剖学、生物学获得了进展,大大推动了医学科学的发展。

(4)生物医学模式(biomedical model) 英国医生哈维在1628年发表了《心血运动论》,从而建立了血液循环学说,成为近代医学的起点,生物科学在这一时期相继取得了很多巨大的成就和发现。此时期的医学建立在生物科学基础之上,开始形成了生物医学模式。生物医学模式可以简单地解释为,健康就是要维持宿主、环境和病原体三者之间的平衡,平衡破坏就会生病,疾病是细胞病变→组织结构病变→生理功能障碍。生物医学模式是医学发展的重大进步,在此模式指导下,医学克服了临床手术的疼痛、感染和失血三大难关,提高了手术的成功率;对疾病的诊断,特别是借助于细胞病理学的方法对疾病进行诊断仍是临床诊断的决定性标准;在疾病预防方面,利用杀菌灭虫、预防接种和抗菌药物这三大武器,取得了第一次卫生革命的胜利,急、慢性传染病和寄生虫病的发病率、死亡率大幅度下降。

(三)现代医学模式

现代医学模式的提出是医学科学与社会发展的必然结果。①医学发展的社会化,使人们越来越感到,人类具有许多共同的健康利益,卫生全球化、一体化的趋势正是以这种共同健康利益相互作用的必然结果。②疾病谱和死因谱的改变,促进人们在取得第一次卫生革命胜利的同时,必须把防治慢性非传染性疾病作为第二次卫生革命的主要工作。③人们健康需求的日益多样化,已不再满足于对疾病的防治,而是积极地要求提高健康质量和生活质量,这就要求卫生服务必须从治疗服务、扩大到预防服务,从生理服务扩大到心理服务,从院内服务扩大到院外服务,从技术服务扩大到社会服务,全面满足人们的健康需求。④医学科学认识论、方法论取得了长足的进步:在诸多变化的背景下,许多学者相继提出了新的医学模式并在实践中逐步完善而形成现代医学模式。

知识链接

环境健康医学模式与综合健康医学模式

1974年,布鲁姆(Blum)提出了环境健康医学模式,认为环境因素,特别是社会环境对人们的健康、精神和体质发育有着重要作用,他认为环境、遗传、行为与生活方式以及医疗卫生服务,是影响健康的四大因素,其中环境因素对健康的作用较强。综合健康医学模式是对环境健康医学模式的进一步修订和补充,将卫生服务和政策分析结合起来,论述了疾病流行病学与社会因素的相关性。

在现代医学模式中,以环境健康医学模式和综合健康医学模式为代表,并在实践中逐步加以完善形成生物-心理-社会医学模式(bio-psycho-social medical model)。它是美国医学家恩格尔(G. L. Engle)于1977年提出的。他指出:生物医学模式的缺陷是"疾病完全可以用偏离正常的可测量生物(躯体)变量来说明;在它的框架内没有给疾病的社会、心理和行为方面留下余地"。但事实上,仅用生物医学解决不了诸如结核病和性病,尤其是艾滋病等疾病的发生、流行和预防问题。因为这些疾病的发生更多地取决于人们的生活方式和行为以及经济条件、文化水平等社会因素。生物-心理-社会医学模式对生物医学模式的取代是一种辩证的否定,生物-心理-社会医学模式在整合的水平上将心理作用、社会作用同生物作用有机地结合起来了,揭示了三种因素相互作用导致生物学变化的内在机制,形成了一个适应现代人类保健技术的新医学模式。其基本内涵如下。

(1) 生物-心理-社会医学模式恢复了心理、社会因素在医学研究系统中应有的位置。现代医学模式不以心理和社会因素取代生物因素,也不否定生物因素的重要作用,只是恢复了心理、社会因素在医学研究对象中应有的地位,是对生物医学模式的补充与发展。

(2) 生物-心理-社会医学模式更加肯定了生物因素的含义和生物医学的价值。现代医学模式是以肯定生物因素为前提的,但不把生物因素放在唯一的地位。躯体活动与心理活动相伴行,相互作用,疾病既损伤生理,也造成不良情绪;而社会因素对健康的影响,是通过个体生理及心理变化发挥作用的。

(3) 生物-心理-社会医学模式全方位探索影响人类健康的因果关系:人的健康与疾病离不开社会因素、心理因素的影响,而健康的恢复也离不开社会、心理因素的支持。是否把人置于社会关系中去考虑,是否把健康看作是一个社会问题,是新医学模式的一个重要观点。

现代医学模式产生后,对医学和卫生工作产生了重大影响。在医学实践中,要求医护人员在了解病人病史和疾病时,应从病人的社会背景和心理变化出发,对病人进行全面的分析、诊断及护理,提高对病人的心理、社会因素的观察与分析能力,提高治疗护理效果。不能见病不见人、头痛医头、脚痛医脚、只治病不治人。同时,在临床工作中,向病人提供临床预防服务,也就是向病人提供健康教育、预防接种、营养指导、健康危险因素评价等服务。

二、健康观的转变

健康是伴随着人类发展的永恒主题,随着人类社会的快速发展,人类的健康问题越来越受到关注。医学的根本任务,就是要防治疾病、增进健康,因此,人的健康与疾病问题,是医学的最基本问题。而健康观是建立在一定医学模式基础上的,是人们对健康与疾病的本质认识。

(一) 传统健康观

(1) 按照贝克尔的观点,健康是"一个有机体或有机体的部分处于安宁状态,它的特征是机体有正常的功能,以及没有疾病"。简单地说,健康就是"没有疾病",疾病是"失去健康"。

(2) 古希腊以肌肉发达、体态健美、活力充沛作为健康的标志,提出"健力美"——奥运宗旨之一,延续至今。

(3)《辞海》中健康概念的表述是:"人体各器官系统发育良好、功能正常、体质健壮、精力充沛并具有良好劳动效能的状态。通常用人体测量、体格检查和各种生理学指标来衡量。"

(4)《现代汉语词典》中的健康定义:健康是指"(人体)生理机能正常,没有缺陷和疾病"。

它们仅以躯体生理功能正常为健康的指标,未涉及心理和社会方面,因而是片面的和消极的。

(二) 现代健康观

1948 年,世界卫生组织(WHO)提出了著名的健康三维概念,即"健康不仅是没有疾病或不虚弱,而是身体的心理的和社会的完美状态"。这一观念得到人们的普遍认可,同以往比较,该观念有如下特点:①它指向健康而不是指向疾病,扩大了内涵;②它涉及人类生命的生物、心理和社会三个基本面,突破了医学的界限,医学研究的范围不能涵盖人类所有的健康问题,健康目标的实现需要人类知识的融合(自然科学和社会科学);③健康不仅仅是个体健康,还包含群体健康(社会健康);④生物、心理和社会三个基本面形成了健康的三维立体概念,即三维健康观。对应于健康,恩格尔对疾病也给出了一个新定义:"疾病可看作是整个生物体或其他系统在生长、发育、功能及调整中的失败或失调。"

1989 年,世界卫生组织又一次深化了健康的概念,认为健康包括"躯体健康、心理健康、社会适应良好和道德健康"。

道德健康是指能够按照社会规范的细则和要求来支配自己的行为,能为人们的幸福作贡献,表现为思想高尚,有理想、有道德、守纪律。

新的健康观的核心思想是"人人为健康,健康为人人"。任何集体的个人对自然生态环境的破坏和污染及不道德、不讲卫生的行为,不但危害自己的身心健康,而且也危及他人的健康。这种健康观是"机体-心理-社会-自然-生态-健康的一种整体观",是一种社会协调发展型的健康观。

健康的判定指标是多元性的和综合性的,健康与非健康(主要是疾病)的分界,关键在于阈值的确定。世界卫生组织提出了健康的 10 条标志:①精力充沛,能从容不迫地应付日常生活和工作;②处事乐观,态度积极,乐于承担任务,不挑剔;③善于休息,睡眠良好;④应变能力强,能适应各种环境的变化;⑤对一般感冒和传染病有抵抗力;⑥体重适当,体态匀称,头、臂、臀比例协调;⑦眼睛明亮,反应敏锐,眼睑不发炎;⑧牙齿清洁,无缺损,无疼痛,牙龈颜色正常,无出血;⑨头发光洁,无头屑;⑩肌肉、皮肤富弹性,走路轻松。其中①、②、④的界定都是不确定的,受主观、客观、自然和社会等条件的影响,机体健康的阈值指标比较容易确定,心理和社会健康的阈值由于受主观性和政治、经济、文化环境因素的影响,非常难以确定。健康与非健康的定性测定相对较容易,但定量测定较难。

此外,世界卫生组织提出了身心健康八大标准,即"五快、三良好"。

食得快:进食时有很好的胃口,能快速地吃完一餐饭而不挑剔食物,这证明内脏功能正常。

便得快:一旦有便意时,能很快地排泄,且感觉轻松自如,在精神上有一种良好的感觉,说明胃肠功能良好。

睡得快:上床能很快地熟睡,且睡得深,醒后精神饱满,头脑清醒。

说得快:语言表达正确,说话流利。表示头脑清楚,思维敏捷,中气充足,心、肺功能正常。

走得快:行动自如、转变敏捷。证明精力充沛旺盛。

良好的个性:性格温和,意志坚强,感情丰富,具有坦荡胸怀与达观心境。

良好的处世能力:看问题客观现实,具有自我控制能力,适应复杂的社会环境,对事物的变迁能始终保持良好的情绪,能保持对社会外环境与机体内环境的平衡。

良好的人际关系:待人接物能大度和善,不过分计较,能助人为乐,与人为善。

知识链接

六维健康观

包括生理健康、心理健康(情感、情绪、心理应对)、智力健康(善于思考、开拓创造发明、动机和动力)、精神健康(信仰、爱心、坚强)、社会健康(温饱、婚姻家庭子女、教育、就业、妇女地位)、环境健康(不仅是空气、水、土壤,还要生态平衡,人口适量,资源丰富)。

(三)健康与疾病概念的延伸

 案例 2-2

她怎么了?

非常受欢迎的广播主持人小 j,主持几个热门节目,因为都是反映尖锐、敏感的话题,所以受到了听众的广泛支持。由于要承受在节目中不能出现漏洞的精神压力:"尖锐敏感的问题就必须有充分、详细的调查。"因此她从清晨至深夜都在忙碌着。有时,她会有低热,同时感到头脑或不清醒,她随便吃一些药就坚持上班。她持续低热不退,全身的疲劳感、倦怠感变得越来越严重。结果她被诊断为慢性疲劳综合征。

(1)健康与疾病相对的概念　健康和疾病是一个连续生命过程的不同阶段,良好的健康在一端,疾病、死亡在另一端,每个人都在这两端之间,在不同的生命时间有不同的定位,所有定位连成一条生命线。

(2)健康和疾病状态因人而异　每个人的生活经历、文化、社会背景及自然地理环境不同,因此对同一状态的认识也不同,如寄生虫感染大多数人认为是生病的体征,但大西洋特里斯坦达库尼亚群岛的土人却不当回事,因为以土著文化看,那是平常的事。

(3)亚健康状态　无器质性病变的一些功能性改变,介于健康和疾病之间的一种生理功能下降的状态,亚健康状态,又称为第三状态或"灰色状态"、慢性疲劳综合征,因其主诉症状多种多样,又不固定,也被称为"不定陈述综合征"。它是介于人体处于健康和疾病之间的过渡阶段,在身体上、心理上没有疾病,但主观上却有许多不适的症状表现和心理体验。现代社会中处于这种状态的人占有相当比例,有关调查表明,国民人群中符合世界卫生组织健康标准者约占15%,患有各种疾病者约占15%,处于亚健康状态者约占70%。常表现为疲乏、烦躁、头痛、胸闷、失眠、食欲不振等,经各种仪器检查和实验室检查又没有阳性结果。"亚健康状态"有发展为多种疾病的潜在性。

(4)亚临床状态　亦称"无症状疾病"。虽然没有临床症状和体征,但存在生理性代偿或病理性反应的临床检测证据,这也是与"亚健康状态"的主要区别。

第二节 健康的测量与评价

 案例 2-3

你健康吗?

人最宝贵的是健康,但人最轻视的也是健康,中国人尤其如此。很多人都觉得自己是健康的,没有担心的必要。小 L 是电影学院导演系的研究生,个子高高的,长得也很帅,但几年下来他有一个很悲观的想法:做导演需要出名,而真正出名的导演又有几个呢。而且自己家是外地的,从本科到研究生一路走来实在太累了,要协调各方面的关系,这种压力压得他喘不过气来。最终,他办理了退学手续。学校的老师、同学无不为他惋惜。

思考:

你了解你的健康状况吗?

一、个体健康状况测量指标与评价

(一)个体健康状况测量指标

衡量个体健康状况主要从生理、心理、社会三个方面进行有关指标的测量。

1. 生理学指标 生理健康是生命活动的基础,是心理健康的必要条件。测量个体解剖生理结构和功能是了解个体健康状况的基本方法。主要的生理学指标如下。

(1)生长发育指标 常用指标有身高、体重、胸围、血压、心率、肺活量等。其中身高、体重两个指标常代表生长发育水平。评价一个人健康状况的生物学指标涉及人体的每一个器官,项目繁多。主要以物理检查、生化检查、免疫学实验等指标为主,对其研究也已经深入到了细胞、分子水平。但在预防医学和健康教育领域,常常用一些整体指标来对个体的健康状况进行评价。

① 身高 它是评价身体发育的基础指标,也是身体生长长度的主要指标之一。该项指标在青少年中主要用来评价身体的增长速度以及整体的发育状况,而在成年人中该指标是综合评价健康状况的一项主要参数。身高发育在 2 岁以内发展很快,2~11 岁渐趋于每年增长 5 cm 左右。男 13~15 岁、女 10~13 岁时出现增长加速,尔后增长速度迅速下降,女 15 岁、男 18 岁左右渐趋于零增长。身高的正常值一般是在大范围人群调查的基础上确定的。

② 体重 不同年龄的体重能反映个体的发育及营养状况,也可用于群体营养状况的研究。一般来说,当人体健康状况发生变化时,常伴有体重的变化。因此,通过对体重变化的分析,可以综合反映出个体的健康状况。处于不同年龄阶段的人,其体重通常有一个理想范围,然而,这一真正理想范围的获得通常较为困难。我国正常男性平均体重为 65 kg,女性为 55 kg。体重过重与许多疾病有联系。随着人们对健康与疾病的认识,人们对体格

发育有了新的认识,提出了关于标准体重及理想体重和超重等概念,并形成了相应的计算公式:

$$男性标准体重(kg)=身高(cm)-105$$
$$女性标准体重(kg)=身高(cm)-100$$
$$男性理想体重(kg)=身高(cm)-105-(身高(cm)-152)\times 2/5$$
$$女性理想体重(kg)=身高(cm)-100-(身高(cm)-152)\times 2/5$$

③ 超重　超过标准体重的 10% 为偏重,超过 20% 为肥胖。

④ 评价标准　偏离标准体重在 10% 以内为正常体重范围。实际体重不足或超出此正常范围者即为消瘦或超重。体重为标准体重的 $10\%\sim20\%$ 的为轻度营养不良,体重为标准体重的 $20\%\sim40\%$ 的为中度营养不良,体重小于标准体重 40% 的为严重营养不良;体重为标准体重的 $10\%\sim20\%$ 的为超重,体重大于标准体重 20% 的为肥胖。体重过重与许多疾病相关。

(2) 营养状况指标　除了用生长发育指标测量以外,还应用血清蛋白、血清胆固醇、血清甘油三酯、血清钙和皮脂厚度等指标测量。具体见实验诊断有关内容。

(3) 疾病史和疾病家族史　比较常见的疾病如心脏病、脑血管病、糖尿病、肝脏疾病、恶性肿瘤和一般感染性疾病(如肺炎、支气管炎、血吸虫病)等的患病史或家族史。

2. 心理学指标　心理是大脑反映外界客观事物的过程,它由认识、情感和意志三种活动过程组成。认识包括感觉、知觉、记忆、想象及思维;情感则是满意、愉快、忧伤、愤怒及烦恼等态度体验。在认识与情感体验的基础上,人类为了满足某种需要,自觉地确定目的,制定计划,克服困难而努力达到目的,这是人类的意志过程。

人类的心理因素受到多种因素的作用与影响。当一些因素的刺激强度过大或作用过久,会使人体心理功能失去平衡,引起抑郁和焦虑等情绪反应,进而可发展为某些心身疾病及精神性疾病;而某些疾病或意外创伤又会影响人们的身心健康,使之产生一系列心理问题,如焦虑和抑郁等。一些研究表明,抑郁是最常见的与免疫异常和免疫疾病有联系的一种心理状态,它会导致抗体生成下降,淋巴细胞增殖反应受到抑制,NK 细胞活性下降等,是影响各种疾病临床过程和恢复的重要因素。因此,对心理健康的测量成为健康测量的重要内容之一。

心理测量是健康中最难测定的一个项目。怎样才能较好地评价个体的心理健康是人们一直探索的问题。虽然人们已经找到许多有关心理学指标,对这些指标的评估方法也非常之多,但大多数是对心理异常现象的测量与评价,因此,对心理健康的测量没有一个公认的标尺。目前,心理测验工具发展很快,国际上大约有 1400 多种心理测量工具在应用。常用测量工具及适用范围见表 2-1。

表 2-1　常用行为心理测验工具及其适用范围

测量内容	量表名称	适用范围
智力	韦克斯勒智力量表(WPPSI、WISC、WAIS)	分别适用于学龄前儿童、学龄儿童和成人智力测量,适用于生长发育及健康状况评价
人格	明尼苏达多相人格量表(MMPI)	综合测量人格结构,适用于临床诊断

续表

测量内容	量 表 名 称	适 用 范 围
性格	艾克森人格量表(EPQ)	偏重于气质类型的测量,适用于临床及科研
情绪	A 型性格量表	用于测评 A 型性格、B 型性格等
	抑郁自评量表(SDS)	适用于情绪测评及病人筛检
	焦虑自评量表(SAS)	
行为	90 项症状自评量表(SCL-90)	适用于精神状态的综合评价
	Conners 儿童行为量表	筛查儿童行为问题

　　(1) 人格　人格又称为个性,包括性格、气质及能力等。人格是个体心理活动中那些比较稳定的心理特征,是个体心理品貌的反映。个体的人格因素,可以影响一个人的认知和行为方式。人格不同的人在能否正确地接纳自己、客观地评价他人、保持良好适应能力等方面会有不同的反应。良好的人格在人的心理健康方面起着自我保护作用,不良的人格会给健康带来负面影响。

知识链接

健康的人格结构

　　马斯洛曾在1954—1967年间根据自我实现的观点,提出了12条定性标准,即尚实际、有创建、建知交、重客观、崇新颖、择善固执、爱生命、具坦诚、重公益、能包容、富幽默、悦己信人。

　　性格是个体在社会实践活动中所形成的对人、对己、对客观现实所持的稳定的态度以及与其能力相适应的习惯了的行为方式,具体可从两个方面来分析其性格特征。一是性格的态度特征,包括对社会、集体、他人、自己以及学习、工作、劳动的态度;二是性格的意志特征,包括对行为的自我调节、控制等。

　　自20世纪50年代,Friedman 和 Rosenman 等提出 A 型性格模型,认为 A 型性格者冠心病发病率、复发率、死亡率均较高。A 型性格的特征是:有雄心壮志,喜欢竞争,为出人头地而奋斗;性情急躁,缺乏耐心,容易激动;有时间紧迫感,行动匆忙;对人有敌意。与此相反,不争强好胜,做事不慌不忙的性格称为 B 型性格。近年来,又提出一种易发生肿瘤的性格模型,即 C 型性格模型,其特征是压抑自己的情绪,过分忍让,回避矛盾,怒而不发,好生闷气,内向。流行病学研究表明,C 型性格者,其宫颈癌发病率比其他类型性格的人高3倍,患胃癌、肝癌等消化系统肿瘤的危险性更高。

　　气质是人的典型的稳定的心理特征,也就是通常所说的性情、脾气,它表现为个人心理活动过程的速度和稳定性(如知觉速度、思维的灵活度、注意集中时间的长短等);心理过程的强度(如情绪的强弱、意志努力的程度等);以及心理活动的指向性(倾向于外部事物或倾向于内部体验)。古希腊著名医学家希波克拉底按人的四种体液(血液、黏液、黄疸汁和黑疸汁)的多少来区分和命名气质,提出了胆汁质、多血质、黏液质、抑郁质四种类型,并沿用至今。胆汁质的气质特征是,智慧敏捷而缺乏准确性,热情而急躁易冲动,刚强而容易粗暴;多血质的气质特征是,灵活,有朝气,善于适应变化的生活环境,情绪体验不深;黏液质的特征是,稳重而不灵活,忍耐力强,沉着,缺乏生机;抑郁质的气质特征是,易感、内向、稳重持久,懦弱,沉默而孤独。这四种气质类型属于极端形式,实际生活中大多接近或类似某种气质。就一个人的社会价值和成就而言,气质无好坏之分,然而,不同的气质对人的适应性、心身健康有不同的影响。

(2)智力 智力是反映个体心理能力的重要指标之一,也是评价人体健康状况的重要依据。只有智力正常的人才具备维护机体健康和对社会、自然环境的良好适应能力。反之,智力低下者,由于无法应付来自社会、自然环境对机体的各种刺激,易使机体的健康遭到破坏。

人的智力通常通过智商测验来评价。应用最为广泛的是韦克斯勒智力量表;该量表分为学龄前儿童量表和成人量表两种,可以对智力的7种基本因素进行测试,包括语言理解力、词语流畅力、数字处理能力、空间关系能力、机械记忆能力、知觉速度和一般理解能力。我国在采用韦克斯勒智力量表的过程中对该量表作了适当的修订,使之更加适合于我国人群的基本情况,并已经形成了可供参照的适用于国人的常模。

智力评价结果通常用智商(intelligence quotient,IQ)表示:

$$IQ=智力年龄(MA)/实足年龄(CA)$$

智力年龄(mental age)是指智力水平所达到的年龄阶段,由智力量表测得。实足年龄(chronological age)是指测定时的实际生物学年龄。通过上述公式可看出智商所反映的智力高低的相对程度。对智商的分析评价通常采用智商分级的方法,韦克斯勒智力量表结果按等级分类见表 2-2。

表 2-2 韦克斯勒智力量表等级分类

智　　商	等 级 类 别	理论分布/(%)
>130	优异	2.2
120~	极优	6.7
110~	中上	16.1
90~	中等	50.1
80~	中下	16.1
70~	临界	6.6
<70	智力迟钝	2.2

此外,对智商的评价还可以采用离差智商,即通过智商均数及标准差来衡量。方法是,用被试个体智商偏离同龄人群平均智商的标准差来衡量被测个体智商的高低。另外,智商百分位数法也可以用于评价个体及群体的智力水平。

3)情绪和情感 情绪和情感是人对客观事物和对象所持态度在主观上所感受到的体验。它不是固有的,而是由客观现实的刺激引起的;它是主观体验,虽然这种体验可能出现行为表象;情绪的产生是以客观事物是否满足人的需要为中介的。人与客观事物接触之后,根据主观、客观双方符合的程度产生满意或不满意的感觉。若满意则会出现愉快、喜爱、幸福乃至狂欢;或产生尊敬、崇拜、感激、赞美、自豪、信赖等。反之,则形成忧虑、焦虑、愤怒、恐惧、惊慌、妒忌、羡慕、委屈、悔恨、憎恶、怀疑、敌对、愤慨、困惑、羞愧、自卑等情绪。

情绪和情感是十分复杂的心理现象,两者既有联系又有区别。一般认为,情绪是和人的机体需求相联系的,如饮食、御寒等生理需求引起的喜悦、愉快、厌恶等属于情绪范畴;而情感则是同人的社会需求相联系的,如同志感、友谊感、美感、理智感等属于情感的范畴。情感是人类所特有的心理现象。情绪带有情境性、不稳定性和易变性的特点,可以通过内、外的形式表现。人的情绪许多成分随时都在发生变化,但也有相对稳定的部分,我们把情绪相对稳定的部分称为情感。情绪、情感除本身有正常和异常之外,其变化对人体的身心各方面都有着广泛的影响。良好的情绪会使人心情愉快,健康向上。而一个人如果长期处于忧愁、焦虑或压抑的情绪影响下,将会产生一系列心身问题。人的一般心理情绪和情感可通过语言及动作、姿态来测量,情绪和情感的改变可以通过一系列量表来测量与评价。

3. 社会学指标 人的生理和心理品质无不带有人类社会的印记,它的评价,目前成熟的定量指标和评定方法较少。

(1)行为模式 个人在与他人或团体交往中,其思想、情感、动机、行为所具有的相对稳定的内容和方式。

(2)生活方式 生活方式是重要的影响健康的因素。生活方式的评估内容包括:①生活丰度,指生活丰富程度;②生活频度,指每项活动的频繁程度;③个人活动谱,指各种活动在人的生活中所占的比例;④主导生活内容;⑤不利于健康的活动,如吸烟、酗酒等;⑥生活满意程度和对待生活的态度。

(3)人际关系 包括血缘关系、工作关系、领导和被领导关系、朋友关系、邻里关系等。用人际关系指数(RI)表示。

$$RI = Ri \times Ti$$

式中:Ri 为某种关系存在与否;Ti 为关系的强度。

(4)个人地位 包括经济和政治地位两方面。可从实际所处的社会地位及自我满意程度两方面来进行评价。

(5)个人经历 尚无适宜的评价方法。

(二)评价方法

1. 单个指标评价 通常利用健康人群测量的结果,经统计方法计算出医学参考值(正常值)范围,评价时利用医学正常值范围做出某项指标是否正常的推论。例如血压,收缩压为 18.7 kPa(140 mmHg)或以下,舒张压为 12.0 kPa(90 mmHg)或以下,而又非低血压者,应视为正常血压;收缩压在 18.8～21.2 kPa(141～159 mmHg)和舒张压 12.1～12.5 kPa(91～95 mmHg)之间者为临界高血压;收缩压达到或超 21.3 kPa(160 mmHg)和舒张压达到或超过 12.7 kPa(95 mmHg)者为确诊高血压。

2. 综合评价 根据两个或两个以上有关的单项指标,建立起某种数学模式进行综合评价。与单个指标评价相比,综合评价往往更全面。把实际测得的两个或两个以上个体指标测定值代入计算公式,再将计算结果与标准对照,从而可判定该个体是否健康。

例如,可以用体质指数(BMI)判断一个人是否肥胖。方法如下:

$$BMI = 体重(kg)/身高的平方(m^2)$$

评价标准:BMI<18 为瘦;BMI 在 18～22 为略瘦;BMI 在 22～24 为正常;BMI 在 24～26 为略胖;BMI>26 为过胖。

3. 评价年龄法 这是一种值得发展的多指标综合评价方法。可参考下节内容。

二、群体健康状况测量指标与评价

个体健康是构成群体健康的基础,群体健康是指人群整体的健康水平,通常用人口统计指标、疾病统计指标及身体发育统计指标综合评价人群健康状况。

1. 人口统计指标

(1)出生率 亦称粗出生率(crude birth rate),是指某地某年平均每千人口中出生活产的人数。"活产"是指出生时至少有呼吸、心跳、脉搏、肌肉抽动四种生命现象之一。该指标可粗略地反映人口的生育水平,一般发达国家较发展中国家低。出生率的计算结果由于受多种因素影响,如年龄、性别构成等,分析时应注意用标准化率。

(2)死亡率 亦称粗死亡率(crude death rate),是指某地某年每千人口的死亡人数,反映一个国家或地区的居民死亡水平。受人口年龄构成的影响较大,分析时应注意用标准化率。

(3)年龄别死亡率(age-specific death rate) 某地某年某一年龄(或某年龄组)人群中每千人口的死亡人数。不同年龄组死亡率不同,通过婴儿、幼儿、青少年、青年、壮年及老年人死亡率的横断面分析,一般婴儿死亡率高,幼儿死亡率开始下降,10～15 岁最低,青年组平稳,壮年期以后又逐渐升高。由于不受人口年龄构成的影响,不同地区同一年龄组的死亡率可直接比较。不同年龄组死亡率反映总人群健康意义不同,低年龄别死亡率占总死亡的比例越高,群体健康状况越差,人口平均期望寿命越低。

(4)婴儿死亡率(infant mortality rate) 某年在周岁内死亡的婴儿数占同年活产数之比,以千分率表示。该指标是一个敏感的综合指标。不仅直接反映影响婴儿健康的卫生问题,而且也反映母亲的健康状况,产前、产后的保健水平以及婴儿保健水平和环境卫生状况等,是评价社会经济发展、文化教育、卫生保健事业发展的最重要指标之一。

(5)5 岁以下儿童死亡率(child mortality rate under age 5) 某年 5 岁以下儿童死亡数与同年活产数之比,以千分率表示。该指标主要反映婴幼儿的死亡水平,是近几年来WHO 和儿童基金会用来评价儿童健康状况的常用指标。

(6)孕产妇死亡率(maternal mortality rate) 某年每千名孕产妇中死亡人数。该指标用于评价妇女保健工作,间接反映一个国家的卫生文化水平。

(7)死因别死亡率(cause-specific mortality rate) 某年某地每 10 万人中因某种原因死亡的人数。这是死因分析的重要指标,该指标反映各类疾病对人群健康的危害程度,为制定防治重点提供依据。

(8)死因构成比(proportion of dying of a specific cause) 某类死因的死亡数占总死亡数的百分比。该指标反映某人群的主要死亡原因,可明确不同时期卫生保健工作的重点,说明各种死因的相对重要性。

(9)平均期望寿命(life expectancy) 又称预期寿命,是指同时出生的一代人,活到某个年龄尚能生存的年数。该指标是以各年龄别死亡率为依据,运用统计学方法计算而得到的。因不受人口年龄构成的影响,各地区(国家)平均期望寿命可直接比较。出生时(0岁)平均期望寿命是最常用的指标,称为人口平均寿命,是评价人群健康状况以及社会、经济发展和人民生活质量的最重要指标之一。

2. 疾病统计指标

(1)发病率(incidence rate) 一定期间内可能会发生某病的一定人群中新发生某病的病例数。该指标是反映疾病发生频率的指标,常描述病死率低的疾病的发展变动情况,也用于评价防治措施的效果。

(2)患病率(prevalence rate) 也称现患率,通常是指某特定时点内受检人群中某病现患病例(新、旧病例)所占的比例。观察时间的"时点",一般不超过1个月。该指标反映病程较长的慢性病的存在或流行情况。

(3)感染率(infection rate) 某时点内检查人群中感染某病原体的人数所占的比例。该指标用于评价某些传染病或寄生虫病等人群感染情况,估计防治的效果,特别是对那些隐性感染、病原携带及轻型和不典型病例的调查较为常用。

(4)生存率(survival rate) 在接受治疗的某病病人或患某病的人中,经若干年随访(通常1、3、5年后),尚存活病人数所占的比例,或病人能活到某时间的生存概率。该指标反映了疾病对生命的危害程度,也用于评价某些病程较长疾病的疗效,一般计算5年生存率。

(5)病死率(fatality rate) 在观察期内,某病病人中因该病死亡者所占的比例。病死率与死因别死亡率指标意义不同,前者反映疾病预后,后者反映人群中因该病死亡的频度。两率计算的分母是不同的,不要混淆。

3. 身体发育的统计指标 群体身体发育水平与特征是人群健康状况的一个重要侧面,常用统计指标包括新生儿低体重百分比,年龄别、性别低体重、低身高百分比等。

4. 评价人群健康状况的复合指标 上述三类指标,都只反映单一方面的健康状况。例如平均期望寿命,只能孤立地衡量死亡这一健康极端状态,只反映生存的时间数量,而忽略了生存的健康质量。目前新发展了几种复合指标,考虑了早死、残疾、疾病状况对健康状况及生命质量的影响,弥补了传统的单一指标的不足。常用的指标有以下几种。

(1)减寿人年数(potential years of life lost,PYLL) 一定时期(多为1年)某人群各年龄组死亡者的期望寿命与实际死亡年龄之差的总和,即早死的全体死者共损失寿命的总人年数。该指标以期望寿命(多定70岁)为基准,不足70岁而死亡者称为"早死",作为减寿的年龄范围。它给早死以较大的权重,死亡时间越早,PYLL越大,因而突出了过早死亡的影响。PYLL反映了某种原因、某种疾病对一定年龄范围某人群的危害程度。

(2)无残疾期望寿命(life expectancy free of disability,LEFD) 代替以死亡作为观察终点的期望寿命,无残疾期望寿命是以有无残疾作为观察终点的。运用类似期望寿命的计算原理,扣除处于伤残状态下所耗的平均寿命,从而可得出无残疾状态的期望寿命。残疾状态包括伤残和活动受限,例如,饮食、穿衣、洗澡、如厕等基本日常活动依赖帮助,不能自理的异常情况。

(3)伤残调整生命年(disability adjusted life year,DALY) 把因疾病而丧失的生存数量与因残疾而使健康丧失联系起来的一个综合定量化健康测量指标。该指标反映健康生命损失的情况(年数),包括两部分:因早死所致的寿命损失年和因疾病所致伤残引起的健康寿命损失年。该指标综合反映各种疾病造成的早死与残疾对健康寿命的损失,更全面反映疾病对健康的危害程度以及疾病负担情况。

(4) 健康期望寿命(healthy life expectancy,HALE)　扣除了疾病、残疾、健康低下状态影响之后的"完全健康"的期望寿命。传统平均期望寿命的概念把健康人的生存时间和病人的生存时间同等看待。长期生存的病人,其生命质量是不完善的,应该从他的生存时间中根据各种疾病状态对生命质量影响的权重大小扣除不完善的部分,才能获得相当于健康状态下生存的年数。该指标客观地反映人群生存质量,有助于卫生决策的制定。

第三节　健康危险因素评价

 案例 2-4

疾病或死亡在生命的早期可以有效预防

一名 29 岁的演员驾车途中,在高速碰撞后被抛出车外 10 m,头部受到致命的损伤。经检验,他没有系安全带,同时,酒精浓度达到 0.24%。在进一步调查中,在过去的一年里,他曾患有慢性胃炎,并且从高中起就有明确的饮酒史,经常驾车不系安全带。

思考:

一般情况下,在发生了疾病(如冠心病和肠癌)、外伤(如车祸)的几个月、几年或几十年以前就可发现有一定的危险因素或亚临床疾病状态,你发现了吗?

一、健康危险因素的概念、分类

健康危险因素(health risk factor)是人们在认识疾病病因中发展起来的认识。传统的因果观认为一定的原因必然导致一定的结果,这种病因观在传染病、外伤等的防治方面有价值。但是,人们发现许多疾病尤其是慢性病的发病难以用单一的原因进行解释,通过流行病学研究发现,许多不同因素都与疾病的发生有统计学上的因果关系,但这种关系不如病原体与传染病那样明确,而是表现为非特异性、多变性和不确定性。因此,Lilienfeld(1980)从流行病学角度给出了病因的定义:能使人群发病概率升高的因素,都可以认为是病因,其中某个或多个因素不存在时,人群疾病频率就会下降。流行病学中的病因一般称为危险因素,因此,人们把这样一些在机体内外环境中存在的与疾病发生、发展及死亡有关的诱发因素,也就是使患病危险性增加的因素,称为健康危险因素。

健康危险因素的种类是错综复杂的,为方便在卫生保健工作中对危险因素进行正确分析、评价及控制,通常将其分为以下四类。

(一) 环境危险因素

环境危险因素包括自然环境因素和社会环境因素。自然环境危险因素包括物理性、化学性、生物性危险因素,有关内容已在前面章节中论述。社会环境危险因素包括社会制度、经济状况、文化教育、卫生服务、宗教信仰、婚姻家庭、人口状况等,可以影响疾病的发生、发展、转归和疾病的防治过程,也可以通过影响人们的生活环境和生活条件影响人群的健康,其中最突出的是经济状况所带来的问题。一方面,经济发展有利于健康水平提高。经济发展的国家,生产力水平高,科学技术先进,物质生活丰富,人均国民生产总值高,人们的生活工作条件、卫生状况、保健水平均随着经济水平的提高而显著改善。可明显改善人们的生活水平和生活质量,促进健康水平的提高。另一方面,经济落后也会导致健康状况低下。经济落后带来贫困,贫困造成恶劣的生活环境、卫生设施不足、营养不良、受教育机会减少,并在此基础上导致社会地位低下、精神压抑、社会隔离、失业等生存压力,往往造成"贫、病"交加,因贫致病,因病致贫,恶性循环。同时,经济在促进人类健康的同时,也带来了新的健康问题。具体表现为环境污染和破坏严重,不良行为和心理压力突出,社会负性事件多,社会流动人口增加。这些现象导致肥胖症、冠心病、高血压、糖尿病、恶性肿瘤等疾病及伤害,这些都属于"现代社会病";也使心身疾病、精神疾病、自杀现象增多;也增加了城市生活设施、治安、卫生保健的负担,不利于计划免疫、传染病控制和妇女儿童保健工作的开展。

(二)行为危险因素

行为危险因素是由于自身行为生活方式而产生的健康危险因素,如吸烟、酗酒、不良饮食习惯、不洁性行为及缺乏体力活动等。研究发现,不论是在我国还是在其他国家,行为危险因素是诱发疾病的主要危险因素。1993年WHO的专家们指出:"大约20年以后,发展中国家和发达国家的死亡方式将大致相同,生活方式疾病将成为世界头号杀手。"WHO在2002年报告中列举了影响全球的十大健康危险因素:营养不良、不安全的性行为、高血压、吸烟、酗酒、不安全饮用水及不良卫生设施和卫生习惯、铁缺乏、室内烟尘污染、高胆固醇、肥胖等,其中部分危险均与人类的行为有关。因此,必须加强对行为危险因素的研究,制定干预策略及措施,加大健康教育和行为矫治,消灭自创性危险。

(三)生物遗传危险因素

随着医学科学的发展,遗传特征、家族发病倾向、成熟老化和个体敏感差异等都有了新的科学依据。已经发现许多疾病都与遗传致病基因有关,大多数都是遗传因素和环境因素共同作用的结果。

(四)医疗服务中的危险因素

医疗服务中影响健康的危险因素,是指卫生系统中存在的各种不利于保护和增进健康的因素。如卫生资源配置不合理,公共卫生体系不健全,疫苗保存、使用不当,滥用抗生素和激素,漏诊、误诊,医疗事故,医院内感染,医疗保障制度不完善等。

二、健康危险因素的作用特点

健康危险因素对疾病的发生,尤其是慢性病的发生具有以下特点:①作用时间长,隐性危害期长:健康危险因素作用于机体往往经过相当长的时间才能显示出来,例如,吸烟可以提高人群肺癌的死亡率10倍以上,但这一因素一般要经过10年或更长的时间才起作用,又如,高血压是脑卒中、冠心病和高血压肾病的危险因素,而原发性高血压的早期可以没有症状,但高血压长期持续作用于脑、心、肾等脏器,即便是轻度的长期血压升高也会对靶器官造成不同程度的损害,引起严重后果。②特异性弱:特异性是针对病因与疾病的明确对应关系而言的。特异性弱是指一种危险因素诱发多种慢性病,而一种慢性病又是多种危险因素联合作用的结果,如:吸烟除引起肺癌外,还可见于口腔癌、舌癌、食管癌、膀胱癌等,还可诱发心血管疾病;而吸烟、高胆固醇血症、超体重、静坐生活方式、高热量、高脂肪、低纤维素的饮食等是冠心病的危险因素。③联合作用明显:多因素的联合作用可出现相加或相乘的联合作用。如冠心病的发病,根据美国前瞻性调查结果诊断,高胆固醇血症、高血压、肥胖和吸烟四个危险因素最为重要,有上述四个因素患冠心病的机会远比只有一个或两个因素者要高,而控制这四个因素能取得较显著的成效。④广泛存在:危险因素广泛存在于环境和生活中,如与恶性肿瘤相关的致癌物黄曲霉素、苯并芘、亚硝胺及工业污染,与心血管疾病相关的吸烟、酗酒、缺乏体力活动、过度紧张等的不良生活方式。

这些因素早已融入人们日常生活之中,大多数人习以为常,不经过有效健康教育难以使人们认识到这些因素的危险性,因此,深入、持久、灵活、有效的危险因素干预非常重要。

知识链接

慢性病的自然病程

慢性病的自然病程分为六个阶段:①无危险阶段:此阶段人们的周围环境和行为生活方式中不存在危险因素。②出现危险因素:随着年龄增加和环境改变,在人们的生产生活中出现了危险因素,由于作用时间短暂及程度轻微,危险因素并没有产生明显的危害,或者对人体危害作用还不易被检出。③致病因素出现:随着危险因素数量增加及作用时间延长,危险因素转变为致病因素,对机体产生危害的作用逐渐显现。④症状出现:这一阶段症状已经出现,组织器官发生可逆的形态功能损害,用生理生化的诊断手段可以发现异常的变化;一般临床医学的重点是从这个阶段开始的。⑤体征出现:病人自己能够明显地感觉到机体出现形态或功能障碍,症状和体征明显;即使停止危险因素的继续作用,一般也不易改变病程;采取治疗措施可以改善症状和体征,推迟伤残和减少劳动能力的丧失。⑥劳动力丧失:疾病发展进程的最后阶段,由于症状加剧,病程继续发展,丧失生活和劳动能力。

三、健康危险因素评价

健康危险因素评价(health risk factors appraisal,HRA)是研究危险因素与慢性病发病及死亡之间数量依存关系及其规律的一种技术和方法。它是20世纪70年代兴起的一门医学评价技术,它研究人们在生产环境、生活方式和医疗卫生服务中存在的各种危险因素对疾病发生和发展的影响程度,以及通过改变生产和生活环境,改变人们不良的行为生活方式,降低危险因素的作用,可能延长寿命的程度。其目的是促进人们改变不良的行为生活方式,降低危险因素,提高生活质量和改善人群健康水平。健康危险因素评价是从疾病自然史的第一阶段开始,即在疾病尚未出现时就采取措施,通过评价危险因素对健康的影响,教育人们保持良好的生活习惯,防止危险因素出现。

健康危险因素评价是由 Robbins 和 Lewis 提出来的,他们根据慢性病病人危险因素的严重程度来预测病人疾病恢复的可能性以及估计病人预后,同时根据健康人群中危险因素存在的严重程度来估计疾病发生和死亡的概率。

美国的调查显示:在拥有雇员 750 人以上的公司里,实施健康危险因素评价的公司已由 1985 年的 65% 增加到 1992 年的 90% 以上。作为健康教育、健康促进的一项重要实施策略,健康危险因素评价的重要性正在被越来越多的人认识。其主要目的是帮助和指导医护人员开展预防保健工作,有针对性地进行健康教育,激发人们改变不良健康行为。

因此,从疾病自然史的观点分析,健康危险因素评价是预防慢性病发生的一项有效措施。

（一）健康危险因素评价所需资料

（1）当地性别年龄别疾病死亡率资料 通过死因登记报告、疾病监测或死亡回顾调查获得。通常要选择主要疾病作为调查对象,一般选择当地该年龄组最重要的,并具有确定危险因素的 10~15 种疾病作为评价对象。

（2）个人健康危险因素资料 用自填问卷方式为主,辅以体格检查、实验室检查方法获得,具体内容涉及以下五类。①行为生活方式:吸烟、饮酒、饮食、体力活动、安全带使用等。②环境因素:经济收入、居住条件、家庭条件、生产环境、工作紧张程度等。③生物遗传因素:年龄、性别、种族、身高、体重、遗传史等。④医疗卫生服务:是否定期进行体格检查、直肠镜检查、乳房检查、阴道涂片检查等。⑤疾病史:包括个人疾病史、婚姻与生育状况,初婚年龄、生育胎数,家庭疾病史等。以上资料一般可采用自填问卷进行调查收集,辅以实验室检查、体格检查等手段。

（3）计算危险分数的有关资料 评价危险因素的关键步骤是将危险因素转换成危险分数,只有通过转换才能对危险因素进行定量评价。危险因素与死亡率之间的数量依存关系是通过危险分数转换的。到目前为止,中国未能制定出一套适合国情的危险分数转换值方面的参考数据资料。现多参考采用 Geller-gesner 危险分数转换表。

（二）健康危险因素的评价步骤

1. 收集死亡率资料 收集当地性别、年龄组前 10~15 位死因、疾病别发病率或死亡率资料。

2. 收集个人危险因素资料 一般采用问卷调查和自填方式收集个人危险因素资料。

3. 将危险因素转换为危险分数 危险因素相当于人群平均水平时,危险分数定为 1.0;个人发生某病死亡概率大于或小于当地死亡平均水平时,危险分数大于或小于 1.0。具体可参照有关量表。危险分数越高,死亡概率越大;危险分数越低,死亡概率越小。如果个人危险因素测定值在表上介于相邻两组之间,可以选用两个指标间相邻值或内差法计算平均值。如胆固醇 192 mg,危险分数转换表中没有这一等级,根据规定 220 mg 与 180 mg 对应的危险分数为 1.0 与 0.5,用内插法计算的危险分数为 0.6。

4. 计算组合危险分数 一种危险因素可能对多种疾病起到作用,多种危险因素也可能对同一疾病产生作用,当与死亡原因有关的危险因素出现多项时,计算组合危险分数可以较好地反应危险因素之间的联合作用。

计算组合危险分数出现的两种情况是:①与死亡有关的危险因素只有一项,组合危险分数等于该因素的危险分数;②与死亡有关的危险因素有多项时,要综合考虑每一项危险因素的作用,具体计算步骤是,大于1.0的值分别减去1.0后的余值作为相加项,小于或等于1.0的各危险分数值作为相乘项,相乘项之积和相加项之和相加,得到该疾病的组合危险分数。如冠心病的危险因素中,危险分数大于1.0的有体力活动、超体重,危险分数分别为2.5、1.3,其余危险分数小于1.0,计算组合危险分数时,2.5-1.0=1.5,1.3-1.0=0.3,在此,1.5、0.3为相加项,其余小于或等于1.0的部分相乘,再取两者之和为组合危险分数。

5. 计算总死亡危险概率 死亡危险概率是平均死亡概率与组合危险分数的乘积,是某一种疾病发生死亡的可能性。各种死亡原因的死亡危险概率相加得出总死亡危险概率。

6. 求评价年龄和增长年龄

(1) 评价年龄(appraisal age) 依据年龄和死亡率之间的函数关系,从死亡率水平推算得出的年龄值称评价年龄。可由总死亡危险概率表查出。

(2) 增长年龄(achievable age) 通过努力降低危险因素后可能达到的预期年龄。依据个体存在的危险因素,医生有针对性地提出降低危险因素的建议,被评价者如能遵医嘱,危险因素将减少,则危险分数也会相应地下降。根据新的危险分数,重新计算得出新的评价年龄,即增长年龄。

(三) 结果评价

Schoenbach将健康危险因素评价定义为:运用流行病学和生命统计学提供的数据信息为个人提供个性化的死亡风险预测的技术方法,其目的在于降低健康风险从而改善人们的健康行为。健康危险因素评价常通过自填问卷,或通过生物测量的方式来评价个体的疾病或死亡危险,通过评价结果指明人们降低健康风险、改变不健康行为的信息。包括个体评价和群体评价。

1. 个体评价 个体评价主要通过比较实际年龄、评价年龄和增长年龄三者之间的差别,以了解危险因素对寿命可能影响的程度及降低危险因素后寿命延长的程度,从而有针对性地进行健康教育、行为干预。如果评价年龄高于实际年龄,表明被评价者存在的危险因素高于平均水平,而增长年龄与评价年龄之差,说明采取降低危险因素的措施后,被评价者可能延长的寿命数。根据个体的实际年龄、评价年龄和增长年龄三者间的关系,评价结果可分为四种类型。

(1) 健康型 增长年龄<评价年龄<实际年龄。评价年龄、增长年龄都小于实际年龄,说明个体危险因素低于平均水平,预期健康状况良好。如实际年龄为47岁的被评价者,评价年龄为43岁,说明个体危险因素低于平均水平,亦47岁的人可能处于43岁年龄组的死亡概率。

(2) 自创性危险因素型 评价年龄>实际年龄>增长年龄,并且评价年龄与增长年龄的差值大。评价年龄大于实际年龄,说明个体危险因素高于平均水平;增长年龄小于实际年龄,评价年龄与增长年龄的差值大,说明危险因素多属自创性的,与行为、生活方式密切相关。通过改变自身的不良行为和生活方式,可较大程度地延长预期寿命。

(3) 难以改变的危险因素型 评价年龄>增长年龄>实际年龄。评价年龄、增长年龄都大于实际年龄,说明个体危险因素高于平均水平;评价年龄与增长年龄的差值小,说明个体危险因素主要来自于既往病史或生物遗传因素,个人不容易降低这些因素,即使有改变,效果也不明显。

(4)一般性危险型 实际年龄、评价年龄、增长年龄三者接近,死亡水平相当于当地的平均水平,危险因素接近于轻微危害程度,降低危险因素的可能性有限。

除此以外,健康危险因素评价还可针对某一特殊危险因素进行分析。如减少吸烟、控制体重等因素,用同样的方法计算增长年龄、评价年龄之差值大小,说明某一危险因素对个体预期寿命可能影响的程度。

2. 群体评价 在个体评价的基础上进行的评价,一般可以从以下几方面进行。

(1)不同人群的危险程度 按个体评价的四种类型进行归类,可将某一人群划分为健康组(健康型)、危险组(自创性危险因素型、难以改变的危险因素型)和一般性组(一般性危险型)。根据该人群中不同组的人群所占整个人群的比重大小,来确定整个人群的危险程度。如当某人群处于危险组的人数越多,则该人群的危险水平就越高,越应成为重点防治的对象。也可以按不同性别、年龄、职业、文化和经济水平等人群特征进行危险水平分析。

(2)危险因素的属性 大多数慢性病的危险因素与行为方式有关,这一类危险因素是可以通过健康教育和干预来改变和消除的。计算危险型人群中难以改变的危险因素和自创性危险因素的比例,可以说明有多少比例的危险因素能够避免、改变或消除,以便有针对性地进行干预,提高人群的健康水平。

(3)分析单项危险因素对健康的影响 计算某一单项危险因素去除后,人群增长年龄与评价年龄之差的平均数,将其作为危险强度,以该项危险因素在评价人群中所占比例作为危险频度,以危险强度乘以危险频度反映危险程度指标,来表达危险因素可能对健康的影响。

(四)计算方法

可手工记录、运用计算机软件处理等。目前尚无完全适合我国人群的危险因素转换值供参考。因此,我国健康危险因素评价使用不多。

(五)健康危险因素评价的意义

健康危险因素评价(HRA)是从疾病自然史的第一阶段开始的,即在疾病尚未出现时就采取措施,通过评价危险因素对健康的影响,教育人们保持良好的生活习惯,防止危险因素出现。在危险因素已经出现时,测定危险因素,计算它可能造成的危害,预测疾病发生的概率。

因此,从疾病自然史的观点分析,健康危险因素评价是预防慢性病发生的一项有效措施。

(1)实施个性化的健康教育和健康促进。HRA 是"面对面"的健康教育,其独到之处在于它能够为每一个人提供有针对性的健康风险评价。当了解到人们的年龄、性别、健康状况和其他健康相关信息时,HRA 能够对健康危险因素的危害程度进行量化分析,找出危险因素并为人们提供去除危险因素后可能获得的健康收益,使人们清楚地了解到自身的健康状况。特别是对一部分评价年龄大于实际年龄的个体,根据其文化、习惯、职业以及具体的情况,因人施教,由浅入深地进行疾病防治、保健、医疗卫生知识等教育,使健康教育更有针对性,能有效推动对健康危险行为的矫治。

(2)提高人们的风险防范意识。人类目前所面临的健康风险正呈现快速增长势头,而人们对健康风险的防范意识、相应的知识和信息、干预手段等方面却明显地滞后于现实的需要。同时,人们对健康促进在知识、态度和行为方面存在着很大的差距,导致人们对待风险的态度迥然各异。如人们常常对乱倒垃圾和排泄有毒废弃物的行为感到愤恨和不安,却对几亿人的吸烟事实习以为常。因此,运用 HRA 的研究成果,借助于大众传播手段,可极大地促进和提高人们的健康知识水平和风险防范意识。

(3) 降低医疗费用,减少医疗开支。健康危险因素与医疗费用存在密切关系,不良的健康行为以及可改变的危险因素会增加经济负担。美国密歇根大学健康管理研究中心对 20 万人 10 多年健康危险因素资料的研究表明,医疗费用的 21%～31% 是由过量的危险因素所致,而危险因素减少,医疗费用下降,平均每一个危险因素增加导致增加的医疗费用(350 美元)是减少一个危险因素降低的医疗费用(150 美元)的 2 倍多。1994 年我国慢性病的治疗费用达到 419 亿元,占同年卫生总费用的 29%,并以年均 18% 的速度递增。近 10 年来医疗费用的过快上涨,远远超过了同期国民经济和居民收入的增长速度,给老百姓带来了沉重的经济负担。而通过 HRA,使人们自觉地采取有利于健康的行为生活方式,把健康危险因素消灭在萌芽阶段,可大幅度地减少这部分医疗开支。

(4) 减少缺勤,提高劳动生产效率,促进职业健康。毋庸置疑,有健康危险因素者其缺勤率高,工作、生产效率低于无危险因素者。对有多种危险因素者采取降低危险因素,促进其健康水平的措施将会提高个人和单位的生产力。一个单位的整体健康状况可通过 HRA 得到反映,并将此单位的健康水平信息提供给决策部门,有利于及时采取措施,减少职业危害,促进单位的发展。

(5) 减少伤残,降低慢性病的死亡率。近年来,健康危险因素的种类在不断地发生着变化,变化的结果与正在上升的心脑血管疾病、恶性肿瘤、高血压、糖尿病、自杀等密切相关。吸烟、酗酒、药物滥用、不良饮食习惯、缺乏锻炼、高应激状态、体重过度超标以及抑郁等都会影响健康,并最终引起伤残和死亡。通过 HRA,及早降低这些危险因素,相应的发病率和死亡率就会明显降低。

(6) 为政府制定决策提供依据。开展 HRA 有助于政府了解危险因素在人群中的分布及其严重程度,它所导致的疾病负担的大小以及对危险因素实施干预会为社会减轻疾病负担和节省相应的资源,从而为政府制定卫生政策,确定重点疾病干预的优先策略,加大对公众健康和基层社区医疗的投入等提供重要的决策支持。

(六) 世界卫生组织健康危险评价方法

世界卫生组织 2002 年度报告《减少风险延长健康寿命》在收集全世界健康危险因素数据资料的基础上,借鉴毒理学的危险度评价(risk assessment)方法,利用现有流行病学人群调查及动物实验研究等资料,对环境因素作用于人群的不利于健康的效果进行了综合定性与定量的分析和评价,这个过程称为健康危险度评价。

健康危险度评价由四个步骤组成,其具体内容如下。①危害作用识别:通过动物实验及流行病学调查,获得某危险因素对人体健康影响的资料,确定危险因素并推断其造成的健康危险的特征。②暴露程度评价:通过危险因素在人群中的流行频度和分布情况,确定暴露水平。③剂量与反应的关系评价:阐明危险因素的剂量或暴露程度与某种疾病之间的联系。④危险特征评价,依据以上步骤的综合,对某一个体或人群的健康危险度进行推断,预测发生某种疾病或死亡的概率。

知识链接

KYN

KYN 是近年来国内外推崇的健康管理项目。KYN 是英文"know your number"的缩写，即"知道你的数字"，这里的数字是指与个人健康相关的医学信息，包括身高、体重、年龄、性别、血压、血糖、血脂以及生活方式、心理状态，如饮食习惯、运动习惯、烟酒嗜好、心情等。KYN 健康管理就是收集这些信息，通过特定的计算机系统，对人类健康的头号杀手——冠心病、脑卒中、糖尿病、肿瘤、高血压等进行危险评价，预测个体患大病以及可能发生并发症的危险性，并按危险程度分级进行预防性管理以及针对个体存在的危险因素进行健康促进管理。简而言之，KYN 健康管理就是针对个人和群体健康所进行的"健康信息管理、健康评价管理、健康指导管理"的健康促进三步曲过程，而 HRA 在这个过程中无疑扮演着十分重要的角色。

小 结

在生物-心理-社会医学模式下，健康危险因素包括环境危险因素、行为危险因素、生物遗传危险因素及医疗卫生服务中的危险因素，其中行为危险因素在疾病发生、发展中起到了重要的作用。在各种慢性病的危险因素中，不良的行为是最重要的危险因素，因此，通过对个体健康及群体健康指标的测量，做好健康危险因素的评价，通过健康教育和健康促进改变危害健康的行为，促进健康的行为，必然对各种慢性病的预防与控制起到积极的作用，从而降低各种慢性病的发病率、死亡率，达到消灭或控制疾病、促进健康的目的。

能力检测

一、名词解释

1. 健康
2. 亚健康
3. 健康危险因素

二、简答题

1. 简述现代医学模式的内涵。
2. 试述健康危险因素的分类及作用特点。
3. 在健康危险因素评价中，个体评价结果有哪几种类型？如何判断？

（黄贺梅）

第三章
全球卫生战略与
社区卫生服务

 学习目标

1. 掌握：全球卫生战略目标及含义；我国卫生战略目标；初级卫生保健的概念及含义；社区卫生服务的概念、内容、特征；护士在社区卫生服务中的作用。

2. 熟悉：全球卫生战略目标、总目标和具体指标；初级卫生保健的任务和实施原则；社区卫生服务的服务对象、任务、内容、基本特征、意义。

3. 了解：全球卫生战略目标提出的背景。

第一节　社会卫生策略

 案例 3-1

世界卫生人力危机

世界卫生组织（WHO）预计全球卫生工作者短缺超过 420 万名。此短缺正在影响全球大众的健康，诸如儿童免疫、母亲的安全怀孕与分娩服务以及获得针对艾滋病、结核病和疟疾的治疗，因此，人们正在无助地遭受疾病折磨并死去。如果没有及时的行动，短缺问题将进一步恶化，卫生系统也将进一步被削弱。由于发展中国家的人口持续增长，发达国家的人口也在老龄化，因此各地的卫生需求几乎都在增长。

2006 年，WHO 指出，如果一个国家中每 10 万人拥有的医生、护士和助产士总和不足 2.3 人，则存在严重的卫生工作者短缺。57 个国家存在此类短缺，仅非洲一地就需要 100 万名卫生工作者。撒哈拉以南非洲国家面临最大的挑战。这一地区占世界人口的 11%,占全球疾病负担的 25%,但是该地区仅占全球卫生人力的 3%,占全世界卫生开支不足 1%。相比之下,北美洲和南美洲合计占世界人口的 14%,占全球疾病负担的 10%,拥有的卫生人力却占全球的 37%,卫生开支占全球的 50% 以上。

培养一名护士至少需要三年,而培养一名医生则需六年多。如果现在就采取行动扩充卫生人力,其效果也只能在若干年后开始显现。

卫生人力问题涉及许多部门,没有一个单独的机构仅凭自己的力量可以成功解决这一问题。2008 年 3 月,全球卫生人力联盟在乌干达坎帕拉召开的第一次卫生人力资源全球论坛,汇集形成了卫生领导人、民间社会和卫生工作者的联盟,探索解决此危机的办法。

思考:

作为未来的护士,你有什么感想?

一、全球卫生战略目标

(一)全球卫生战略目标提出的背景

全球卫生战略目标是在全球卫生状况发展到特殊时期提出的,主要受两方面因素的影响:一方面是由于 20 世纪 70 年代世界各国的卫生状况分布不均衡,使世界卫生组织意识到全球卫生改革的必要性;另一方面是社会和科学的发展与人们健康意识的改变使全球卫生战略目标的提出成为必然。

20 世纪 70 年代初,世界卫生组织研究了自"二战"结束以来的世界卫生保健工作的方法和效果,对世界卫生状况进行了全面分析,发现世界各国的卫生状况存在以下几个方面的问题。

① 各国之间、各国内部不同人群之间的健康存在着较大差异,而且这种差异正在不断扩大。全世界约有 10 亿人处于贫穷、营养不良、疾病之中。

② 国家之间、地区之间、城乡之间普遍存在着卫生资源分配不均衡、利用不公平的现象。卫生资源的大部分集中在经济发达地区和城市,主要为少数人服务,而为大多数人提供初级卫生保健服务的资源明显不足。

③ 贫穷病、富裕病和社会病对人群健康和生命带来了极大的威胁。在多数发展中国家,死亡主要由社会和经济状况有关的传染病和寄生虫病引起;在发达国家,一些富裕病、文明病对人群的健康和生命产生了较大的威胁。

④ 卫生计划和管理工作不足,卫生部门与其他社会经济部门合作不够,加之缺乏卫生管理培训和高效率的管理方法,影响了对有限卫生资源利用的效果,加剧了卫生状况的差异。

对世界卫生状况的分析提示了这样的景象:世界人口中的大多数尚未从现有的卫生服务和医学发展中受益;卫生资源分配与利用的不均衡现象在世界各国广泛存在;不同人群健康状况的差异悬殊,这些为全球卫生改革提供了重要依据。

20 世纪 70 年代中期后,受到世界进步与发展形势的普遍影响,WHO 对卫生发展局势做出分析:

① 从 WHO 创建以来,世界各地发生了深刻的变化,许多新的主权国家正在涌现,各国之间合作精神正在加强。

② 由于科学技术的进步与发展,人们正在认识到卫生与健康是人们生来应有的权利;人们的健康不断受到政治、经济、社会、文化、科学、技术和心理等因素的影响,反过来,人们的健康又对这些因素和整个社会的进步与发展产生影响。

③ 人类生存的环境变化比以往任何时候都大。

④ 卫生事业正在不断地变革以应付现有的和不断出现的新问题。但是,许多发展中国家的卫生体制与这种变化的局势不相适应,这种不完善的体制耗费了有限的资源,造成了卫生服务分布的不均衡,尤其是乡村居民未充分享受到健康这一基本权利。

⑤ 卫生系统必须来一场变革以适应世界性的社会发展与变革。在这一场变革中,单凭一个国家做出努力是不够的,有必要将各国、区域和全球的卫生体制统一起来全面考察,发动一场全球性的卫生变革。

由此,根据当时世界各国卫生状况和发展趋势,1977 年 5 月第 30 届世界卫生大会首次提出 WHO 和各国政府的主要卫生目标应该是,"到 2000 年使世界上所有人都达到在社会和经济生活两方面富有成效的那种健康水平",即"2000 年人人健康",我国确切地将其译为"2000 年人人享有卫生保健"(health for all by the year 2000,HFA/2000)。

这一战略目标的提出,标志着全球卫生工作进入了一个新的发展时期。

(二) 全球卫生战略的含义

HFA/2000 并不是指到 2000 年不再有人生病,也不是指医护人员将能治愈每个人所患的所有疾病,而是指:卫生保健服务将从人们生活和工作的场所——社区、家庭、学校、工厂等基层开始;人们运用更好的切实可行的卫生措施预防疾病,减轻病人及伤残者的痛苦;人们能够更健康、更温馨地度过一生;不同国家、地区和人群间较公平合理地分配卫生资源;所有个人和家庭都能享受到初级卫生保健;人们懂得疾病是可以预防的,通过努力,可以创造自己和家庭的健康和幸福。

"2000 年人人享有卫生保健"最初界定在 2000 年以前,但是"人人享有卫生保健"不是一个独立、有限的目标,而是一个战略过程。因此,1988 年 5 月在日内瓦召开的第 41 届世界卫生大会上,WHO 提出"21 世纪人人享有卫生保健"的全球卫生战略,强调"人人享有卫生保健"将作为 2000 年以前以及以后年代的一项永久性目标。"2000 年人人享有卫生保健"只是"人人享有卫生保健"战略过程的初始阶段。

(三) "21 世纪人人享有卫生保健" 全球战略的总目标和具体指标

1. 21 世纪人人享有卫生保健的总目标

(1) 使全体人民增加期望寿命和提高生活质量。

(2) 在国家之间和国家内部改进健康的公平程度。

(3) 使全体人民利用可持续发展的卫生系统提供的服务。

2. 到 2020 年全球人人享有卫生保健的具体目标

(1) 到 2005 年,将在国家和国家间使用健康公平指数作为促进和监测健康公平的标准。最初将以测定儿童发育为基础来评价公平。

(2) 到 2020 年将实现在世界会议上决定的孕产妇死亡率为 100/(10 万)、5 岁以下儿童死亡率为45‰、所有国家出生期望寿命均在70岁以上的具体目标。

（3）到2020年全世界疾病负担将极大地减轻。将实现实施扭转目前结核病、艾滋病、疟疾、烟草相关疾病和暴力损伤引起的发病率和残疾上升趋势的疾病控制规划。

（4）到2010年恰加斯病的传播将被阻断，麻风病将被消灭。到2020年麻疹将被根除，淋巴丝虫病和沙眼将被消灭。此外，维生素A和碘缺乏症在2020年前也将被消灭。

（5）到2020年所有国家将通过部门间行动，在提供安全饮用水，适当的环境卫生，数量充足和质量良好的食物和住房方面取得重大进展。

（6）到2020年所有国家将通过管理、经济、教育、组织和以社区为基础的综合规划，采纳并积极管理和监测能巩固促进健康的生活方式或减少有损健康的生活方式的战略。

3. 关于卫生政策和系统

（1）到2005年所有会员国将有制定、实施和监测与人人享有卫生保健政策相一致的各项具体政策的运行机制。

（2）到2010年全体人民将在其整个一生中获得由基本卫生职能支持的综合、基本、优质的卫生保健服务。

（3）到2010年将建立起适宜的全球和国家卫生信息、监测和警报系统。

（4）到2010年研究政策和体制的机制将在全球、区域和国家各级予以实施。

二、我国卫生事业改革发展战略

（一）我国卫生发展目标

根据《中华人民共和国国民经济和社会发展第十二个五年规划纲要》，我国制定的《卫生事业发展"十二五"规划纲要》提出了我国"十二五"期间卫生事业发展目标。

1. 总体目标 到2015年，初步建立覆盖城乡居民的基本医疗卫生制度，使全体居民人人享有基本医疗保障，人人享有基本公共卫生服务，医疗卫生服务可及性、服务质量、服务效率和群众满意度显著提高，个人就医费用负担明显减轻，地区间卫生资源配置和人群间健康状况差异不断缩小，基本实现全体人民病有所医，人均预期寿命在2010年基础上提高1岁。

（1）分工明确、信息互通、资源共享、协调互动的公共卫生服务体系基本建立，促进城乡居民享有均等化的基本公共卫生服务。

（2）规范有序、结构合理、覆盖城乡的医疗服务体系基本建立，为群众提供安全、有效、方便、价廉的基本医疗服务。

（3）以基本医疗保障为主体、其他多种形式补充医疗保险和商业健康保险为补充、覆盖城乡居民的多层次医疗保障体系基本建立，个人医药费用负担进一步减轻。

（4）以国家基本药物制度为基础的药品器械供应保障体系进一步规范，确保基本药物安全有效、公平可及、合理使用。

（5）支撑卫生事业全面、协调、可持续发展的各项体制、机制更加健全，有效保障医药卫生体系规范运转。

2. 卫生事业发展指标

（1）健康状况指标 到2015年，人均预期寿命在2010年基础上提高1岁，婴儿死亡率不超过 12‰,5 岁以下儿童死亡率不超过 14‰,孕产妇死亡率不超过 22/(10 万)。

(2)疾病预防控制指标　到 2015 年,法定传染病报告率不低于 95%,存活的艾滋病病毒感染者和病人数控制在 120 万人左右,全人群乙型肝炎表面抗原携带率不超过 6.5%,适龄儿童免疫规划疫苗接种率不低于 90%(以乡或镇为单位),重点慢性病防治核心信息人群知晓率不低于 50%,高血压和糖尿病病人规范化管理率不低于 40%。

(3)妇幼卫生指标　到 2015 年,3 岁以下儿童系统管理率不低于 80%,孕产妇系统管理率不低于 85%,孕产妇住院分娩率不低于 98%。

(4)卫生监督指标　到 2015 年,日供水 1000 m³以上的集中式供水单位卫生监督覆盖率不低于 90%。

(5)医疗保障指标　到 2015 年,城乡三项基本医疗保险参保率在 2010 年的基础上提高 3 个百分点,政策范围内住院费用医保基金支付比例达到 75%左右。

(6)卫生资源指标　到 2015 年,每千人口执业(助理)医师数达到 1.88 人,每千人口注册护士数达到 2.07 人,每千人口医疗机构床位数达到 4 张。

(7)医疗服务指标　到 2015 年,二级以上综合医院平均住院日不超过 9 天,入出院诊断符合率不低于 95%。

(8)卫生费用指标　到 2015 年,个人卫生支出占卫生总费用的比重不超过 30%,人均基本公共卫生服务经费标准不低于 40 元。

(二)基本原则

(1)坚持统筹兼顾　统筹公共卫生、医疗服务、医疗保障、药品供应保障四个体系,加快推进基本医疗卫生制度建设;统筹城乡、区域卫生事业发展,不断缩小人群之间卫生服务利用和健康水平差异。坚持中西医并重,充分发挥中医药特色优势。

(2)坚持科学发展　平衡局部利益与整体利益、当前利益与长远利益,推动卫生发展方式从注重疾病治疗向注重健康促进转变,从注重个体服务向注重家庭和社会群体服务转变;优化资源配置,重点发展公共卫生、基层卫生等薄弱领域及医学模式转变要求的新领域,实现医疗卫生工作关口前移和重心下沉。

(3)坚持政府主导、全社会参与　强化政府保障基本医疗卫生服务的主导地位,加大投入力度;广泛动员社会力量参与,加快形成多元化办医格局;切实调动医务人员的积极性,充分发挥其改革主力军作用;通过健康教育等多种方式积极引导广大群众形成健康的生活方式,促进健康产业发展。

(4)坚持强化能力建设　以医药卫生人才队伍和信息化建设为战略重点,强化人才资源是第一资源的理念,加快实施人才强化战略,改革人才培养和使用体制机制,优先培育高素质卫生人才;大力加强信息化建设,提升医疗卫生服务能力和管理水平。

(三)我国卫生发展战略

为实现上述卫生发展目标,从我国国情和社会经济发展实际出发,今后十几年,我国卫生发展基本战略为:以满足人们的健康需求为导向,以提高人民健康水平为中心,突出农村卫生、预防保健和中医药三个战略重点,按照公平与效率兼顾的原则,强化基本卫生服务和卫生监督管理工作,推行区域卫生规划,走以内涵发展为主、内涵与外延发展相结合的道路。

在卫生事业发展模式上,要从扩大规模为主转到提高卫生服务质量与效率为主。改革体制,调整结构,优化资源配置,建立与社会主义市场经济相适应的卫生服务运行机制,提高卫生服务综合效益。

在卫生事业重点选择上,要把农村作为卫生工作的长期战略重点。加强农村卫生工作,积极稳妥地发展和完善合作医疗制度,实现初级卫生保健规划目标。

在卫生服务力量发展上,把现代医学和传统医学放在同等重要的地位,坚持中西并重,中西医结合,协调发展。要大力培养全科医生和学科带头人,不断提高卫生队伍素质,增强防病治病能力。

在卫生服务模式上,按照生物-心理-社会医学模式转变要求,改革卫生服务方式,面向人群、面向家庭,积极发展社区卫生服务,逐步形成功能合理、方便群众的卫生服务网络。

在区域卫生发展格局上,从各地区经济、社会文化发展不平衡的实际出发,强化行业管理和对基本卫生服务的调控,积极推动区域卫生规划,提高区域内卫生服务系统整体作用。鼓励经济、文化发达地区的城市率先进行卫生改革探索。同时,要积极采取多种措施,支持贫困地区卫生事业发展,普及基本卫生服务,努力缩小不同地区人群健康和卫生状况的差异。

在卫生发展的基本措施上,继续以领先科技与教育、改革政策、完善法制、增加投入和强化管理为基点,在确保重点的前提下,努力实现卫生事业各个领域的协调发展,实现卫生事业与经济、社会的协调发展。

第二节　初级卫生保健

一、初级卫生保健的概念

为推动人人享有卫生保健这一全球性卫生战略目标的实现,1978 年 WHO 于阿拉木图召开了国际初级卫生保健会议,并发表了《阿拉木图宣言》。《阿拉木图宣言》明确提出了推行初级卫生保健是实现 HFA/2000 目标的基本策略和根本途径。WHO 指出:"初级卫生保健（primary health care,PHC）是一种基本的卫生保健,它依靠切实可靠、学术可靠又受社会欢迎的方法和技术,是社区的家庭积极参与普遍能够享受的,费用也是社区或国家能够负担的。它是国家卫生系统和社会经济发展的组成部分,是国家卫生系统的中心职能和主要环节。它使个人、家庭和社区同国家卫生系统保持接触,是卫生保健深入人们生产和生活的第一步,也是整个卫生保健工作的第一要素。"

我国对初级卫生保健定义为:"初级卫生保健是指最基本的,人人都能得到的、体现社会平等权利的,人民群众和政府能负担得起的卫生保健服务。"

初级卫生保健:从需要上来说,是人们不可缺少的;从受益来说,是人人都能得到的;从技术上来说,是科学可靠的;从费用上来说,是人人能够负担得起的;从国家来说,是政府的职责;从群众来说,既是权利又是义务;从卫生机构来说,是要提供的最基本的卫生服务;从社会经济发展来说,是社会经济发展的重要组成部分,是精神文明建设的重要内容。

因此,初级卫生保健是面向全社会的,体现了社会公平,集中代表了广大人民的切身利益,它将提高人们的健康水平,促进社会经济的发展。

二、初级卫生保健的任务

根据《阿拉木图宣言》,初级卫生保健着眼于解决居民的主要卫生问题,包括四个方面的活动。

(一)健康教育和健康促进

通过健康教育和各种环境支持,促使人们自觉改变不良的行为生活方式,控制、消除和减轻危害健康的因素,提高健康水平。

(二)预防保健

采取积极有效的措施,预防各种疾病的发生、发展和流行;对重点特殊人群开展有针对性的保健服务。

(三)合理治疗

以基层医疗机构(社区卫生服务中心)为核心,为社区居民提供及时有效的基本治疗服务,防止疾病恶化,争取早日痊愈。

(四)社区康复

对已经确诊的病人,要积极采取措施防止并发症和致残。对丧失了正常功能或功能上有缺陷的残疾者,通过医学、教育、职业和社会的综合措施,尽量恢复其功能,使他们重新获得生活、学习和参加社会活动的能力。

《阿拉木图宣言》中提出初级卫生保健的具体内容因不同的国家和居民团体可有所不同,但至少包括以下九项。

(1)当前主要卫生问题及其预防控制方法的宣传教育。

(2)改善食品供应和合理营养。

(3)提供安全饮用水和基本卫生环境。

(4)妇幼保健和计划生育。

(5)主要传染病的预防接种。

(6)地方病的控制。

(7)常见病的妥善处理。

(8)提供基本药物。

(9)非传染性疾病的防治和促进精神卫生。

三、初级卫生保健的实施原则

(1)社会公正原则　初级卫生保健是人人都能得到的一种基本保健服务,它必须体现卫生服务和卫生资源的分配和利用的公正性。当前,卫生资源配置不合理是一个世界性问题,造成了卫生资源没能得到有效利用,出现了一些地方卫生资源的浪费,而另外一些地方卫生资源短缺。因此,必须通过卫生体制的改革,把有限的卫生服务和卫生资源优先用于解决大多数人的卫生需求和缺医少药的地区。

（2）社区和群众参与原则　在改善社区卫生状况和健康水平的过程中,人们越来越认识到社区和人民群众将发挥重要作用,基层医疗保健提供的预防、保健、康复服务需要社区个人、家庭、政府的积极参与才能得到推广普及。通过大力宣传和动员社区居民,使他们充分了解初级卫生保健的意义和方法,充分认识到必须依靠自己的力量全面参与社区卫生保健活动,每个人都应对自己和家庭成员的健康负责,努力改变自己的不良行为和生活方式,提高保健能力,积极配合政府和相关保健组织的活动,增进社区总体健康水平。

（3）部门协同原则　初级卫生保健是整个社会经济发展的一个重要组成部分,因此,要让每个老百姓都"达到与当时、当地经济发展水平相一致的健康水平",仅靠医疗保健部门的努力是不能实现的,还必须依赖卫生部门与其他有关部门（包括政治、经济、文化等）的通力合作与协调行动。

（4）预防为主原则　预防为主是整个卫生事业的一个重要指导思想,也是我国长时期卫生工作方针的一个重要内容,突出预防服务是初级卫生保健的显著特征。预防服务有利于充分利用有限的卫生资源,提高全体人民的健康水平,是最经济有效、受益面最广的服务。

（5）适宜技术原则　初级卫生保健提供的是一种基本的卫生服务,解决老百姓最基本的卫生需求。卫生保健部门使用的技术、设备、药品应是可靠、方便、乐于接受而且费用低廉。适宜技术是实施初级卫生保健的重要基础。

（6）综合应用原则　仅靠医疗卫生保健服务是不能改善全体人民卫生状况的,还需要满足个人生活中最基本的和最低的生活需要,如营养、教育、社区环境卫生、安全饮用水、住房等。

第三节　社区卫生服务

 案例 3-2

　　某辖区共有 13 个居委会,10 万人口,老年人口占辖区中人口的 18%。辖区内医疗资源比较丰富,拥有两家三级医院和一所街道卫生院。街道卫生院为 20世纪 70 年代建立的一级医院,设有保健科、门诊及 30 张病床,收治住院的主要是一些患有慢性病的老年病人。2008 年,街道卫生院挂牌转建为社区卫生服务中心,转建后基本维持原来的等待病人就诊的服务模式,经济效益不理想,有时连工资都难以保证。

　　为了能使转建的社区卫生服务中心有比较好的经济效益,同时考虑到旁边一所三级医院骨科病人十分多,经常挂不上号,认为这是发展的市场。该中心于2009 年初经领导班子讨论决定:高薪聘请一位三级医院退休的骨科教授,增加中心内的床位（由原来的 30 张增至 90 张）,投资改造中心内病房,建立骨伤特色专科,并将年富力强、思想好、技术过硬的业务骨干全部抽调到病房,希望给中心带来理想的效益,同时将各科室不"感冒"的人员派到建立的 2 个社区卫生服务站中应付一般的日常门诊工作。但是到年底,中心病床使用率仅达到 46.3%,经济指标十分不理想(建立的 2 个社区卫生服务站更是入不敷出),而且中心的社区卫生服务各项工作在全区 13 个社区卫生服务中心年度考核中倒数第三。

考核结束后,区卫生局领导和中心领导班子认真分析了本中心的具体情况,包括本中心目前现状、人员情况、辖区内医疗资源情况、辖区内居民情况。根据分析结果,召开职工大会并发动全体员工献计献策,对中心的工作进行了新的定位。经过讨论,最后决定:保留 50 张病床,并改为老年及临终关怀病房;加强社区卫生服务站的力量,组成责任医师、公卫医师及护理人员组成的团队,由中心组织医务人员立即对辖区进行社区卫生调查,做出社区诊断,结果如下:人群特征是,老龄化社区;经济特征是,在本市属于中低等收入人群;健康情况是,主要危险因素为肥胖和膳食不合理;疾病状况是,人群高血压患病率为 24%,人群糖尿病患病率为 10%,冠心病为 16%,脑卒中为 7%。

根据社区诊断,中心确定以社区卫生服务为工作重点,加强预防保健、慢性非传染性疾病综合防治和老年保健工作。具体措施:将中心现有的保健科化整为零,保健医务人员与临床医务人员共同组成团队下到社区卫生服务站,为辖区内所有老年人建立健康档案,通过对健康档案的分析,对有需求的慢性病的老年人进行人盯人的管理,如利用老年活动站定期集中进行测量血压、开展社区医生-公卫医生、邻居、家属-病人三级管理网络,进行个体化治疗保健干预方案,持健康保健合同卡的病人可在中心及所辖站点随时测量血压等;开展大型健康教育讲座和多种增进人群健康的预防保健工作;所设置的病床主要提供给老年病病人;将更具有服务意识的员工调入病房,同时加强对员工服务理念的教育,加强医患沟通能力的培训,制定更完善细致的规章制度等。

再次改革 4 年来,该中心运行良好,职工工作积极性高涨,深受社区居民广泛好评,现已成为当地社区卫生服务的典型。

思考:

1. 该中心再次改革前后为什么会有如此大的差异?

2. 社区卫生服务机构应如何定位?社区卫生服务应该是什么样的服务?

一、社区卫生服务概述

(一)社区卫生服务的概念

社区卫生服务是卫生服务中一种最基本、普通的服务,是以由全科医生为主要卫生人员的卫生组织或机构所从事的一种面向社区的卫生服务。它是在政府领导、社区参与、上级卫生机构指导下,以基层卫生机构为主体,全科医师为骨干,合理使用社区资源和适宜技术,以人的健康为中心、家庭为单位、社区为范围、需求为导向,以妇女、儿童、老年人、慢性病人、残疾人等为重点,以解决社区主要卫生问题、满足基本卫生服务需求为目的,融预防、医疗、保健、康复、健康教育、计划生育技术服务等为一体的,有效、经济、方便、综合、连续的基层卫生服务。

知识链接 ....

社 区

最早关于社区的概念是德国学者汤尼斯(F. Tonnies)在1881年提出的,他认为社区是以家庭为基础的历史共同体,是血缘和地缘共同体的结合。我国著名社会学家费孝通给社区定义为:社区是由若干社会群体(家庭、氏族)或社会组织(机关、团体)聚集在某一地域里所形成的一个生活上相关联的大集体。1987年,初级卫生保健国际会议将社区定义为:以某种形式的社会组织或团体结合在一起的一群人。社区是社会的缩影,可大可小,可以大至全世界、一个国家,小至一个街道。世界卫生组织(WHO)认为一个有代表性的社区人口数在10万~30万人,面积在5000~50000平方公里。

现代社会学认为,社区应具有五个要素:一定数量的人口,一定的地域,生活服务设施,特有的文化背景和生活方式,以及一定的生活制度和管理机构。

知识链接 ....

全 科 医 生

全科医生(general practitioners,GP)又称为家庭医生(family physicians),是执行全科医疗卫生服务的主体和提供者。英国皇家医学会给全科医生下的定义是:全科医生是一种获得执照的医科毕业生,他给各种病人进行综合性医疗服务,他可以在诊所、病人家里给病人治病。他结合生理、心理、社会因素考察疾病,明确诊断,并进行初步处理。通过治疗、预防及健康教育,改善病人及其家庭的健康状况。

全科医生是高质量的初级卫生保健的最佳提供者,是健康保健系统的最佳守门人。全科医生的工作环境和工作任务与专科医生不尽相同。与专科医生相比,全科医生类似于医学照顾者与管理者,他们的工作遵循服务的模式,责任不仅涉及医学科学,而且还延伸到相关的各个专业领域。因此,他所需要的知识、技能结构和工作态度具有特殊性:宽广的知识面、高度的人道主义精神与责任感,以及灵活有效的方法技能。知识范围包括临床医学、预防医学、医学心理学、社会医学及相关学科的基本理论与基础知识。技能包括应诊能力(人际交流能力、检查操作能力、随访观察能力、实验室及特殊检查项目结果判断能力)、判断能力(进行生物-心理-社会模式的三维诊断)、处理能力(治疗能力、康复能力、转诊及会诊能力、家庭服务能力等)、预防保健能力(社区预防能力,社区、家庭、个人保健能力,健康教育能力,健康咨询能力等)、管理能力(社区资源管理能力)。在我国,全科医生是社区卫生事业发展的基础,提供连续的高质量的集预防、医疗、保健、康复、健康教育、计划生育技术服务等"六位一体"的社区卫生服务。

（二）社区卫生服务面向社区，其服务对象为社区全体居民

（1）健康人群　健康人群是社区卫生服务的主要对象之一。

（2）亚健康人群　亚健康状态指机体虽无明确的疾病，却呈现生活能力下降、适应能力呈不同程度减退的一种生理状态，它是机体各系统的生理功能和代谢过程低下导致的，是介于健康与疾病之间的一种机体功能低下的状态，也称为"第三状态"或"灰色状态"。所谓亚健康人群是指没有疾病或明显的疾病，但呈现出机体活力、反应能力及适应能力下降的人群。据有关调查表明：亚健康人群约占总人口的 60％，故亚健康人群应成为社区卫生服务的重点对象。

（3）高危人群　高危人群是存在明显的对健康有害因素的人群，其发生疾病的概率明显高于其他人群。它包括如下两种人群。①高危家庭的成员：凡是具有以下任何一个或更多标志的家庭即为高危家庭。单亲家庭；吸毒、酗酒者的家庭；精神病病人、残疾者、长期重病者；家族功能失调濒于崩溃的家庭；受社会歧视的家庭。②具有明显危险因素的人群：危险因素是指在机体内、外环境中存在的与疾病发生、发展及残疾有关的诱发因素（不良的生活方式、职业危险因素、社会和家庭危险因素）。

（4）重点保健人群　重点保健人群是指由于各种原因需要在社区得到系统保健的人群，如儿童、妇女、老年人、疾病康复期人群、残疾人、低保人群等需要特殊保健的人群。

（5）病人　患有各种疾病的病人，包括常见病病人、慢性病病人、需急救的病人等。

（三）社区卫生服务的任务

（1）提高社区人群健康水平，改善生活质量，延长寿命　通过对不同服务人群采取健康促进、疾病预防、系统保健、健康管理、疾病的早期发现、诊断、治疗和康复、优生优育等措施提高人口素质和人群健康水平，延长寿命，改善生活质量。

（2）创建健康社区　通过健康促进，使个人、家庭具备良好的生活方式和生活行为；通过创建良好社区的自然环境、人文环境，从而创建具有健康人群、健康环境的健康社区。

（3）保证区域卫生规划的实施，保证医疗卫生体制改革和城镇职工基本医疗保险制度改革的实施。

（四）社区卫生服务的内容和方式

1. 社区卫生服务的内容　社区卫生服务是融预防、医疗、保健、健康教育、计划生育技术指导等为一体化的，有效、经济、方便、连续的基层卫生服务。按照我国 2001 年 12 月制定的《城市社区卫生服务基本工作内容（试行）》和 2011 年《国家基本公共卫生服务规范》，其工作内容主要有以下几个方面。

（1）社区卫生诊断　在社区管理部门组织领导以及卫生行政部门的指导下，了解社区居民健康状况，针对社区主要健康问题，制定和实施社区卫生工作计划。

（2）健康教育　针对社区主要健康问题，明确社区健康教育的重点对象、主要内容及适宜方式；开展面向群体和个人的健康教育，指导社区居民纠正不利于身心健康的行为和生活方式；配合开展免疫接种、预防性病及艾滋病、无偿献血、生殖健康、禁毒及控烟等宣传、教育。

（3）传染病、地方病、寄生虫病防治　开展此类疾病的社区防治工作；执行法定传染病

登记与报告制度,并协助开展漏报调查;配合有关部门对传染源予以隔离以及对疫源地进行消毒;指导恢复期病人定期复查并随访;开展计划免疫等免疫接种工作。

（4）慢性非传染性疾病防治 开展健康指导、行为干预;开展重点慢性非传染性疾病的高危人群监测;对重点慢性非传染性疾病的病人实施规范化管理;对恢复期病人进行随访。

（5）精神卫生 开展精神卫生咨询、宣传与教育;早期发现精神疾病,根据需要及时转诊;配合开展康复期精神疾病的监护和社区康复。

（6）妇女保健 开展婚前、婚后卫生咨询、指导、生育咨询;早孕初查并建册,孕妇及其家庭的保健指导;开展产后家庭访视,提供产后恢复、产后避孕、家庭生活调整等方面的指导;提供有关更年期生理和心理卫生知识的宣传、教育、咨询,指导更年期妇女合理就医、饮食、锻炼和用药,配合上级医疗保健机构开展妇科疾病的筛查。

（7）儿童保健 新生儿访视及护理指导,母乳喂养咨询及指导;婴幼儿早期教育,辅食添加及营养指导,生长发育评价;学龄前儿童心理发育指导及咨询,生长发育监测,幼托机构卫生保健指导;与家长配合开展学龄儿童性启蒙教育和性心理咨询等;儿童各期常见病、多发病及意外伤害的预防指导。

（8）老年人保健 了解社区老年人的基本情况和健康状况;指导老年人进行疾病预防和自我保健;指导意外伤害的预防、自救和他救。

（9）社区医疗 提供一般常见病、多发病和诊断明确的慢性病的医疗服务;疑难病症的转诊;急危重症的现场紧急救护及转诊;提供家庭出诊、家庭病床等家庭医疗服务。

（10）社区康复 了解社区残疾人的功能障碍的基本情况和医疗康复需求;以躯体运动功能、日常生活能力及心理适应能力为重点,提供康复治疗和咨询。

（11）计划生育技术服务 在夫妻双方知情的前提下,指导夫妻双方避孕、节育;提供避孕药具以及相关咨询。

（12）开展社区卫生服务信息的收集、整理、统计、分析与上报工作。

（13）根据居民需求、社区卫生服务功能和条件,提供其他适宜的基层卫生服务和相关服务。

知识链接

双向转诊与社区首诊制

（1）双向转诊 根据病情需要而进行的上下级医院间、专科医院间或综合医院与专科医院间的转院诊治的过程。它有纵向转诊、横向转诊两种形式。纵向转诊,即下级医疗对于超出本院诊治范围的病人或在本院确诊,治疗有困难的病人转至上级医院就医;反之,上级医院对病情得到控制后相对稳定的病人,亦可转至下级医院继续治疗。横向转诊,即综合医院可将病人转至同级专科医院治疗,专科医院亦可将出现其他症状的病人转至同级综合医院处置。同样,不同的专科医院之间也可进行上述转诊活动。其目标是为建立"小病在社区、大病进医院、康复回社区"的就医新格局。

（2）社区首诊制 社区居民首先在本人选择的定点社区医疗机构就诊,因病情需要转诊的,所在社区卫生服务机构应当及时为病人办理转诊登记手续。未经社区卫生服务机构办理转诊手续而发生的住院医疗费用,医疗保险基金不予支付。因急诊、抢救直接住院治疗的,应当在住院 7 天内到本人定点社区卫生服务机构补办转诊手续。建立这一制度的目的,主要是通过政策引导参保人转变就医观念,小病在社区,大病上医院,避免基金浪费,减轻个人负担。

2. 社区卫生服务的方式　社区卫生服务的方式可以根据社区具体情况、人群需求、卫生资源等进行选择。主要方式如下。

(1) 门诊服务　这是最主要的社区卫生服务方式,以提供基本卫生服务为主。

(2) 出诊(上门)服务　一种是根据预防工作、随访工作或保健合同要求的主动上门服务,另一种是按照居民要求而一时安排的上门服务。

(3) 急诊服务　应依据社区卫生服务中心提供全天候的急诊服务、院前急救,及时高效地帮助病人协调、利用当地急救网络系统。

(4) 家庭照顾与访视。

(5) 家庭病床服务。

(6) 日间住院、日间照顾服务。

(7) 长期照顾　如护理院服务。

(8) 临终关怀及姑息医学照顾。

(9) 电话、网络咨询服务。

(10) 转诊服务　在社区卫生服务机构与综合性医院或专科医院建立了稳定的畅通的双向转诊关系的基础上,可以帮助病人选择上级医生或医院并提供转诊服务。

(11) 医疗器具租赁服务与便民服务　为减轻病人经济负担,避免浪费,对于家庭照顾中必备的短期使用的某些医疗器具,可以开展租赁服务并指导病人或其家属恰当使用,如氧气瓶、病床、简易康复器具等。

(12) 契约制服务　为落实国家文件中提出的"使社区居民都能够拥有自己的全科医师"奋斗目标,就应使居民与其相应的全科医生或全科医疗服务机构建立一对一的契约合同制关系。国际经验表明,这是实行家庭医生(全科医生)制的基础,只有建立稳定的医患关系,预防为导向的全科医疗的综合性、连续性、可及性等服务优势才能真正发挥出来,这对提高居民健康水平具有深远的意义。

(13) 承包制服务　由一名或多位社区卫生服务人员,对某项或某几个卫生服务项目进行承包,负责一定数量人群的卫生服务,如健康教育、妇幼保健等。

(14) 保偿责任服务　如妇幼保健保偿责任制,是以预防为主的服务,费用由个人和国家共同承担。

知识链接

我国城市社区卫生服务的几种组织模式

(1) 四级网络模式　主要在上海、北京、天津等三级医疗卫生网较健全的城市,由区医疗卫生中心(机构)、街道社区卫生服务中心、下设在居委会的社区卫生服务站和居民家庭构成的社区卫生服务双向网络。

(2)三级网络模式 主要在我国一些无一级医院的较大城市和中等城市,社区卫生服务直接由二、三级医院在社区建点,即由二、三级医院社区卫生服务科、社区卫生服务站和居民家庭构成社区卫生服务的网络。

(3)家庭病床模式 在一些社区卫生服务尚未启动或难以启动的中小城市,往往由各级医院以设立家庭病床为切入口的方式向社区居民提供以医疗为主的院外服务。

(4)资源互补模式 一种较为特殊的模式,它依托有条件的企业卫生机构和地方卫生资源形成互补,共同承担区域内的社区卫生服务。

(5)其他网络模式 许多地区将原来的医疗站、工疗站、红医站等单位转成社区卫生服务机构,这些机构虽然起到补充作用,但需要进一步的规范和完善。

(五)社区卫生服务的基本特征

(1)以健康为中心 社区卫生服务以人为中心,以健康为中心,而不是以病人为中心,更不是以疾病为中心。这种变化需要大幅度地改变我们的工作方式,仅仅靠治疗个体疾病的医疗工作是远远不够的,要求社区卫生服务走进社区和家庭,动员每个人主动地改变社会环境,建立健康的生活方式,预防疾病和残疾,促进健康。

(2)以人群为对象 社区卫生机构以社区内全人群为服务对象,将人群服务与个体干预相结合,通过改善社区的卫生环境、居住条件、消除不安全因素、改变不良生活方式等,达到维护社区所有人群健康利益的目的。

(3)以家庭为单位 家庭是社会的基本单位,家庭对个人的健康和疾病的发生、发展、治疗、康复有着重要的影响。社区卫生服务以家庭为单位的健康照顾,包括对家庭某一成员的健康照顾以及对整个家庭提供相应的咨询与建议。

(4)提供综合服务 健康已经被赋予了新的内涵,因此社区卫生服务必须是综合的,全方位的,并且是多部门参与的。就服务对象而言,它不分年龄、性别和疾病类型;就服务内容而言,它包括预防、医疗、保健、康复、健康教育和计划设生育指导;就服务层面而言,涉及生理、心理、社会各方面;就服务范围而言,它覆盖个人、家庭和社区;就服务手段而言,主要采用适宜技术,充分调动社区资源,利用一切对服务对象有利的方式与工具。

(六)发展社区卫生服务的意义

(1)有利于卫生事业适应社会需求 卫生事业的发展必须适应社会需求。现在我国居民的卫生需求正随着人口数量和人口结构、主要疾病谱的变化以及人均收入和教育水平的提高而变化,人们普遍期望能就近、方便地得到卫生服务。开展社区卫生服务可以满足居民大部分的卫生服务需求,使卫生事业的发展与社会需求相适应。

(2)有利于优化配置卫生资源 我国目前卫生服务的社会需求大部分在基层,即卫生服务的社会需求呈"正三角形"的分布。但是,我国大部分的卫生资源却配置在城市和较大的医疗卫生机构,使卫生资源的配置呈"倒三角形";显然,这是一种不合理的配置状态。开展社区卫生服务,可以引导卫生资源从上层向基层流动,使卫生资源的配置与需求相对应,变"倒三角形"为"正三角形",改善卫生资源配置效益。

(3) 有利于坚持"预防为主"的积极战略 社区卫生服务强调预防医学观念,坚持预防为主的原则,采取疾病控制和临床预防医学相结合的方法和策略,走群体预防与个体预防的路线,这有利于贯彻和落实我国"预防为主"的卫生工作方针。

(4) 有利于抑制医药费用的不合理增长 目前许多本可以在基层医疗机构解决的医疗卫生问题被吸引到综合医院,使大医院做了许多社区卫生服务机构应该做的事情,造成大医院技术效率不能得到充分发挥,同时造成了消费者直接费用和间接费用的增加。开展社区卫生服务有助于病人的合理分流,可以节省大量的医疗费用,控制医疗费用的不合理增长。

(5) 有利于实现"人人享有卫生保健"的目标 初级卫生保健是社区卫生服务的工作核心,社区卫生服务是初级卫生保健的载体。通过社区卫生工作,可以顺利实现初级卫生保健工作的目标。发展社区卫生服务是社会公正的体现,是社会发展的组成部分,也是人类获得高健康水平的关键和精神文明的重要内容。

二、护士在社区卫生服务中的作用

随着医学模式向生物-心理-社会医学模式的转变,现代护理学也正在从以疾病和病人为中心向以人的健康为中心转变,护理专业的功能从疾病护理逐步拓展为"预防疾病、维持生命、减轻痛苦、增进健康"。护士的职责从单纯、被动地执行医嘱和疾病护理,逐步转向从整体人的健康的角度出发,综合考虑服务对象生理、心理、社会、精神、环境等各方面的健康需求,运用护理程序和医学知识帮助其预防疾病,增进健康,最大限度地达到生理、心理、社会的平衡和适应。结合我国社区卫生服务的实际情况,护士在社区卫生服务中的作用主要有以下几点。

(一) 预防保健

依靠社区护士,做好重点人群的预防保健工作。①做好老年保健工作。依据健康档案,社区常见慢性病进行分类管理,采取门诊、随访等形式,对病人的不良行为和生活方式进行干预,使其向健康的方面发展,从而来实现健康老龄化的目标。②做好妇幼保健工作。对社区内育龄妇女、儿童进行跟踪护理和系统管理。开展青春期保健、婚前保健、孕产哺乳期保健、妇女自我保健、更年期保健、计划生育避孕知识指导等。③做好计划免疫工作。对社区内适龄儿童进行系统管理,定期开展免疫接种工作。

(二) 全程护理

全程护理是将整体护理理念贯彻于社区护理工作中。主要有以下几种形式:①在"双向转诊"制度中,实施全程护理,使上级医院和社区卫生机构的服务功能得到准确的定位。凡在医院住院的慢性病人,出院后病人的相关资料一并转入社区,由社区继续提供全程护理服务。有需要住院的病人,由社区护士护送病人到医院住院治疗,出院后再转回社区继续康复。②对社区内家庭病床的病人开展全程护理,凡在家治疗无人照顾或特殊情况需要医护人员陪护的病人,努力满足其需求,完成病人的康复训练、健康指导、用药咨询等服务。③为社区居民提供多样化的护理服务。社区卫生服务点在开展日间诊疗、出诊会诊、预约专家、双向转诊、慢病管理、妇儿保健、计划生育指导等多项工作的基础上,与医院联合,依托老年康复中心,组织开展老年疾病康复活动,送患病的老年人到康复中心住院康复。对残疾人,护理人员按期进行随访,指导其进行功能训练。同时注重心理护理工作,把心理护理摆上重要位置,时刻观察病人的细微变化,用爱心和责任心取得病人的信赖。

(三)健康教育

护理工作的内容在社区卫生服务机构和医院有着极大的不同。在医院中,护士主要是对病人执行治疗和护理措施;在社区中,护士不仅要面对病人,更多的是要面对高危人群和健康人群。因此,护理工作的重点就转移到健康宣教、康复指导上。社区护士应该能够从事如下工作:①开展环境保护的宣传工作,帮助社区发展、消除不良环境对人类的影响;②开展群众性的爱国卫生运动;③指导人们合理饮食;④指导人们从生活方式、环境生物学因素和保健制度等方面安排好各种生命活动,如注意锻炼身体、有规律的作息制度、适宜的精神文化生活、和谐的人际关系,使生活充满生机和活力。

(四)社区诊断

社区护士走进社区,走进家庭,对辖区居民的健康状况和卫生保健需求进行调查,基本掌握了辖区内人口构成情况,常见病多发病的发病率和患病率,老年人、妇女、儿童等重点人群所占的比例,社区居民健康行为和疾病危险因素,社区自然环境和人文社会环境等情况。在此基础上,建立健康档案,发现社区主要健康问题和影响社区健康的主要原因。

小 结

"21世纪人人享有卫生保健"是WHO制定的全球卫生战略目标。卫生事业发展"十一五"规划纲要指出了我国当前的卫生发展战略:以满足人们的健康需求为导向,以提高人民健康水平为中心,突出农村卫生、预防保健和中医药三个战略重点,按照公平与效率兼顾的原则,强化基本卫生服务和卫生监督管理工作,推行区域卫生规划,走以内涵发展为主、内涵与外延发展相结合的道路。初级卫生保健是实现战略目标的基本途径。社区卫生服务是初级卫生保健的载体,通过社区卫生工作,可以顺利地实现初级卫生保健工作的目标。通过本章的学习,护理学生要认清当今世界和我国卫生事业发展方向,密切联系我国正在进行的卫生体制改革,积极准备将来投身到社区卫生服务工作之中,为我国卫生保健事业的发展做出自己的贡献。

能力检测

一、名词解释

1. 初级卫生保健

2. 社区卫生服务

二、填空题

1. 1978年,WHO《阿拉木图宣言》指出,推行初级卫生保健是实现人人享有卫生保健目标的基本策略,其初级卫生保健的基本内容包括_____、_____、_____、_____。

2. 社区卫生服务的内容包括_____、_____、_____、_____、_____、_____等一体化服务。

3. 社区卫生服务的对象包括_____、_____、_____、_____、_____。

三、简答题

1. 初级卫生保健的任务是什么?

2. 初级卫生保健的基本原则是什么?

3. 社区卫生服务的内容和特征是什么?

4. 护士在社区卫生服务工作中有哪些作用?

(熊万军)

第四章
环境与健康

 学习目标

1. 掌握:环境的概念和分类、环境化学物在人体内的处置过程;社会发展带来的新的健康问题;生物地球化学性疾病的概念、碘缺乏病与地方性氟病的临床表现;环境污染的概念、主要来源及对健康的损害。

2. 熟悉:人类对环境异常变化的反应;心理因素与健康的关系;碘缺乏的病因、缺碘地区分布特点、危害机制及预防措施,高氟地区分布特点、地方性氟病病因及预防措施、氟毒作用机制。

3. 了解:人与环境的辩证关系,教育、风俗习惯及宗教对健康的影响,环境污染的防治措施。

第一节 环境概述

 案例 4-1

究竟怎么了——频发的自然灾害

2008 年初,一场 50 年未遇的低温雨雪冰冻灾害袭击了我国湖南、湖北、贵州、安徽等 21 个省区,造成 21 个省(区、市、兵团)不同程度受灾,因灾死亡 107 人,失踪 8 人;农作物受灾面积 1.77 亿亩;森林受损面积 2.6 亿亩;倒塌房屋 35.4 万间。截至 2 月 12 日,低温雨雪冰冻灾害造成 1111 亿元人民币的直接经济损失。

2008 年 9 月 13 日,时速每小时达到 110 英里的飓风"艾克"侵袭了美国的加尔维斯顿和德克萨斯州,城市的建筑物遭到毁坏,洪水蔓延在街道上,数以百万居民的生活受到严重影响。

思考：

这些来自世界各地的自然灾害难道是一个个偶然的意外吗？这些自然灾害给人类怎样的警示呢？

一、环境的概念与分类

（一）环境的概念

所谓环境(environment)，一般是指人类和生物赖以生存的空间及其外部条件。预防医学研究的环境是以人为主体的环境。人类环境是指围绕人类的空间及其可直接或间接影响人类生活和发展的各种物质因素及社会因素的总体。如人类的生活环境、工作环境、居住环境、娱乐环境、社会环境等。

（二）环境的分类

环境是一个复杂的体系，根据组成环境的要素的性质和特征，环境可分为自然环境和社会环境(图4-1)。自然环境是由水、食物、空气、土壤等客观物质所构成的人类周围的环境。自然环境中包括化学、物理及生物因素。社会环境是由社会政治、经济、文化、教育、人口、风俗习惯等社会因素所构成的环境。

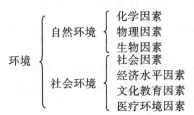

图4-1 环境的分类

环境化学因素是指天然形成与人工合成的各种有机和无机的化学成分，包括人工合成的各种工业化学品、农药、家用化学品、食品添加剂，也包括原生环境中存在的各种元素及其化合物、天然形成的生物毒素等。环境中的化学物质对人类健康可能存在有益、有害或二者兼有的影响。许多天然存在相对稳定的化学物质的适宜含量是人类所必需的，有些是属于生物含量很少，但却不可缺少的微量元素，如铁、锌、碘、硒等。但有些环境化学因素是人类生活和生产活动中排出的大量有害化学物质，如汞、镉、铅、二噁英、有机氯等，在环境中难以被降解、消除，当其达到一定浓度或人体长期接触时，则可能引起急、慢性中毒等严重危害。当今世界上已知有1300多万种合成的或已鉴定的化学物质，常用的有6.5万～8.5万种之多，每年约有1000种新化学物质投放市场。

环境物理因素是指存在于环境中的小气候、噪声、振动、电离辐射、非电离辐射等。小气候是指生活环境中空气的温度、湿度、气流和热辐射等因素，对机体的热平衡产生明显影响。环境噪声可影响正常的工作、学习和睡眠。振动普遍存在于自然界，与人们的工作生活关系密切。电离辐射包括X射线、γ射线、α粒子、β粒子等，可使机体产生癌变和基因突变。非电离辐射包括紫外线、可视线、红外线及由微波、广播通讯等设备产生的射频电磁辐射。紫外线有杀菌、抗佝偻病和增强机体免疫功能等作用，但过量接触则对机体健康有害。

环境生物因素主要是指环境中的细菌、真菌、病毒和寄生虫和生物性变应原，如植物花粉、真菌孢子、尘螨和动物皮屑等。在正常情况下，大气、水及土壤中有大量的微生物，对维持生态系统的平衡有重要作用。但当环境中生物种群发生异常变化或环境受生物性污染时，可对人体健康造成直接、间接或潜在的有害影响。如生活污水、医院污水、垃圾粪便等污染食物和饮用水后可引起消化道传染病的流行。室内空气中病原微生物的污染会引起呼吸道传染病的流行。

根据环境是否受到人类活动的影响,环境又可分为原生环境(primitive environment)和次生环境(secondary environment)(表 4-1)。

表 4-1 原生环境和次生环境的比较

	原 生 环 境	次 生 环 境
定义	天然形成的未受或少受人为因素影响的环境	受到人为活动影响的环境
举例	人迹罕至的原始森林、海洋深处、荒漠等	厂矿、房屋、风景区等
与健康的关系	清洁的水、空气、土壤等有利于健康;原生环境中的微量元素缺乏或过多引起生物地球化学性疾病	改造后的环境更适合人类生存;人为活动及对环境的改造破坏生态平衡,导致环境污染,威胁人类健康

(三)生物圈与生态系统

生物圈(biosphere)是指地球表层适用于人类或其他生物生存的立体空间,其范围自海平面以下 11 km 至海平面以上 10 km,包括其中的生物、地壳、海洋和大气层。生态系统是在一定的空间范围内,由生物群落及其环境通过物质循环、能量流动和信息传递共同构成的有机综合体。生态系统内部自然、动态的相对平衡状态,称为生态平衡(ecological equilibrium)。生态平衡的破坏将会给包括人类在内的生物带来一系列危害。过度砍伐森林、破坏植被、对有限能源的过度开发、对野生生物的滥捕滥杀及工农业生产带来的环境污染等都会导致生物种群减少和失调、自然生物结构改变等,最终给人类健康带来灾难性的后果。

二、人与环境的辩证关系

人类是地球发展到一定阶段的产物,人类不断地适应环境、改造环境,环境为人类提供生命物质和生活、生产场所,长期以来构成了一个既相互独立、相互制约又相互依存、相互转化的统一体。这种关系表现在下列三个方面。

(一)人和环境在物质上的统一性

人与环境通过新陈代谢不断进行着物质交换和能量流动,使得机体的结构组分与环境的物质成分不断保持着动态平衡,并形成生物与环境之间相互依存、相互联系的复杂统一体。英国科学家汉密尔顿(Hamilton)对人体组织与地壳中的化学元素作了全面分析测定,发现共同存在的 60 多种元素中除碳、氢、氧、硅外,其他元素的含量与分布呈现惊人的一致性(图 4-2),表明机体与环境之间存在物质上的统一性。

(二)人对环境的适应性

人类在长期进化发展过程中,为了适应经常变动的各种环境条件,形成了自身一定的调节功能。如人通过其完善的神经体液调节系统对高温、低温、高原低氧等环境条件进行适应,借助工具、设施等主动适应环境,甚至改造环境。但机体的这种适应能力是有限的,当环境因素的作用强度超过人体的调节能力时,机体的调节机制就会遭到破坏而出现健康

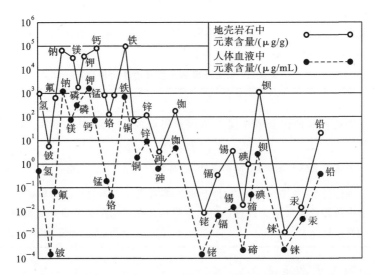

图 4-2 地壳和人体血液中化学元素丰度相关图

问题,使人体某些功能、结构发生异常,使人体产生疾病甚至死亡。

（三）人与环境的相互作用

人与生态系统中其他生物不同,人类不是被动地依赖和适应环境的变化,而是能够发挥其聪明才智利用环境中的有利因素、避免不利因素,积极主动地适应环境、改造环境。如人类为了避免环境恶劣天气的影响而建起了房屋,为了获得更多更丰富的食物而开荒种田。但人在改造环境的同时,也受到自然环境的反作用。如人们过度地开垦荒地,造成绿色植被的破坏,从而造成水土流失,土壤沙化,从而给人类的生存和健康带来了危害。在人与环境的相互作用中,人起主导作用,人类在发挥其主观能动性的同时,应当顺应自然规律,与环境和谐相处,对资源做到合理开发,合理利用。

（四）环境因素对健康影响的双重性

环境因素对健康的影响具有"有利"和"有害"双重效应。清洁的空气和饮水、充足的阳光和适宜的气候为人类的健康生存提供了物质基础,而恶劣的气象条件、各种自然灾害、污染的环境则给人类的健康和生存带来了不利影响。甚至就环境中同一种物质而言,在不同的条件下也会对人类产生"有利"和"有害"的影响。如适当的紫外线照射可起到杀菌、预防佝偻病、提高机体免疫功能等作用,但过度的紫外线照射则会使皮肤色素沉着甚至产生致癌作用;一些微量元素和化学物质在一定剂量范围内可对人体健康产生有利作用,而超过了这个剂量范围,则对人体产生损害、导致疾病甚至死亡。预防医学的重要任务之一就是研究、探讨各种环境因素在何种条件、何种强度下,能引起机体不良反应,以采取措施避免或控制不良因素,维护和促进人群健康。

三、人类对环境异常变化的反应

（一）人群健康效应谱

环境组成状态和成分的任何异常改变,都会在人体产生不同程度的健康效应。这种健康效应由弱到强可分为五级:①污染物在体内负荷增加,但不引起生理功能和生化代谢的变化;②体内负荷进一步增加,出现某些生理功能和生化代谢变化,但这种变化多为生理代偿性的,而非病理学改变;③某些生化代谢或生理功能出现异常改变,机体处于病理性的代偿和调节状态,无明显临床症状和体征,可视为亚临床状态;④机体功能失调,出现临床症状,成为临床性疾病;⑤出现严重中毒,导致死亡。

不同级别的效应在人群中的分布称为健康效应谱(图 4-3)。该效应谱类似金字塔形,危害最强最严重的效应是死亡,所占比例很少;而最弱的效应所占比例最大。

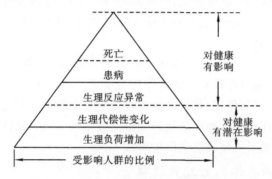

图 4-3 人群对环境异常变化的健康效应谱

(二)环境异常变化对人群健康效应的影响因素

环境异常变化包括自然或人为因素所引起的环境改变,特别是环境污染。引起环境异常变化的因素既包括环境介质中的各种外源性化学物质,又包括物理因素与生物因素在内的所有的环境物质因素。

(1)理化特性 环境物质因素的理化特性可直接影响其毒性的大小,对其在环境中的稳定性、进入机体的机会及其在体内的生物运转和生物转化过程具有重要影响,决定了它对健康损害的程度、性质和部位。

(2)作用条件 ①作用剂量:人对环境物质因素的接触剂量决定了该环境物质因素对人体的危害程度。一定的作用剂量能引起一定的生物学效应,称为剂量-反应关系。不同的化学物质有不同的剂量-反应关系。②作用时间:一些环境有害物质在人体蓄积到一定量时才能对人体产生危害。而它在人体蓄积量的多少与它的摄入量、生物半衰期和作用时间三种因素有关。一种物质的生物半衰期是一个常数,因此当摄入剂量恒定时,该物质在一定限度内在人体内蓄积量与作用时间成正比。蓄积量越大,它对人体的健康危害也越大。

知识链接

生物半衰期(biological half life)

某种化学物在生物体内浓度降低一半所需要的时间,某一化学物对某种生物的生物半衰期是一个相对稳定的常数。一般情况下,代谢快、排泄快的化学物,其生物半衰期短,而代谢慢、排泄慢的化学物生物半衰期较长。临床上可根据各种药物的生物半衰期来确定适当的给药间隔时间(或每日的给药次数),以维持有效的血药浓度和避免蓄积中毒。

(3) 机体易感性　环境物质因素对人体产生的健康效应在不同的个体表现不同。接触相同剂量的同种物质,有的不出现明显的效应,有的则出现严重损伤甚至死亡。这与机体的易感性有关。影响人群易感性的因素包括遗传因素(如性别、种族和遗传缺陷等)和非遗传因素(如年龄、生活习惯、健康状况、营养状态等)。如发生在 1952 年的伦敦烟雾事件,在 4000 余名死亡者中,80％以上患有心脏病或呼吸系统疾病,1 岁以下婴儿和 45 岁以上居民死亡人数比普通人群高。

(4) 多种环境因素的联合作用　环境有害因素多种多样,包括物理、化学和生物性因素。多种环境有害因素同时存在对人体的作用与单独一种存在所产生的效应有所不同,它们在人体内呈现复杂的交互作用,使机体的毒性效应发生改变。常见的多因素联合作用的类型有协同作用、拮抗作用等。如吸烟使肺癌危险度增加 11 倍,暴露于石棉使肺癌危险度增加 5 倍,而吸烟的石棉工人使肺癌危险度增加 55 倍。

(三) 环境化学物在体内的处置过程

环境化学物在体内的处置(disposition)过程是指环境化学物在体内的吸收、分布、代谢与排泄过程。环境有害物质对机体作用的程度与性质与其在体内的处置过程有密切关系。

1. 环境化学物的吸收　环境化学物经过各种途径透过机体生物膜进入血液的过程称为吸收。环境化学物主要通过消化道、呼吸道和皮肤途径被机体吸收。

(1) 消化道　消化道是环境化学物吸收的主要途径,混入水和食物中的有害物质主要通过消化道吸收。消化道的主要吸收部位是小肠和胃,特别是小肠具有绒毛结构使肠壁表面积增大,接触时间较长,有利于吸收。大多数化学物在消化道中以扩散方式吸收,有些化学物则通过主动转运系统吸收,化学物在胃肠道吸收速度受胃肠内容物、pH 值及胃肠蠕动的影响。化学物吸收后经肝脏转化或以原型形式进入体循环。

(2) 呼吸道　呈气态、蒸气和气溶胶(烟、尘、雾等颗粒物)形态的化学物主要从呼吸道侵入机体,其主要吸收部位是肺泡。气态物质到达肺泡后,主要经简单扩散透过呼吸膜进入血液,不经肝脏转化或解毒直接进入体循环,其吸收速度受肺泡和血液中该物质的浓度(分压)差、血中溶解度、肺通气量等因素的影响;颗粒物在呼吸道的滞留与吸收量受机体清除系统及粒径大小的影响。

(3) 皮肤　环境化学物经皮肤吸收的途径有表皮、毛囊、汗腺和皮脂腺,表皮是主要吸收途径。如苯胺、有机磷、硝基苯等化学物能穿透角质层的表皮屏障到达真皮层而被吸收。环境化学物经皮肤吸收的速度还与接触的皮肤面积、部位、是否有皮肤破损及外界气象条件等因素有关。经皮肤吸收的化学物也不经肝脏即直接进入体循环。

2. 环境化学物在体内的分布与蓄积　环境化学物吸收后随血液和淋巴液分散到全身各组织器官的过程称为环境化学物在体内的分布。化学物在体内各器官的分布呈现选择性和不均匀性。如汞随血流最初分布到全身很多器官,最后集中到肾;铅起初多分布于肝、肾,最后都集中到骨骼;苯等脂溶性化学物主要分布于骨髓等富脂肪组织,并通过血脑屏障作用于中枢神经系统。

环境中的化学物在体内的量逐渐积累增多的现象称为蓄积(accumulation)。蓄积有物质蓄积(material accumulation)与功能蓄积(functional accumulation)之分。物质蓄积指化学物不能完全排除而逐渐蓄积体内,蓄积达一定量时产生有害作用导致机体发生疾病。功能蓄积是指在体内检测不到化学物的累积增多,但化学物多次接触造成的功能损害却可积累起来而引起慢性中毒。蓄积现象是导致慢性中毒的基础。

3. 环境化学物在体内的转化 化学物在体内经代谢酶的作用发生化学结构与性质变化的过程,称为生物转化。生物转化的主要器官是肝脏。生物转化的最终代谢产物的水溶性明显增高,有利于随尿或胆汁排出。此外,生物转化在多数情况下使环境化学物的活性降低,这一过程称为解毒(detoxication)。但这种解毒功能是有限的,而且受营养状况、年龄、性别及遗传特征的影响。也有一些化学物经生物转化后才具有生物活性或毒性增强,称为活化(activation)。如黄曲霉毒素、苯并芘、芳香胺等大多数致癌物都需经体内活化为激活物后,才具有致癌作用。

4. 环境化学物的排泄 化学物排泄的主要途径是肾脏,其次是呼吸道与肠道。肾脏是排出化学物及其代谢产物极为有效的器官,大多数化学物(如金属和类金属、卤代烃、芳香烃等)都经肾脏随尿排出;体内不易分解的气体或易挥发的化学物(如苯、一氧化碳、汽油等)主要经肺随呼气排出;锰、铅金属或有机酸、碱等可经肝脏随胆汁流入粪便经肠道排出;此外,铅、砷、汞等化学物还可经唾液、乳汁、毛发和月经排出。故测定血液、尿液、呼出气、毛发及脂肪组织等生物样品中某些化学物或其代谢产物的含量,可作为评价体内该化学物含量的生物检测指标,称为生物标记物。

第二节 社会环境与健康

 案例 4-2

食人部落的骇人怪病

这是南太平洋新几内亚岛一个不知名的部落,却有着一个世界闻名的疾病——库鲁病。

得了这种病后,病人的四肢就不听大脑的指挥了,走路变得不稳,小腿发抖,四肢疼痛,同时还伴有头痛,就像有非常重的东西压在头顶上,慢慢地病人变得痴呆和精神错乱。病情不断发展,病程最短的4个月,最长的也不过2年,而多数病人往往在一年内死亡,得病的人没有一个能够幸免,整个部落面临灭绝的境地。世界各地的学者来此调查研究,但多一无所获。

盖都塞克,美国著名医学家,在面对这里的病人时心情特别沉重,决心要弄个水落石出。他首先提出库鲁病是传染病的假设,但这个病的发病没有明显的季节变化,而且采用常规的技术,想从病人的体内分离出病毒,也以失败告终。他又做许多检验工作,如测定病人的体液、分泌物等均一无所获。正当盖都塞克为此苦苦思索不得而解时,他突然想起了经常见到的发病区特有的习俗——世界上最恐怖的食人肉葬仪。黄昏,人们在一片开阔的空地上燃起篝火,部落的男女老少都集中在这片空地上。一阵祈祷之后,部落人就剖开尸体的腹部,取出脑子,调制尸肉。参加葬仪的人都要分食,以悼念死者。

盖都塞克与同事一起,采集库鲁病死者的脑组织,制成悬液,注入黑猩猩的颅腔观察,猩猩发病了,症状与库鲁病病人完全一样。库鲁病病因搞清之后,食人肉葬仪被彻底取缔了,库鲁病也得到了控制。

思考:

1. 食人肉葬仪这种风俗习惯属于哪种环境类型?

2. 社会环境包括哪些因素?这些因素对健康有何影响?

社会因素是人们在生产、生活和社交等活动中形成的人为性的外部条件,是一系列与社会生产力、生产关系有密切联系的各种因素,包括经济状况、社会保障、人口、文化教育、社会制度、社会关系、卫生保健、社会文明等。由各种社会因素所构成的环境称为社会环境。社会因素通过直接作用和间接作用影响健康,可以影响疾病的发生、发展、转归和疾病的防治过程,也可以通过影响人们的生活环境和生活条件影响人群的健康。

一、社会经济与健康

社会经济包括一个国家的经济发展水平,也包括人们的衣食住行、社会保障等方面。社会经济与健康密切相关,社会经济发展为健康水平提高提供了物质基础和根本保证,而健康水平的提高反过来又推动了经济发展。社会经济和人群健康具有双向作用,两者是一种辩证统一的关系。

(一)社会经济发展促进健康水平的提高

社会经济发展是保障居民健康的基本条件。衡量经济发展的主要指标有国民生产总值(GNP)、人均国民生产总值和国内生产总值(GDP)、人均国内生产总值等。而衡量健康的主要指标有发病率、死亡率、婴儿死亡率、平均预期寿命等。一个国家或地区的经济发展水平与居民健康状况之间有非常密切的联系。通常表现为:随着经济水平的提高,居民的健康水平也逐步提高。与发达国家比较,发展中国家的健康状况要差得多;不同经济水平的国家之间,健康水平也存在着显著的差异(表4-2、表4-3)。

表4-2 三类经济发展水平国家的居民健康水平

国家类别	国家数	人均 GNP /美元	婴儿死亡率 /(‰)	低出生体重 百分比/(%)	平均预期 寿命/岁
发达国家	37	6230	19	7	72
发展中国家	90	520	94	17	60
不发达国家	29	170	160	30	45

资料来源:WHO《2000年人人健康全球策略》,日内瓦。

表 4-3　一些国家居民健康指标与经济水平的关系

国家	人均 GNP/美元 1998	婴儿死亡率/(‰) 1998	孕产妇死亡率/(1/(10 万)) 1980—1998	平均预期寿命/岁 1995—2000
瑞典	27705	4	5	78.6
日本	42081	4	8	80.0
美国	29683	7	8	76.7
澳大利亚	21881	5	—	78.3
中国	727	38	65	69.8
斯里兰卡	802	17	60	73.1
墨西哥	4459	28	48	72.2
巴西	4509	36	160	66.8
埃及	1146	51	170	66.3
印度	444	69	410	62.6
坦桑尼亚	173	91	530	47.9

资料来源：联合国开发计划署《2000 年人类发展报告》，中国财政经济出版社，2001。

　　经济发展对居民健康水平的促进作用，是多渠道综合作用的结果：①经济发展为人们提供了丰富的食物营养、安全饮用水和基本的药物供应，改善了人类物质生活条件及卫生状况，有利于居民生活质量和健康状况的提高；②经济发展有利于增加卫生投入，为预防控制和消灭某些疾病创造了较好的物质条件和良好的技术支持；③经济发展影响教育的发展，教育水平的高低影响人们接受卫生保健知识、开展自我保健活动的能力，进而影响人群的健康水平。

　　（二）经济发展带来的新问题

　　社会经济发展在提高居民健康水平的同时，由于对环境的破坏和人们生活方式的改变，也带来一些新的社会问题，对居民健康产生潜在的危害。主要表现在以下方面。

　　（1）加剧环境污染　　环境污染是经济发展在一定阶段容易出现的重大问题，特别是发展中国家走向现代化的过程，由于对资源缺乏科学规划以及不合理开发利用，忽视环境保护而导致大规模的生态环境破坏，如滥伐森林造成水土流失、土壤沙化，工业生产、交通的发展大大增加了废物、废气、废水的排放，汽车尾气及噪声成为影响现代城市环境污染主要的来源，由此产生的健康问题和潜在危害广泛存在。

　　（2）现代社会病的产生　　现代社会病是指与社会现代化、物质文明高度发展有关的一系列疾病。随着社会经济的发展，人们的生活条件和生活方式也在改变。不良的生活方式，如吸烟、酗酒、缺乏运动、吸毒、不良饮食及睡眠习惯等越来越普遍，导致了肥胖、冠心病、高血压、糖尿病等"富裕病"的发病率增加；物质生活的丰富，电子、电器、网络等产品的广泛应用，产生了如空调综合征、电脑综合征、网络综合征等机体功能失调的"现代文明病"。

　　（3）心理紧张因素增加　　经济发展使得现代社会呈现节奏快、效率高、人际关系复杂化现象，这种强大的压力使人们心身疾病、精神疾病、自杀现象增多。

（4）社会负性事件增多　经济发展带来交通拥堵,使交通事故增多;家庭关系紧张、教育功能失调造成家庭暴力和青少年暴力事件频发;经济发展不平衡、贫富差距大等造成社会犯罪事件增多。

（三）健康水平的提高促进经济发展

经济发展的实质是生产力的提高,而生产力诸要素中最重要的因素是具有一定体力、智力和劳动技能的人。人群健康水平的提高必将对社会经济的发展起到推动作用,具体表现为以下几方面。①人群健康水平的提高有利于保障社会劳动力,延长劳动力工作时间。新中国成立以来,我国居民的平均期望寿命从 35 岁增加到现在的 70 岁以上,以 60 岁退休计算,平均每个劳动者延长工作 25 年。据测算 1950—1980 年间,仅由于延长寿命所创造的经济价值每年约 773 亿美元,相当于我国 20 世纪 80 年代国民生产总值的 24%。②人群健康水平的提高有利于降低病、伤缺勤造成的损失,减少资源耗费,减轻卫生事业负担,使国家对卫生事业的投入更多地放在预防保健工作中。如 1999 年,南撒哈拉非洲,因疟疾和艾滋病分别造成 3600 万伤残调整生命年和 7200 万伤残调整生命年的损失,其经济价值分别相当于该地区国民生产总值的 5.8% 和 11.7%。③人群健康水平的提高有利于提高劳动效率。健康的身体是学习知识和掌握技能的基本条件,没有人群的健康便没有高效率的工作和社会经济的高速发展。

二、社会发展与健康

社会发展体现在物质文明发展和精神文明发展的两个方面。物质生活条件及其基础上创造的精神财富共同推动了社会的发展。在现代社会,社会制度、社会关系、人口状况、城市化等均是衡量社会发展的重要方面,它们与健康有着重要的联系。

（一）家庭关系与健康

家庭是以婚姻和血缘关系为基础建立起来的一种社会生活群体。家庭是社会的细胞,是组成社会的基本单位,是人一生中主要活动场所。家庭中每个成员承担多种不同的角色,形成错综复杂的家庭关系(family relation)。家庭状况,包括家庭类型、家庭功能、家庭人际关系等会对家庭成员的身心健康产生重大的影响。

1. 家庭的类型　家庭结构主要指家庭的人口构成。按家庭成员之间的关系,可将家庭划分为以下几种类型。①核心家庭:由父母及其未成年或未婚配的子女组成的家庭。②主干家庭:由三代以上或两个以上的核心家庭组成的家庭。③联合家庭:家庭中在同一代里至少有两对或两代以上夫妇组成的家庭。④其他家庭:包括异常家庭,如鳏、寡、孤独等一个人的家庭。

2. 家庭的功能　家庭作为将生物人转化为社会人的第一个社会结构以及社会的基本单位,家庭的功能是不能被任何机构所代替的。家庭的社会功能表现在下列四个方面,即养育子女、生产和消费、赡养老人、提供休息娱乐的特殊环境。

3. 家庭对健康和疾病的影响　健康家庭是社会安定的必要条件,也是家庭成员身心健康的重要环境。家庭结构的完整与否、家庭关系和谐与否、家庭的社会经济地位如何以及家庭功能是否正常发挥等都成为影响健康的重要因素,并且家庭结构与家庭功能、家庭人际关系之间形成了交互作用,进一步影响家庭成员的健康。

（1）家庭对生活习惯和行为方式的影响　家庭成员的健康信念往往相互影响,家庭成员一般都具有相似的生活习惯和行为方式,一些不良的生活习惯和行为方式也常常成为家庭成员的"通病",影响家庭成员的健康。如父母睡眠时间晚、吃饭时间不固定或边吃饭边看电视、开口脏话、伸手打人等习惯往往会对子女产生潜移默化的影响。

（2）家庭对遗传病和先天性疾病的影响　每个人都是其父母基因型与环境相互作用的产物,许多疾病的发生或多或少地与其遗传因素分不开,有些疾病是受到母亲孕期的各种因素影响而产生的。如近亲结婚导致子女遗传性疾病和先天性疾病的危险增加、孕妇不合理使用药物或射线照射导致婴儿畸形等,都会对儿童的身心健康带来直接的影响。

（3）家庭影响儿童发育和社会化　家庭是儿童出生后的第一所学校,父母是儿童出生后的第一任教师,良好的家庭环境是儿童生理、心理和社会性成熟的必要条件。长期失去父爱和母爱的儿童与自杀、抑郁和社会病理人格障碍（sociopathic personality disorder）三种精神问题有关;生活在父母感情不和而经常打架或父亲经常虐待母亲的家庭中的儿童更容易形成攻击性人格。

（4）家庭对成人健康的影响　遭受家庭异常变故（如离婚、丧偶、独居等）的成人,他们的多种疾病的死亡率均比结婚者高得多。如 Medalie 和 Goldbourt（1976）发现,有严重家庭问题的男性发生心绞痛的概率比家庭问题少的男性高 3 倍;心绞痛发生的危险性在能获得妻子关爱的男性中少,而得不到妻子关爱的男性要明显增多。

（5）家庭环境对健康的影响　家庭过分拥挤的居住环境为许多疾病的传播创造了条件,而过分拥挤还可引起家庭成员的身心障碍。由于缺少家庭成员个人活动的适当距离,夫妻的感情交流及性生活受到限制,使家庭成员产生沉闷和压抑感。此外,家庭的邻里关系是否融洽、周围的社区环境是否卫生、周边的治安状况是否良好都会对家庭人员的健康产生影响。

（二）卫生事业发展与健康

卫生事业发展是社会发展的重要组成部分。卫生事业是一项与人群健康关系密切的事业,它主要通过卫生服务的提供对健康发挥影响。通过卫生服务提供的预防、治疗、康复、健康教育等措施,降低人群的发病率和死亡率,使病人康复,恢复劳动力,使人寿命延长,劳动时间延长,从而可有效地提高生产力水平。

1. 卫生资源投入与健康　卫生资源投入及其分配对人群健康影响极大。在发展中国家及不发达国家,卫生资源投入不足的现象极为普遍,这些国家的卫生经费很难达到WHO 要求的占 GNP 5% 的标准,而卫生资源投入不足将影响卫生服务工作的开展,从而影响健康。而卫生资源分布不均匀更是各国面临的普遍问题,尤其是城、乡之间差别更为突出。据 WHO 资料,发展中国家只有 1/4 的城市人口,却有 3/4 的医生在城市工作;3/4的农村人口仅拥有 1/4 的医生数。

我国卫生事业的投入虽然在逐步提高,但与发达国家相比还有很大的差距。1990—1995 年全国卫生事业投入占国民生产总值的比例基本保持在 4% 左右。而美国 1995 年卫生事业投入占国民生产总值的比例为 14.2%。

2. 医疗保健制度与健康　医疗保健制度是指一个国家和地区为解决居民的防病治病问题而筹集、分配和使用医疗保险基金所采取的综合性措施。医疗保健制度是卫生工作方针或宗旨的体现,它关系到人群是否能够得到足够的医疗保健服务,从而影响健康。国际上根据医疗保健费用负担形式的不同,将医疗保健制度分为三种类型:自费医疗、公费医疗、集资医疗。在中国近半个世纪以来,公费医疗制度、劳保医疗制度和农村合作医疗制度在保障人民健康方面曾发挥过重要作用。目前,中国正处于医疗保健制度的改革时期,公费医疗制度和劳保医疗制度正逐步向城镇职工基本医疗保险制度过渡,其目的在于能科学合理地使用卫生资源,组织实施卫生服务,提高社会效益,促进健康。

三、文化因素与健康

世界卫生组织指出:"一旦人们的生活水平达到或超过起码的需求,有条件决定生活资料的使用方式,文化因素对健康的作用就越来越重要了。"随着生产力水平的提高,物质生活越来越丰富,人们如何安排自己的衣食住行、如何度过越来越多的闲暇时间就完全由人的主观能动性来决定,这就为文化因素对健康的影响提供了广阔的空间。常见的文化因素包括教育、法律、道德、宗教信仰、风俗习惯、思想意识、观念形态等方面。

(一)教育对人群健康的影响

教育(education)是传授知识和传播社会准则的社会化过程,它具有智能和行为规范的作用。教育包括学校教育、社会教育、自我(学习)教育、家庭教育等方面。成功的教育能使人承诺一定的社会角色并有能力执行角色功能,而失败的教育将导致人的角色承诺障碍及角色功能障碍。

1. 教育与健康 国内外研究表明,教育对健康的影响超过收入、职业及生活条件的改善。受教育程度与健康状况之间存在强相关关系(表4-4、表4-5)。受教育程度越高,期望寿命越高,出现疾病和伤残的可能性越小。

表4-4 部分国家和地区受过教育的中年人的比例与期望寿命的关系

国家或地区	受过教育中年人比例/(%)	期望寿命/岁	
		男	女
埃塞俄比亚	7	36.5	39.6
也门	10	43.7	45.9
伊拉克	26	51.2	54.3
突尼斯	55	52.5	55.7
巴西	64	58.5	64.6
委内瑞拉	82	63.5	69.7
香港	90	67.0	73.2
日本	99	70.6	76.2
瑞典	99	72.1	77.0

资料来源:刘筱娴主编.社会医学.北京:科学出版社,1998。

表 4-5　美国 45～60 岁白种人死因相对比与受教育的关系

死　因	不足 8 年	初中	高中	大学及以上
全死因	115	106	97	77
结核病	184	119	80	21
肿瘤	109	112	94	83
糖尿病	103	80	124	71
脑血管病	117	102	90	92
动脉硬化性心脏病	101	101	107	81
流感与肺炎	163	106	76	63
意外死亡	145	116	92	64

注：相对比是以该病总死亡率为 100 计算的。

资料来源：刘筱娴主编. 社会医学. 北京：科学出版社，1998。

2. 教育影响健康的途径

（1）教育影响人们对生活方式的选择：生活方式是人们采取的生活模式或样式，它以经济为基础，以文化为导向。而教育正是通过培养人的文化素质来指导人的生活方式。受过良好教育的人，能够更合理地安排自己的生活消费和支配自己的闲暇时间，有较良好的社会适应能力和文明生活方式，不良行为和生活方式较少，他们往往具有高雅的兴趣、爱好和追求，在处理人际关系方面也表现出良好的修养，身心较为健康。

（2）教育影响人们对卫生服务的利用：受教育程度高的人，从总体上掌握较多的卫生保健知识，自我保健意识强，对医学有科学的认识，他们善于学会和合理利用社会提供的卫生保健服务，从而有效地预防和控制疾病，促进健康。

（3）教育可通过影响收入、社会凝聚力等影响人群健康。

（二）风俗习惯对健康的影响

风俗是指历代相传而形成的风尚和习俗，习惯是指重复或多次练习而巩固下来的并变成需要的行动方式。风俗习惯（social customs）是长期以来形成的社会风尚、礼节、行为模式，它与人的日常生活联系最为密切，贯穿于人们的衣、食、住、行、卫生、运动、娱乐等各个环节。风俗习惯以一种无形的方式约束着人们的行为，它包括不良的风俗习惯和健康的风俗习惯。

1. 不良的风俗习惯危害健康　不良的风俗习惯导致不良的行为，直接危害人群的健康。例如，缅甸巴洞地区女子以长颈为美，为了延长颈部，她们在颈部戴上铜环，有时颈环长达一英尺，重 30 磅，结果造成颈部肌肉萎缩，声带变形，颈骨和胸骨下压，影响呼吸功能；我国广西、湖南部分地区有嚼槟榔的习惯，该地区人群舌癌患病率高；中国曾盛行的妇女缠足以及普遍存在于西欧的文身活动等都是以损害健康为代价的；我国福建、广东一带食生鱼的习惯造成该地肺吸虫病流行。

另外，还有因不良风俗习惯损害健康的"节日病"，如人们在节日期间豪饮猛食、娱乐无度，造成过于疲惫、劳累，轻者影响工作和学习，重者诱发某些疾病甚至死亡。

2. 良好的风俗习惯有益于健康　生活中，有益于健康的习俗随处可见。如我国回族严禁饮酒，认为酒是万恶之源，香烟被视为麻醉品，虽不是绝禁，但一般都不吸，特别是在清真寺内或在长辈面前;中国喝开水、饮茶的习惯,一定程度上避免了因饮水卫生条件较差可能带来的危害;我国民间用硬币"刮痧"以解风寒,橘皮化积食等;西方人的分餐进食方式比围坐一桌共享菜肴的合餐制更符合卫生要求。对于这些有益的习惯要加以弘扬。

（三）宗教对健康的影响

宗教(religion)是支配人们日常生活的自然力量和社会力量在人们头脑中虚幻的反应,是以神的崇拜和神的旨意为核心的信仰和行为准则的总和。佛教、基督教、伊斯兰教是现代社会的三大世界性宗教,各国还有自己的民族宗教,如印度的印度教、日本的神道教等。宗教通过伦理及教义的灌输,显著地影响人的心理过程及行为,从而对健康产生了重要影响。

（1）宗教的发展推动医学的发展　宗教的传播与发展在某种程度上促进了医学的发展。例如,自东汉以来,中国佛学界翻译和编著的佛学著作中专论医理或涉及医理的经书有400多部,佛教文化从医德(提倡"大慈大悲""普度众生")和心理治疗(佛教的思想能使人解脱世俗的苦恼,治愈精神的创伤)两个方面推动医学的发展。

（2）宗教的精神力量　宗教使信徒把自己的人生曲折或难题归于天命,常常能给人以精神寄托,使面对挫折和不幸者有了归宿,从而达到心理平衡,减轻精神压力。虽然缺乏科学性,但从健康的角度出发是有利的。西方研究表明,虔诚的基督教病人往往能坦然面对绝症,从而减轻了疾病带来的精神压力,但也时常有相信上帝旨意胜过相信医嘱而影响治疗的情况发生。有时宗教信仰产生的神奇力量非常强大,令人难以理解,它使信徒无条件地采取教义或教主的指向,做出过激、自残甚至是危及生命的行为。1977年,美国人民圣殿教941名教徒在教主的带领下集体自杀,成为轰动全球的悲剧。

（3）宗教对行为的影响　宗教对人的行为影响是通过教规或教令及教徒的信仰来实现的,其影响具有双重性。①许多教规对人的健康是有益的,如:佛教的戒淫、戒杀、戒酒等戒条,有利于修身养性;犹太教为新生儿洗礼时行包皮环切术,这一仪式使犹太人的阴茎癌发病率显著低于其他民族,女性宫颈癌的发病率也极低;伊斯兰教禁食猪肉,所以不发生旋毛虫病。宗教的禁令有类似法律的强制性效力,约束教徒的行为,有助于人们弃恶从善、消除不良行为。②教徒的盲目信仰也会带来健康的危害。例如世界上曾发生过的六次古典霍乱大流行都源于印度,原因是印度教教徒视恒河为"圣河",信奉生前饮其水、死后用其水洗身可消除一切罪孽。因此教徒常常千里迢迢聚集于恒河饮水,把死人运进恒河洗浴,然后尸体就地火化或任其随水漂流,使恒河水终年污染严重。至今印度仍是威胁世界的霍乱疫源地。此外,某些邪教经常披着宗教的外衣,对人群和社会健康构成极大危害。

四、社会心理行为因素与健康

（一）人格与健康

人格(personality)目前对人格与健康关系研究较多的是气质和性格。

1. 气质与健康　气质(temperament)俗称脾气,是个人在情绪发生的速度、强度、持久性、灵活性等心理特征的总和。

心理学通常把气质分为胆汁质、多血质、黏液质、抑郁质四种类型。胆汁质型的气质特征是精力充沛,敏捷,性情急躁,情绪易暴发,体验强烈且外露,缺乏自制力,易冲动。多血质型的气质特征是活泼、敏感、好动,敏捷而不持久,适应性强,情绪体验不深刻且外露。黏液质型的气质特征是安静、沉着、稳重、善于忍耐,情绪反应慢且持久而不外露,不灵活、缺乏生气。抑郁质型的气质特征是敏感、怯懦,情绪体验深刻、持久且不易外露,稳重,易伤感,孤僻。这四种气质类型属于极端形式,实际生活中的人大多接近或类似某种气质。

研究表明,不同的气质类型的人对身心健康有不同的影响。许多疾病的发生与个人气质类型有密切的关系,成为心身疾病的易感因素。如一项调查显示,精神分裂症病人中发现 40% 有抑郁型气质。

2. 性格与健康 性格(character)是人在社会生活中形成的稳定的定型化态度和行为方式。

性格特征主要表现为四个方面,即性格的意志特征(对行为的自我调节、控制等)、态度特征(对社会、集体、他人、自己以及学习、工作劳动的态度)、智力特征(感知、想象等)和情绪特征(心境、强度与稳定性)。

性格类型是某些性格特征的独特结合。1974 年 Meyer Friedman 和 Ray Roseman 等提出 A 型性格模型,其性格特征为雄心壮志、出人头地、喜欢竞争、努力工作、急躁易怒、有时间紧迫感和竞争敌意倾向。对 A 型性格与冠心病关系的大量研究结果表明:A 型性格者冠心病的发病率、复发率、死亡率均较高。与 A 型性格模型相反是 B 型性格,其性格特征为不争强好胜、做事不慌不忙、温和、安静,无时间紧迫感。流行病学调查证明:A 型性格冠心病的发病率是 B 型性格的 2 倍,复发率为 5 倍,死亡率为 4 倍。实验研究还表明,A 型性格者血中应激性激素如肾上腺皮质激素、儿茶酚胺、垂体加压素等均比 B 型性格者高,这可能与 A 型性格者不断进取,面对竞争急躁易怒、易激动等心理反应有关。因此 A 型性格被认为是与高胆固醇血症、吸烟及高血压并列的四项冠心病危险因子之一。

近年来又提出一种 C 型性格。其特征为压抑自己的情绪、过分忍让、回避矛盾、怒而不发、好生闷气、内向。研究表明,C 型性格者女性宫颈癌的发病率比其他人高 3 倍,患胃癌、肝癌等消化系统肿瘤的危险性更高。

(二) 情绪与健康

情绪(emotion)是指人对客观事物是否符合自己的需要所产生的态度和体验。情绪有三个特征。其一,情绪不是固有的,是由客观现实的刺激引起的。其二,情绪是主观体验,虽然这种体验可能出现行为表象,如悲伤、愤怒、喜悦,但也常不露于形,内心感受也无法观察,故常用内省法研究情绪。其三,情绪的个人基础是生理、心理、社会方面的需要,需要的满足与否产生积极或消极的态度变化。

研究证明:积极、愉快、乐观的情绪可对人体的生理机能起到良好的调节作用。机体在这种状态下,各器官系统活动协调一致,肾上腺素分泌适量,整个内分泌系统和体内化学物质处于平衡状态,可以提高人的活动能力,充实人的体力和精力,充分发挥机体潜能,有利于人体健康。相反,消极、不愉快的情绪会使人的心理活动失去平衡,身体器官会发生一系列生理、生化的变化(如血压升高、心率改变、呼吸频率改变、消化功能抑制以及血液黏度和血中化学成分改变等),意识潜能下降,注意力不集中,失去自制力,导致神经系统功能紊乱、行为异常、机体病变。

消极情绪导致疾病主要分两个方面:一是作为疾病发作或复发的诱发因素;二是直接作

为致病因素或疾病的促发因素。如:对于脑血管意外、心肌梗死、精神疾病等,急剧的情绪变化是其病情发作的重要诱发因素;长期紧张情绪能引起胃酸分泌增加而直接引起溃疡病。

(三) 生活事件与健康

生活事件(life events)是指人们在社会生活中所遭遇的各种重大变故,如升学、就业、结婚、离婚、退休、亲人死亡等。这些生活事件有积极,也有消极。对健康影响较大的是消极的生活事件,越是消极、不可预料、不可控制的生活事件越易造成心情紧张、精神压力,从而对疾病的发生起到直接或间接的影响。

为了更好地研究生活事件与健康的关系,Holmes 和 Rahe 开创了对生活事件的定量研究方法。他们把生活过程中对人们情绪产生不同影响的事件称为生活事件,并按影响人们情绪的轻重程度划分等级,以生活变化单位(life chang units,LCU)为指标评分,编制了社会再适应评定量表。Holmes 对 5000 人调查结果显示:生活事件与 10 年内的重大健康变化有关。若一年内经历的生活事件变化单位不超过 150 LCU,次年可能安然无恙;若为 150~300 LCU,次年有 50% 的可能要患病;若超过 300 LCU,则有 86% 的可能会患病。

我国学者参照 Holmes 的评定量表及调查方法,结合我国文化背景编制了正常中国人生活事件量表,列出了 65 种中国人在日常生活中可能遭遇的生活变化事件。该表更适合我国实情(表 4-6)。

表 4-6　正常中国人生活事件量表

生活事件	LCU	生活事件	LCU	生活事件	LCU
1.丧偶	110	23.开始恋爱	41	45.夫妻严重争执	32
2.子女死亡	102	24.行政纪律处分	40	46.搬家	31
3.父母死亡	96	25.复婚	40	47.领养子女	31
4.离婚	65	26.子女学习困难	40	48.好友决裂	30
5.父母离婚	62	27.子女就业	40	49.工作显著增加	30
6.夫妻感情破裂	60	28.怀孕	39	50.少量借贷	27
7.子女出生	58	29.升学就学受挫	39	51.退休	26
8.开除	57	30.晋升	39	52.工作变动	26
9.刑事处分	57	31.入党入团	39	53.学习困难	25
10.家属亡故	53	32.子女结婚	38	54.流产	25
11.家属病重	52	33.免去职务	37	55.家庭成员纠纷	25
12.政治性冲击	51	34.性生活障碍	37	56.和上级冲突	24
13.子女行为不端	50	35.家属行政处分	36	57.入学或就业	24
14.结婚	50	36.名誉受损	36	58.参军复员	23
15.家属刑事处分	50	37.中额借贷	36	59.受惊	20
16.失恋	48	38.财产损失	36	60.业余培训	20
17.婚外两性关系	48	39.退学	35	61.家庭成员外迁	19
18.大量借款	48	40.好友去世	34	62.邻居纠纷	18
19.突出成就荣誉	47	41.法律纠纷	34	63.同事纠纷	18
20.恢复政治名誉	45	42.收入显著增减	34	64.睡眠重大改变	17
21.重病外伤	43	43.遗失贵重物品	33	65.暂去外地	16
22.严重差错事件	42	44.留级	32		

第三节 自然环境与健康

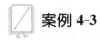

案例 4-3

阴霾笼罩下的乡村

1956 年,台湾台南县××乡××村。

莫名的恐怖笼罩着曾经宁静的乡村,这里正发生一种可怕的疾病。

病人的脚上皮肤先出现乌黑色,逐渐向上蔓延,俗称"乌干蛇"。趾部发黑、溃烂、发炎,甚至坏疽再自然脱落。随着发炎区域扩散,脚部组织可悉数坏死,烂到白骨出现,有的病人就自行用菜刀切断白骨。病人剧烈的疼痛,它让活人生不如死,痛到颜面变形、身体扭曲、在地上打滚。而治疗的方式就是切除发病的部分,但很多病人切除脚趾患部后,小腿又发病,刚锯掉小腿,大腿上又出现,又锯掉大腿,有些病人最后仍然在痛苦中死亡,有的病人寻求自杀来解脱,整个村庄到处弥漫着病人的哀嚎声。

这就是曾让人谈之色变的地方性砷中毒,俗称"乌脚病"。而其罪魁祸首竟来自当地村民从地下抽出的井水,原来当地井水中含有较多的重金属元素砷,居民长期饮用高砷的井水从而导致慢性砷中毒。

思考:

1. 你知道地壳中都有哪些元素吗? 为什么地壳中的元素会影响到人的健康?

2. 什么是地球化学性疾病?

一、生物地球化学性疾病的概念

人与地球上的其他生物是在与其所在环境相互适应的条件下发展起来的,生物体与环境中的一些元素保持着动态平衡。在地球地壳漫长的发展过程中,由于各种因素使得地球表面的元素分布不均,一些地区的水、土壤、植物中某种化学元素过多或缺乏,使当地人和动物从外界环境中获得该元素的量超过或不能满足机体正常需要,从而打破生物体与环境中元素的平衡而引起疾病,称为生物地球化学性疾病(biogeochemical disease)。故生物地球化学性疾病的发生常表现出如下特点:①有明显地区性;②与地质中某种化学元素明显相关;③与当地人群某种化学元素的总摄入量存在摄入量-反应关系。

我国常见的生物地球化学性疾病有碘缺乏病、地方性氟中毒和地方性砷中毒,其他还有地方性硒中毒、钼中毒。此外,克山病、大骨节病也与地球化学元素具有某些确切的联系。

二、碘缺乏病

碘缺乏病(iodine deficiency disorders,IDD)是一种主要由于机体在不同发育时期摄取碘不足而影响甲状腺激素合成所导致的多种功能损害的慢性疾病。它主要包括地方性甲状腺肿、地方性克汀病、亚临床型克汀病、智力障碍、生殖功能障碍等,其中,地方性甲状腺肿、地方性克汀病是碘缺乏病最明显的表现形式。

（一）流行特点

碘缺乏病是世界上危害人数最多、分布最广的一种地方病。据统计,全世界有110个国家流行此病,受碘缺乏威胁的人口达16亿,约占全世界总人口的30%,其中有约6.5亿患有不同程度的甲状腺肿,3亿人由于缺碘有不同程度的智力低下,每年约有12万新生儿发生不同程度的智力和体能损害。我国是世界上碘缺乏病流行最严重的国家之一,除上海市外,其他各省、市、自治区都有流行,受威胁人口约4亿,占世界病区人口的1/4,地方性甲状腺肿病人3500多万,地方性克汀病病人20多万。碘缺乏的严重性,在于碘缺乏在胚胎期导致脑损伤。据1993年统计,我国智力残疾人有80%(总计800万人)以上是因缺碘造成的。

1. 地区分布　碘缺乏病在世界范围的广泛流行与全球陆地普遍存在缺碘地区有关。碘广泛分布于自然界中,土壤、岩石、空气、水及动植物体内都含有碘,以碘化物形式存在。碘化物溶于水,可随水迁移。因此,山区水碘低于平原,平原低于沿海,海洋中生物和海产品含碘丰富。

我国碘缺乏病主要分布在东北的兴安岭、西北的秦岭、华北燕山山脉、西南云贵高原等地区。病区地理分布特点是山区高于平原,内陆高于沿海,农村高于城市。

2. 人群分布　地方性甲状腺肿可发生在任何年龄的人,以生长发育旺盛的青春期人群发病率最高。发病高峰女性多在12~18岁之间,男性在9~15岁之间;一般女性患病率高于男性;由非病区迁入病区的部分居民可发病,最短可在迁入病区后3~6个月发病,长者可达3~4年。

（二）主要临床表现

1. 地方性甲状腺肿(endemic goiter)　主要是甲状腺肿大。早期无明显不适,随着腺体增大,可出现周围组织压迫症状,如:压迫器官出现憋气、呼吸困难;压迫食管出现吞咽困难;压迫喉返神经出现声音嘶哑等。按腺体有无均匀增大或有无结节,可分为如下几种类型。弥漫型:甲状腺均匀增大,摸不到结节。结节型:在甲状腺上可摸到一个或几个结节。混合型:在弥漫肿大的甲状腺上,可摸到一个或几个结节。按腺体大小可分为三度。0度:甲状腺看不见、摸不着。1度:看不见但摸得着或摸到结节。2度:看得见也摸得着。

2. 地方性克汀病(endemic cretinism)　这是一种严重碘缺乏病的表现形式,由于在胚胎发育期和出生后至2岁严重缺碘造成。病人出现不同程度的智力低下、体格矮小、听力障碍、神经运动障碍、甲状腺功能低下伴甲状腺肿,可概括为呆、小、聋、哑、瘫。

根据其临床表现可分为三种类型。①神经型:智力明显低下、聋哑和下肢痉挛性瘫痪,大部分病人属此型。②黏肿型:甲状腺功能严重低下,表现为全身黏液性水肿、体格矮小、发育迟滞、性发育障碍、典型克汀病面容(傻相、面宽、眼距宽等)。③混合型:兼有上述两种类型的特征,有的以神经型为主,有的以黏肿型为主。

（三）发病机制

甲状腺激素是胚胎及婴幼儿中枢神经系统正常发育所必需的,它还在儿童骨骼生长发育、性成熟、青春期发育等生理过程中起关键作用。在成人，甲状腺激素参与机体能量代谢和物质代谢调节，作用广泛。而碘是合成甲状腺素的必需原料，人体含碘 30 mg，甲状腺内含量最多。人体碘的来源 85% 为食物，15% 为饮水，5% 为空气。正常成人每日碘最低需求量为 50～75 μg，青少年需要量增大，当碘的日摄入量低于 40 μg 或水中含碘量小于 10 μg/L时，即可出现碘缺乏病流行。

碘摄取不足时，甲状腺激素合成下降，可反馈地促使腺垂体（垂体前叶）分泌促甲状腺激素（TSH）增加，使甲状腺组织发生代偿性增生，腺体肿大。初期为弥漫性甲状腺肿，属代偿性生理肿大，不伴有甲状腺功能异常，如及时补充碘，肿大的甲状腺可完全恢复正常。如进一步发展，酪氨酸碘化不足或碘化错位，便产生异常的甲状腺球蛋白，失去正常甲状腺激素作用，并且不易水解分泌而堆积在腺体滤泡中，致使滤泡肿大，胶质充盈，呈胶质性甲状腺肿。由于胶质不断蓄积，压迫滤泡上皮细胞，局部纤维化，使供血不足，细胞坏死，出现退行性变。上述过程循环变化，最终形成大小不等、软硬不一的结节，即为结节性甲状腺肿，成为不可逆的器质性病变。另外，在胚胎期及生后早期的脑发育期，如缺碘导致甲状腺激素缺乏，可造成大脑不可逆的发育障碍或损伤，孕期严重缺碘可造成胎儿早产、死亡及先天畸形。

此外，膳食中的促甲状腺肿物质，如木薯、玉米等食物中含的氰化物，芥菜、甘蓝等食物中所含的硫葡萄糖苷，它在体内形成的代谢产物可干扰甲状腺素的合成和代谢，促进缺碘而致甲状腺肿。而膳食中能量、蛋白质、维生素不足也可加重碘缺乏对健康的危害。其他因素，如高钙、镁、锰、铁，低硒、钴、钼时也可促进碘缺乏。克汀病发病具有家族聚集性，提示缺碘具有遗传性。某些药物如硫脲类、洋地黄等也有致甲状腺肿作用。

（四）防治措施

一般的甲状腺肿在有效补碘后的数月到数年内逐渐消退，巨大甲状腺肿或伴有并发症的可采取手术治疗，甲状腺萎缩或甲状腺功能低下者可用甲状腺素替代治疗，缺碘引起的智力落后是不可逆的。故预防是防治该病的关键。

1. 补碘

（1）碘盐 食用加碘盐是防治碘缺乏病的一种有效、经济、方便的措施。碘盐是在食盐中加入微量碘化物（碘化钾或碘酸钾）后混匀制成。我国加碘盐的碘含量（以 I⁻ 容许范围为 20～50 mg/kg。通常，每人每天碘的生理需要量为 150 μg，成人摄入量的安全范围为 50～500 μg。按每人每天摄入量 10 g 计算，可得 333～500 μg 碘化钾，即相当于摄入碘 255～380 μg（KI 含碘 76.5%）。故食用碘盐可满足碘的生理需要。

为防止碘化物损失，碘盐应注意防潮、防晒、避光、低温、密闭保存。

（2）碘油 碘油是用植物油与碘化氢加成反应后形成的一种有机化合物，国内采用碘化核桃油或豆油。现有口服胶囊和注射用针剂两种剂型。1 周岁以内婴幼儿注射 0.5 mL（含量 237 μg），1～45 岁注射 1.0 mL，每三年注射一次，注射后半年至一年随访一次，以确定无甲状腺功能亢进或低下；口服碘油的剂量一般为注射量的 1.4～1.6 倍，每两年重复给药一次。

碘油具有快效、长效的优点但制作复杂，它作为一种暂时的或抢救性的补碘措施，用于严重缺碘的人群、碘盐暂时不能供应或碘盐尚不合格的中重度病区。尽管碘油是防治碘缺乏病的有效措施,但不能代替碘盐,在没有推广碘盐的病区,应尽早实行碘盐预防。

(3) 其他方法　多吃海带、海鱼、紫菜等富含碘的食物;食用碘化面包、碘化饮水等增加碘的摄入。

2. 防治监测　碘缺乏病是涉及大量人群的公共卫生问题,补碘是长期要坚持的防治措施,且碘的补充并非越多越好,过度补碘在某些地区可引起高碘性甲状腺肿,故对本病要加强监测。

监测内容包括:人群碘营养状况、防治措施效果、人群发病率动态变化、外环境碘水平监测及重点患病人群随访等。

3. 其他措施　对非缺碘性甲状腺肿的病人,要查明原因,有针对性地采取措施。如减少食用含促甲状腺肿物质高的食物,对由于环境矿物质不平衡(如高钙、镁、锰、铁,低硒、钴、钼)引发的甲状腺肿,要采取措施降低或补充相应的矿物质。

三、地方性氟病

氟是构成地壳的固有化学元素之一,在地壳中的含量为0.072%。氟是自然界中化学性质最活泼的非金属元素,在常温下能同所有的元素化合,尤其是金属元素。氟在自然界中以化合物的形式存在,各种岩石都含有一定量的氟,平均为550 mg/kg。地下水中含氟量较地表水高。空气含氟较低,但大气受到氟严重污染时,可从空气中吸入较多的氟。氟是人类生命活动中必需微量元素之一,人体每日需氟量为1.0～1.5 mg,每日氟的最大安全摄入量为3～4 mg,超过6 mg/d可引起中毒。

地方性氟病(endemic fluorosis)又称地方性氟中毒,是由于一定地区外环境中氟元素过多,使生活在该地区的居民长期摄入过量氟而导致的一种以氟斑牙(dental fluorosis)和氟骨症(skeletal fluorosis)为主要特征的全身性慢性中毒性疾病。

(一) 流行特点

地方性氟病是一种自远古以来一直危害人类健康的古老地方病,在世界50多个国家和地区范围内广泛流行。我国是地方性氟病发病最广、涉及人口最多、病情最严重的国家。除上海市外,全国各省、市、自治区均有不同程度的地方性氟病的流行。据2005年统计,全国有病区县1308个,氟骨症病人287万,氟斑牙病人3950万,病区影响人口达1.1亿。

1. 地区分布　根据地方性氟病中氟的来源,地方性氟病发病地区有以下三种类型。

(1) 饮水型　地方性氟病最主要的病区类型,它是由于长期饮用高氟水所致。病区饮水中氟含量高于国家饮用水标准1.0 mg/L,最高甚至可达17 mg/L,氟中毒患病率与饮水氟含量呈明显正相关,该型多发生于我国北方地区。根据引起水氟高的不同原因,饮水型氟病在我国又有下列三种亚型。

①干旱、半干旱地区　多属富含氟的盐渍地、盐湖、低洼地,由于水的强烈蒸发,浅层地下水的氟发生浓缩,含氟盐类积聚而成高氟水。此型高氟区在我国由东北向西北(南)呈带状分布,如黑龙江三肇、吉林白城、内蒙古赤峰、河北怀来、山西大同、陕西定边、宁夏灵武、甘肃河西走廊、青海柴达木等。氟在地面水中含量通常小于0.5 mg/L,浅层地下水小于1.5 mg/L。但上述高氟区水氟多在1.6～10 mg/L,甚至更高,如定边达32 mg/L,灵武最高达40 mg/L。

②岩石矿床区　在含氟矿藏丰富的地区,通过风化、淋溶、吸附作用,氟从岩石中释放出来进入土壤或溶入流经的地下水中造成水氟过高。此型高氟区为非带状散在分布,如山东烟台、河南洛阳、贵州贵阳、浙江武义。

③温泉与地热水地区　氟化物在高温高压条件下更易溶入地下水导致水氟过高。此型高氟区呈散在局限分布,如福建龙溪、浙江义乌、广东丰顺等。

(2)燃煤污染型　我国独有的一种病区类型,它是由于居民采用落后的燃煤方式燃烧含高氟劣质煤而严重污染室内空气和食品,居民吸入污染的空气和摄入污染的食品而引起的地方性氟病。世界煤氟含量平均浓度为 80 mg/kg,我国燃煤污染型氟病区煤氟含量的平均浓度为 1590~2158 mg/kg,最高可达 3263 mg/kg。空气中氟含量为 0.018~0.039 mg/m³,超过日平均最高容许浓度 0.007 mg/m³,最高可达 0.5 mg/m³。煤火烘烤的玉米及辣椒(干重)中氟含量分别可达 84.2 mg/kg 和 565 mg/kg。该型多发生于我国贵州、湖南、湖北、四川、云南等地区,以西南地区病情最重。

(3)饮茶型　我国特有的一种病区类型,它是由于长期饮用含氟过高的砖茶所引起的地方性氟病。世界茶氟含量平均为 97 mg/kg,我国的绿茶、红茶、花茶平均氟含量约为 125 mg/kg,砖茶可高达 493 mg/kg,最高 1175 mg/kg。该型多发生于我国四川、青海、西藏、内蒙古等有饮砖茶习惯的少数民族地区。

2. 人群分布　无论哪一种类型的地方性氟病,只有暴露于高氟环境中才能发病。同时,地方性氟病的发生与摄入氟的剂量、时间、对氟的敏感性、个体排氟能力等多种因素有关,故地方性氟病的发生表现出一定的人群特点。如氟斑牙主要发生在恒牙正处于生长发育期的青少年并终生携带,恒牙形成后再迁入高氟地区一般不患氟斑牙,故氟斑牙的发病与在病区居住的年限无关。氟骨症多侵犯成年人,尤其是青壮年,并随年龄增加患病率增高,且病情严重。由于女性妊娠、哺乳等特殊生理现象,氟骨症病人女性多于男性,并以骨质疏松软化型为主,男性以硬化型多见。非病区迁入者发病时间一般较病区居民短,迁入重病区者,可在 1~2 年内发病且病情严重。

(二)主要临床表现

(1)氟斑牙　根据受损性质和程度,氟斑牙的表现可分为三种类型。①白垩型:釉面失去光泽,不透明,可见白垩样线条、斑点、斑块,白垩样变化也可布满整个牙面。②着色型:釉面出现不同程度的颜色改变,浅黄色、黄褐色乃至深褐色或黑色。③缺损型:釉面出现程度不一的缺损,可表现釉面细小的凹痕。

(2)氟骨症　除一般的头痛、心悸、乏力、腹胀、腹泻及食欲不振等症状外,主要表现为腰腿痛。疼痛为持续性,多为酸痛,少数严重者可有刺痛或刀割样痛,局部无红、肿、热现象,也无游走性。疼痛晨起最重,活动后可稍缓解。随着病情加重,病人关节活动障碍,肌肉萎缩,肢体麻木,僵直变形,甚至瘫痪。

(三)发病机制

氟是一种人体必需微量元素,适量的氟能维持正常的钙磷代谢,促进牙齿和骨骼钙化;氟对于神经传导和代谢酶系统有一定的作用。而过量的氟则损害全身各系统,主要以氟斑牙和氟骨症为特征。

(1)对钙磷代谢的影响　过量氟化物进入机体与血液中的钙结合成难溶的氟化钙沉

积于骨组织,使骨组织硬化、密度增加。由于大量血钙与氟结合,使血钙浓度降低,出现缺钙综合征,同时血钙的降低刺激甲状旁腺分泌,甲状旁腺素分泌增加,加速破骨细胞对钙的吸收,造成骨质脱钙或溶骨。临床表现为骨软化、骨质疏松和骨骼变形,即氟骨症。

(2)对牙齿影响 在恒牙形成期,大量氟化钙沉积于正在发育的牙组织,使牙釉质不能形成正常的菱形结构,牙本质钙化不全,使牙质脆而易磨损、断裂,牙齿表面呈现混浊无光泽的白垩样斑点。同时牙釉质钙化不全出现疏松的多孔区而吸附色素使牙齿着色,出现氟斑牙。

(3)抑制多种酶的活性 氟通过与某些酶结构中的金属离子形成复合物等形式改变酶结构而抑制酶活性;氟通过与钙、镁离子结合抑制体内需要这些离子活化的酶的活性;氟还可抑制细胞色素氧化酶、乌头酸酶、琥珀酸脱氢酶等,影响糖的正常代谢,使三磷酸腺苷(ATP)生成减少,骨细胞供能不足,骨营养不良,加重氟骨症、氟斑牙及全身慢性中毒。

(四)防治措施

目前地方性氟病尚无针对性的特效治疗方法,其防治的关键在于预防,措施包括控制氟的来源,减少氟的摄入和吸收,促进氟的排泄,增强机体抗病能力。

(1)饮水型 降低饮水中氟含量,使之符合国家饮用水卫生标准是该型地方性氟病预防的根本措施。常用方法如下:①使用低氟水源,如打低氟深井水、使用低氟地面水、蓄积天然水等;②饮水除氟,对于无低氟水源可供利用的病区,可采用物理化学方法来降低水中氟含量,如活性氧化铝吸附过滤法、铝盐混凝沉淀法等。

(2)燃煤污染型 防治措施如下:①降低室内空气氟污染,如不用或少用高氟劣质煤,改良炉灶,加强通风和排烟措施;②改变粮食的烘烤方式,避免炉烟直接接触食物,降低食物氟含量;③使用吸附剂或固氟剂,去除外环境中的氟。

(3)饮茶型 降低砖茶中含氟量,或使用低氟茶种代替氟含量高的砖茶,多食用蛋白质、维生素、钙丰富的食品,以增强体质和机体的抗氟能力。

第四节 环境污染与健康

 案例 4-4

揭秘"女儿国"

在我国南方的某山区里,曾存在着一个保持女性至上人际关系的村落,一个犹如神话传说般的"女儿国"。这个神奇的村落位于海拔 1500 多米的群山莽林之间。村落四面环山,山上竹修林茂,两泓溪流绕村而过,颇有人间仙境的感觉。村里的村民大都以狩猎、采蘑菇、卖竹笋为生。村子不大,但 90% 以上都是女的,为了延续后代,她们只得从外村招婿上门继承香火。

据当地老人讲,近 100 年来,这个村里几乎只生女孩不生男孩,尽管这些外来女婿不断改变这里的血缘关系,但"女儿国"的面貌仍然没有改变。后来专家到这个村子里来调查,发现在这个村子的上游有一个废弃的锌矿,在矿床中有一种叫镉的物质。当人体内含镉量过高时,精子的成熟和活动能力会受到影响,在这种情况下,带 X 染色体的精子就会比带 Y 染色体的精子有更多的机会与卵子结合而形成女胎,这就导致了多生女孩不生男孩的局面。后来,国家有关部门清除了这个废弃的锌矿,又对这里的水进行了净化处理,生女不生男的状况才有所改变。

无独有偶,在英国威尔斯北部有个叫戴姆维斯的小村,也同样由于镉污染造成几年来在该地出生的婴儿全是女孩,人们就干脆把这个地方叫做"女儿村"。

思考:

1．"女儿国"案例给我们怎样的启示和教育?

2．什么是环境污染? 环境污染对人的危害有哪些?

一、环境污染的概念、来源

(一)环境污染的概念

由于大量的有害物质进入环境并超过了环境的自净能力,造成环境质量下降和恶化,直接或间接地影响到人类及其他生物生存、发展,称为环境污染(environmental pollution)。进入环境并引起环境污染和破坏的物质称环境污染物(pollutant)。严重的环境污染和破坏对居民健康造成的危害称公害(public nuisance)。人类历史上曾发生过洛杉矶光化学烟雾事件、伦敦烟雾事件、水俣病事件、痛痛病事件等多起公害事件。

(二)环境污染的来源

(1) 生产性污染　在工业生产过程中,从原料到成品的各个环节都可能有污染物的形成和排出。这些污染物包括未经处理或处理不当的工业三废(废气、废水、废渣);生产工艺、设备不良造成跑、冒、滴、漏等物料流失;生产过程、运输储存过程发生意外造成的事故排放等都可引起环境污染。农业生产过程中污染主要来自农药(如杀虫剂、杀菌剂、除草剂、植物生长调节剂等)的使用,长期使用农药会造成农作物、水产品、畜禽产品等生物体内的农药残留,也会带来空气、土壤、水等不同程度的污染。

(2) 生活性污染　生活性污染主要来自日常生活产生的垃圾、粪便和污水等,若处理不当可引起污染环境。中国有近 13 亿人口,城市垃圾年产量达 1 亿吨以上,而且每年大致以 8% 左右的增长率递增。城市垃圾数量上升,种类增加,增加了垃圾无害化难度,特别是城市的"白色污染"给环境带来了更多的危害。此外,居民生活炉灶产生的油烟、垃圾填埋不当造成的有害物质的扩散、各种各样的化学洗涤剂等对环境中的空气、水、土壤等都带来了不同程度的污染。

知识链接

··

白色污染

白色污染是人们对难降解的塑料垃圾(多指塑料袋)污染环境现象的一种形象称谓。它是指用聚苯乙烯、聚丙烯、聚氯乙烯等高分子化合物制成的各类生活塑料制品使用后被弃置成为固体废物,难以降解,造成城市环境严重污染的现象。所以现在提倡不用或少用难降解的塑料包装物,购买东西时最好自备工具,减少它的使用。

(3)交通运输污染 各种交通运输工具也可产生多种污染物,如汽车排放的尾气、火车、飞机等排出的烟气,均含有大量氮氧化合物、碳氢化合物等,交通运输工具还带来噪声污染。目前,汽车尾气在发达国家与地区已取代工业排放物成为主要的污染源。此外,船舶往来和海上事故,也可造成水体的油污染。

(4)其他污染 各种自然灾害如火山爆发、地震、洪水等可带来空气或水域污染;电台、电视台和电磁波通讯设备产生微波和其他电磁辐射对健康具有潜在的危害;战争使用的弹药、原子能和放射性同位素机构排放的放射性废弃物等可引起环境的化学污染和放射性污染。

二、污染物在环境中的转归

(一)迁移作用

污染物从一个地区转移到另一个地区,或从一种环境介质转移到另一种介质的过程称为迁移作用。如土壤中污染物通过雨水冲刷进入河流,河流中的污染物通过逸出蒸发进入大气,大气中的污染物通过降水进入土壤或河流,土壤或河流中污染物通过生物富集作用进入植物和水生生物,植物和水生生物中的污染物通过食物又可进入其他动物或人体内。

(二)生物转化

环境化学物在生物体内经酶类催化发生化学结构与性质变化的过程,称为生物转化(biotransformation)。大多数污染物通过生物转化毒性降低或达到无害化,而某些污染物通过生物转化作用,毒性增加,危害性加大。如大多数致癌物,如苯并芘、芳香胺、黄曲霉毒素等,都需经体内生物转化形成激活产物后,才具有致癌作用。

(三)自净作用

环境通过自身的物理、化学和生物学作用,使污染物浓度降低并逐渐向污染前的状态恢复的过程称为环境自净(self purification)。环境自净作用的方式主要有三个:①化学作用,即通过氧化、还原、分解、中和等方式改变污染物的化学结构使环境重新复原;②物理作用,通过稀释、扩散、吸附、沉降等方式使污染物浓度降低,环境重新复原;③生物作用,在环境中生存的细菌、真菌等生物,通过它们的代谢作用分解环境中污染物,使其数量减少,直至消失。

应当指出,环境的自净能力是有限的,当大量污染物进入环境超过环境自净能力时,就会造成环境污染。同时污染物的稀释、扩散对局部地区净化是有利的,但在一定条件下可造成较大范围的区域污染。

(四)生物富集

某些污染物通过食物链的传递在生物体内的浓度逐级提高,最终可显著高于环境介质中的浓度,这种现象称为生物富集作用(bioconcentration)。通过生物富集作用,污染物浓度可比环境介质高出千倍、万倍，甚至几十万倍。如有人测试水中有机氯农药 DDT，经过水体中各级水生生物的食物链，在肉食鱼脂肪中的含量比水体中浓度增大了 8.5 万倍。我国松花江肇源某江段江水中甲基汞含量为 2.15×10^{-6} mg/L，而水中鲇鱼体内甲级汞含量为 0.517 mg/g，甲级汞含量放大了 24 万多倍。

知识链接

食物链（food chain）

一种生物被另一种生物吞食，后者再被第三种生物吞食，形成以食物关系连接起来的链锁关系。生物之间借助食物完成物质和能量的循环流动。

三、环境污染对健康的影响

（一）环境污染对人群健康影响的特点

（1）**广泛性** 环境污染影响的人群和地区广泛。可以影响一个城镇或一个地区，甚至整个世界。所影响人口可以是不同性别、不同年龄甚至包括胎儿在内的整个人群。

（2）**复杂性** 受污染环境中可有多种污染物同时存在，各种毒物间可产生联合毒性作用；同一种污染物可由受污染的空气、食物、水、土壤等不同途径进入人体，同一个体可摄入不同种类环境污染物；环境污染物作为致病因素对健康的损害大多是多因多果，关系十分复杂。

（3）**长期性** 由于环境污染物剂量和浓度一般较低，对人群健康影响时间长，需长期作用，才会显示其危害。所造成的健康损害多为慢性或潜在性，短期内不易察觉；有的污染物一旦污染环境，有时需要数年甚至数十年才能消除。

（4）**多样性** 环境污染物对人群健康的影响是多种多样的。可表现为直接或间接的，近期或远期的，局部或全身的，急性或慢性的，特异或非特异的损害作用。

（二）环境污染对健康的危害

环境污染对健康的影响呈现复杂而多样性的特点，按损害性质通常分为急性危害、慢性危害、远期危害及间接效应。

1. 急性危害 大量污染物在短时间内进入环境，使暴露人群在较短时间内出现不良反应、急性中毒甚至死亡，称为急性中毒。环境污染引起的急性危害在历史上曾发生多起，如：20 世纪英国多次发生的伦敦烟雾事件，致使数千例病人病情急剧加重、死亡；美国的洛杉矶、纽约和日本的大阪、东京发生的光化学烟雾事件，引起大量居民眼和上呼吸道的刺激症状，呼吸功能障碍；1984 年发生在印度博帕尔农药厂异氰酸甲酯泄漏事故，导致该市 80 万人口中有 52 万人发生不同程度的中毒，5 万人失明，2500 人死亡。此外，核工业的迅速发展，原子能在工业上的应用，使得核泄漏事故相继发生，给周围的居民带来巨大的灾难。如 1986 年发生在乌克兰切尔诺贝利核电站核泄漏事件，导致数十人因急性放射病死亡，25 万人不得不从周围污染区紧急撤离。

环境的生物性污染还可引起急性传染病的暴发流行。如 1993 年在美国威斯康星州暴发的由隐孢子虫引起的介水传染病，该传染病是由于集中供水系统受到病原体污染所致，该事故导致 40.3 万人患病，4000 余人住院治疗，112 人死亡。

　　2. 慢性危害　环境污染物以低剂量、长时间反复作用于机体所产生的危害称为慢性危害。慢性危害主要有如下三种类型。

　　(1) 慢性疾患　环境污染物低剂量、长时间作用下可直接导致一些慢性疾患。如大气污染物长期作用，使呼吸道黏膜表面黏液分泌增加，内膜增厚，炎症反复发作，最终导致慢性阻塞性肺病(chronic obstructive pulmonary disease，COPD)。又如，无机氟长期暴露可造成牙釉质和骨骼系统的损害。

　　(2) 持续性蓄积危害　某些重金属(如汞、镉、铅等)及在环境中不易降解、脂溶性强的有机污染物如 DDT、多氯联苯等，长期暴露可导致在人体内的持续性蓄积，并长期储存于组织和器官中。在机体出现某些异常如疾病、妊娠等情况下，体内蓄积的污染物可能从蓄积的器官或组织中动员出来，对机体造成损害。同时机体内有毒物质还可能通过胎盘屏障或通过哺乳传递给胚胎或婴儿，对下一代的健康产生危害。

　　(3) 非特异性危害　环境污染物低浓度、长期作用下，机体的免疫功能受到伤害导致抵抗力下降，对生物感染的敏感性增加，机体一般健康状况下降，表现为人群的患病率、死亡率增加，儿童生长发育受到影响。

　　3. 远期危害

　　(1) 致癌作用　恶性肿瘤已成为当今威胁人类健康的重要杀手，调查表明，其死亡率持续上升与环境致癌因素及其相关的行为生活方式有密不可分的联系，如空气污染、酗酒、吸烟、饮食不当等。据估计，80%~90% 的人类癌症与环境因素有关，其中由病毒引起的占 5%，由电离辐射引起的占 5%，化学因素引起的占 90%。

　　大量研究表明，人群肺癌的发生与室内、外空气污染有密不可分的联系。如我国云南省宣威县是我国肺癌的高发区，其女性肺癌死亡率居全国首位。调查表明，当地肺癌的高发与燃煤引起的室内空气污染有显著性关系，燃煤农户室内空气中苯并(a)芘(BaP)浓度高，最高达 $6.26\ \mu g/m^3$，而我国环境空气质量中苯并(a)芘的日平均限值是 $0.01\ \mu g/m^3$，超过我国大气卫生标准参考值 600 多倍。

知识链接

甲醛列入美国卫生部致癌物质名单

　　根据美国卫生部国家毒理学研究计划的第 12 期报告，8 种化学物新增列入致癌或可能致癌名单，使化学致癌物质增加至 240 种。其中常见于建筑材料及家具的甲醛(formaldehyde)被证实在大量接触后会增加患鼻咽癌或白血病的风险。塑胶制品及香烟中所含有的苯乙烯(styrene)可能导致淋巴癌。

　　甲醛为无色气体，气味刺鼻，广泛应用于建筑材料，包括油漆和木制品，因此新装修的房子释放较多甲醛。

　　美国卫生部于 1981 年发布的第 2 期《致癌物质报告》中，甲醛已被列为"合理预期致癌物",目前研究证实,人体吸收甲醛的量与患癌风险有关,因此将其升级为"确认致癌物"。

人类肿瘤的发生(如肝癌、膀胱癌等)还与水污染有密切的关系。20 世纪 70 年代以来,水体的有机化学污染日趋严重,全世界在水中检测出 2221 种有机化学污染物,美国环保局在自来水中检出约 765 种,其中 20 种为确认致癌物,36 种为可疑致癌物,18 种为促癌物和辅癌物,48 种为致突变物。我国广西扶绥、广东佛山和江苏启东、福建同安等地是肝癌的高发区,调查发现,饮水类型不同,肝癌的死亡率也不同。饮污染严重的宅沟水死亡率最高,饮污染较轻的井水死亡率最低(表 4-7)。

表 4-7　饮用水种类与肝癌发病率

饮用水种类	调查人数	五年肝癌例数	平均每年例数	年发病率/(/10 万)
宅沟水	21237	100	20	94.18
泯沟水	26356	116	23.2	88.03
河水	16912	30	6	35.48
井水	23415	1	0.2	0.85
合计	87920	247	49.4	56.19

资料来源:杨克敌主编.环境卫生学.北京:人民卫生出版社,2007。

(2)致畸作用　环境因素作用于子宫内胚胎,使其发育缺陷形成畸形的过程称致畸作用(teratogenesis)。环境污染物中有许多对生殖细胞、胚胎发育有直接损害作用。在美国国立职业安全与卫生研究所有毒物质登记处登记的 37860 种工业化合物中,有 585 种注明有致畸性。

放射污染的环境有致畸作用,如 1945 年美国在日本广岛、长崎市投放原子弹后,放射污染诱发出生胎儿小头畸形和智力低下率增加。1986 年前苏联的切尔诺贝利核电站发生严重泄漏及爆炸事故,至今仍有被放射线影响而导致畸形胎儿的出生。

环境空气污染亦可诱发胎儿畸形。如我国山西省对全省 11 个地区 52 个县从 1978 年 8 月 1 日至 1980 年 8 月 31 日出生婴儿随即抽取 48381 例进行了调查,发现先天畸形发生率为 27.52‰。分析结果表明,环境污染是先天畸形发生率升高的重要因素,污染较重的工业区和邻近郊区畸形率比污染较轻的城市居民区及邻近县明显升高(表 4-8)。

表 4-8　山西省主要城市工业区与邻近县胎儿出生缺陷率比较　　　　　单位:‰

城市	工业区与受污染的郊区	居民区	相邻县区
太原市	39.72	23.02	4.15
大同市	26.53	11.20	17.54
长治市	48.89	33.12	15.31
阳泉市	42.11	27.44	17.10

资料来源:杨克敌主编.环境卫生学.北京:人民卫生出版社,2007。

环境水污染也可诱发胎儿畸形。如 1953 年发生在日本的水俣病,母亲妊娠期摄入甲基汞,甲基汞通过胎盘引起胎儿中枢神经系统发育障碍,至 1982 年 4 月,日本水俣湾汤堂地区已发现 158 例先天性水俣病,病儿出现严重精神反应迟钝、协调障碍、肌肉萎缩、癫痫等症状。

(3)致突变作用 环境污染物诱发生物遗传物质发生可遗传的变异称为致突变作用 (mutagenesis)。突变可分为基因突变和染色体畸变两大类型。体细胞突变可导致细胞癌变、死亡,可出现畸胎;生殖细胞突变可导致妊娠障碍,出现不孕、死胎、畸胎、早期流产等。环境中的 X 射线、γ 射线、紫外线,苯并(a)芘等多环芳烃化合物、苯、甲醛等工业毒物,某些有机磷杀虫剂、烷化剂,食品中的亚硝胺类,某些真菌毒素及病毒等均有致突变作用。通常将致癌、致畸和致突变作用称为"三致"作用。

4. 内分泌干扰作用 环境内分泌干扰物(environmental endocrine disrupting chemicals,EDCs)是指具有类似激素作用,干扰内分泌功能,从而对机体或后代引起有害健康效应的一类外源性物质。已被证实或疑为环境内分泌干扰物的有上百种,如有机氯杀虫剂、多氯联苯、植物和真菌激素等。目前认为,环境内分泌干扰物与生殖障碍、发育异常、出生缺陷、代谢紊乱及一些肿瘤的发生、发展有关。二噁英内分泌干扰作用的研究近年来得到普遍关注。二噁英(dioxin)是一类结构和理化特性相似的一组多氯取代的平面芳烃类化合物,包括氯代二苯并-对-二噁英(PCDDs)和氯代二苯并呋喃(PCDFs),属于氯代含氧三环芳香族化合物。在已知的 200 余种同系异构体中,2,3,7,8-四氯二苯并-对-二噁英(TCDD)是毒性最强和致癌性最强的毒物,并且其化学性质稳定,在环境中难以降解,具有高亲脂性,容易存在动物脂肪和乳汁中且可通过生物和食物链富集,危害人类和动物。二噁英可来源于城市垃圾、废弃物,可来源于燃料中含氯碳氢化合物的燃烧、氯酚生产副反应、纸浆氯漂白和汽车尾气等。二噁英大部分通过动物性食物进入人体并在体内蓄积。TCDD 可损伤人体肝脏,使皮肤产生氯痤疮;在较低剂量可引起严重的生殖、发育毒性,如引起男性精子数量减少、血清睾丸酮水平降低、促卵泡素和黄体激素增加,显示它有抗雄激素作用和使男性雌性化作用,TCDD 还可使雌性动物受孕率降低、胎仔减少,使胎鼠产生腭裂和肾盂积水。

5. 间接危害 全球性环境污染还可带来许多间接危害,最突出的三个问题是温室效应、臭氧层的破坏和酸雨。此外,环境污染还可造成水体富营养化及生物多样性资源锐减。

(1)温室效应 由于人为活动使大气中某些能吸收红外线等长波辐射的气体浓度大量增加,影响地表热量向大气中放散,而使地球表面气温升高的现象,称为温室效应(greenhouse effect)。温室气体包括二氧化碳、甲烷、臭氧、氧化亚氮和氯氟烃等。其中大气中二氧化碳浓度增高是造成全球变暖的主要原因。地球表面温度上升,会使冰川融化,全球海平面上升,影响人类的生存环境和生活条件;同时有利于病原体及有关虫媒的繁殖,造成某些传染病发病率的增高。据推测,近 100 年来,全球气温上升了 0.3~0.6 ℃,海平面上升了 10~25 cm。气候变暖引起全球降水量变化,最终导致洪水、干旱及森林火灾发生的次数增加。

(2)臭氧层破坏 在距地球表面 20 km 以上平流层的大气中,有天然形成的臭氧层,可有效地吸收对地面生物有伤害作用的短波紫外线。近 30 年来,臭氧层破坏是世界上最受关注的环境问题之一。2000 年美国航空航天局科学家测定显示,南极上空臭氧层空洞面积达到 2830 万平方公里。虽然臭氧层损耗的原因和过程尚待进一步证明,但普遍认为,由于人类大量生产作为固体制冷剂、气溶胶推进剂的含氯氟烃(又称氟里昂),含氯氟烃进入大气光解产生游离氧,破坏臭氧分子,可导致臭氧层形成空洞。臭氧层的破坏可降低臭氧层对太阳辐射的过滤作用,使地面辐射量特别是短波紫外线增强,从而会对生物及人类健康产生不良影响,致使皮肤癌和白内障等发病率增加。

(3)酸雨 酸雨(acid rain)通常是指 pH 值低于 5.6 的降水(包括雨、雪、雹、雾等)。大气中的硫氧化物、氮氧化物、碳氧化物通过化学转化而生成各类酸性物质,遇水即可形成酸雨。酸雨可破坏植被,腐蚀建筑物;酸雨可使湖泊水体酸化,影响水生生物正常生存,甚至使鱼类绝迹;酸雨可促使土壤中重金属水溶性增加,加速向农作物、水产品中转移和污染。

(4)水体富营养化 含烷基磺酸盐型合成洗涤剂的广泛应用使得生活污水含大量的氮、磷等物质,富含此类物质的污水流入水体,可使水中的藻类大量繁殖,水的感官和化学性状迅速恶化,引起水体富营养化(eutrophication)。一些藻类还可产生毒素,富集于贝类(蛤、蚶、蚌等)等水生生物体内,人食用毒化了的贝类可发生中毒甚至死亡。此外,水体富营养化造成水中溶解氧的大量消耗,可使水质恶化,水生生物大量死亡。

(5)生物多样性资源锐减 生物多样性(biodiversity)是指地球上所有生物以及这些生物与环境相互作用所构成的自然综合体的多态性。它包括遗传基因的多态性、物种多态性和生态系统多态性。环境污染加速物种灭绝,生物多样性资源锐减。如果任其发展下去,人类将面临着能否继续以其固有方式生活、生存的严峻挑战。

四、环境污染的防治措施

防止环境污染、保护和改善环境质量是关系到人类的生存和发展,关系到国家昌盛的全局性重大问题。我国政府将环境保护作为一项基本国策,在 1994 年制定了《中国 21 世纪议程》,阐明了中国可持续发展的战略和对策。可持续发展实质上就是环境保护与社会经济同步协调发展。在开发、利用资源与发展生产的同时,考虑生态平衡和环境的承载能力,尽可能地消除和减少污染,使资源和能源得到持续使用,社会和经济得到持续发展。同时,环境污染的防治也是一项重大工程,需要个人、地区、国家甚至全球都行动起来,通力合作,才能从根本上解决环境污染问题,营造人类生存发展的良好空间。

(一)控制生产污染

1. 控制工业生产污染 工业生产排放的"三废"是造成环境污染的主要来源。可采取如下控制措施。

(1)合理安排工业布局 工业布局应结合城镇规划,全面考虑。工业建设应多设在小城镇和工矿区,大的工业城市最好不再新建大型企业,特别是污染重的冶炼、石油和化工等企业;在城市和区域规划中注意实行功能分区、合理布局,排放三废的企业应安排在当地最小频率风向的上风侧和水源的下游,工业区应远离居民区,同时种植树木草地,加强绿化;居民区内不得设立污染环境的工厂;新建、改建、扩建的企业要将防治"三废"污染的工程项目与主体工程同时设计、同时施工、同时投产。

(2)改进工艺和技术 ①广泛推行"清洁生产(clean production)",即使用低杂质无毒、低毒的原材料,研究和开发无公害、少污染的生产技术,改革生产工艺或更新设备,发展绿色产品。对污染重、耗能高、效益低的企业采取关、停、并、转、迁等调整措施。②合理利用能源与资源,如工业企业加强生产过程的机械化、自动化、密闭化,消除跑、冒、滴、漏和无组织排放,把工厂产生的"三废"回收再生、交叉利用;同时改善能源结构,大力节约能耗,如在城市大力发展和普及天然气、煤气等气态能源,因地制宜地开发水电、太阳能、风能、核电、地热等能源。

知识链接

清 洁 能 源

　　清洁能源是不排放污染物的能源,包括核电站和"可再生能源"。可再生能源是指原材料可以再生的能源,如水力发电、风力发电、太阳能、生物能(沼气)、海潮能等,可再生能源不存在能源耗竭的可能,因此日益受到许多国家的重视,尤其是受到能源短缺国家的重视。

　　(3)净化处理　对暂无适当方法综合利用的工业"三废"要进行经济有效的净化处理。如对于工业废水采取物理、化学、生物等处理方式进行无害化处理;采用废气净化和除尘技术来控制工业烟尘和废气等。

　　2. 减少农业生产污染　可采取的措施如下:①加强农药管理,如推广使用高效、低毒、低残留的农药,限制使用毒性大、易残留的农药,研制开发新型农药;②搞好农业科技攻关,研制高产抗病的作物新品种,进行生物防治病虫害,大力开发无污染的绿色食品;③抓好污水灌田的管理,如使用污水灌田之前,必须对污水进行预处理,使其达到灌溉标准才可灌溉;④做好农作物收获、储存的管理,如作物收获后及时晾晒,保持干燥,保藏时注意通风、控温,防止食品的霉菌毒素污染;⑤合理调整农业生产的结构和布局,实行农、林、牧、渔全面发展,促进农业生态体系中资源的多层次利用,形成良性循环。

　　(二)降低生活性污染

　　对城市生活垃圾、人畜粪便、污水等集中进行无害化处理;开发清洁能源,改善能源结构,减少居民炉灶对空气的污染;控制和减少一次性物品的使用,减少污染物对环境带来过重的负荷;医院污水、垃圾可能含多种病原微生物及放射性废物,必须经专门的消毒处理达到《医疗机构水污染物排放标准》才可排放;采用汽车尾气的净化技术和噪声控制技术,研制和使用能耗低或采用清洁能源的交通运输工具,逐步淘汰落后的交通运输工具,以减少交通工具带来的空气污染、噪声污染等。

　　(三)加强环保教育　提高全民环保意识

　　环保教育通过提高全民环保意识,增强保护环境的社会责任感和道德水准,促使全体居民自觉行动起来,积极参与保护环境的活动,实现社会快速、稳定、健康地可持续发展。实践证明,环保教育是经济有效的环保措施之一。

　　(四)加强环境立法与管理

　　为了促进环境保护连续、高效地推行,我国于1989年正式颁布了《中华人民共和国环境保护法》。20年来相继制定了有关的一系列法律法规,如《食品卫生法》、《水污染防治法》、《农药安全使用规定》、《大气污染防治法》、《传染病防治法》等;卫生部门还制定了与防治污染及其健康危害直接相关的一系列卫生标准,如《城市区域噪声标准》、《工业企业设计卫生标准》、《食品卫生标准》、《生活饮用水水质卫生规范》等。一个符合国情的完整的环境管理法规体系在我国已逐步形成。

为了保证各项环境法规更好地贯彻执行,还制定了相应的政策、制度,如环境健康影响评价制度,规定对拟建的重大工程建设规划和开发项目,要事先对其可能带来的环境及人群健康影响进行预测和评价,以便优化选址、设计方案,将不良影响减少到最低程度。

(五)开展环境污染与健康关系的研究

为评价并防止环境污染对健康的损害,利于环境污染的治理、环境管理及环境决策,必须开展环境对人群健康影响的系统研究。其研究内容如下。

1. 监测人群健康状况 对暴露人群,特别是高危人群进行定期的健康检查和询问调查,建立居民健康档案;建立健全各种与环境相关疾病(如肿瘤、出生缺陷、传染病与职业病)的登记报告制度,长期系统地搜集疾病和死亡资料,作为人群健康状况分析评价的依据,以便早期发现健康损害并及时处理。

2. 监测环境卫生状况 应用现代化学分析与检测技术对各种化学污染物在环境介质中的含量水平,人体生物材料(血、尿、毛发、唾液、乳汁等)中蓄积程度进行测定、分析,以及对污染环境的物理因素如噪声、热能、放射性、电磁波、振动等进行测量。根据测定结果,了解污染物在环境中的分布、人群的总暴露量及人体内负荷的动态变化。

3. 调查与研究环境污染对人群健康的影响 可采用两种方法。①环境流行病学人群调查方法:收集污染区与非污染对照区的监测结果,结合死亡率、发病率、患病率等统计资料,找出环境因素暴露的剂量反应关系。还可结合敏感人群生理、生化、免疫、遗传等健康效应指标的化验检查,阐明人群在不同暴露水平下所产生的不良反应,了解健康反应谱,搞清高危人群效应特征。②在严格控制条件下进行体内、体外实验研究:从整体、细胞、亚细胞到分子水平上,揭示环境因素可能产生的危害健康的性质、特征及其机制,寻找低剂量水平下早期的亚临床特异损伤与非特异损伤的灵敏指标,开展远期效应的深入研究。

小 结

政治、经济、文化、教育、人口、风俗、习惯等社会因素直接或间接地影响疾病的发生、发展、转归和疾病的防治过程,另外,自然环境中的水、食物、空气、土壤等自然因素也会直接或间接地导致疾病的发生,如水、土壤、植物中某种化学元素过多或缺乏而引发生物地球化学性疾病。环境污染是影响人类健康的公害,各类工业和生活污染严重危害人类健康,直接影响到人类及其他生物生存。环境因素对健康的影响具有"有利"和"有害"双重效应,环境组成状态和成分的任何异常改变,都会在人体产生不同程度的健康效应。护理工作者应掌握环境对健康的影响,在以后的医疗实践中创造良好的社会环境和自然环境,提高生活质量,预防和减少疾病的发生。

能力检测

1. 如何理解人类与环境的辩证关系,了解这种关系有何指导意义?

2．讨论社会因素对健康影响的特点？

3．简述碘缺乏病和地方性氟病的临床表现及防治措施。

4．如何理解环境污染对人群健康影响的特征？

5．简述环境污染对健康的影响。

（曹玉青）

第五章
生活环境与健康

学习目标

1. 掌握大气污染的来源、对健康的影响;生活饮用水的基本卫生要求,获得安全饮用水的方法。

2. 熟悉大气理化性状与健康的关系;生活饮用水水质标准。

3. 了解大气常见污染物对机体的危害,室内空气污染的来源及危害。

第一节　大气环境与健康

案例 5-1

煤烟型烟雾事件

自工业革命以来,煤的使用量猛增,大量燃煤严重污染了大气。自 19 世纪末开始,就发生过 20 多起烟雾事件,著名的有马斯河谷烟雾事件、多诺拉镇烟雾事件及英国伦敦烟雾事件。英国伦敦百年来(1873—1965)多次发生烟雾事件,最严重的一次发生在 1952 年 12 月 5—9 日,浓雾持续 5 天,伦敦住户的采暖壁炉排出大量的烟与浓雾混合,停滞于城市上空,整个城市被浓烟吞没,死亡人数高达 3500~4000 人。

思考:

是什么原因导致这类事件的发生?

包围地球表面并随地球旋转的空气层称为大气圈,其厚度为 2000~3000 km 以上,没有明显的上界,人类生活在大气的底部。大气是人类及其他生物赖以生存的外界环境因素之一,它的状态和变化,随时影响人类的活动及生存。

一、大气理化性状与健康

(一) 大气的化学性状与健康

大气中主要的化学成分为氧、氮、氩,三者占空气总量的 99.96%,分别为 20.93%、78.10%、0.93%;空气中还混有其他气体并含有一定杂质,其中 CO_2 约为 0.03%、水蒸气含量一般在 4%以下。一般情况下,正常成人一次吸入空气为 500 mL 左右,每天吸入空气 1.2 m^3,任何人为的和自然的因素都可以使空气的成分发生改变,但可通过空气运动、氧的循环和空气中氧的储备,使空气的基本组成保持相对恒定的状态。

1. 空气中的氧含量 空气中氧含量的波动范围很小,一般在 0.5%左右,人们通常感觉不出来,当空气中氧的含量降至 14%~15%时,对正常人群不会产生影响,若降至 10%时,可使人恶心、呕吐、记忆力减退等,当降至 7%~8%时,即可引起死亡,但氧浓度过高(超过 40%)时,可能对人体造成危害,尤其是氧压力过大或处于高氧环境过久,可导致气管炎、肺炎和肺水肿等的发生。

2. 空气中的二氧化碳含量 大气中的 CO_2 主要来源于燃料的燃烧、生物呼气等,通过植物的光合作用而被吸收利用。近年来,由于燃料的大量开采使用,产生大量 CO_2 排入大气,又因大面积森林的砍伐而缺乏足够的植物吸收它们,使大气中的 CO_2 含量上升,吸收红外线,形成温室效应,影响气候变化。

虽然室外大气中的 CO_2 逐年升高,但浓度相对较低,对机体健康影响很小,而在一些通风不良的公共场所、潜艇、深矿井、坑道等特殊密闭的环境中,CO_2 含量可明显增多。当 CO_2 达到 5%时,人们有发闷、不舒适的感觉;当空气中的 CO_2 浓度增至 8%时,呼吸开始受到抑制,机体机能发生障碍;若 CO_2 超过 8%时,就会发生意识消失,呼吸麻痹而死亡。

知识链接

大气的结构

从地球表面自下而上为对流层、平流层、中间层、暖层、逸散层。对流层紧靠地球表面,因这层空气对流很明显,故称为对流层。对流层的大气受地球影响较大,云、雾、雨等气象现象都发生在这一层内,水蒸气也几乎都在这一层存在。这一层的气温随高度的增加而降低,每升高 1000 m,温度下降 5~6 ℃,动植物的生存、人类的绝大多数活动都在此范围内。对流层之上为平流层,其空气比较稳定,呈水平流动。在平流层内水蒸气和尘埃较小。再往上为中间层,距地球表面 50~85 km,空气稀薄,气温随高度增加而迅速下降,空气垂直对流强烈。暖层,距地表 100~800 km,当它们受到阳光照射时,紫外线被该层中的氧原子大量吸收,因此温度升高,称为暖层。逸散层,为带电粒子所组成。

(二) 大气的物理性状与健康

大气的物理性状主要包括气象因素(气温、气湿、气流、气压)、太阳辐射和空气离子等。

1. 气象因素

（1）气温 人们对气温变化的适应有一定的范围，昼夜温差过大，人体的体温调节中枢可发生障碍，甚至影响健康。高温可致中暑，低温可致冻伤，低温伴高温引发关节炎、肌炎、陈旧性软组织损伤的复发和腰背疼痛。

（2）气湿 气湿指空气中的含水量，在任何气温条件下，潮湿的空气对人体健康的影响是不利的。低温潮湿易使机体着凉，发生支气管炎和风湿性疾病；高温潮湿易引起中暑，但过分干燥的空气（相对湿度低于 20%）往往使口腔、皮肤、黏膜干燥，甚至发生皲裂。

（3）气流 气流又称风。气流作用于人体可影响体表的散热和机体内物质代谢过程，一般认为室内气流以不大于 0.5 m/s 为宜。

（4）气压 气压的微小变化对健康人无不良影响，但对某些患有神经痛、关节炎、风湿性疾病的人或具有伤口、手术瘢痕者，可能有局部症状加剧或旧伤口疼痛现象。

知识链接

气温的垂直分布

标准大气压下，对流层内气温是随高度的增加而逐渐降低的。气温的垂直分布可出现三种情况。①气温随高度递减，此情况一般出现在晴朗的白天，风速小时，空气的垂直对流良好。②气温随高度递增，例如在无风、少云的夜晚，气层不断由下向上冷却，形成气温下低上高，称为逆温，大气污染的发生多与此有关。③气温不随高度变少，地面增温不显著，多见于多云夜晚时，云层的存在增强了大气的逆辐射，地面冷却不明显，风速较大加剧了上、下气层的交换，空气得到充分混合。

2. 太阳辐射（solar radiation） 太阳辐射是指来自太阳的以电磁波形式散布在宇宙空间的照射，是产生各种复杂天气现象的根本原因。由于大气层中灰尘、雾、水汽等能吸收太阳辐射，故仅有 43% 的能量到达地面。太阳光谱由红外线、可视线和紫外线组成。太阳辐射中的紫外线具有抗佝偻病作用、杀菌作用；长波紫外线还可增强免疫功能，提高人体对感染的抵抗力；紫外线可提高组织的氧化过程，增加血红蛋白，使血液中的红细胞和白细胞数目增多，加速创伤愈合。过强的紫外线可对机体造成损害，导致眼损伤、皮肤损伤，严重者可导致白内障和皮肤癌的发生；紫外线还可使大气中碳氢化合物与氮氧化物发生光化学反应而产生光化学烟雾（详见第四章环境与健康）。红外线可使组织均匀加温，血管扩张，促进新陈代谢，有消炎和镇痛作用，在医学上用于治疗冻伤、某些慢性皮肤疾病和神经痛等。过量红外线照射可导致组织损伤，引起日光性皮炎、日光性眼炎、白内障和中暑等。

3. 空气离子 大气中带电荷的物质统称为空气离子（air ion）。根据空气离子的大小及运动速度，近地表大气中的空气离子可分为轻离子和重离子。轻离子与空气中的悬浮颗粒或水滴结合，形成重离子。因此，新鲜的清洁空气中轻离子浓度高，而污染的空气中轻离子浓度低。空气中重离子数与轻离子数之比小于 50 时，则空气较为清洁。

根据空气离子携带电荷的性质分为正（阳）、负（阴）离子。一般认为，在一定浓度下（2×10^4 个/cm^3～3×10^5 个/cm^3），负离子对机体呈现良好作用，主要为：调节中枢神经的兴奋和抑制作用;刺激骨髓造血功能,使异常血液成分趋于正常;降低血压;改善肺的换气功能,促进气管纤毛运动;促进组织细胞生物氧化、还原过程。因此,空气负离子能改善睡眠、振奋精神、提高工作能力,同时还有一定的镇静、镇痛作用。在临床上,空气离子疗法作为呼吸系统、循环系统等疾病的辅助治疗手段,可使一些疾病好转或病情减轻。而正离子则相反,对机体产生不良影响。但如果空气离子浓度超过 10^6 个/cm³ 时,不论正负离子均对机体产生不良影响。

二、大气污染与健康

(一)大气污染的概念

国际标准化组织对大气污染(air pollution)的定义为:"由于人类活动和自然过程引起某种物质进入大气中,呈现出足够的浓度,达到足够的时间,并因此而危害了人体健康、舒适感和环境。"大气污染包括天然污染和人为污染两大类。天然污染主要由于自然原因形成,如沙尘暴、火山爆发、森林火灾等;人为污染是由人们的生产和生活活动造成的,可来自固定污染源(如烟囱)和流动污染源(如汽车、火车等)。相比之下,人为污染的来源更多、范围更广。

(二)大气污染的来源及种类

1. 大气污染的来源

(1)工农业生产　各种工业企业是大气污染的主要来源,也是大气卫生防护的重点。工业企业排放的污染物主要来源于燃料的燃烧(大气污染的主要来源)和工业生产过程;此外,农业生产中化肥、农药的喷洒及秸秆的焚烧也会造成大气的污染。

(2)交通运输　主要指飞机、汽车、火车、轮船和摩托车等交通运输工具排放的污染物。这些交通工具的主要燃料是汽油、柴油等石油制品,燃烧后能产生大量的颗粒物、NO_x、CO、多环芳烃和醛类。随着经济水平的提高,我国机动车数量以每年 12.24% 的速度递增,汽车尾气排放已成为我国许多大城市大气污染的主要来源之一。

(3)生活炉灶和采暖锅炉　生活炉灶使用煤、液化石油气、煤气和天然气,采暖锅炉以煤或石油产品为燃料,如果燃烧设备效率低,或燃烧不完全,或烟囱高度低或无烟囱时,可造成大量污染物低空排放。

(4)其他　地面尘土飞扬或土壤及固体废弃物被大风刮起、意外事件、火葬场、垃圾焚烧炉等,均可使有害物质进入大气。

2. 大气污染物的种类　大气污染物按其性质可分为物理性(噪声、电磁波等)、生物性(经空气传播的病原微生物和植物花粉)、化学性三类,其中以化学性污染物种类最多,污染范围最广。根据大气污染物在大气中的存在形态,可将其分为气态和气溶胶,气溶胶状态的大气污染物,常被称为大气颗粒物(particulate matter);根据大气污染物的形成过程是否发生变化又分为一次污染物与二次污染物。

知识链接

燃料的燃烧

燃料的充分燃烧,必须达到四个基本条件,即足够的氧气,足够的燃烧温度,充分的燃烧时间,保证燃料的每个部分都能具有充分燃烧的条件。以上任何一个基本条件不符合要求,燃烧就不会完全,从而产生各种燃烧不完全产物。燃烧完全产物主要有 CO_2、SO_2、NO_2、水汽、灰分等,燃烧不完全产物的种类和数量,视杂物种类、燃烧不完全的程度而不同,常见的有 CO、硫氧化物、氮氧化物、醛类、炭粒、多环芳烃等。

(1) 气态污染物　包括气体和蒸气。气体是物质在常温、常压下所形成的气态形式,蒸气是某些固态或液态物质受热后,引起固体升华或液体挥发而形成的气态物质,如汞蒸气等。气态污染物主要包括含硫化合物(如 SO_2、SO_3、H_2S 等,其中 SO_2 的数量最大、危害也最严重)、含氮化合物(主要有 NO、NO_2 和 NH_3 等)、碳氧化合物(主要是 CO、CO_2)、碳氢化合物(包括烃类、醇类、酮类、酯类及胺类)、卤素化合物(主要是含氯和含氟化合物)。

(2) 大气颗粒物　粒径是大气颗粒物最重要的性质,它与大气颗粒物在空气中的停留时间、沉降速度、进入呼吸道的可能性以及在呼吸道的沉积部位有关。大气颗粒物一般根据粒径大小分为总悬浮颗粒物(粒径≤100 μm 的颗粒物,包括液体、固体或液体和固体结合存在的,并悬浮在空气中的颗粒)、可吸入颗粒物(粒径≤10 μm 的颗粒物,因它能进入人体呼吸道而得名,又因它能长期飘浮在空气中,也称为飘尘)、细颗粒物(粒径≤2.5 μm 的颗粒物,在空气中悬浮的时间更长,易滞留在终末细支气管和肺泡中,某些较细的部分还可穿透肺泡进入血液,并更易于吸附各种有毒的有机物和重金属元素)、超细颗粒物(粒径≤0.1 μm 的大气颗粒物,主要来自汽车尾气)。

(3) 一次污染物和二次污染物　由污染源直接排入大气环境中,其物理和化学性质均未发生变化的污染物称为一次污染物;排入大气的污染物在物理、化学等因素的作用下发生变化,或与环境中的其他物质发生反应所形成的理化性质不同于一次污染物的新的污染物,称为二次污染物。常见二次污染物如二氧化硫氧化遇水形成的硫酸,汽车尾气中的氮氧化物和挥发性有机物在日光紫外线的照射下,经过一系列光化学反应生成的臭氧、醛类及过氧酰基硝酸酯。一般来说,二次污染物对环境和人体的危害要比一次污染物大。

(三) 大气污染的危害

大气污染物可通过人的呼吸直接进入人体,也可附着在食物上或溶于水中,随饮食而侵入人体,也可通过接触或刺激皮肤而进入人体。其中通过呼吸进入人体是主要的途径,产生的危害也最大。常见危害有急性危害(如煤烟型烟雾事件、光化学型烟雾事件、事故排放)、慢性危害(如大气污染可引起慢性中毒、可影响呼吸系统功能、可降低机体抵抗力、可引起变态反应等,但大多表现为呼吸道疾病)、远期危害,也造成间接危害,如酸雨、温室效应、破坏臭氧层,影响小气候和太阳辐射等。

知识链接

慢性阻塞性肺病(chronic obstructive pulmonary diseases,COPD)

慢性阻塞性肺病是一组以肺实质与小气道受到病理损害后,导致慢性不可逆性气道阻塞、呼气阻力增加、肺功能不全为共同特征的肺疾病的统称,主要指慢性支气管炎、肺气肿、支气管哮喘、支气管扩张。慢性阻塞性肺病患病人数多,死亡率高,社会经济负担重,已成为一个重要的公共卫生问题。据世界卫生组织估计,2 亿 1 千万人患有轻度至严重的慢性阻塞性肺病。在 2005 年,有 300 多万人死于慢性阻塞性肺病,占全球所有死亡人数的 5%。近 90% 的慢性阻塞性肺病死亡发生在中低收入国家。

三、常见的大气污染物及危害

(一) 颗粒物

大气中的颗粒物一方面可来自自然界的风沙、扬尘、火山爆发、森林火灾等,另一方面人类在生产和生活中使用各种燃料,煤、液化石油气、煤气、天然气和石油的燃烧构成了大气颗粒物的重要来源,这些颗粒物常含有特殊的有害物质,如铅、氟、砷、氧化剂等,颗粒物是我国大多数城市的首要污染物,是影响城市空气质量的主要因素。

颗粒物的化学成分多达数百种以上,可分为有机物和无机物两大类,颗粒物的毒性与其化学成分密切相关。颗粒物的无机成分主要是金属、金属氧化物、无机离子等,一般来说,自然界的颗粒物所含无机成分较多;颗粒物的有机成分包括碳氢化合物,羟基化合物,含氮、含氧、含硫的有机物,有机金属化合物,有机卤素等,来自煤和石油燃料的燃烧及焦化、石油等工业的颗粒物,其有机成分含量较高,其中以多环芳烃类最引人注意。

(二) 二氧化硫

二氧化硫为无色气体,有刺激性气味,比重 1.4337,易溶于水,并且可溶于乙醇和乙醚。大气中的 SO_2 主要来自于燃煤(70%),约 26% 来自有色金属冶炼、钢铁、化工、炼油和硫酸厂等生产过程,其他来源仅占 4%;小型取暖锅炉和民用煤炉是地面低空 SO_2 污染的主要来源。SO_2 在大气中可氧化为 SO_3,再溶于水汽中形成硫酸雾,是二次污染物。

SO_2 浓度为 $(1\sim5)\times10^{-6}$ g/mL 时人可闻到臭味,长期吸入可引起心悸、呼吸困难等心肺疾病,重者引起反射性声带痉挛、喉头水肿甚至窒息。SO_2 在大气中能氧化成 SO_3,形成酸雨,不仅对人产生损伤,同时还对植物、建筑物形成腐蚀作用;SO_2 具有很强的刺激作用,刺激眼结膜和鼻咽部黏膜,SO_2 长期作用,人群易患慢性阻塞性肺病;SO_2 与烟尘共存时发生联合作用,危害严重;SO_2 还具有致敏感作用和促癌作用。

(三) 氮氧化物

氮氧化物是 NO、NO_2、N_2O_5 等氮氧化物的总称,其中以 NO、NO_2 为主,大气中的氮氧化物主要来自自然界、工业企业、交通运输。NO_2 的毒性比 NO 高 $4\sim5$ 倍,对机体的呼吸系统产生急性或慢性的不良影响。NO_2 较难溶于水,故对上呼吸道和眼睛的刺激作用较小,主要作用于呼吸道深部、细支气管及肺泡,低浓度可发生肺气肿等症状,高浓度时引起肺水肿,严重时引起慢性阻塞性肺病;NO 引起高铁血红蛋白血症及中枢神经损害。NO_2 与大气中的 SO_2、O_3 分别具有相加和协同作用,造成呼吸道阻力增加以及对感染的抵抗力降低。

(四) 光化学烟雾

光化学烟雾是二次污染物,是由于汽车尾气中的氮氧化物和挥发性有机物在太阳紫外线的照射下,经过一系列的光化学反应生成的刺激性很强的浅蓝色烟雾,主要成分为臭氧、醛类和过氧酰基硝酸酯。光化学烟雾最早出现在美国的洛杉矶,先后于 1943、1946、1954、1955 年在当地发生光化学烟雾事件。光化学烟雾对眼睛、黏膜具有强烈的刺激作用,浓度高时引起哮喘发作、头痛、肺气肿、肺水肿,影响细胞新陈代谢,加速衰老,对微生物、植物、昆虫及哺乳动物细胞有致突变作用。

第二节　饮水卫生与健康

 案例 5-2

我国水环境形势严峻

　　我国是干旱缺水严重的国家,淡水资源总量为 2800×10^9 m³,占全球水资源的 6%,居世界第 4 位,但人均水资源量只有 2300 m³,仅为世界人均水资源量的 1/4,是全球人均水资源最贫乏的国家之一。2011 年,全国地表水总体为轻度污染。湖泊(水库)富营养化问题仍突出。长江、珠江等河流水质总体良好,黄河、松花江、淮河、辽河水系总体为轻度污染,海河水系总体为中度污染,重点城市集中式饮用水源地水质总体良好,近岸海域海水水质有所改善,2011 年全国废水排放总量为 652.1 亿吨,化学需氧量排放总量为 2499.9 万吨,氨氮排放总量为 260.4 万吨。

　　思考:

　　水污染的危害有哪些?如何才能获得满足需要的安全饮用水?

一、水源选择及卫生防护

(一)水源的种类及其卫生学特征

生活饮用水根据其来源,分为三类。

1. 降水　指雨水和雪水。其特点为,水量不稳定,易受污染,水中含氧量高,硬度低。

2. 地面水　指江水、河水、湖水、塘水、水库水、沟水。水中含有大量杂质和悬浮物质,水质受季节、气候及周围环境的影响较大,易受污染,但硬度低,取用方便。

(1)江河水　含有大量泥沙和杂质,水混浊带色,微生物含量高;水流动性强,自净能力强;由于流程长,易受污染。

(2)湖水　流动性小,水质较清,大量悬浮物质生长,易受污染,如果大量有机物及含氮、磷的废水进入湖水,出现富营养化现象,可导致水生态被破坏。

(3)水库水　与湖水相比,流动性更小,富营养化现象不易出现,水质与江河水接近,但感官性状要好。

3. 地下水　由于降水和地面水经土壤地层渗透到地面以下而形成的水体。地下水感官性状较好,微生物含量少,硬度高,一般不易受污染,是水质最好的水源。但如果补给区的水土被污染,就会污染地下水,并且一但被污染就不易被消除治理。

(二)水源选择的原则

1. 水量充足 水源水量,应能满足城镇或居民点的总用水量,并考虑到近期和远期城镇人口的发展,而且要保证在枯水季节所需要的水量,一般要求95％保证率的枯水流量大于设计总用水量。

2. 水质良好 要保证送到用户的水能达到规定的水质卫生标准。净化消毒能力强的可适当降低要求。

3. 便于防护 水源一旦选定,为防止水源受到污染,按《饮用水水源保护区污染防治管理规定》中的要求,设置水源防护区,把一切污染水源的污染源搬走,取水点设置在城镇和工矿企业的上游。

4. 经济合理 考虑到取水、净化、消毒、输送等在技术上的可行性,同时考虑经济上合理,做到投资少,效益高。

根据水源选择的原则及不同水源的卫生特征,一般按泉水、深层地下水、浅层地下水的次序首选地下水,其次按江河、水库、湖泊、池塘的次序选择地面水,最后考虑雨、雪水。

(三)水源水的卫生防护

生活饮用水的水源,必须设置卫生防护地带。

集中式给水水源卫生防护措施如下。

(1)地面水 取水点周围半径100 m的水域内,严禁捕捞、停靠船只、游泳和从事可能污染水源的任何活动,并由供水单位设置明显的范围标志和严禁事项的告示牌;取水点上游1000 m至下游100 m的水域,不得排入工业废水和生活污水,其沿岸防护范围内不得堆放废渣,不得设立有害化学物品仓库、堆栈或装卸垃圾、粪便和有毒物品的码头,不得使用工业废水或生活污水灌溉及施用难降解或剧毒的农药,不得从事放牧等有可能污染该段水域水质的活动;供生活饮用的水库和湖泊,应根据不同情况的需要,将取水点周围部分水域或整个水域及其沿岸划为卫生防护地带,并按上述要求执行;受潮汐影响的河流取水点上、下游及其沿岸防护范围,由供水单位会同卫生防疫站、环境卫生监测站根据具体情况研究确定;以河流为给水水源的集中式给水,由供水单位会同卫生、环境保护等部门,根据实际需要,可把取水点上游1000 m以外的一定范围河段划为水源保护区,严格控制上游污染物排放量。

(2)地下水 防护措施与地面水的水厂生产区要求相同。

分散式给水水源的卫生防护地带,以地面水为水源时参照上述标准,以地下水为水源时,水井周围30 m的范围内,不得设置渗水厕所、渗水坑、粪坑、垃圾堆和废渣堆等污染源,并建立卫生检查制度。

知识链接

我国水资源存在的问题

①北方资源型缺水:长江流域及以南地区人口占全国的54％,水资源占81％,北方人口占46％,水资源仅有19％。②全国水质型缺水,南方尤为严重:南方地区不注意污水的处理,影响水资源的有效性,造成有水不能用,形成水质型缺水。③中西部工

程型缺水：水工程投资额大，回报率不高，政府投入有限，由于工程滞后造成的工程型缺水在中西部尤为明显。④日益严重的自然灾害造成的缺水：受大陆季风气候的影响，我国水资源在季节上分布极不均匀，半枯半涝。

二、水体污染与健康的关系

（一）介水传染病

通过饮用或接触受病原体污染的水而传播的疾病，又称水性传染病。据报道有 40 多种传染病是通过水传播的，介水传染病的病原体主要有三类：①细菌，如伤寒杆菌、霍乱弧菌、痢疾杆菌等；②病毒，如甲型肝炎病毒、脊髓灰质炎病毒、柯萨奇病毒和腺病毒等；③原虫，如溶组织阿米巴原虫、血吸虫等。它们主要来自于人类粪便，生活污水，医院以及畜牧屠宰、皮革和食品工业等排放的废水。

介水传染病发生的原因有两个：①水源受病原体污染后，未经妥善处理和消毒即供居民饮用；②处理后的饮用水在输配水和储水过程中重新被病原体污染。

介水传染病一般来势凶猛，危害较大，以肠道传染病多见，并且发病人数多，影响范围广，如印度新德里暴发的传染性肝炎，170 万人中出现黄疸病例就有 29300 人。

（二）生物地球化学性疾病

由于地理地质原因，使地壳表面的元素分布不均衡，致使有的地区土壤和水中某些元素含量过高或过少，导致该地区人群中发生某种特异性疾病，称为生物地球化学性疾病。常见的有地方性氟病（长期摄入过量氟导致的一种慢性全身性疾病，主要表现为氟斑牙和氟骨症）、碘缺乏病、地方性砷中毒。

（三）化学性污染对健康的影响

引起机体发生急、慢性中毒及远期危害，详见第四章"环境与健康"。

（四）饮水氯化消毒副产物与健康的关系

氯化消毒副产物 DBPs 是指在氯化消毒过程中所产生的卤代烃类化合物，在氯化消毒水中最常见的氯化消毒副产物是三卤甲烷、卤乙酸，它们中有很多在动物试验中具有致突变性和（或）致癌性，有的还有致畸性和（或）神经毒性作用。其中酸性氯化呋喃具有很强的致突变性。

氯化饮用水与人群癌症关系，多数认为饮用氯化水与某些癌症发病率增加有关，在长期饮用氯化自来水的地区，其膀胱癌和直肠癌的发病率较对照组高，但亦有人持相反观点；此外，饮用氯化水可以导致脂肪代谢改变，并对生殖有影响，如新生儿体重减轻，早熟或胎儿生长延迟等，从保护人群健康出发，在氯化消毒时应尽量降低副产物。

我国常用饮水消毒方法为氯化消毒方法，目前减少氯化副产物的措施如下：采用生物活性炭法除去或降低有机前体物含量；通过颗粒活性炭过滤来降低或除去氯化副产物；改变传统氯化消毒工艺，如避免预氯化，采用中途加氯法；采用其他消毒方法如臭氧、二氧化氯法等减少氯化副产物的形成。

(五)高层建筑二次供水污染与健康

高层建筑二次供水是指供水单位将来自集中式供水或自备水源的生活饮用水,储存于水箱或储水池中,再通过机械加压和凭借高层建筑形成的自然压差,二次输水送到水站或用户的供水系统。二次供水污染对健康的影响,取决于污染的来源及污染物的性质,生物性污染引起介水传染病,水箱材质不佳如铅、镉、砷过多,可导致慢性危害。

三、饮用水的基本卫生要求及水质卫生标准

(一)饮用水的基本卫生要求

1. 流行病学安全 饮用水不得含有病原微生物和寄生虫卵,以防止介水传染病的发生和传播。

2. 化学组成无毒害 饮用水中应含有适量的人体必需的微量元素。有毒、有害化学物质及放射性物质的含量应控制在安全限值内,以防止对人体造成急性、慢性中毒及任何潜在性危害。

知识链接

烧开水有学问,煮沸喝也未必安全

喝自己烧的开水健康又环保,这个观点已经被越来越多的人接受。不过,烧开水也有一定的学问。自来水中含有氯,水没有达到沸点,氯并不会挥发到空气中,对人体没有危害。但如果将自来水煮沸,而且继续煮沸一段时间,自来水中的氯就会发生化学变化,变成一种叫三氯甲烷的化合物,具有肝毒性、肾毒性及致癌性。三氯甲烷会随着温度升高而大量蒸发,所以在家中烧开水、煮汤、煮粥时,一定要打开抽油烟机并保持厨房通风,水烧开后 2 min 即可关火。尤其在大雨过后,自来水中的氯会更多一些,所以烧水时更应注意通风问题。

---

3. 感官性状良好 饮用水应透明、无色、无臭、无异味,无任何肉眼可见物,为人们乐于饮用。

4. 取用方便 饮用水应取用便利,水量应能满足居民饮用、食物加工、个人卫生、洗涤清扫等各方面的需要。据 Gleik 等学者的研究,满足这些基本需要的总用水量为每人每日 50 L。此外,居民的用水量还受气候、卫生设备条件、经济水平、生活习惯等因素的影响。实际给水量,一般按一年内用水量最多的一天来计算。我国居民最高日用水量,粗略估计为每人 40~80 L。

(二)生活饮用水的水质标准

我国生活饮用水水质标准的制定是根据其基本要求为原则所规定的水质检验与评价的具体要求,旨在保证饮用水安全,保护人民身体健康。我国现行的生活饮用水水质标准是 2006 年底颁布的新的《生活饮用水的卫生标准》(GB 5749—2006),水质标准项目由 1985 年的 35 项增至 106 项,分为常规指标和非常规指标。常规指标包括 4 组,即

微生物指标、毒理指标、感官性状和一般化学指标、放射性指标；非常规指标包括 64 项（附录 A）。

1. 微生物指标

（1）总大肠菌群 一群在 37 ℃培养 24～48 h 能发酵乳糖产酸产气的革兰氏阴性无芽孢杆菌。它可作为评价水体是否受到粪便污染的指示菌，水质标准中规定每 100 mL 水样中不得检出。但是，水中总大肠菌群不只来自人和温血动物的粪便污染，还可能来自植物和土壤的天然存在。

（2）耐热大肠菌群 粪大肠菌群，来源于人和温血动物粪便，特点为可在 44.5 ℃温度下生长，是判断水质是否受到人畜粪便污染的特异指标。检出粪大肠菌群表示水体已被粪便污染，有可能存在肠道致病菌和寄生虫等病原体的危险。水质标准中规定每 100 mL 水样中不得检出耐热大肠菌群。

（3）大肠埃希菌 习惯上称为大肠杆菌，存在于人和动物的肠道中，是判断饮用水是否存在粪便污染的重要微生物指标。水质标准中规定每 100 mL 水样中不得检出大肠埃希菌。

（4）菌落总数 1 mL 水样在普通琼脂培养基上，于 37 ℃培养 24 h 所生长的细菌菌落总数，是评价水质清洁度和考核净化效果的指标。菌落总数增多说明水被污染，但不能说明污染的来源，必须结合总大肠菌群指标来判断污染的来源和安全程度。饮用水标准规定每毫升水样菌落总数不得超过 100 CFU。

以上指标均是间接指标，符合微生物指标标准的饮用水在细菌学上是安全的，但是由于病毒对氯的抵抗力高于细菌，所以在防止肠道病毒疾病传播上，以上指标仍存在问题。目前，在我国普遍常规消毒情况下，尚不宜提倡直接饮用自来水。

2. 毒理指标 见附录 A。

3. 感官性状和一般化学指标 见附录 A。

4. 放射性指标 正常情况下，生活饮用水中放射性浓度很低。核能的开采、利用和放射性核素的加工、使用等，可使水源遭受放射性废水、废渣的污染，而存在放射性损伤的危险。水质标准中规定，总 α 放射性不超过 0.5 Bq/L，总 β 放射性不超过 1 Bq/L。

四、生活饮用水的净化与消毒

自然界中的水源水，一般情况下水质不能达到生活饮用水水质标准的要求，必须加以净化，消毒处理。

（一）水的净化

水的净化目的是除去水中的各种悬浮物质、胶体物质和部分病原体，改善水的感官性状，常用的方法包括沉淀、过滤。

1. 沉淀 水中的悬浮物质凭着本身的重力作用逐步下沉而使水澄清，叫做自然沉淀。但是，颗粒小的悬浮物、硅胶、极细的黏土和腐殖质等因本身重量小，难以自然沉淀，需加混凝剂进行混凝沉淀才能加以去除，此过程称为混凝沉淀。通过混凝沉淀可使混浊度降低和去除部分病原体。常用混凝剂有硫酸铝、硫酸钾铝（明矾）、碱式氯化铝，此外还有硫酸亚铁、三氯化铁等。

2. 过滤 使水通过砂层等多孔滤料截除悬浮物的过程。混凝沉淀后悬浮物和水混在一起,用过滤方法进行分离,其基本作用如下。①筛除作用:水中大于滤料间空隙的悬浮颗粒不能通过而被机械阻留在滤料表面,首先大于滤料孔隙的悬浮颗粒被阻留,随后滤层的孔隙逐渐变小,较小的颗粒也被截留。②接触凝聚作用:水中杂质微粒和细小絮状体,随着水流在滤料孔隙内流动,由于孔隙内的水流呈层流状态,使微小颗粒如絮状物不断旋转,当接触滤料时被吸附在滤料表层,因为这种凝聚是以滤料为接触介质的,故称为接触凝聚作用。通过过滤可除去80%～90%以上的细菌和99%左右的悬浮物,使饮水达到感官性状标准。集中式给水系统,可使用各种形式的砂滤池,分散式给水,可在地面水岸边修建砂滤井进行过滤取水,小规模时可采用砂滤缸法。

(二) 水的消毒

原水经混凝沉淀和过滤处理后,虽能除去大部分微生物,但大多难以达到水质标准中的微生物指标要求,故为了保证饮用水在流行病学上安全,水净化处理后还必须消毒。某些地下水可不经过净化处理,但仍需消毒。

水的消毒方法有两类:一是物理法,如煮沸、紫外线照射、超声波杀菌等;另一类是化学法,如用氯、二氧化氯、臭氧、溴、碘及某些金属离子等消毒。我国应用最广的是氯化消毒。

氯化消毒是指应用氯或氯制剂进行饮水消毒的方法。

氯是一种有毒气体,具有很强的氧化能力,在常温下为黄绿色气体,有强烈的刺激性及特殊的臭味。在6～8个大气压下,可变成液态氯,体积缩小99.8%,灌入钢瓶,便于储存和运输。

除此以外,用于饮水消毒的含氯化合物还有漂白粉[$Ca(OCl)Cl$]和漂白粉精[$Ca(OCl)_2$]等,这些含氯化合物分子团中氯的价数大于-1者称为有效氯,具有杀菌作用。漂白粉的有效氯为25%～30%,漂白粉精含有效氯60%～70%。这些含氯化合物性质不稳定,光、热、潮湿和空气都易使有效氯含量减少,当含量减少到15%时就不宜用于饮水消毒。因此,漂白粉应密封、避光,保存在干燥、通风阴凉的地方,储存时间不宜太长。

1. 氯化消毒的原理 各种氯化消毒剂在水中都能水解生成次氯酸($HOCl$),次氯酸分子体积小,电荷呈中性,能穿透细菌的细胞壁,损害细胞膜,导致细菌内蛋白质、RNA、DNA等内容物渗出,特别是能氧化磷酸葡萄糖脱氢酶中的巯基,使细菌糖代谢发生障碍而死亡;病毒缺乏复杂酶系,对氯抵抗力较细菌强,氯对病毒的作用,多半在于对核酸的致死性损害。

化学方程式如下:

$$Cl_2 + H_2O \longrightarrow HOCl + HCl$$
$$2Ca(OCl)Cl + 2H_2O \longrightarrow Ca(OH)_2 + 2HOCl + CaCl_2$$

次氯酸根离子(OCl^-)也具有杀菌能力,但因它带负电难以接近细菌,所以其杀菌效力仅为次氯酸的1/80。

2. 影响氯化消毒效果的因素

(1) 加氯量和接触时间 加氯量即加入水中的总氯量,为保证氯化消毒的效果,加氯量应当是需氯量与余氯的总和,并可适当延长接触时间。需氯量是因杀菌、氧化有机物和还原性无机物所消耗的氯量。一般要求,在接触30 min后,游离性余氯(指 $HOCl$ 和 Cl^-)

的含量为 $0.3 \sim 0.5$ mg/L,在接触 1 h 后,化合性余氯(指 NH_2Cl 和 $NHCl_2$)的含量为 $1 \sim 2$ mg/L。

(2)水的 pH 值 次氯酸是弱电解质,在水中按下式电离:

$$HOCl \rightleftharpoons H^+ + OCl^-$$

在酸性条件下,水中主要以 HOCl 为主,杀菌效率高;在碱性条件下,主要以 OCl^- 为主,杀菌效率低。因此,消毒水的 pH 值不宜太高。但 pH 值过低,又会腐蚀输水管网。

(3)水温 水温高、杀菌作用快。在 $0 \sim 5$ ℃杀灭大肠杆菌的时间比在 $22 \sim 25$ ℃长 3 倍。

(4)水的浑浊度 用氯消毒时,必须使次氯酸和次氯酸根离子直接与水中细菌接触才能达到杀菌效果。浑浊度高,细菌可吸附在悬浮颗上,使氯的作用达不到细菌本身,从而使消毒效果降低。

(5)水中微生物的种类和数量 不同微生物对氯的耐受性不同,一般来说,大肠杆菌抵抗力最低,原虫包囊的抵抗力最强,病毒介于二者之间。若消毒前微生物种类多,细菌数量太多,则消毒后难以达到卫生标准的要求。

3. 氯化消毒方法 集中式给水多用液氯消毒,一般用真空加氯机或转子加氯机投氯。分散式给水可用漂白粉或漂白粉精。常量氯化消毒法的加氯量一般为 $1 \sim 2$ mg/L,水质较差者为 5 mg/L。

第三节　住宅与健康

 案例 5-3

我国已进入了室内空气污染时代

一个在银屏上身手矫健、舞姿翩跹、灵动飘逸的健美操教练,突然因病去世消失在人们的视野中,她就是家喻户晓的电视健美明星马华。在令人惋惜之余,人们不禁这样追问:究竟是谁"杀害"了马华? 真相公布后,人们无法相信:使马华命丧黄泉的,竟是一个看不见的"杀手"——甲醛! 由于马华居室内的甲醛严重超标,最终诱发了白血病而导致死亡。

有这样一组数字:目前中国每年因装修污染引起上呼吸道感染而致死亡的儿童约有 210 万,其中 100 多万 5 岁以下儿童的死因与室内空气污染有关。

思考:

室内空气污染的来源有哪些? 如何防治室内空气污染?

一、住宅的基本卫生要求

我国幅员辽阔,地理气候相差悬殊,生活习惯、经济与文化发展水平各异,各地的建筑风格也有很大差别,因此难以对住宅的具体规模及配置作出统一的要求,但应基本满足以下卫生要求。

（1）小气候适宜　冬暖夏凉，住宅干燥，防止潮湿，必要时应有通风、采暖、防寒、隔热等设备。

（2）采光照明良好　充分利用自然采光，晚间照明适当。

（3）空气清洁卫生　避免室外空气的污染，可适当地进行通风换气。

（4）环境安静整洁　避免各种噪音，保持清洁卫生。

（5）卫生设施齐全　应有上、下水道和其他卫生设施。

（6）防止疾病传播　有防止昆虫、动物侵扰和隔离病原体的设备。

（7）尽量接近自然　有足够的绿化场地，尽可能多地与大自然接近。

二、住宅设计的卫生要求

住宅的平面配置主要包括住宅的朝向、住宅的间距、住宅内各户之间的关系和住宅中各类房间的配置等。

（1）住宅的朝向　住宅建筑物主室窗户所面对的方向。它对住宅的日照、采光、通风、小气候和空气清洁程度都能产生影响，它选择的原则是使居室冬季得到尽量多的日照，夏季避免过多的日照，同时有利于自然通风的要求。日照情况取决于建筑物所在的地理纬度、季节和太阳的方位与高度，以及住宅本身的朝向。我国大部分地区在北纬45°以南，因此，从日照考虑，住宅楼的长轴应采用东西走向，即住宅主要房间朝南。同时，从通风角度出发，南方住宅应面向当地夏季主导风向，以利通风散热。

（2）住宅的间距　用日照卫生间距来衡量，即前后建筑物间距与前排建筑物的高度的比值称为日照卫生间距。根据最小日照时数3 h的标准，南方日照卫生间距不应小于1.5倍，北方不应小于2倍。

（3）住宅内各户之间的关系，以每户都有一个安静的环境为宜。

（4）住宅中房间的配置　每户住宅应有各个住房独用的成套房间，包括主室和辅室。主室主要包括客厅、卧室（卧室的数目根据家庭情况而定）、书房等，我国国内每户住宅以两室一厅或三室一厅为多见，有条件的可为二室二厅二卫及三室二厅二卫，应尽可能在每一卧室旁设一卫生间和分出一室为书房。辅室包括厨房、卫生间、储藏室、过道、室外活动空间等。储藏室包括壁柜、阁楼或地下室，它们有助于保持居室整洁；过道是住宅入口和通往各室的通道，连接各室又保证各室之间互不干扰；室外活动空间包括阳台、外走廊或底层住宅的小院。主室和辅室应充分分开，两个卧室之间也要充分隔离，以避免互相干扰，卧室应配置最好的朝向。主室和厨房应能直接采光、厨房和卫生间应能良好地通风。夏季在炎热地区应形成良好的穿堂风。总之，房间的配置要因地而宜，合理设计。

三、室内空气污染与健康

20世纪中叶，专家们已认识到室内空气污染有时比室外严重。近二十多年来，室内空气质量的卫生问题已经成为大家极为关注的环境卫生问题之一，这是因为：第一，室内环境是人们接触最密切的外环境之一，尤其是老、弱、病、残、幼、孕等人群在室内生活的时间更长，室内空气质量对他们更为重要；第二，室内污染物的来源和种类越来越多，并且随着人们生活水平的不断提高,室内化学物品和建筑材料的种类和数量比以往明显增多;第三,建筑物密闭程度增加,使室内污染不易排出,室外新鲜空气也不能正常进入,增加了室内人群与污染物的接触机会。

室内主要是指居室内,广义上说,也包括办公室、会议室、教室、医院等室内环境,以及旅馆、影剧院、图书馆、商店、体育馆、健身房、修车室、候车室等各种公共场所的室内环境。

(一)室内空气污染的来源

1. 生活炉灶 各种燃料燃烧产生的烟雾,以及烹调时食用油和食物加热后产生的烟雾都是经过高温反应引起的,它们的主要成分为 CO、CO_2、SO_2、NO_x、烃类等。

2. 室内人体排放 人体排出大量代谢废弃物以及谈话时喷出的飞沫都是室内空气污染的来源。人的呼吸可向空气中排放 CO_2、氨类等多种内源性有害代谢气体、水蒸气等,并使空气氧含量减少。呼吸道传染病病人及病原携带者谈话、咳嗽、打喷嚏时,随飞沫可排出病原体。人的排汗、皮肤脱落碎屑,亦可散发出气味。

3. 烟草烟雾 烟草在燃烧时局部温度可达 $900\sim1000$ ℃,通过热分解与热化合而形成大量有害化合物。烟草中的有害成分可达数千种,如氮氧化物、CO、氰化物、亚硝胺、氨、烃、酚、醛、烟焦油和烟碱,其中包括致癌物如多环芳烃、挥发性亚硝胺、砷、镉等。

4. 建筑材料和装饰物品 随着经济的发展和人们生活水平的提高,大量新的化学物质被引入建筑材料、室内装饰和家具制品中,若处理不当,则可污染室内,如泡沫塑料、刨花板、胶合板、塑料贴面、化纤地板、油漆涂料,其中特别应引起注意的是甲醛和氡。甲醛主要用来生产脲醛树脂和酚醛树脂等黏合剂,生产泡沫塑料与壁纸。氡主要来自砖、混凝土、石块、土壤及粉煤的预制构件中。以含有镭、钍等氡母元素的石材为建筑材料时,室内氡污染会更严重。

5. 室外空气污染 工业、交通运输排出的污染物,如二氧化硫、氮氧化物、一氧化碳、颗粒物等是室外空气污染的一个重要方面。1984 年印度博帕尔市农药厂发生的异氰酸甲酯(MIC)泄漏事件,覆盖全市范围的毒气,使生活在该市住宅中的居民都受到了不同程度的影响,共 2500 余人丧生,20 余万人中毒,是人类历史上至今最惨痛、最典型的一次室外污染源引起的室内外居民中毒的事件。另一方面,植物花粉、孢子、动物毛屑、昆虫鳞片等变应原物质,以及从水管中引入的致病菌或化学污染物,还有从衣服中带入的各种污染物等,也是室外污染的重要途径。

6. 其他 家用化学品的使用,包括各种杀虫剂、清洁剂、化妆品等,可造成 VOC 污染。微波炉、电磁炉、电脑等家用电器,可增加人们接触电离辐射的机会。空调使用不当,会造成室内空气质量下降。猫、狗、鸟、鱼等家养宠物,不但可以传播传染病,如巴斯德菌病、支原体病、鹦鹉热等,也是室内空气污染的来源。

(二)室内空气污染的危害

室内空气污染物种类较多,可使机体诱发癌症、引起中毒性疾病、引起不良建筑物综合征、传播传染病及诱发呼吸道感染、引起变态反应。其中甲醛、氡、苯及其同系物、氨对人的危害更为严重,被称为室内四大"毒气"。室内空气污染物来源如表 5-1 所示。室内空气污染物对健康的损害主要表现在以下几个方面。

表 5-1 室内常见污染及来源

种　类	来　源
甲醛	人造木板、装修材料及组合家具的胶合板等的黏合剂
苯及同系物	油漆、涂料、黏合剂、防水材料及涂料油漆的添加剂、稀释剂
氨	人体排放、涂料等
氡	地基、建筑材料、大理石等

1. 甲醛　甲醛的释放期一般长达 3～15 年,它可损坏身体机能,轻度中毒仅为眼、呼吸道、皮肤的刺激性表现,如眼刺痛、流泪、咳嗽、胸闷等。重度中毒可出现昏迷、血压下降、休克,肝功能、免疫功能异常,也会造成鼻癌、咽癌及白血病,尤其对幼儿、孕妇及老人造成严重威胁,引起新生儿染色体异常、白血病,青少年记忆力和智力下降,妇女月经紊乱、妊娠综合征。2004 年 6 月 15 日,WHO 公布甲醛致癌公报,正式确认甲醛为致癌物质。

2. 苯及其同系物　主要抑制人体造血功能,使红细胞、白细胞、血小板减少,是白血病的一个诱因,急性中毒表现为中枢神经麻醉作用,头晕、头痛、恶心、胸闷等,严重者致昏迷,以致呼吸、循环衰竭而死亡。

3. 氨　无色、有强烈刺激性气味的气体,可引起眼睛和皮肤的烧灼感。在室内接触氨,可造成呼吸道、眼睛的刺激,有胸闷、咽干、咽痛、味觉及嗅觉减退、头痛、头晕、厌食、疲劳等感觉,部分人可出现面部皮肤色素沉着、手指皮肤溃疡等。

4. 氡　天然放射性物质,是世界卫生组织确认的主要环境致癌物之一,也是引起肺癌的原因之一。

知识链接

室内空气污染对儿童的危害不可忽视

儿童正处在生长发育中,呼吸量按体重计算比成人高出 50%,且儿童有 80% 的时间是生活在室内。室内空气污染造成的主要危害有诱发儿童患血液性疾病,增加儿童哮喘病的发病率,导致儿童铅中毒,智力降低。因此,应严格控制室内装饰、装修材料的质量,注意儿童房间的装饰设计,不要大量使用人造板和颜色漆,要做好新装修儿童房室内空气的检测和治理,加强儿童房间的通风换气,多进行户外活动,以减少室内污染的危害。

室内空气污染引起的疾病

SBS、BRI、MCS 分别代表室内污染引起的三种疾病,即不良建筑物综合征(sick building syndrome)、建筑物相关疾病(building related illness)、化学物质过敏症(multiple chemical sensitivity)。SBS 是由于建筑物内空气污染、空气交换率很低,以至在该建筑物内活动的人群产生一系列非特异症状,主要包括眼、鼻和咽喉、上呼吸道刺激症、头痛、疲劳、精力不足、健忘、嗜睡、工作效率低下等。BRI 是由于人体暴露于建筑物内的有害因素引起的疾病,包括呼吸道感染、哮喘、过敏性皮炎、军团菌病、心血管疾病、肺癌等。MCS 是由于多种化学物质作用于人体多种器官系统,引起多种症状的疾病,如眼刺激感、鼻咽喉痛、易疲劳、运动失调、失眠、恶心、哮喘、皮炎等症状。

(三)室内空气污染的防制措施

1. 建立健全室内空气质量标准 近年来,国家先后制定了《公共场所卫生标准》、《室内空气中污染物卫生标准》、《室内装饰装修材料有害物质限量》标准、《室内空气质量卫生规范》、《民用建筑工程室内环境污染控制规范》及《室内空气质量标准(GB/T 18883—2002)》等,已基本形成了控制室内环境污染的技术标准体系。我国室内空气质量标准中污染物控制指标有 12 项,常用单项指标见表 5-2。

(1) CO_2 室内 CO_2 达 0.07% 时,少数敏感个体开始有不适感觉;CO_2 达 0.1% 时多数人感觉不适。故居室空气中 CO_2 含量应小于 0.07%,最高不超过 0.1%。

表 5-2 《室内空气质量标准》的主要控制指标

参　　数	单　　位	标　　准	备　　注
温度	℃	22~28	夏季空调
		16~24	冬季采暖
相对湿度	%	40~80	夏季空调
		30~60	冬季采暖
空气流速	m/s	0.3	夏季空调
		0.2	冬季采暖
新风量	m³/(h·人)	30①	
二氧化硫	mg/m³	0.5	1 h 均值
二氧化氮	mg/m³	0.24	1 h 均值
一氧化碳	mg/m³	10	1 h 均值
二氧化碳	%	0.10	日平均值
氨	mg/m³	0.20	1 h 均值
臭氧	mg/m³	0.16	1 h 均值
甲醛	mg/m³	0.10	1 h 均值
苯	mg/m³	0.11	1 h 均值
甲苯	mg/m³	0.20	1 h 均值
二甲苯	mg/m³	0.20	1 h 均值
苯并(a)芘	mg/m³	1.0	日平均值
可吸入颗料	mg/m³	0.15	日平均值
总挥发性有机物	mg/m³	0.60	8 h 均值
细菌总数	cfu/m³	2500	依据仪器定
氡	Bq/m³	400	年平均值(行动水平)②

注:①新风量要求不小于标准值,除温度、相对湿度外的其他参数要求不大于标准值。②行动水平即达到此水平,建议采取干预行动以降低室内氡浓度。

（2）甲醛　具有强烈的刺激作用,可引起变态反应,是 VOC 污染的代表物之一,具有潜在的致癌作用。我国 2006 年 4 月 10 日发布的 GB 50325—2001《民用建筑工程室内环境污染控制规范》明确规定,民用建筑工程验收时,必须进行室内环境污染物浓度检测,住宅、医院、老年建筑、幼儿园、学校教室等 I 类民用建筑工程检测结果中游离甲醛应当不高于 0.08 mg/m^3。

（3）细菌总数　以空气中细菌总数作为居室空气细菌学的评价指标,细菌总数不超过 2500 CFU/m^3。

2. 住宅的地段选择　住宅应按照住宅的基本要求,选择在大气清洁、日照通风良好、周围环境无各种环境污染源、有绿化地带,与闹市、工业区和交通要道隔离的地段内。

3. 选择安全的建筑材料和装饰材料　应选择不散发有害物质、不易沾上尘埃和易于清洁的材料;为防止建筑材料中氡的逸出,除注意选材外,还可在建筑材料表面刷上涂料,起到降低室内氡浓度的作用;为减少室内甲醛及其他挥发性有机物的量,要选用低挥发性的建筑材料和装饰材料,或者选择已在空旷处释放了甲醛后的出厂产品;避免在室内使用毛制的地毯或挂毯来减少室内积尘和虫螨。

4. 室内设计　房屋内应有不同的功能分隔区,内部设计布局合理,如住宅的平面配置要防止厨房产生的煤烟和烹调油烟吹入居室,防止厕所的不良气味进入起居室,避免各室互相干扰等。

5. 改善炉灶和采暖设备　保证烟道通畅,注意改进燃烧方式、提高燃烧效率,以降低室内污染物的浓度;逐步推广煤气化,电力供应充足地区推广电热烹调;以集中式采暖取代分散式采暖。

6. 合理使用　经常开窗、通风换气,合理使用空调设备;厨房可安装抽油烟机和排风扇,以降低局部污染物的浓度;坚持合理清扫制度,必要时进行空气消毒以杀灭病原体;刚装修的房间或新家具放置后,需经一定时间充分通风后再居住;使用空调时,应保持定期通风。

7. 控制吸烟　立法禁止公共场所吸烟,加强宣传教育,推广戒烟方法,劝导更多的吸烟者戒烟。

小　结

人类的生活环境包括大气、水体、住宅。有害物质进入生活环境,就会导致生活环境质量下降,影响人类健康,导致急性危害、慢性危害、远期作用,引起介水传染病、地球化学性疾病,甚至对周围环境产生间接危害。为使生活环境对机体产生良好作用,从控制大气污染入手,从水源选择、水的净化及消毒各环节入手,从住宅的选择入手,最终得到安全的对机体有益的生活环境。

能力检测

一、简答题

1. 试述大气污染的来源及危害。

2. 空气离子化对机体产生怎样的影响？

3. 简述生活饮用水的基本要求。

二、论述题

1. 大气中主要的污染物有哪些？

2. 如何得到安全的饮用水？

3. 试述室内主要污染物及危害。

（吴松林）

第六章
职业环境与健康

 学习目标

1. 掌握职业性有害因素的概念、来源和分类，职业病的概念、诊断和预防原则，职业病的护理原则，高温作业的概念，中暑的种类与预防。

2. 熟悉职业性毒物的概念、毒物进入人体的途径和影响因素，工作有关疾病和工伤的概念，铅、汞、苯中毒的诊断和预防，生产性粉尘的概念及特性，噪声对人体的危害。

3. 了解职业性有害因素的种类，刺激性气体和窒息性气体中毒的机制和预防，矽尘作业和矽肺病理及预防。

第一节　职业性有害因素与职业病

 案例 6-1

两起职业相关事件

（1）某年吉林省某市某鞋帽厂，帽盔车间操作工人生产过程中，在未采取任何防护设施的情况下使用 801 强力胶，致使 31 名工人出现苯中毒症状，其中 10 人为重度苯中毒，2 人死亡，1 人早产，直接经济损伤达 50 万元。

（2）1989—1996 年，安徽省六安市裕安区三个乡镇约有 1500 人在某市一些金矿务工，直接从事井下作业 300 余人。工作时，风钻开起，工人眼前就像蒸气炉放气时一样，什么都看不见。许多矿井没有任何卫生防护设施，也未配备个人卫生防护用品，不对工人进行定期体检。自 1995 年起，有工人陆续出现咳嗽、胸闷、呼吸困难、乏力等症状。由于缺乏尘肺病的知识，未能得到及时有效的治疗和妥善的安置。直到 1998 年 10 月，工人们相继有 10 余人到安徽省职业病防治所就医,最后发现有矽肺或可疑矽肺,且大多数为Ⅱ期以上,其中2人死亡。

思考:

生产劳动过程中,存在哪些生产性有害因素?分别可引起什么疾病?应如何防制?

一、职业性有害因素及其来源

在生产过程、劳动过程和生产环境中存在的可直接危害劳动者健康和劳动能力的因素称为职业性有害因素(occupational hazardous factors)。一般将职业性有害因素按其来源分为三大类:生产过程中的有害因素、劳动过程中的有害因素和生产环境中的有害因素。

(一)生产过程中的有害因素

生产过程是按成品工艺要求利用生产设备对原材料进行处理的连续作业过程。生产工艺过程产生的有害因素按其性质可分为三类。

1. 化学因素

(1)生产性毒物(又称职业性毒物)　生产性毒物可存在于原料、中间产品、辅助材料、产品、副产品及废品等中,以固体、液体、气体、蒸气、粉尘、烟或雾等多种形态存在。生产过程中常见的生产性毒物如下:①金属及类金属,如铅、汞、锰、磷、砷、硫等;②有机溶剂,如苯、甲苯、正己烷、三氯乙烯、二硫化碳、四氯化碳等;③刺激性气体和窒息性气体,前者常见的有氯、氨、氮氧化物、光气、二氧化硫,后者常见的有一氧化碳、氰化氢、硫化氢等;④苯的氨基和硝基化合物,如三硝基甲苯及苯胺等;⑤高分子化合物,这是生产过程中产生的毒物,如氯乙烯、氯丁二烯、丙烯腈等;⑥农药,如有机磷农药、有机氯农药、拟除虫菊酯类农药等。

(2)生产性粉尘　如无机粉尘(有游离二氧化硅粉尘、石棉尘、煤尘、水泥尘等)和有机粉尘(有棉麻、面粉、烟草、兽毛等)。几乎所有的工厂、矿山在生产过程中均可产生生产性粉尘。

2. 物理因素

(1)异常气象条件　如高气温、高气湿、高气流、强热辐射、低气温等。

(2)异常气压　如高气压、低气压等。

(3)非电离辐射　如紫外线、红外线、可见光、射频辐射、激光等。

(4)电离辐射　如X射线、γ射线等。

(5)其他　如噪声、振动。

3. 生物因素

(1)细菌　如炭疽杆菌、布氏杆菌等。

(2)病毒　如森林脑炎病毒等。

(3)真菌　如谷物、甘蔗上的曲霉菌、青霉菌等。

(二)劳动过程中的有害因素

劳动过程是指生产中劳动者为完成某项生产任务的各种操作的总和,涉及生产设备布局、劳动强度、组织及其方式等,劳动过程中影响健康的有害因素如下。

（1）劳动强度过大或劳动组织、作息制度不合理，如工作分配不协调、轮班制度欠科学等。

（2）劳动生产中导致心理过度紧张，如机动车驾驶时心理过度紧张。

（3）个别器官或系统过度紧张，例如在劳动过程中，由于职业性质或工作特点，有时需要劳动者个别器官或系统长时间处于紧张状态，容易引起某些疾病，如学生的用眼和教师的声带等。

（4）长时间处于某种不良体位或使用不合理的工具等。

（三）生产环境中的有害因素

生产环境是指劳动者操作、观察、管理生产活动所处的外环境，涉及作业场所建筑布局、卫生防护、工作场所的微小气候等，常见的有害因素如下。

（1）生产场所设计不符合卫生标准或卫生要求，如车间布置不合理及厂房矮小、狭窄等。

（2）缺乏必要的卫生工程技术设施，如通风换气或照明设备等。

（3）缺乏防尘、防毒、防暑降温、防噪声与振动等措施、设备或其效果不好。

（4）工作场所的一般卫生条件或卫生技术设备不完善。

在实际工作中，这些有害因素往往不是单一存在的，它们对劳动者产生的危害是综合的。

随着生产力的发展和科学技术的进步，职业性有害因素的种类和数量也会发生不断的变化，有些有害因素会慢慢得到控制或消除，同时也会出现新的有害因素。高科技引起生产方式和工作方式的改变，劳动者的工作节奏、竞争压力越来越大，社会心理因素成为愈来愈突出的职业卫生问题，职业性紧张症、职业性疲劳综合征等现象已经成为重要的职业性危害，受到广泛关注。今后，社会心理因素对职业人群健康的影响将成为职业卫生工作的重要内容。

二、职业生命质量与职业健康促进

（一）职业生命质量

职业生命质量概念的提出是生物-心理-社会医学模式在职业领域的体现，是大卫生观和新健康观的要求。

职业生命质量（quality of working life）是指劳动者对工作的感受和职业对劳动者的身心效应。职业生命质量体现着劳动者在劳动过程中的积极参与精神以及在职业活动中的自尊、自信和良好的适应状态。影响职业生命质量的因素包括劳动者的工作环境、工作内容、工作满意度、职业安全保障、劳动报酬、劳动权益以及劳动者在劳动体系中的地位等。提高职业生命质量不仅可以提高劳动效率，而且还能够增进劳动者之间的合作交流，提高劳动者的主动性，改善劳动的人文环境，增强劳动者的工作能力，完善和提高劳动者自身技能素质，从而间接地提高工作效率，推动社会经济发展。

改善和提高劳动者职业生命质量的主要措施如下：①避免和减少职业性有害因素和安全隐患对劳动者健康造成的损害；②增进劳动者的精神健康和心理卫生；③优化劳动体制，提高劳动者劳动待遇；④加强职业教育，完善和提高劳动者自身的技能素质；⑤实施劳动者的职业健康促进和职业卫生服务；⑥消除和改变劳动者的不良生活方式与行为等。

知识链接

职业生命

职业生命是指从开始职业活动到离开职业岗位的时间段。世界卫生组织通常将18～60岁这段时期称为职业生命阶段，现实生活中不同的人存在差异。职业生命阶段是整个生命过程的重要阶段，是一个人一生创造社会价值，实现个人理想的主要阶段。

（二）职业健康促进

随着社会的发展，职业人群所占的比例不断增加，职业人群健康问题已经引起了政府与社会的广泛关注。保护职业人群健康，不仅在于治疗患职业病的病人，更在于消除和预防职业环境中的职业性有害因素的产生，提高劳动者的自我保护能力，加强对职业人员的人文关怀。1994年世界卫生组织《关于人人享有职业卫生保健的宣言》要求，确保世界上所有的职业者，不分年龄、性别、民族、职业类型或劳动场所的规模或位置，都能享有职业卫生服务，确保每个劳动者能有职业卫生和安全的劳动环境，并能方便享有必要的职业卫生服务。

1. 职业健康促进的概念　职业健康促进（occupational health promotion）是指通过对职业人员进行健康教育，对企事业单位经营管理政策、法规、制度和组织进行卫生干预，改变不利于健康的行为和环境条件，加强职业卫生服务等，达到促进劳动者健康，提高职业生命质量的目的。

职业健康促进是健康促进的内容之一，是在劳动者还处于健康状态时，就开始设法采用有助于维护和增进劳动者健康的生活方式和促进劳动者健康的发展战略。通过采取有效措施降低劳动环境中的职业性有害因素水平，通过健康教育促进劳动者积极强化健康的生活方式。职业健康促进属于三级预防中的一级预防措施，是为了降低职业人群的易感性，或避免易感者暴露于职业性有害因素的环境中，从而从根本上预防职业病的发生。

2. 职业健康促进的措施　世界卫生组织对职业卫生与安全工作提出了五项原则：①保护劳动者健康不受职业性有害因素损害的健康保护与预防原则；②作业及劳动环境与劳动者作业能力相适应的工作适应原则；③促进劳动者心理、行为、生活及作业方式与社会适应状态的健康促进原则；④减轻或消除职业病、工伤及工作有关疾病所致不良后果的治疗与康复原则；⑤为劳动者提供治疗与预防的一般卫生保健服务的初级卫生保健原则，对劳动场所进行健康促进。

护理人员在职业健康促进工作中，需要应用护理专业知识、预防医学专业知识和健康教育的方法与技能从事职业健康促进工作。在职业病与职业性损害病人的治疗与护理过程中，护理人员要对劳动者的基本情况、职业性质、生活方式和行为习惯以及劳动过程和生产环境等情况有较为详细的了解，有目的地开展职业健康教育活动。

三、职业性损害

职业性有害因素对从业人员健康造成的损害称为职业性损害,主要包括职业病、工作有关疾病和工伤三大类。

(一)职业病

1. 职业病的概念　职业性有害因素作用于人体的强度与时间超过一定限度时,人体不能代偿其所造成的功能或器质性病理变化,从而出现相应的临床表现,影响劳动能力,这类疾病称为职业病(occupational disease)。

从广义上讲,凡是与工作有关并直接与职业性有害因素有因果关系的疾病统称为职业病。医学上所称的职业病是指职业性有害因素所引起的特定疾病,在立法意义上,职业病有特定的范围,即政府法定的职业病。法定的职业病是依据规定需要报告的一类疾病,职业病病人可以依法享受国家规定的职业病待遇。

我国于 1957 年公布了《职业病范围和职业病病人处理办法规定》,该规定将危害职工健康比较严重的 14 种职业病列入我国法定职业病范畴。1987 年又颁布了修改后的职业病名单,共有职业病 9 大类 99 种。2002 年 4 月,我国发布了新的职业病名单共 10 大类115 种。新职业病名单中包括尘肺(13 种)、职业性放射性疾病(11 种)、职业中毒(56 种)、物理因素所致职业病(5 种)、生物因素所致职业病(3 种)、职业性皮肤病(8 种)、职业性眼病(3 种)、职业性耳鼻喉口腔病(3 种)、职业性肿瘤(8 种)及其他职业病(5 种)(附录 B)。

2. 职业病的特点　职业病作为与职业性有害因素有因果关系的一大类疾病,具有如下特点。

(1)病因明确　病因是职业性有害因素,有效控制与职业性有害因素的接触和作用条件后,可消除或减少发病。

(2)剂量-反应关系　病因大多可以检测和识别,病因与疾病之间一般具有明确的剂量-反应关系。

(3)聚集发病　在接触同一因素的人群中有一定的发病率,罕见仅出现个别病例的情况。

(4)难治疗　大多数职业病如能早期诊断、及时处理,预后良好,但某些职业病目前尚无特效疗法,只能对症处理,延缓病情。

(5)可预防　认真执行三级预防措施,可有效控制职业病的发病率。

3. 职业病的诊断与处理　职业病的诊断与处理是一项政策性和科学性很强的工作,我国于 2002 年 5 月 1 日实施了《职业病防治法》,2011 年 12 月 31 日又公布实施了新修订的《职业病防治法》。《职业病防治法》对于职业病的诊断、鉴定、职业病病人的权利以及用人单位的责任和义务都进行了明确规定。职业病的诊断应由经省、自治区、直辖市人民政府卫生行政部门批准的医疗卫生机构承担,承担职业病诊断的医疗卫生机构在进行职业病诊断时,应当组织 3 名以上取得职业病诊断资格的执业医师集体诊断,诊断应按照国务院卫生行政部门颁布的职业病诊断标准和职业病诊断办法进行,向当事人出具职业病诊断证明书。

凡是没有证据否定职业病危害因素与病人临床表现之间的必然联系的,应当诊断为职业病。当事人对职业病诊断有异议的,可以向上级卫生行政部门申请鉴定。鉴定由 5 人以上的相关专业专家组成的职业病诊断鉴定委员会负责。

职业病病人依法享受国家规定的职业病待遇,除依法享有工伤社会保险外,依照有关民事法律,尚有获得赔偿权利的职业病病人,有权向用人单位提出赔偿要求。

4. 职业病的报告 用人单位和医疗卫生机构发现职业病病人或疑似职业病病人时,应当及时向所在地卫生行政部门报告。确诊为职业病的,用人单位还应当向所在地劳动保障行政部门报告。县级以上地方人民政府卫生行政部门负责本行政区域的职业病统计报告的管理工作,并按照规定上报。

5. 职业病病人护理原则

(1)以人为本的服务 在护理职业病病人前,护理人员应全面了解病人情况,在明确病人具体情况下,热心为病人服务,及时把处理情况、观察结果反映给相关人员。

(2)创造良好的就医环境 良好的就医环境不仅有利于医疗和护理工作的开展,也有利于缓解病人的紧张情绪,直接促进病人的早日康复。护理人员在工作中要注意工作方法,尊重病人,努力建立良好的护患关系和病友关系。要善于激发病人战胜疾病的潜能,充分发挥职业病病人的主动性。对待病人要一视同仁,绝对不能厚此薄彼。应耐心倾听病人的述说,使他们获得被认识、被尊重的感觉。

(3)及时提供医疗信息 护理人员应该主动向病人介绍医院的规章制度,帮助他们熟悉医院环境,了解和掌握各种生活设施的使用方法。了解有关自己病情的诊断和治疗方案,并及时向病人通报疾病的进展和预后情况,让病人正确认识和对待自己的病情。提醒病人饮食起居等生活方面需要注意的事项。耐心指导病人配合治疗,不断增强病人对医院的信任以及对医护人员的信赖。

(4)适当的心理干预 护理人员应多与病人沟通,帮助病人尽快适应角色的转换,要留心观察病人的情绪变化,建立诚实守信的良好护患关系。要热情宣传职业病防治知识,根据职业病防治法的有关规定,向病人详细解释国家相关政策,协调病人和用人单位之间的关系。重视心理卫生的宣传教育工作,强化"医、护、患"三者共同合作的医疗新模式。

(5)要因人施护 护理人员应针对不同年龄、不同性别、不同疾病以及不同病程的职业病病人,在护理方面及生活安排上要因人而异,有针对性地进行身心护理和治疗。努力帮助病人早日适应环境,恢复心理平衡状态,增强机体的抗病能力。

总之,医护人员要以职业病病人的需要为出发点,从病人的具体情况着手,有针对性地制定切实可行的护理方案,努力做到护理措施个性化,对症下药,因人施护,优化护理环境,并严格遵守护理操作规程。唯有如此,才能取得良好的护理和治疗效果,帮助病人早日脱离病痛,重返工作岗位。

(二)工作有关疾病

WHO 认为,工作有关疾病是多因素的,这类疾病与工作相关,也可以发生在一般人群中,主要包括骨骼及软组织损伤、心血管疾病、慢性非特异性呼吸系统疾病、胃溃疡等。我国关于工作有关疾病的定义与 WHO 相似,即职业性有害因素虽为该病的发生和发展中的致病因素之一,但不是直接、主要的病因,常常只是作为一种促使疾病发生的诱发因素。因此,工作有关疾病(work-related disease)具有以下含义。

（1）职业性有害因素是该病发病诸多因素之一，但不是唯一因素。

（2）职业性有害因素促使潜在疾病暴露或病情加重。

（3）通过控制职业性有害因素和改善作业环境，可减少工作有关疾病的发生。

工作有关疾病工作不属于我国规定的职业病范围，但不可忽视它对广大劳动者健康的影响。它与职业病的区别是职业病的发生直接与职业性有害因素有因果联系。

目前，随着传统职业病逐渐得到控制和医学水平的提高，工作有关疾病日益增多。

（三）工伤

工伤是工人在从事生产劳动过程中，由于外部因素直接作用，而引起机体组织的突发性意外损伤。导致工伤的主要原因有生产设备本身存在的缺陷、防护设备缺乏或不全、劳动组织不合理或生产管理不善，此外还有个人因素，如患病或精神因素、操作环境因素（如生产环境布局不合理、照明不良或不合理等）。

四、职业性有害因素的预防与控制

职业性有害因素可以引起程度不同的职业损害，根据职业性有害因素致病条件和职业病的特点，如果针对性地采取有效的预防措施，完全可以控制甚至消除职业性有害因素所造成的职业损害。

（一）职业卫生法规与卫生监督

《职业病防治法》及其配套法规是以预防、控制和消除职业危害为目的，以保护劳动者权益为倡导所做出的明确立法规定的根本保证。各种职业卫生标准如《工伤场所有害因素职业接触限值》等是执行法规的技术规范，是对劳动条件卫生要求的统一规定，也是衡量工伤场所卫生状况的尺度。认真贯彻执行职业卫生法规和标准，是预防和控制职业危害的最主要措施。

卫生监督按照性质不同可分为预防性监督和经常性监督。预防性监督是指对新建、改建、扩建企业的建设项目中的劳动卫生防护设施，是否与主体工程同时设计、同时施工、同时投入使用所进行的劳动卫生监督。经常性卫生监督包括对作业场所有害因素和作业者接触水平的监测、监督，对安全操作规程、个体防护用品使用、企业执行卫生法规和标准情况等进行的常规监督。

（二）工程技术措施

工程技术措施是防治职业损害的第一道防线，可通过预防职业性有害因素的发生（如用低毒、无毒物质代替高毒物质），限制职业性有害因素的扩散（如对产生有害物质的生产过程进行密闭隔离，并辅以局部通风排毒），防止直接接触（如采取机械化、自动化、远距离操作）等措施来消除或减少职业性有害因素的危害。

（三）个人防护与卫生保健措施

个人防护用具，包括呼吸防护器（面罩、口罩）、面具、防护服、手套（防振动）、眼镜、耳塞等，应根据职业性有害因素的接触情况，有针对性地选用。此外，对接触某些职业性有害因素的作业，应提供保健膳食。加强健康教育工作，使劳动者正确认识有害因素接触的危害性，提高自我保护意识，自觉参与预防，培养良好的卫生习惯，纠正不良生活方式和行为倾向。

（四）健康监护与环境监测

健康监护是以预防为目的，对接触职业性有害因素人员的健康状况进行系统的检查和分析。健康监护包括就业前健康检查、定期健康检查。就业前健康检查（pre-employment examination）是指对准备从事某种作业的劳动者进行的健康检查，其目的在于掌握劳动者就业前的健康状况和发现职业禁忌证（occupational contraindication）。定期健康检查（periodical examination）是指按一定时间间隔，对接触有害作业的工作进行常规的健康检查，可及时发现职业性疾病的可疑征象，早期发现健康损害。

生产环境监测是通过对生产中有害因素的定性、定量分析测定，以评价生产环境污染的原因、程度和动态变化，以及工人接触有害因素的水平。

对健康监护与环境监测所获得的资料进行定期分析及汇总评价，可及早识别危害，合理评价危害因素及其作用条件。在此基础上，以便及时采取有效措施，消除有害因素或降低其强度，使其符合国家标准规定的容许限值，从而达到控制职业危害的目的。

第二节　生产性毒物与职业中毒

 案例 6-2

电池厂工人中毒事件

某市电池厂，一段时间连续有工人到附近一市级医院门诊以失眠、乏力、肌肉酸痛、食欲下降为主诉就诊，引起本厂职工和就诊医院的注意，反映到市卫生部门。市卫生部门组织疾病控制中心和卫生监督有关人员到该厂调查。调查发现，12 位就诊病人都是来自铅蓄电池生产车间，还有个别工人存在失眠、乏力情况，症状较轻没有到医院就诊。该车间一般卫生状况尚可，共有工人89人，大部分工人都是有 5 年以上的工龄，男 50 人，女 39 人，12 位就诊病人中男、女各 6 人。该车间为三班倒连续工作，主要从事熔铅制作蓄电池的铅板。车间通风设备已经损坏半年，修理几次都没有修好，计划安装新的通风设备，但因工厂经费紧张没有购置新设备。监督人员在工作现场进行空气铅烟采样、抽取工人血样，带回实验室检查。

检查结果表明，工作现场空气中铅含量超过国家标准 22 倍，所有工人血样中血铅含量均存在不同程度超标。

思考：

1. 分析这次卫生事件的原因。

2. 应该采取什么样的干预措施？

3. 通过这次事件应吸取什么教训？

一、概述

生产过程中存在的可能对人体健康产生损害的化学物质称为生产性毒物或职业性毒物(occupational toxicant)。劳动者在生产劳动过程中,由于接触生产性毒物而发生的中毒称为职业性中毒(occupational poisoning)。目前,我国在职业病目录中确定了 56 种职业性中毒为法定的职业病。

(一)职业性毒物存在的状态与接触机会

1. 毒物在生产过程中存在的形式 主要形式有原料、中间产品(或中间体)、辅助材料、成品、副产品或废弃物以及夹杂物。此外,生产过程中的毒物还可能以分解产物或"反应产物"的形式出现,如磷化铝遇湿会自然分解并产生磷化氢等。

2. 毒物在工作场所中存在的形态 毒物可能以固体、液体、气体或气溶胶的形式存在。气体是指常温、常压下呈气态的物质,如氯化氢、二氧化硫、氯气等。固体升华、液体蒸发或挥发时均可形成蒸气,凡沸点低、蒸气压大的物质均易形成蒸气。粉尘是指能较长时间悬浮在空气中的固体微粒,其粒子大小多在 $0.1 \sim 10~\mu m$。烟(尘)是指悬浮在空气中直径小于 $0.1~\mu m$ 的固体微粒。雾为悬浮于空气中的液体微滴。粉尘、烟及雾统称为气溶胶。掌握生产性毒物存在的形态,不仅能够了解毒物进入机体的途径、制定预防措施,而且可为环境监测和生物监测提供依据。值得注意的是,同一种生产性毒物存在的形态常不是单一的、固定不变的。

3. 接触机会 在劳动过程中主要有以下环节可能接触到毒物:原料的开采与提炼;材料的搬运、储藏、加工与准备;生产中的加料和出料;产品处理与包装;辅助操作等。有些作业可在特定情况下接触到毒物乃至发生中毒,如进入地窖、矿井、废巷道时,或清除化粪池时发生硫化氢中毒;修船时,在船体内局限空间中进行气割、电焊时可接触锰烟、一氧化碳等。

(二)职业性毒物进入人体的途径

在劳动生产过程中毒物主要经呼吸道、皮肤进入人体,也可经消化道进入人体,但实际意义较小。

1. 呼吸道 这是生产性毒物进入人体的主要途径。经呼吸道吸收的毒物,未经肝脏的生物转化解毒过程就直接进入大循环并分布于全身,所以,它毒作用发生较快。影响毒物进入呼吸道的因素主要有以下几种。

(1)毒物在空气中的浓度或分压 浓度越高,毒物在呼吸膜内、外的分压差越大,进入血液的速度就越快。

(2)毒物的血-气分配系数 毒物在血液中的浓度与在肺泡空气中的浓度之比称为该毒物的血-气分配系数,此系数越大,毒物越容易被吸收进入血液。

(3)毒物的轻重 质量轻的气体,扩散快,容易进入机体。

(4)毒物的水溶性 水溶性大的毒物(如氨气)易在上呼吸道溶解吸收,水溶性低的毒物(如光气),对上呼吸道的刺激较小,易进入呼吸道深部。

(5)其他 劳动强度、呼吸深度和频率、肺血流量与肺通气量,以及生产环境中的气象条件等因素都可以影响毒物经呼吸道的吸收。呈气体、蒸气、气溶胶状态的毒物都可以经呼吸道进入体内。

2. 皮肤 在生产劳动过程中,毒物经皮肤吸收而致中毒者也较常见。经皮肤吸收途径有两种,一种是经表皮屏障直接到达真皮,进入血液循环;另一种是通过汗腺,或通过毛囊与皮脂腺,绕过表皮屏障到达真皮。经皮肤吸收的毒物不经肝脏的生物转化过程,直接进入大循环。毒物化学性质、脂溶性、浓度、黏稠度、接触皮肤的部位和面积、环境浓度和湿度等都影响毒物经皮肤的吸收。

3. 消化道 生产性毒物经消化道进入人体内而致职业中毒的机会很少。多与操作不规范和意外事故有关。

（三）影响生产性毒物对机体作用的因素

生产性有害毒物对机体健康损害的程度与特点,主要取决于下列因素和条件。

（1）毒物的理化性质 毒物的毒性与其化学结构有直接关系,毒物的理化性质对其进入人体的机会以及体内过程有重要影响。如分散度高、化学活性大、挥发性大的毒物进入人体引起中毒的危险性就大。

（2）毒物的剂量、浓度和作用时间 任何毒物,只有当毒物的剂量、浓度及作用时间达到一定的程度时才可能导致机体损害。因此,能否引起中毒,中毒的损害程度与生产环境中毒物的浓度、作用时间和进入人体毒物量有直接的关系。

（3）毒物的联合作用 工作场所中常常有数种毒物同时存在,并共同作用于人体。这时就存在毒物之间的联合作用,这种联合作用可表现为独立作用、相加作用、相乘作用或拮抗作用。因此,进行工作场所危害因素评定时,应考虑毒物的联合作用。此外,亦应注意生产性毒物与生活性毒物的联合作用,如饮酒可以增强苯胺、硝基苯的毒作用。

（4）工作场所与劳动强度 工作场所的气象条件影响毒物的吸收速度和机会,如高温条件下接触毒物经皮肤吸收速度大,高劳动强度下机体对毒物常常更敏感。

（5）个体易感性 不同个体对毒物的敏感性会有不同,接触相同剂量的毒物,出现的不良反应的强度也不一定相同。引起这种差异的因素很多,如性别、年龄、健康状况、营养状况等。

二、常见的职业中毒

（一）铅及其化合物中毒

1. 铅的理化性质 铅是一种柔软、略带灰白色的重金属,比重11.3,熔点327 ℃,沸点1620 ℃,加热到400 ℃以上时即有大量铅蒸气逸出,在空气中经过迅速氧化、冷凝形成铅烟。铅的氧化物多以粉末状态存在,其在酸性条件下溶解度升高。

2. 铅的接触机会 铅的用途非常广泛,在生产过程中接触铅的机会很多,如铅锌矿的开采及冶炼、蓄电池及颜料工作的熔铅和制粉、含铅油漆的生产与使用、制造电缆和铅管、铅的化合物的生产和使用、电子显像管的制造等。日常生活中也可接触到铅,如用铅壶和含铅锡壶烫酒饮酒,滥用含铅的偏方治疗慢性疾病等。

3. 铅的毒性 在工作场所中,铅及其化合物主要以铅烟、铅尘的形式,经呼吸道进入人体,少量经消化道摄入。铅的吸收和毒性主要取决于铅尘分散度和在组织中的溶解度,铅烟与铅尘相比,颗粒小,化学活性大,溶解度大,很容易经呼吸道吸收,因此,发生中毒的可能性比铅尘大。进入血液中的铅约90%与红细胞结合,10%在血浆中。血浆中的铅由可溶性磷酸氢铅和与血浆蛋白结合铅两部分组成。

铅作用于全身各系统和器官,可造成神经系统、造血系统、消化系统、心血管系统及泌尿系统的损害。铅可影响体内许多生物化学过程。在铅中毒机制中,卟啉代谢障碍是铅中毒重要的早期的变化之一。卟啉是血红素的主要成分,铅通过抑制卟啉代谢过程中一系列酶的活性,导致血红素的合成障碍。由于血红蛋白合成障碍,加之铅可使红细胞脆性增加,可导致低色素正常细胞型贫血,骨髓内幼红细胞代偿增生,血液中点彩红细胞、网织红细胞、碱粒红细胞增多。

此外,铅可致肠壁和小动脉壁平滑肌痉挛引起腹绞痛、暂时性高血压、铅面容、眼底动脉痉挛与肾小球滤过率降低。

铅使大脑皮层兴奋和抑制过程失调,导致一系列神经系统功能障碍。铅对神经鞘细胞直接作用,可引起神经纤维节段性脱髓鞘,最终导致垂腕畸形。

知识链接

铅在人体内的分布与代谢

血液中的铅初期分布于肝、肾、脾、肺等器官中,以肝、肾浓度最高,数周后约有95%的铅离开软组织以不溶性的磷酸铅形式,缓慢地沉积于骨、毛发、牙齿等。人体内90%~95%的铅存于骨内。骨中铅比较稳定,其半衰期约为27年。铅在人体内代谢与钙相似,当食物中缺钙或因感染、饮酒、外伤和服用药物造成酸碱平衡紊乱时,均可使骨内不溶性的磷酸铅转化为可溶性磷酸氢铅进入血液,常可引起铅中毒症状发作。铅主要随尿排出,小部分随粪、胆汁、乳汁、唾液、汗液和月经排出。血铅可通过胎盘进入胎儿体内,影响子代;母体内的铅可通过乳汁影响婴儿。

4. 铅中毒的临床表现 职业性铅中毒多为慢性中毒,其临床表现主要为对神经系统、消化系统和血液系统的损害。

(1)**神经系统** 中毒性类神经征是铅中毒早期常见症状,主要表现为头痛,乏力,肌肉、关节酸痛,失眠,食欲不振等。随着病情的进展,可出现周围神经病,有感觉型、运动型和混合型,表现为:肢端麻木,出现手套或袜套样感觉障碍;伸肌无力,握力下降,重者可出现伸肌瘫痪,即腕下垂。严重铅中毒病例,可出现铅中毒性脑病,主要表现为癫痫样发作,精神障碍或脑神经受损的症状。

(2)**消化系统** 铅中毒的病人口内有金属味、食欲不振、恶心、腹胀、腹部隐痛,腹泻与便秘交替出现也是常见症状。口腔卫生较差者在切牙、尖牙牙龈边缘有蓝色"铅线"。中等或较重中毒病例,可以出现铅绞痛,多为突然发作,呈持续性绞痛,阵发性加剧,部位多在脐周围,少数在上腹或下腹部,发作时病人面色苍白,出冷汗,多伴有呕吐、烦躁不安,手压腹部疼痛可缓解;一般止痛药不易缓解,发作时可持续数分钟以上。检查时腹部柔软平坦,可能有轻度压痛,但无固定压痛点,肠鸣音减弱。

(3)**血液系统** 低色素正常细胞型贫血,多属轻度,周围血中可见点彩红细胞、网织红细胞及碱粒红细胞增多。

此外,铅尚可引起肾脏损害,表现为尿中可出现蛋白质、红细胞及管型。女性病人有月经不调、流产及早产等。哺乳期妇女可通过乳汁影响婴儿,甚至引起母源性婴儿铅中毒。

5. 铅中毒的诊断与治疗 铅中毒诊断必须依据职业史、工作场所调查、临床表现及实验室辅助检查结果进行综合分析,并按国家《职业性慢性铅中毒诊断标准》进行诊断。铅中毒的治疗包括特殊治疗、对症治疗及一般治疗。

(1)驱铅治疗 首选药物为依地酸二钠钙,具体用药疗程根据驱铅情况决定。依地酸二钠钙在螯合铅的同时也可与体内的钙、铜、锌等形成稳定的螯合物而排出,从而导致相应元素排出过多,故不合理用药可出现"过螯合综合征",病人自觉疲劳、乏力、食欲不振等。另外,还可用二巯基丁二酸钠和二巯基丁二酸驱铅。

(2)对症治疗 铅绞痛发作时,可静脉注射葡萄糖酸钙或皮下注射阿托品,以缓解铅绞痛。

(3)一般治疗 适当休息,合理营养,补充维生素等。

6. 铅中毒的护理 ①在铅中毒治疗过程中,严密观察病情变化及用药后的疗效,及时向病人解释用药后的反应。②指导病人定期做尿铅检查。③如发生腹绞痛,可给予10%葡萄糖酸钙10 mL静脉注射或阿托品0.5～1.0 mg皮下注射,并可进行腹部热敷和针灸治疗。④指导病人用稀醋酸溶液与生理盐水配合漱口。⑤向病人宣传合理膳食。⑥正确进行心理护理,使病人从中得到精神鼓励,放下思想包袱,树立战胜疾病的信心。

(二)苯中毒

1. 苯的理化特性 苯在常温下是无色透明的具有芳香气味的易燃液体,沸点80.1 ℃,易挥发,蒸气比重2.77,易沉积在车间空气的下方。苯微溶于水,易溶于乙醇、乙醚、氯仿、汽油、丙酮和二硫化碳等有机溶剂。

2. 接触机会 苯在工业生产中接触机会很多。

(1)苯的制造 由焦炉气、煤气和煤焦油提炼,或由石油裂解重组而获得。

(2)苯作为原料 如制造酚、氯苯、药物、农药、塑料、合成纤维、合成洗涤剂、合成染料和炸药等。

(3)苯作为溶剂、稀释剂和萃取剂 如用于油墨、油漆、树脂、人造革、粘胶和制鞋业等。

3. 毒理 苯在生产环境空气中以蒸气状态存在,主要通过呼吸道进入人体,皮肤仅能吸收少量,消化道吸收很完全,但职业性意义不大。吸收的苯约50%以原形由呼吸道呼出,40%左右在体内氧化,形成酚、对苯二酚等,这些代谢产物与硫酸根和葡萄糖醛酸结合随尿排出,故测定尿酚的量可反映近期体内苯吸收的情况。蓄积在体内的苯(约10%)主要分布在骨骼、脑及神经系统等富有类脂质的组织,尤以骨骼中含量最多,约为血液中的20倍。

苯的急性毒作用主要表现为对中枢神经系统的麻醉作用。慢性毒作用则主要为对造血系统的损害,其发病机制迄今尚未清楚。

4. 临床表现 职业性苯中毒以慢性造血系统的损害为主。

(1)急性苯中毒 短时间内吸入大量苯蒸气可引起急性苯中毒。较轻者表现为兴奋、面部潮红、眩晕等酒醉状,中毒进一步发展,可出现恶心、呕吐、步态不稳、意识丧失,对光反射消失、脉搏细速,呼吸浅表,血压下降,严重的可因呼吸和循环衰竭而死亡。实验室检查可见白细胞先轻度增加、然后降低,尿酚升高。轻度中毒者经治疗可恢复正常,无任何后遗症。

（2）慢性苯中毒　以造血系统的损害为主。早期出现不同程度的中毒性类神经征,主要表现为头痛、头晕、记忆力减退、失眠、感觉异常、食欲不振等。对造血系统的损害是慢性苯中毒的主要特点,早期表现为白细胞数降低及中性粒细胞数减少,而淋巴细胞数相对增多;中性粒细胞可出现中毒性颗粒或空泡。随后可发生血小板数减少,皮肤、黏膜出血及紫癜,出血时间延长,女性有月经增多。出血倾向不一定与血小板减少相平行。在苯中毒早期,红细胞由于补偿作用及其寿命较长,其数量减少不明显。中毒晚期可出现全血细胞减少,甚至发生再生障碍性贫血,最严重者可发展成白血病。苯所致白血病有多种类型,其中以急性粒细胞性白血病较多见。

5. 诊断　苯中毒诊断必须依据职业史、工作场所的条件、临床表现及实验室辅助检查结果进行综合分析诊断。

急性苯中毒的诊断是根据短期内吸入大量的高浓度苯蒸气,临床表现有意识障碍,并排除其他疾病引起的中枢神经功能改变,即可诊断;慢性苯中毒应根据较长时间密切接触苯的职业史,以造血系统损害为主的临床表现,参考工作场所的调查监测资料,进行综合分析,排除其他原因引起的血象改变,并按国家职业卫生标准《职业性苯中毒诊断标准》（GBZ 68—2008）作出诊断。

6. 治疗　急性中毒时,应迅速将病人移至空气新鲜的场所,立即脱去被污染的衣服,清洗皮肤。可静脉注射葡萄糖醛酸和维生素C,忌用肾上腺素。慢性苯中毒时,治疗重点是针对造血系统的损害对症治疗。可采用中西药物,如给予多种维生素,核苷酸类药物以及皮质激素、丙酸睾丸酮和升血细胞药物等。慢性重度苯中毒的治疗原则和其他原因引起的或原因不明的白血病和再生障碍性贫血相同。

（三）汞中毒

1. 理化性质　汞俗称水银,为银白色液态金属,沸点357 ℃,不溶于水,能溶于脂肪,在常温下即能蒸发。汞的表面张力大,溅落在地面后即形成很多小汞珠,且可被泥土、地面缝隙、衣物等吸附,增加蒸发面积。

2. 接触机会　汞矿开采与冶炼可造成汞蒸气污染,汞广泛应用于电工器材,仪器仪表制造和维修,如湿度计、气压表、整流器、石英灯、荧光灯等;化学工业中用汞做阴电极的材料和催化剂;生产含汞药物及制剂;口腔科用汞补牙等。

3. 毒理　金属汞主要以蒸气形式经呼吸道进入体内。由于蒸气具有脂溶性,与皮肤接触也可经完整皮肤进入人体。汞可迅速弥散,可透过肺泡壁吸收,吸收率可达70%以上。金属汞很难经消化道吸收,但汞盐及有机汞易被消化道吸收。汞及其化合物随血流分布到全身很多器官,主要分布于肾脏,其次为肝脏、心脏、中枢神经系统。

4. 临床表现　生产过程中多为慢性中毒,急性中毒较少见。慢性中毒主要表现为神经系统症状,最早表现为易兴奋、激动、烦躁、焦虑、记忆力减退和情绪波动。震颤开始时为手指、舌、眼微小震颤,进一步可发展成意向性粗大震颤,也可伴有头部震颤和运动失调。

后期可出现幻觉和痴呆。口腔炎为黏膜糜烂、牙龈肿胀、牙齿松动，有时可见汞线。

5. 诊断 根据职业接触史、临床表现、尿汞、驱汞试验等进行诊断。依据我国现行《职业性汞中毒诊断标准》(GBZ 89—2007)诊断。

6. 防治原则

(1) 治疗与处理 急性汞中毒病人应立即脱离中毒现场，进行驱汞及对症治疗。口服汞盐病人不应洗胃，需尽快灌服蛋清、牛奶或豆浆，以使汞与蛋白质结合，保护被腐蚀的胃壁。汞吸收和轻度中毒者不必调离原工作岗位，中、重度中毒应调离原工作岗位。驱汞治疗主要应用巯基螯合剂。首选药物为肌肉注射二巯基丙磺酸钠和静脉注射二巯基丁二酸钠。

(2) 预防 少用或不用汞，如用电子仪表、气动仪表代替汞仪表，氯碱工业用隔膜电极代替汞电极；工作场所的地面、墙面、桌面等光滑不吸附汞，便于冲洗。汞作业工作每年至少体检一次。肝肾疾病、精神疾病、慢性胃肠疾病、严重口腔炎为汞作业的禁忌证。

（四）刺激性气体中毒

刺激性气体(irritant gas)是指对皮肤、眼、呼吸道黏膜有刺激性作用的一类有害气体的统称。它是工业生产中最常见的有害气体。由于刺激性气体多具有腐蚀性，在生产过程中，常因设备、管道被腐蚀或意外事故而发生"跑、冒、滴、漏"现象，致使气体外逸，造成急性中毒。长期接触较低浓度刺激性气体，可能产生慢性影响。

1. 常见的刺激性气体 刺激性气体有数百种，常见的刺激性气体有氯、氨、氮氧化物、光气、氟化氢、二氧化硫和三氧化硫等。

2. 临床表现 刺激性气体中毒以急性损害为主，主要临床表现如下。

(1) 局部刺激性症状 出现流泪、畏光、结膜充血、流涕、喷嚏、咽部充血疼痛、发音嘶哑、呛咳、胸闷，局部皮肤灼伤等。

(2) 喉痉挛、水肿 突然出现严重呼吸困难，由于缺氧、窒息导致发绀甚至猝死，喉头水肿发生缓慢，持续时间较长。

(3) 化学性气管炎、支气管炎及肺炎 出现剧烈咳嗽、胸闷、气促，肺部可有散在干、湿啰音；体温及白细胞数增加。支气管黏膜损伤严重时，恢复期可发生黏膜坏死脱落，突然出现呼吸道阻塞而窒息。

(4) 中毒性肺水肿 临床表现可分为刺激期、潜伏期、肺水肿期和恢复期四个阶段。最值得重视的是刺激期后进入潜伏期，此时病人自觉症状减轻或消失，但潜在病变仍在发展，潜伏期一般 2～12 h，症状突然加重，表现为剧咳、吐粉红色泡沫痰、气促、呼吸困难、恶心、呕吐、烦躁。体检可见病人明显发绀，两肺可闻湿啰音，血压下降、血液浓缩、白细胞计数增高。如果处理得当，进入恢复期后多无后遗症。

3. 诊断 职业性刺激性气体急性中毒的诊断必须依据职业史、工作场所的条件、临床表现及实验室辅助检查结果进行综合分析，并参照有关的国家职业卫生标准进行分级诊断。

4. 治疗 刺激性气体急性中毒中最严重的危害是肺水肿，且病情急、变化快，因此积极防治肺水肿是抢救刺激性气体中毒的关键。

（五）窒息性气体中毒

1. 窒息性气体的分类 窒息性气体(asphyxiating gas)是指以气态吸入而引起组织窒

息的一类有害气体。按其作用机制分为单纯性窒息性气体和化学性窒息性气体。单纯性窒息性气体本身毒性很低,但当它们在高浓度时,占位排斥使环境空气中氧相对含量大大降低,致使肺内和动脉血内氧分压下降,引起机体缺氧窒息。常见的窒息性气体有氮气、二氧化碳、甲烷等。化学性窒息性气体主要能对血液或组织产生特殊化学作用,使氧的运送和组织利用氧的功能发生障碍,造成全身组织缺氧。常见的有一氧化碳、氰化物、硫化氢等。

2. 窒息性气体中毒的特点

(1)缺氧 任何一种窒息性气体的主要致病环节都是引起机体缺氧。

(2)主要临床表现 脑对缺氧最为敏感,轻度缺氧表现为注意力不集中,定向能力障碍等;较重时可有头痛、头晕、耳鸣、呕吐、嗜睡,甚至昏迷,进一步可发展为脑水肿。

(3)中毒机制各异 根据化学性窒息性气体引起中毒的机制不同,才能进行有效的解毒治疗。

3. 常见窒息性气体中毒

(1)一氧化碳 为无色、无味、无臭的气体,比重 0.967,难溶于水,易溶于氨水。含碳物质燃烧不完全时均可产生一氧化碳。生产中接触一氧化碳的作业有冶金、化工,以及窑炉、煤气发生炉等。另外,家庭用煤炉、燃气热水器和汽车发动机尾气均可产生大量一氧化碳,在通风不良或气体泄漏时可导致生活性一氧化碳中毒。

一氧化碳经肺泡进入血液循环,与血液中的血红蛋白结合,形成碳氧血红蛋白,使其失去携氧功能。一氧化碳与血红蛋白的亲和力比氧与血红蛋白的亲和力大 240 倍,而且碳氧血红蛋白的解离比氧合血红蛋白慢 3600 倍;碳氧血红蛋白的存在还影响到氧合血红蛋白的正常解离,阻碍氧的释放和传递,导致低氧血症和组织缺氧。

急性一氧化碳中毒临床上以急性脑缺氧的症状与体征为主要表现,少数病人可有迟发性的神经症状,部分病人亦可有其他脏器的缺氧改变。中毒的程度主要取决于空气中一氧化碳浓度和接触时间。①轻度中毒:可出现剧烈头痛、头晕、四肢无力、恶心、呕吐;轻度至中度的意识障碍,但无昏迷;血液中碳氧血红蛋白浓度增高 10%。②中度中毒:除上述症状外,意识障碍表现为轻度至中度昏迷,经抢救后恢复,无明显并发症;血液碳氧血红蛋白浓度增高 30%。③重度中毒:可出现深度昏迷或去大脑皮层状态意识障碍;可伴有脑水肿、休克、严重的心肌损害、肺水肿、呼吸衰竭、上消化道出血、脑局灶损害(如锥体系或锥体外系损害体征)等;碳氧血红蛋白浓度增高 50%。

急性一氧化碳中毒病人意识恢复后,会出现急性一氧化碳中毒迟发脑病。在病人意识恢复后,经 2~30 天的"假愈期"后,又出现脑病的神经精神症状,可出现下列临床表现:①精神及意识障碍,呈痴呆状态、谵妄状态或去大脑皮层状态;②锥体外系神经障碍,出现帕金森综合征的表现;③锥体系神经损害,如偏瘫、病理反射阳性或小便失禁;④大脑皮层局灶性功能障碍,如失语、失明,或出现继发性癫痫。头部 CT 检查可发现脑部有病理性密度减低区;脑电图检查可发现中度及高度异常。

职业性一氧化碳急性中毒诊断并不难。可根据明确的职业史、工作现场的条件、临床表现及实验室检查结果,并参照国家职业卫生标准和《职业性急性一氧化碳中毒诊断标准》进行综合分析、诊断。

在明确诊断的基础上,应及时对中毒病人进行治疗和护理,这对救治病人和预防并发症非常重要。①迅速将中毒病人移至通风处,解开衣领,注意保暖,护理人员要密切观察病情和意识状态,随时采取对症处理。②轻度中毒,可不必给予特殊治疗;中度中毒者可给予吸氧;重度中毒者,如果出现呼吸停止,应立即施行人工呼吸。有自主呼吸者应给予常压口罩吸氧,有条件时可进行高压氧治疗。③酌情积极防治脑水肿,促进脑血液循环,维持呼吸、循环功能,给予解痉等对症与支持治疗。④加强护理,积极防治各种并发症,预防迟发脑病;出现迟发脑病时,可给予高压氧、糖皮质激素、血管扩张剂、抗震颤麻痹药物以及其他对症与支持治疗。

(2)硫化氢 为无色气体,具腐败臭蛋味,蒸气比重1.19,易溶于水、乙醇和石油,呈酸性反应。工业生产中接触硫化氢的作业主要有有机磷农药生产时的硫化反应,含硫化物的生产制造过程,以煤或原油为原料的化肥生产过程。此外,有机物腐败过程的场所,如在粪坑、下水道、矿井中均可产生硫化氢。

硫化氢在体内与氧化型细胞色素氧化酶中的铁结合,使之失去传递电子的能力,造成细胞内窒息。高浓度硫化氢可刺激神经末梢与化学感受器,引起反射性呼吸抑制,可直接作用于呼吸中枢,使呼吸麻痹造成"电击型"死亡。

轻度中毒主要表现为眼和上呼吸道刺激,继而出现呼吸困难,甚至晕厥或意识模糊等;中度中毒常伴发肺炎、肺水肿,血压下降甚至休克;重度中毒全身肌肉痉挛,大小便失禁,深度昏迷。吸入高浓度硫化氢时,可致"电击型"死亡。

硫化氢中毒的治疗应立即使病人脱离中毒现场,在新鲜空气中抢救和对症处理。预防的关键是对接触硫化氢作业的职业人员加强宣传教育,严格执行安全操作规程。

(3)氰化氢 氰化氢为无色,有苦杏仁味的气体,蒸气比重0.94,易溶于水、乙醇和乙醚,易在空气中均匀弥散。接触氰化氢的生产过程有氰化氢制造、电镀、金属表面渗碳以及金、银等矿石提炼。

氰化氢进入血液后,迅速解离出氰根。氰根能够阻断呼吸链功能,引起细胞内窒息。

轻度中毒病人,可出现眼及上呼吸道刺激症状,口有苦杏仁味,口唇及咽部麻木,继而可以出现恶心、呕吐、震颤等;中度中毒病人,出现"叹息样"呼吸,皮肤黏膜常呈樱桃红色;重度中毒病人,意识丧失,出现强直性和阵发性抽搐,甚至角弓反张,血压下降,小便失禁等,常伴有脑水肿和呼吸衰竭。

亚硝酸钠-硫代硫酸钠疗法是氰化氢中毒特效解毒治疗方法。

第三节 生产性粉尘与尘肺

 案例 6-3

开 胸 验 肺

"开胸验肺"是2009年的流行词之一,起于河南农民张海超为确诊自己所患矽肺而进行的特别之举。2004年他和同村6位村民一起到某市一家公司打工,工作就是把从矿上拉来的硅石抱进破碎机破碎,经过几个破碎机后,硅石就变成了直径1 mm的微粒,进入下一道工序。工作时他们都戴着有过滤纸的口罩,口罩一天洗一次,一个月换一个,平时他们吐出的痰都带有硅石的颜色,身上有洗不完的粉尘。2005年同去的一个村民被检查出尘肺并于2年后死于此病。

2007年10月张海超感觉咳嗽、胸闷,到市内外多家医院均被诊断为尘肺,但因公司拒绝为其出具工作证明而被市职业病防治所拒绝诊断为职业病。经多次上访后,被特批由市职业病防治所进行鉴定。但是,2009年5月该市职业病防治所出具的鉴定结果是:无尘肺 0^+ 期合并肺结核。张海超对此十分绝望。

2009年6月张海超到该地某大学第一附属医院住院,不顾医生劝阻强烈要求"开胸验肺"以证明自己患的是职业病,手术后的诊断是:尘肺合并感染,排除肺结核。

"开胸验肺"事件经媒体报道引起社会与政府部门的高度关注。

2009年7月在上级政府部门的高度关注下,市职业病防治所不得不邀请省职业卫生专家进行会诊,推翻了2009年5月份的鉴定结果,明确诊断为矽肺病Ⅲ期。

此事件在政府有关部门的介入下,相关责任部门与责任人受到了严肃处理,某市职业病防治所等有关部门受到了该省卫生厅的通报批评,张海超得到了妥善安排。

思考:

1. 你对该市职业病防治所的两次诊断结论有何看法?

2. 如何才能让张海超们不再为职业病鉴定而"开胸验肺"?

3. "开胸验肺"事件背后折射出了职业病管理存在什么问题?你有何建议?

一、概述

生产性粉尘是指在生产过程中形成的并能较长时间飘浮在空气中的固体微粒。生产性粉尘可致多种职业性肺部疾病,是威胁职业人群健康的重要职业性有害因素之一。

工农业生产的很多生产过程都可产生生产性粉尘,如矿山开采、隧道开凿、筑路、矿石粉碎及生产中的固体物质的破碎和机械加工;水泥、玻璃、陶瓷、机械制造、化学工业等生产中的粉末状物质的配料、混合、过筛、包装、运转等;皮毛、纺织业的原料处理;金属熔炼、焊接、切割以及可燃物的不完全燃烧等。此外,生产环境中沉积的降尘也可因机械振动、气流变化等形成二次扬尘,成为生产性粉尘的另一来源。

> **知识链接**
>
> ### 生产性粉尘的分类
>
> 生产性粉尘按粉尘的性质可分为三种。
>
> 1. **无机粉尘** 矿物性粉尘,如石英、石棉、滑石、煤等;金属性粉尘,如铝、铅、锰、锌、铁、锡等及其化合物;人工无机粉尘,如水泥、玻璃纤维、金刚砂等。

2. 有机粉尘　动物性粉尘,如兽毛、羽绒、骨质、丝等;植物性粉尘,如棉、麻、亚麻、谷物、木、茶等;人工有机尘,如合成染料、合成树脂、合成纤维、TNT 炸药、有机农药等。

3. 混合性粉尘　在工作场所中大部分生产性粉尘是以两种或多种粉尘的混合形式存在的,常称为混合性粉尘。

(一) 生产性粉尘的特性及其卫生学意义

生产性粉尘的理化性质、粉尘浓度和接触时间是决定粉尘对机体健康危害的主要因素。

1. 粉尘的化学组成　粉尘的化学成分是决定它对机体作用性质的最主要因素。不同化学成分的粉尘对机体作用性质各异,如游离型二氧化硅的粉尘可致硅沉着病(矽肺),含结合型二氧化硅的石棉尘可引起石棉沉着病(石棉肺),铅尘可致铅中毒,铝尘可致铝尘肺,棉、麻尘可引起棉尘病等。

2. 粉尘分散度　分散度是指物质被粉碎的程度,以粉尘粒子直径大小来表示。小粒径粉尘所占比例愈大,则粉尘的分散度愈高。粉尘的分散度影响它在空气中的悬浮稳定性,分散度愈高,它在空气中悬浮时间愈长,沉降速度愈慢,被人体吸入的机会就愈大;分散度愈高,则其表面积愈大,生物活性愈高,对机体危害愈大;分散度还影响粉尘在呼吸道中的阻留部位和阻留度。直径小于 15 μm 的尘粒可进入呼吸道,称为可吸入性粉尘;直径在 10～15 μm 的粉尘主要沉积于上呼吸道;直径小于 5 μm 的粉尘可达呼吸道深部和肺泡,称为呼吸性粉尘。

3. 粉尘浓度与接触时间　工作场所中粉尘浓度、接触时间以及粉尘分散度等是影响肺内粉尘蓄积量的主要因素。同一粉尘,浓度越高、接触时间越长,对机体危害就越严重。

4. 其他　粉尘的比重、硬度、溶解度、荷电性、爆炸性等均具有一定的卫生学意义。粉尘比重影响尘粒在空气中的沉降速度;粒径较大的坚硬尘粒能引起上呼吸道黏膜的机械性损伤;具有化学毒性粉尘的溶解度大,其毒性作用强。无毒粉尘溶解度大,则对机体危害性弱;可氧化的粉尘在适宜浓度下,遇明火或放电火花,可发生爆炸。

(二) 生产性粉尘对健康的损害

1. 局部作用　尘粒可对呼吸道黏膜产生局部刺激作用,引起鼻炎、咽炎、气管炎等。刺激性强的粉尘,还可引起鼻腔黏膜充血、水肿、糜烂、溃疡,甚至导致鼻中隔穿孔;金属磨料粉尘可引起角膜损伤;粉尘堵塞皮肤的毛囊、汗腺开口引起粉刺、毛囊炎、脓皮病等;沥青粉尘可引起光感性皮炎。

2. 中毒作用　含有毒物的粉尘可引起急、慢性中毒,如吸入铅、锰、砷等粉尘可致相应中毒。

3. 呼吸系统疾病

(1) 尘肺　尘肺(pneumoconiosis)是长期吸入生产性粉尘而引起的以肺组织纤维化为特征的全身性疾病。尘肺是危害接尘作业人群健康的最主要疾病。其特征是肺内有粉尘阻留并有胶原型纤维增生的肺组织反应,肺泡结构永久性破坏。我国《职业病目录》共列出

13种尘肺,即矽肺、煤工尘肺、石墨尘肺、碳墨尘肺、石棉肺、滑石尘肺、水泥尘肺、云母尘肺、陶工尘肺、铝尘肺、电焊工尘肺、铸工尘肺、根据《尘肺病诊断标准》和《尘肺病理诊断标准》可以诊断的其他尘肺。其中矽肺最严重,其次为石棉肺。

(2)粉尘沉着症 某些生产性粉尘如锡、钡尘、铁尘、锑尘,沉积于肺部后,可引起一般性异物反应,并继发轻度的肺间质非胶原型纤维增生,但肺泡结构保留,脱离接尘作业后,病变不再进展甚至会逐渐减轻,X线阴影消失。

(3)有机粉尘引起的肺部病变 吸入棉、大麻、亚麻等粉尘可引起棉尘病;吸入霉变枯草尘等可引起以肺泡和肺间质反应为主的外源性变态反应性肺泡炎,即农民肺;吸入聚氯乙烯、人造纤维粉尘可引起非特异性慢性阻塞性肺病;吸入禽类排泄物和含异体血清蛋白的动物性粉尘,可引起禽类饲养工肺等。

(4)其他 呼吸系统肿瘤、粉尘性支气管炎、肺炎、支气管哮喘等。

二、矽肺

矽肺(silicosis),又称硅沉着病,是由于在工作场所中长期吸入游离二氧化硅含量较高的粉尘而引起的以肺组织纤维化为主的全身性疾病。矽肺是尘肺中危害最严重的进展最快的一种,矽肺病例数占尘肺病总人数的一半以上。

(一)矽尘作业

游离二氧化硅在自然界分布很广,它是地壳的主要组成成分,在16 km以内的地壳中约占25%,95%以上的矿石中均含有游离二氧化硅。石英含游离二氧化硅达99%,故常以石英为代表。通常将接触含游离二氧化硅10%以上的粉尘作业称为矽尘作业。

常见的矽尘作业有各种矿山的采掘、凿岩、爆破、运输、选矿以及筑路、水利工程等隧道的开挖等;石粉厂、玻璃厂、陶瓷厂以及耐火材料等工厂生产过程中的原料破碎、研磨、筛分、配料等;机械制造业中铸造工段的砂型调制、清砂和喷砂等作业。

(二)影响矽肺的发病因素

矽肺的发病与粉尘的游离二氧化硅含量、粉尘浓度、分散度、接触时间、防护措施以及接尘者个体因素等有关。如接尘量一定时,粉尘中的游离二氧化硅含量愈高,发病时间愈短,病情也愈严重。个体因素如年龄、营养、个人卫生习惯以及呼吸道疾病,特别是肺结核均影响矽肺发病。

矽肺的发生、发展较缓慢,一般在持续性吸入矽尘5~10年后发病,发病后即使脱离粉尘作业,病变仍可继续发展,有的可长达15~20年;但持续吸入高浓度、高游离二氧化硅含量粉尘,经1~2年后也可发病,称为速发型矽肺(acute silicosis);还有部分病例,在较短时间接触高浓度矽尘后,脱离矽尘作业,当时X线未显示矽肺改变,但若干年后发生矽肺,称为晚发性矽肺(delayed silicosis)。

(三)矽肺的病理改变

矽肺的病理改变有矽结节、弥漫性间质纤维化、矽性蛋白质沉积和进行性大块纤维化,矽结节是矽肺的特征性病理改变。典型的矽结节是多层排列的胶原纤维构成,内含闭塞小血管或小支气管,断面似洋葱状。结节越成熟,尘细胞或成纤维细胞成分越少,而胶原纤维越粗大密集,并可出现透明性变。矽结节增多,增大并融合,在其间继发纤维化形成团块状。

知识链接

矽肺的发病机制

目前尚不能全面阐明矽肺的发病机制。一般认为,矽尘进入肺内被巨噬细胞吞噬,在巨噬细胞内游离二氧化硅的硅氧键断裂形成活性羟基,后者与巨噬细胞溶酶体膜上的受氢体(如氧、硫、氮等原子)形成氢键,从而改变细胞膜的通透性,逸出水解酶,导致巨噬细胞自溶;硅氧键的断裂还可促进氧自由基和过氧化氢形成,参与细胞膜的脂质过氧化反应而导致巨噬细胞的死亡;巨噬细胞损伤后释放出一系列生物活性物质,如白细胞介素Ⅰ、肿瘤坏死因子和转化生长因子β等都是致纤维化因子,能刺激成纤维细胞增生,合成胶原纤维。除了激发炎症反应外,还伴有免疫反应,有多种不同细胞增生,它们在肺纤维化过程中起协同作用。

(四)矽肺的临床表现与诊断

1. 症状与体征 矽肺病人可在相当时期内无明显自觉症状,但 X 线胸片上已呈现较典型的矽肺影像改变。随病情进展或发生并发症时,可有胸闷、气急、胸痛、咳嗽、咳痰等。胸闷、气急程度与病变范围有一定的相关关系。

2. X 线胸片表现 X 线胸片显示圆形、不规则形小阴影和大阴影,与肺组织内粉尘聚积及纤维化的病变程度密切相关,是矽肺诊断分级的重要依据。X 线胸片的其他表现,例如肺门改变、肺纹理和胸膜改变以及肺气肿等,对矽肺的诊断有重要参考价值。

3. 矽肺的并发症 矽肺最常见的并发症是肺结核,此外还有肺及支气管感染、自发性气胸、肺心病等。矽肺和并发症有相互促进作用,一旦出现并发症,可加剧病情进展,甚至死亡。因此,应积极防治并发症。

4. 矽肺的诊断 根据矽尘作业的职业史、作业场所粉尘浓度测定资料,以技术质量合格的 X 线后前位胸片表现为主要依据,参考动态系列胸片,结合临床表现和实验室检查,排除其他肺部类似疾病后,对照标准片,按照《尘肺病诊断标准》(GBZ 70—2009),由尘肺诊断组进行集体诊断和分期。矽肺一经确诊,不论其期别,都应及时调离矽尘作业。

(五)防治原则

1. 治疗 矽肺目前尚无根治办法。我国研究的治疗药物如克矽平、柠檬酸铝、汉防己甲素等,临床上试用观察到有减轻症状、延缓病情进展的疗效,但尚有待进一步观察评估。积极对症治疗,预防并发症尤为重要,还应加强营养,并进行适当体育锻炼。

2. 预防 矽肺的病因明确,完全可以预防。1995 年世界劳工组织和世界卫生组织在国际职业卫生联合会的建议下发出"全球消除矽肺的国际规则"的号召,以实现 21 世纪前叶消除矽肺。我国已经积极参与到该项活动中。

矽肺预防的关键是贯彻执行国家防止矽尘危害的法令和条例,坚持综合防尘,把粉尘浓度降至国家卫生标准的接触限值以下。我国在多年实践的基础上,总结出"八字"综合防尘措施,即革、水、密、风、护、管、教、查。

（1）革　改革生产工艺,避免接触粉尘,是消除粉尘危害的主要途径。如遥控操纵、计算机控制、隔室监控等措施,采用风力运输、负压吸砂等措施减少粉尘外溢,用含石英少、危害较小的石灰石代替石英砂作为铸型材料等。

（2）水　湿式作业,是一种相对经济又简单实用的防尘措施。如采用湿式碾磨石英、耐火原料,矿山湿式凿岩,井下运输喷雾洒水,煤层高压注水等,可在很大程度上防止粉尘飞扬,降低作业场所粉尘浓度。

（3）密　密封尘源和密闭作业工人,也是一种十分有效的防尘措施。如把粉尘源用机械隔离的方法与作业工人分开。

（4）风　抽风除尘,对不能采用湿式作业的场所,应采用密闭抽风除尘方法。如采用密闭尘源与局部抽风或送风相结合,防止粉尘外溢,抽出的含尘空气再经除尘装置处理后排入大气。

（5）护　加强个人防护。在作业现场防尘、降尘难以使粉尘浓度降至国家卫生标准所要求的水平时,可佩戴个人防尘护具作为辅助防护措施,效果较好的有防尘口罩、防尘安全帽、送风头盔等。

（6）管　制定和执行科学、严格的防尘管理制度是落实防尘措施的保证。设备的正常运转和措施的执行落实都需要通过管理来实现。

（7）教　防尘知识的教育,是开展预防工作的基础。通过各种形式的宣传教育,让管理者和工人都能充分地认识到粉尘的危害和防尘的积极意义,掌握防尘技术,自觉遵守相关规程。

（8）查　就业前体检可以及时排除矽尘作业的禁忌证;定期体检可以实现矽肺"三早",矽肺病人及时调离矽尘作业;卫生检查可以及时发现作业现场存在的问题。

三、其他尘肺

（一）煤工尘肺

煤工尘肺是指在生产过程中长期吸入煤粉尘所引起的一类尘肺。由于煤矿生产工种工序繁多,不同工种工人可分别接触煤尘、煤矽尘和矽尘三类粉尘,均可引起肺的弥漫性纤维化,统称为煤工尘肺。

煤炭与我们的生产和生活有着广泛联系,煤炭是我国电力的主要原料,老百姓的日常生活也经常用到煤,因此煤的开采、运输、加工及使用过程中都要不同程度地接触到煤。如煤矿工人、煤球制造工、城市送煤球者等。煤工尘肺的发病与煤矿开采方式、煤炭种类等因素有关,如露天煤矿工人比井下开采工人发病率高,无烟煤、烟煤、褐煤致病能力依次降低。

煤工尘肺的临床表现、诊治原则和预防措施同尘肺。

（二）有机粉尘所致的肺部疾病

有机粉尘主要引起呼吸系统疾病,如急慢性呼吸系统炎症、慢性阻塞性肺病、支气管哮喘、变态反应性肺泡炎、棉尘病、有机粉尘毒性综合征等,还可引起混合性尘肺与肿瘤。现以棉尘肺为例简要介绍有机粉尘对健康的危害。

棉尘肺是由于长期接触棉、麻等植物性粉尘引起的具有特征性的胸部紧束感、胸闷、气短等症状,并有急性通气功能下降的呼吸道阻塞性疾病。长期反复发作可导致慢性通气功能损害,亦称棉屑沉着病。它是在棉制品原料采集、收购与加工生产过程中出现的一种有机粉尘所致的肺部疾病。

棉尘肺的特征性症状是胸部紧束感,如胸部发紧、憋气、胸部压迫感、胸部发凉等,发病时可伴有轻度干咳。这种症状可以持续多年无变化。继续接触棉尘,病人可突然症状加重,且症状可持续存在而不消失,病人逐渐出现呼吸困难。体格检查早期病人多无胸部阳性体征,晚期病人肺部可有啰音、呼吸音减弱及肺气肿体征等,合并慢性支气管炎及吸烟者症状明显加重。

棉尘肺根据长期接触棉、麻等植物性粉尘的职业史,具有特征性呼吸系统症状和肺通气功能损害,结合现场劳动卫生情况调查,排除吸烟等其他原因引起的阻塞性呼吸系统疾病,方可诊断。

棉尘肺的防治和护理原则与其他尘肺相同。

第四节　职业性物理因素与健康

生产环境中的物理因素主要有电磁辐射如 X 射线、γ 射线、紫外线、可见光、红外线、激光、微波和射频辐射,以及气温、气湿、气流、气压,噪声和振动等,这些因素与人类健康的关系非常密切。有些物理因素通常情况下是难以用人体感官觉察到的,如电磁辐射和电离辐射等。

物理因素对人类健康会产生有利、不利或二者兼有的作用。在正常情况下,这些物理因素(除激光外)在环境中均可天然存在,不但对人体无害,反而是人体生理活动或从事生产作业时所必需的因素;但当物理因素的强度、剂量或作用于人体的时间超出一定范围时,就会对机体产生危害。物理因素侵犯人体的途径主要是经皮肤、眼、耳等感觉器官,呼吸道次之。局部作用多明显,对机体施加作用快,潜伏期短或无,其影响一般情况下多为功能性改变,严重时亦能引起持久性损害。此外,除放射性物质外,物理因素在脱离接触后,体内不会残留。因此,不采用促使从体内排出的方法来防止其损害。

一、高温中暑

(一)高温作业及其类型

高温作业是指生产环境中存在高气温或强热辐射,或存在高气温与高气湿相结合的异常气象条件的工作。一般将热源散热量大于 23 W/m³ 的车间称为热车间或高温车间。

知识链接

高温作业的类型

根据生产环境中气象条件的特点,可将高温作业分为干热作业、湿热作业和夏季露天作业。

1. 干热作业　干热作业又称高温、强辐射作业，如冶金行业的炼钢、炼铁、炼焦、轧钢和机械行业的铸造、锻造、热处理等车间；玻璃、陶瓷、搪瓷、砖瓦等工业炉窑车间；轮船和火力发电的锅炉间等。

2. 湿热作业　湿热作业又称高气温伴高气湿，如印染、造纸、缫丝等工业中的液体加热或蒸煮车间；机械行业的酸洗、电渡以及屠宰车间、潮湿矿井等。

3. 夏季露天作业　如夏季的农业劳动、建筑和搬运等，此类作业除气温高、太阳热辐射强度大外，劳动者还受到被加热的地面和周围物体的二次热辐射作用。

（二）中暑

中暑是在高温环境下机体因热平衡和水盐代谢紊乱等而引起的一种以中枢神经系统和(或)心血管系统障碍为主要表现的急性疾病。气温高、气湿大、气流小、热辐射强、辐射强度大、劳动时间过长是中暑的主要致病因素，而体弱、肥胖、睡眠不足、未产生热适应等是其诱发因素。

1. 发病机制与临床表现　按中暑的发病机制，可将其分为三种类型，即热射病、热痉挛和热衰竭，但临床上常难以严格区分，可出现多种类型混合存在。

（1）热射病(heat stroke)　亦称中暑性高热，是人体在高温环境下散热途径受阻、体内蓄热、体温调节机制紊乱所致的疾病，多发生在强干热型或湿热型高温作业。其临床特点是起病急骤，在高温环境中突然发病，体温高达 40 ℃以上。疾病早期大量出汗，继而"无汗"，可伴有皮肤干热，不同程度意识障碍、脉搏快而无力、呼吸表浅等症状。严重时，可出现昏迷、抽搐等，如抢救不及时，可因循环、呼吸衰竭而死亡。即使抢救及时，其病死率仍可达 20%。

（2）热痉挛(heat cramp)　人体大量出汗造成钠、氯、钾等严重丢失，水和电解质平衡紊乱，可引起神经肌肉产生自发性冲动，出现肌痉挛，多发生在干热型高温作业。其临床特点是肌肉痉挛伴收缩痛。肌肉痉挛好发于活动较多的四肢肌肉和腹肌，尤以腓肠肌多见，常呈对称性，时而发作时而缓解。病人意识清楚，体温多正常。

（3）热衰竭(heat exhaustion)　其发病机制尚不明确，多认为是因皮肤血流增加，而导致脑部暂时血供减少所致。多发生在高气温、强热辐射的生产环境。其临床表现特点为起病迅速，主要表现为头昏、头痛、多汗、口渴、恶心、呕吐、面色苍白，继之可出现皮肤湿冷、血压下降、脉搏细弱、晕厥，轻度脱水等。病人体温正常或稍高。一般不引起循环衰竭。

2. 诊断　根据《职业性中暑诊断标准》(GBZ 41—2002)，依据病人高温作业史及体温升高，肌痉挛或晕厥等主要临床表现，排除其他临床表现类似的疾病，可作出诊断。

3. 治疗与护理　主要是根据中暑的严重程度不同，密切观察病情，及时对症治疗与护理。

（1）中暑先兆与轻度中暑　病人应立即脱离高温作业环境，到阴凉通风的地方休息，密切观察病情，给予含食盐饮料及对症处理。可选服人丹、十滴水、解暑片、藿香正气片等。有循环衰竭倾向的，给予葡萄糖生理盐水静脉滴注。

（2）重度中暑　治疗与护理的原则为迅速降低过高的体温，纠正水、电解质平衡紊乱及酸碱平衡失调,积极防治休克和脑水肿。

① 物理降温　可用冷水浴或在头部、腋下及腹股沟等大血管区覆盖湿毛巾,再放置冰袋或用酒精擦身,并用电扇吹风等。物理降温宜与药物降温同时进行,否则易引起皮肤血管收缩和肌肉震颤,反而影响机体散热。

② 药物降温　首选氯丙嗪。用氯丙嗪 25～50 mg 溶于 500 mL 生理盐水中静脉滴注,视病情于 1～2 h 内滴注完毕。其药理作用主要为影响体温调节中枢,使产热减少;扩张周围血管,加速散热;松弛肌肉,减少肌肉震颤;增强机体耐受缺氧能力等。

③ 纠正水、电解质平衡紊乱　水和盐的补入量视病情而定。补液量 24 h 内控制在 1000～2000 mL,一般不超过 3000 mL。补液不宜过快,以免引发肺水肿和心功能不全。

④ 其他　适量补充维生素 C 和维生素 B_1,积极防治休克、脑水肿等。

4. 预防措施

(1) 技术措施　改进工艺设备,如实现自动化遥控操作,合理布置和疏散热源,减少接触高温、强热辐射的机会;隔绝热源,如采用水幕隔热、石棉隔热材料、反射好的铝材或空气层隔热等;保持通风良好,如利用侧窗与天窗、热源上方安装气罩等加强自然通风,并辅以机械通风如风扇和岗位送风。也可以在密闭的基础上安装空调设备进行通风降温。

(2) 保健措施　加强高温作业人员的营养,合理供应清凉饮料,妥善安排作息时间。进行就业前、入暑前的体检,凡有心血管疾病、高血压、溃疡病、活动性肺结核、肝肾疾病、甲亢等,均不宜从事高温作业。

(3) 个人防护　使用耐热、导热系数小而透气性能好的材料制成的工作服。并按照不同作业需要,供给防护帽、防护眼镜、面罩、手套等个人防护用品。

二、生产性噪声与健康

(一) 生产性噪声的来源

噪声普遍存在于生产环境中,按其来源可分为机械性噪声、流动性噪声和电磁性噪声。根据噪声的作用特点可以分为连续性噪声和脉冲性噪声。

接触噪声的作业很多,主要有矿山开采、筑路爆破、风钻、球磨机,机械行业的轧钢、铆接、电锯,纺织行业的织布机、纺纱机,建筑行业的打桩机、搅拌机,交通运输业的内燃机、发动机等。

(二) 噪声对人体的危害

噪声对人体的危害是全身性的,但主要是引起听觉系统损害,但也可对心血管系统、神经系统等非听觉系统产生不良影响。早期多属生理性改变,长期接触较强噪声则可引起病理性改变。

1. 听觉系统损害　长时间在噪声作用下,听觉敏感性下降,下降听力测试时,听阈增高(听阈位移)可达 10～14 dB,但离开噪声环境一定时间后可恢复正常,这种现象称为听觉适应。听觉适应有一定的限度,如噪声刺激超出听觉适应的限度,听阈位移可增至 30 dB,听觉敏感性恢复也需较长时间,这种现象称为听觉疲劳。听觉疲劳是病理前状态,是可恢复的功能性变化,或称暂时性听阈位移(temporary threshold)。如果听觉疲劳在休息时间内不能完全恢复,噪声所造成的内耳损伤会不断累积,如耳蜗螺旋器毛细胞的机械性损伤以及末梢血管痉挛、缺氧和营养障碍引起的代谢性损伤可发展成病理状态,而出现不可逆的听力损失,这种现象称为永久性听阈位移。严重的听力损失为噪声聋。

噪声聋(noise-induced),也称职业性耳聋,是我国法定职业病之一,主要表现是听力下降。噪声聋的特征是早期听力损失只限于高频声,听力计检查可见以4000 Hz为中心的高频听阈上升,在听力曲线上呈现典型的4000 Hz处呈V形下陷并随工龄增加而加重。其原因可能与耳蜗感受高频音的耳蜗基底部毛细胞较少且易受损伤等有关。此时人还感觉不到听力下降。随着病变进展,螺旋器毛细胞的退行性变逐渐发展到全部萎缩损坏,同时听力损失也向其他频段延伸,当累及较低频率的语言频段时,受损者开始感觉到听力障碍。

2. 听觉外系统的损害

(1) 神经系统　噪声造成大脑皮层兴奋与抑制失衡、交感神经兴奋,出现神经衰弱综合征以及情绪不稳、烦躁、易激怒、易疲倦表现。

(2) 心血管系统　主要是自主神经调节功能变化引起,如心动过缓或过速,血压不稳或升高,心电图ST段及T波异常等。

(3) 其他　可使胃肠功能紊乱,胃液分泌减少,消化不良等;妇女可以引起月经周期异常、经期延长等;当噪声达到65 dB以上时,可干扰谈话,人们会感觉到烦躁、注意力不集中,从而影响工作效率,降低工作质量。

(三) 噪声聋的诊断和治疗

噪声聋的诊断需有明确的接触噪声的职业史,有自觉听力损失或耳鸣症状,纯音测听为感音性耳聋,并结合现场卫生学调查,排除非职业性致聋的原因,如中耳炎、头部外伤或药物中毒等,可以作出诊断。按照国家标准《职业性噪声聋诊断标准》(GBZ 49—2007)进行诊断。

噪声聋目前还缺乏有效的治疗方法。可以试用药物以扩张血管、改善循环代谢,增加营养,中药可能有一定的疗效。

(四) 防止噪声危害的措施

1. 制定与执行噪声卫生标准　完全消除噪声,既不经济也不合理。制定合理的卫生标准,将噪声控制在一定范围内,是防止噪声危害的重要措施之一。我国标准规定,作业场所噪声不得超过85 dB(A),对暂时达不到这一标准的现有企业,可以放宽到90 dB(A)。根据等能量原则,如果接触时间减少一半,标准容许放宽3 dB(A),无论接触噪声时间多短,其强度均不应超过115 dB(A)。

2. 进行噪声治理

(1) 合理布局,如将高噪声与低噪声车间分开。

(2) 改革生产工艺,如焊接代替铆接、压铸代替锻造、无梭织机等无声低声设备代替高噪声设备。

(3) 控制噪声的传播与反射,如采用多孔材料悬挂或覆盖内墙以吸声,在风道、排气管上安放装置以消声,用隔声材料封闭声源等措施。

3. 卫生保健措施

(1) 个人防护,如坚持佩戴耳塞、耳罩、耳帽是有效的辅助措施。

(2) 合理组织劳动,如合理安排工作与休息时间,执行工间休息制,休息时脱离噪声环境,减少接触,促进听力疲劳的恢复。

(3)听力保护和健康监护,如定期体检,重点为听力测定,防止听力损失恶化。患神经功能障碍、重症贫血、青光眼、高血压、心脑血管疾病者,不宜从事高噪声作业。

三、电离辐射

凡能引起物质电离的辐射统称为电离辐射(ionizing radiation)。在工农业生产、医疗卫生和国防建设中常常存在接触机会,如果防护措施不够,将会对接触的职业人群健康产生较大影响。

知识链接

电离辐射接触机会

(1)加速器、X射线等医用设备和工农业生产中各种辐射装置的生产与使用可接触电离辐射。

(2)放射性矿物的开采、冶炼和加工、核电站等核反应堆的建设与维护以及核事故的抢险等可接触电离辐射。

(3)放射性诊断试剂的生产与使用可接触电离辐射。

(4)伴生或共生放射性核素的矿物开采可接触电离辐射。

(一)电离辐射对健康的危害

电离辐射可直接作用于对生命活动具有重要意义的大分子(如脱氧核糖核酸、核蛋白、酶等),使其发生电离、激发或化学键断裂,造成分子变性和结构破坏;电离辐射还可使组织水分子发生电离或激发,产生大量具有强氧化作用自由基,自由基在体内可产生一系列生物学效应。在上述作用下,染色体可发生畸变、基因移位或缺失而引起细胞核分裂抑制,发生病理性核分裂。

(二)放射病

放射病(radiation sickness)是指一定剂量的电离辐射作用于人体所引起的全身性放射性损伤,临床上分为急性放射病和慢性放射病两种。急性放射病是指短时间内一次或多次受到大剂量照射所引起的全身性疾病,多见于核事故、放射性治疗和核爆炸等。急性放射病病程时相明显,有初期、假愈期、极期和恢复期,依临床表现可分为骨髓型、胃肠型和脑型;慢性放射病是指较长时间受到超限值剂量照射所引起的全身性损伤,多见于长期从事放射性工作的人群。临床表现主要为类神经症、自主神经功能紊乱、血液造血系统改变、消化功能障碍和生育功能受损等;除全身性放射病外,接受者还可伴有局部性损害,如放射性皮肤损害、放射性白内障等。

放射病可以根据有明确的放射线接触史,结合临床表现和实验室辅助检查,综合分析,排除其他疾病,依据国家职业卫生标准《职业性放射性疾病诊断标准》、《外照射急性放射病诊断标准》、《外照射慢性放射病诊断标准》等进行诊断。

放射病的防治没有什么特别之处。职业人员严格执行安全操作规程,定期健康检查,对于出现急、慢性放射损伤者,及时脱离接触射线的工作,积极对症治疗。

第五节　农村劳动卫生和妇女劳动卫生

 案例 6-4

一位农民的打工遭遇

2009 年 10 月,某王姓农民经人介绍到个体冶炼厂打工,没有经过任何培训就直接上班,上班 20 多天后出现低热、头晕、失眠、食欲不振,在医院门诊经一般治疗无效,因症状不断加重而住院。住院后经治疗病情不见好转,医生了解到病人打工的单位是个冶炼汞的个体企业,怀疑"汞中毒",则转某省职业病防治院。

职业卫生监督人员到个体冶炼厂调查,了解到王姓农民打工的作业现场没有任何卫生防护措施,完全不具备进行汞冶炼的卫生条件,病人最后确诊为"急性汞中毒"。

思考:

1. 通过这次急性汞中毒事件暴露出农村个体小企业什么问题?

2. 农民工如何保护自己的健康和权益?

我国是传统农业国家,农村人口占总人口的大多数。随着经济的发展,乡镇小企业越来越多。农业生产的作业场所不固定,生产环境、劳动条件不像工矿企业那样比较稳定,劳动者所处环境、劳动条件、劳动强度、作业方式、个人的经济文化水平等都有很大的差别。

一、农村劳动卫生

(一)农村劳动职业卫生特点

(1)劳动受自然条件影响大　与城市工作环境不同,农村劳动的作业环境绝大多数是自然露天的环境。外界不良因素如寒冷、潮湿、炎热、日晒及自然界其他物理、化学、生物因子直接作用于劳动者,而且这些不利的自然因素难以人为地消除。

(2)工种繁多　农村劳动中,每个人在不同的时间内可能从事不同的作业,由于频繁地转换作业类型、作业方式和劳动条件而使之接触的职业危害因素的种类也随之变化。

(3)劳动者分散　农村劳动者常常分散劳动,缺乏统一的组织,劳动场所、作息时间等各不相同,进行职业卫生学评价及卫生措施的实施比较困难。

(4)缺乏职业卫生服务　农村劳动缺乏专门的职业卫生管理机构和职业卫生服务组织,目前也没有制定针对农村职业卫生和劳动保护的法规。

(二)农村乡镇企业职业卫生特点

改革开放以来,我国的乡镇企业蓬勃发展。强劲的发展势头,已经成为社会主义市场经济的一支生力军。乡镇企业的发展,对国民经济发展和社会发展具有重要的意义。然而,乡镇企业的发展也带来了负效应,即职业卫生和安全问题。乡镇企业的职业性有害因素类型及所致的职业性危害基本上与城市工业相同。但由于其发展的背景和环境特殊,决定了其职业卫生问题的特点。

(1) 发展速度快、地域广泛 在广大的农村地区,随着乡镇企业的快速发展,越来越多的从事传统农业生产的农民成为乡镇企业的劳动者。

(2) 乡镇企业的工作环境多因陋就简 大多数乡镇企业在起步阶段,资金不足,生产工艺落后,一般缺乏必要的防护设施和监测制度。其工作环境的卫生质量常常比较差。职业危害得不到必要的重视。

(3) 管理水平低 乡镇企业多缺乏专业的职业卫生管理人员,职工和管理者的职业危害意识及法制观念淡薄,缺乏必要的职业卫生服务和管理措施,安全和卫生事故时有发生。

(4) 职业危害向乡镇企业转嫁 由于许多中小乡镇企业的无序发展,使原来主要集中在城市和工业区的职业危害迅速向农村地区转移,从经济发达地区向欠发达地区转移。在对外开放、引进投资和国外技术过程中,职业危害随之由境外向境内转移。某些合资企业或外资企业,甚至将可能导致严重职业危害的产品、生产过程转嫁给乡镇企业。加之乡镇企业多无必要的防护设施,职工多缺乏防护意识,加重了职业性有害因素的危害。

(5) 产品及职工变动大 乡镇企业的产品多变、工艺、材料多不固定,难以及时采取相应的防护设施。另因外来工、季节工等职工不固定,也造成了职工安全卫生培训、健康监护档案建立、健康随访方面的困难。

(6) 缺乏必要的医疗卫生服务 我国绝大多数乡镇企业职工还未能享有劳保医疗服务,又缺乏长期有效的卫生保健措施,属于 WHO 所认定的"缺乏医疗保健照料"的人群。乡镇企业的医疗卫生服务人员、设施和网络均与城市工业有较大的差距。

(三) 农村劳动卫生工作的基本要求

(1) 强化基层政府对农村劳动卫生的监督和管理 建立组织领导机构,把农村劳动卫生监督管理和职业危害的治理提到政府议事日程上来,纳入到经济发展规划中;国家和地方政府加快制定和完善相关卫生法律、法规和管理制度建设。

(2) 努力探索农村劳动卫生服务与农村初级卫生保健相结合之路。

(3) 因地制宜,推广适宜技术 农村劳动卫生工作应针对当地具体条件,落实防护措施,推广防护技术。如采用小型、简便的密闭和通风装置,采用安全、有效、简易的个人防护用品,推广安全、实用的防护技术等。

(4) 开展职业健康教育工作。

二、妇女劳动卫生

在我们国家,随着社会的发展,妇女的地位不断提高,妇女参加社会生产劳动的人数逐渐增多,几乎涉及各个行业、领域。城镇有超过 1 亿妇女就业,农村有 2 亿多妇女参加农副业生产劳动,妇女已成为社会主义建设的不可缺少的力量。

(一) 职业性有害因素对妇女健康的影响

职业性有害因素对女职工的危害不仅在于女职工本身,而且可能对生殖功能产生不同程度的损害,从而影响子代的健康,最终关系到整个国民健康素质、水平,因此加强对女工的劳动保护是整个社会应予以重视的问题。

1. 职业性有害因素对妇女健康的影响类型　由于妇女的特殊生理和解剖特点决定了职业性有害因素对妇女健康的影响有时存在性别差异。职业性有害因素对妇女健康的影响有四种类型。

(1) 某些职业性有害因素对健康的影响无性别差异,如矽尘对男女职工均可引起矽肺。

(2) 某些职业性有害因素对妇女健康危害更大,如女性造血系统对铅毒作用的反应性较男性敏感。

(3) 某些职业性有害因素对男性影响很小,对妇女影响大,如卡车驾驶职业。

(4) 某些职业性有害因素对妇女特殊生理周期影响较大,如月经期、妊娠期、哺乳期、更年期对某些因素更敏感。

2. 职业性有害因素对妇女健康影响的表现

(1) 重体力劳动对妇女一般健康的影响　重体力劳动对妇女健康的影响主要表现为如下几点:①从事重体力劳动特别是负重作业时,由于腹压增高,盆腔内生殖器受压发生移位,导致子宫后倾,子宫下垂,严重者发生子宫脱垂,农村发生率高于城市;②未成年女子,长期从事重体力劳动,可影响骨盆的正常发育,引起骨盆狭窄或扁平骨盆;③孕妇从事重体力劳动,可影响胎儿发育,容易导致流产、早产等;④从事重体力劳动的女性发生月经紊乱,关节疾病较多。

(2) 职业性有害因素对女性生殖功能的影响　由于妇女特殊的生理周期,许多职业性有害因素对女性生殖功能会产生影响。如铅、汞、苯、汽油、噪声、振动等可以引起月经异常,干扰受精,胚胎发育,妊娠并发病等。

(二) 保护女工健康的主要措施

(1) 严格贯彻执行有关的妇女劳动保护政策　我国对妇女劳动保护非常重视,制定了一系列与女职工劳动保护有关的法规和条例,贯彻执行国家保护妇女的法律、法规、法令,是做好妇女劳动保护工作的重要保证。如《中华人民共和国妇女权益保障法》、《女职工劳动保护规定》、《女职工禁忌劳动保护规定》等。

(2) 妇女劳动保护对策　科学研究告诉我们,有很多措施可以有效地保持妇女健康,包括合理安排妇女劳动和做好妇女特殊生理周期劳动保护。

① 合理安排妇女劳动　我国规定妇女不宜从事如下作业:矿山井下作业;森林伐木、归楞及流放作业;高强度体力劳动的作业;建筑业脚手架的组装及拆除作业,以及电力、电信业的高处架线作业;连续负重每次负重超过 20 kg,间断负重每次超过 25 kg 的作业。

② 做好妇女特殊生理周期劳动保护　做好月经期、孕期、围产期、哺乳期和更年期的五期保护,其中前四期在我国的法规中已有明确规定,需要劳动保护和职业卫生的专业人员、医务人员共同协作贯彻执行。

(3) 加强对职业女性的健康教育工作。

(4) 开展妇女职业卫生科学研究工作。

小 结

职业环境与一般生活环境有巨大的差异,一般生活环境具有广泛社会性,容易被普通老百姓认识和重视,而职业环境影响的只是从事这个职业的工作人员,一般老百姓可能很少接触职业性有害因素或程度很轻,容易被人们忽视。因此,职业人员要对职业性有害因素有较清醒的认识。

职业病是由职业性有害因素直接引起的疾病,其诊断是医学科学性和法律性的结合,职业病的处理、医疗费支付等与一般疾病也有很大的不同。护理人员必须在了解职业病相关知识的基础上科学护理职业病病人,指导高危人群有效预防职业病的发生。

目前我国对妇女、农村劳动卫生的管理存在问题很多,重视程度和研究水平远远没有达到社会发展所需要的水平,重视农村劳动卫生、保护女性身心健康关系到社会与民族的兴旺与发达,是全社会共同的责任。

能力检测

1. 职业病诊断的前提条件是(　　)。

A. 临床表现　　　　　B. 实验室检查　　　　C. 职业史　　　　　D. 以上都是

2. 工人在工作车间违犯规定吸烟是属于哪类有害因素?(　　)

A. 生产环境中的有害因素　　　　　　B. 生产过程中的有害因素

C. 劳动过程中的有害因素　　　　　　D. 不一定

3. 工人为完成工作任务长时间加班加点属于哪类有害因素?(　　)

A. 生产环境中的有害因素　　　　　　B. 生产过程中的有害因素

C. 劳动过程中的有害因素　　　　　　D. 不一定

4. 粉尘浓度相同时,空气中粉尘颗粒大小与健康的关系是(　　)。

A. 粉尘颗粒越大对健康危害越大　　　B. 粉尘颗粒越大对健康危害越长

C. 粉尘颗粒大小对健康危害无关　　　D. 不一定

5. 几种毒物同时作用于机体,其毒性大小是各个毒物毒性的总和称为(　　)。

A. 独立作用　　　　　　　　　　　　B. 相加作用

C. 协同作用　　　　　　　　　　　　D. 拮抗作用

6. 影响职业中毒发生的因素中,最主要的是(　　)。

A. 毒物的化学结构　　　　　　　　　B. 毒物的理化性质

C. 毒物的剂量　　　　　　　　　　　D. 毒物的联合作用

7. 职业病是由以下哪种因素所引起的疾病?(　　)

A. 异常气象条件　　　　　　　　　　B. 化学毒物

C. 病原微生物　　　　　　　　　　　D. 生产性有害因素

8. 属于职业相关疾病的是(　　)。

A. 石棉作业所致的肺癌　　　　　　　B. 矿井作业引起的风湿性关节炎

    C. 接触噪声引起的高血压　　　　　　D. 电工带电作业引起的电击伤

9. 在生产条件下,生产性毒物进入人体最主要的途径是( )。

    A. 呼吸道　　　　　B. 消化道　　　　　C. 皮肤　　　　　D. 以上都是

10. 就业前体检的主要目的是( )。

    A. 早期发现病人　　　　　　　　　　B. 及时采取预防措施

    C. 及时采取治疗　　　　　　　　　　D. 发现就业禁忌证

11. 粉尘进入呼吸道的深浅与下列哪些因素有关?( )

    A. 呼吸道的防御功能　　　　　　　　B. 粉尘颗粒的大小

    C. 粉尘的形状和比重　　　　　　　　D. 粉尘的脂溶性

12. 下列哪项不属于职业中毒?( )

    A. 原料加工引起的中毒　　　　　　　B. 熔铅作业时中毒

    C. 误服中毒　　　　　　　　　　　　D. 喷洒农药中毒

13. 慢性轻度铅中毒的处理原则是( )。

    A. 驱铅、调离铅作业　　　　　　　　B. 驱铅、一般不调离铅作业

    C. 密切观察　　　　　　　　　　　　D. 必须调离铅作业

14. 下列哪种情况是苯作业的禁忌证?( )

    A. 肺结核　　　　　B. 慢性盆腔炎　　　　　C. 血液病　　　　　D. 子宫肌瘤

15. 毒物的蓄积作用是发生下列哪种损害的基础?( )

    A. 急性中毒　　　　　B. 慢性中毒　　　　　C. 致癌　　　　　D. 以上都是

(吴松林)

第七章
食物与健康

 学习目标

1. 掌握人体所需要的营养素的功能、缺乏症、人体参考摄入量及热能的计算方法,掌握各类食品的营养特点、合理膳食设计的基本要求,食物中毒的临床表现、急救原则及预防措施。

2. 熟悉营养素的概念、食物来源,食物中毒分类。

3. 了解营养素的分类、食物中毒的处理原则。

第一节 营 养 素

 案例 7-1

营养咨询门诊案例分析

在医院营养咨询门诊的例行体检中,对公司职员小王的检测结果如下:王大力,男,32 岁,电脑软件工程师,身高 1.75 m,体重 65 kg,上臂肌围 24.2 cm,腰臀比 0.7。医生建议他每天摄入总热能为 2,000 kcal,并根据总热能的需要量摄入相应的各种营养素。

护理工作者执行此医嘱应掌握以下技能。

(1) 在掌握三大营养素功能的基础上,计算该男子一日总热能的需要量以及三大营养素的需要量。

(2) 在熟悉营养素来源的情况下,计算其他营养素的需要量。

现代医学表明,营养素的合理摄入对病人恢复健康具有重要作用,在临床实践中护理工作者不仅应配合医生应用药物等手段对病人进行诊治,还应具备对所诊疗病人营养素需要量进行计算的能力,以利于病人恢复健康,为达到这一目的,首先应掌握正常人群对营养素的需求。

一、营养素的基本概念

(一) 基本概念

（1）营养（nutrition） 人们为了维持各种生命现象（生长、发育、修补等）而摄取和利用食物的综合过程。

（2）营养素（nutrients） 食物中能产生热能或提供细胞组织生长发育与修复的材料以及维持机体正常生理功能的物质。也可以解释为营养素就是食物中的有效成分，即蛋白质、脂肪、糖类、无机盐与微量元素、维生素、水。

（3）营养学（nutrition science） 研究人体营养规律及改善措施的科学。

（4）食品 各种供人食用或饮用的成品或原料，包括既是药品又是食品的物品，不包括以治疗为目的的物品。

（5）食品卫生学（food hygiene） 研究可能威胁人体健康的有害因素及预防措施，以提高食品的卫生质量，保护食用者饮食安全的科学。

(二) 营养素对机体的重要作用

人们在医学实践中逐步认识到营养素对治疗疾病和恢复健康的重要性，我国现在各级医院都已开设营养科，负责营养治疗工作，每个医务工作者都应该掌握营养学的基本知识，在医学实践中配合药物等方法治疗疾病，以提高人们的健康水平。

二、营养素的生理功能、来源、参考摄入量

人体为了维持健康每天都需要通过食物从外界摄取营养素和热能，下面分别讨论人体所需要的营养素和热能的生理功能、来源以及参考摄入量。

(一) 蛋白质

1. 生理功能

（1）参与构成人体一切细胞组织，是人体不可缺少的构成成分。

（2）参与构成具有重要生理作用的物质，如运输氧的血红蛋白以及具有催化和调节作用的酶和激素。

（3）参与构成具有可以抵御外来微生物及其他有害物质入侵等免疫作用的抗体。

（4）维持正常渗透压，使水分在体内正常分布。

（5）提供能量，每克蛋白质在体内约产生 4 kcal 的能量。

（6）维持体内酸碱平衡。

2. 蛋白质的结构及必需氨基酸的定义 人体蛋白质是由 20 种氨基酸按不同组合构成的，其中 8 种是体内不能合成或合成速度不能满足机体需要，必须由食物提供的氨基酸，称为必需氨基酸，分别为亮氨酸、异亮氨酸、赖氨酸、蛋氨酸、苯丙氨酸、苏氨酸、色氨酸、缬氨酸。另外，对于婴幼儿，组氨酸也是必需氨基酸。

3. 必需氨基酸的种类 见表 7-1。

表 7-1 构成人体蛋白质的氨基酸

必需氨基酸	条件必需氨基酸	非必需氨基酸
亮氨酸	半胱氨酸	丙氨酸
异亮氨酸	酪氨酸	精氨酸
赖氨酸		天门冬氨酸
蛋氨酸		天门冬酰胺
苯丙氨酸		谷氨酸
苏氨酸		谷胺酰胺
色氨酸		甘氨酸
缬氨酸		脯氨酸
组氨酸		丝氨酸

4. 必需氨基酸的模式 人体蛋白质与各种食物的蛋白质在所含有的必需氨基酸种类和数量上存在差异,在营养学上通常把色氨酸定为 1,其他必需氨基酸与它的比例称为必需氨基酸的模式。

5. 限制氨基酸 当食物蛋白质缺乏一种或几种必需氨基酸,与人体蛋白质氨基酸模式差异较大时就会影响该食物蛋白质被机体吸收利用,使蛋白质营养价值降低,通常把这些缺乏的必需氨基酸称为限制氨基酸。根据缺乏的程度分为第一限制氨基酸、第二限制氨基酸等,例如,玉米的第一限制氨基酸为赖氨酸,第二限制氨基酸为亮氨酸。

6. 蛋白质的互补作用 两种或两种以上食物混合食用时,其中的必需氨基酸互相补充,使之接近人体所需要的必需氨基酸模式,提高蛋白质的利用率,我们把这种作用称作蛋白质的互补作用。例如豆类和谷类混合食用,豆类蛋白质中丰富的赖氨酸可补充谷类蛋白质中赖氨酸的不足,从而提高谷类蛋白质的利用率。

7. 食物蛋白质营养价值评价方法

(1)蛋白质含量 蛋白质含量是食物蛋白质营养价值的基础。

(2)必需氨基酸含量及比值 食物中蛋白质的必需氨基酸含量及必需氨基酸比值越接近人体蛋白质,则越容易被人体吸收利用。

(3)蛋白质的生物学效应 可用蛋白质生物价来表示,它是反映食物蛋白质消化吸收被机体利用程度的指标。蛋白质生物价高,表明食物蛋白质中的氨基酸大部分用来合成人体蛋白质,只有很少的氨基酸经肝、肾代谢而释放能量或经尿排出多余的氮,可大大减少肝肾的负担。

(4)蛋白质功效比值 在实验期内生长阶段幼年动物体重增加的克数和摄入蛋白质克数的比值,是反映蛋白质营养价值的指标,广泛用来作婴幼儿食品中蛋白质的评价。

(5)必需氨基酸评分 通过食物中必需氨基酸组成与参考蛋白质比较而得到的评分,是被广泛采用的蛋白质质量评价方法。

8. 蛋白质摄入过多或缺乏对机体健康的影响 摄入动物性蛋白质时会同时摄入较多的动物脂肪和胆固醇,对机体健康产生不利影响。体内没有单独的蛋白质储存,如摄入过多会被分解,氮随尿液排出,这一过程需要大量水分进而加重肾脏的负担。过多的动物性蛋白质摄入,会造成含硫氨基酸摄入过多,加速骨骼中钙的丢失,易产生骨质疏松。摄入蛋白质过多与一些癌症相关,如结肠癌、乳腺癌、前列腺癌等。

蛋白质摄入不足对成人可引起体力下降、浮肿、抗病力减弱等症状。能量摄入基本满足而蛋白质严重不足的儿童,可引起水肿型营养不良,蛋白质和能量摄入均严重不足的儿童,可引起干瘦型营养不良。

9. 蛋白质营养状况评价 结合膳食史和临床观察及检测指标进行综合评价。

(1)氮平衡 通常以氮平衡来测试人体蛋白质需要量及评价人体蛋白质营养状况。在 24 h 内如果摄入的氮量与排出的氮量一致,则表示机体处于氮平衡状态;摄入氮量大于排出氮量时为正氮平衡,反之为负氮平衡。氮平衡的表示方法为

$$摄入氮＝尿氮＋粪氮＋通过皮肤及其他途径排出的氮$$

(2)蛋白质营养不良可表现的症状和体征 幼儿及青少年可出现负氮平衡,组织蛋白破坏,表现为生长发育迟缓、消瘦、体重过轻、神经系统受影响,甚至智力发育障碍。成人可出现疲倦、体重减轻、贫血、血浆白蛋白降低,并可出现营养性水肿。

(3)严重蛋白质营养不良在临床上可出现两种不同的类型:

① 水肿型营养不良 主要是由于缺乏蛋白质引起,表现为腹部和腿部水肿、虚弱、头发变色、变脆和易脱落等。

② 干瘦型营养不良 由蛋白质和能量严重缺乏引起,可进一步发展为骨骼肌不能维持正常结构,出现肌肉萎缩以及骨髓异常,导致贫血,易感染其他疾病而死亡。

(4)评价蛋白质营养状况还可进行以下指标的测定:

① 血清蛋白质 用于评估人体营养水平,血清总蛋白质正常值为 $60\sim80$ g/L。

② 上臂肌围 评价总体蛋白质储存的指标,测量上臂中点处的围长和三头肌部皮褶厚度,可用下列公式计算:

$$上臂肌围(mm)＝上臂中点处的围长(mm)－3.14×三头肌部皮褶厚度(mm)$$

评价标准:男为 25.3 cm,女为 23.2 cm,测定值大于标准值的 90% 为正常。

10. 参考摄入量与食物来源

(1)参考摄入量 成人轻体力活动每天每千克体重至少应摄入 1 g 蛋白质,我国由于以植物性食物为主,所以成人蛋白质推荐摄入量为 1.16 g/(kg·d)。按热能需要的比例计算我国成人蛋白质摄入占膳食总能量的 10%～12%,儿童青少年为 12%～14% 为宜。

(2)食物来源 谷类、豆类、禽畜肉类、奶类、蛋类等。

(二)脂类

脂类包括甘油三酯、磷脂和固醇类。

1. 脂类的生理功能

(1)供给热能 9 kcal/g,当人体摄入能量过多时,会转变为脂肪储存起来。当机体需要时,酯酶可分解甘油三酯,释放出的甘油和脂肪酸进入血液循环,与食物中被吸收的脂肪一起释放能量以满足机体的需要。

(2)磷脂是细胞膜的主要成分。

(3)提供脂溶性维生素并促进其吸收。

(4)隔热保温、保护脏器及关节,改善食品感官性状,增加饱腹感。

（5）亚油酸等其他一些多不饱和脂肪酸具有降血脂的作用,可将胆固醇运往肝脏而被代谢分解。

2. 必需脂肪酸的概念 必需脂肪酸(EFA)是指人体生理需要、不可缺少而自身又不能合成,必须通过食物供给的多不饱和脂肪酸。

3. 必需脂肪酸的种类 目前比较肯定的必需脂肪酸为多不饱和脂肪酸中的亚油酸和亚麻酸。

4. 食物脂类营养价值评价方法

（1）必需脂肪酸的含量 膳食中最主要的多不饱和脂肪酸为亚油酸和亚麻酸,主要存在于植物油中,其营养价值优于动物脂肪。

（2）脂肪的消化率 与其熔点密切相关,一般植物脂肪的消化率要高于动物脂肪。

（3）脂溶性维生素的含量 一般脂溶性维生素含量高的脂肪,其营养价值也高。

（4）某些有特殊生理功能的脂肪酸含量 如鱼类脂肪,尤其是鱼油中含有丰富的多不饱和脂肪酸,具有重要的营养价值。

5. 脂类摄入过多或缺乏对机体健康的影响 脂类摄入过多可导致肥胖、心血管疾病、高血压和某些癌症发病率升高。脂类缺乏会影响脂溶性维生素的吸收,也会影响必需脂肪酸的摄入量。必需脂肪酸缺乏时,会发生皮肤湿疹样病变、脱发、婴儿生长发育迟缓等。

6. 脂类的参考摄入量与食物来源

（1）参考摄入量 脂肪供热可占总热能的 20%～30%,不宜超过 30%。

（2）食物来源 动物性脂肪,如各种动物性食物及内脏和油脂、奶油、蛋类,其中还含有较高的胆固醇;植物性脂肪,如豆油、棉油、菜籽油、花生油等。

7. 脂肪对蛋白质的保护作用 当膳食中提供满足需要的脂肪时可以促进糖类的能量代谢,使其更有效地释放能量,减少蛋白质分解提供热能,使之发挥其更重要的生理功能,从而节约了蛋白质。

（三）糖类

1. 分类

（1）单糖 主要为葡萄糖、果糖、半乳糖、甘露糖等。

（2）双糖 由两分子单糖缩合而成,常见的有蔗糖、乳糖、麦芽糖、海藻糖等。

（3）多糖 由 10 个以上单糖组成的一类大分子糖类的总称,可被消化吸收的多糖有淀粉、糊精、糖原,也称动物淀粉;不能被人体消化吸收的多糖有纤维素、半纤维素、木质素、果胶,统称膳食纤维,虽然不能被人体消化吸收,但有着重要的生理作用。

2. 生理功能

（1）机体热能的主要来源,1 g 糖类可提供约 4 kcal 的能量,糖类缺乏时会导致机体供热不足、生长发育迟缓、体重减轻等。

（2）机体组织的重要成分,如结缔组织的黏蛋白、神经组织的糖脂及细胞膜表面的糖蛋白,DNA 和 RNA 中也含有大量的核糖,在遗传中起着重要的作用。

（3）有节约蛋白质的作用。

（4）具有抗生酮作用,若糖类不足,脂肪酸不能被彻底氧化而产生酮体,过多的酮体则会引起酮血症,影响机体的酸碱平衡,人体每天至少需要 50～100 g 糖类,这个供给量可防止酮血症的产生。

（5）膳食纤维有降低血胆固醇、促进肠道蠕动、降低结肠炎及结肠癌的发病率的作用。

3. 对蛋白质的保护作用　当膳食中提供了满足需要的糖类时,机体就可减少因能量不足而对蛋白质的分解,使蛋白质发挥更重要的功能。

4. 参考摄入量与食物来源

（1）参考摄入量　我国居民糖类的膳食推荐摄入量占总能量的55%～65%。

（2）来源　以植物性食物为主,如谷类含糖类70%～75%、薯类含糖类20%～25%、豆类含糖类50%～60%。

（四）能量

1. 热能单位　卡,是指将1 mL水从15℃升高到16℃,即升高1℃所需要的热量。在营养学实际应用中常以kcal为常用单位。国际上也常以焦耳为热能的计量单位,1 kcal＝4.184 kJ,1 kJ＝0.239 kcal。

2. 三大供能营养素的热能系数及供热百分比　营养学上把每克供能营养素体内氧化产生的能量称为生热系数(或热能系数),而三大供能营养素的供热百分比是指蛋白质、脂肪、糖类占膳食总热能的适宜比例。具体见表7-2。

表7-2　三大供能营养素的热能系数及供热百分比

营 养 素	热能系数/(kcal/g)	供热百分比/(%)
蛋白质	4	10～14
脂肪	9	20～30
糖类	4	55～65

3. 热能消耗的影响因素

（1）体表面积　基础代谢的大小与体表面积成正比,即体表面积越大,向外环境散热越快,基础代谢也越高,所以说同等体重情况下瘦高者基础代谢高于矮胖者。

（2）人体瘦组织所占比重　人体瘦组织(包括肌肉、心脏、肝和肾脏等)消耗的能量占基础代谢的70%～80%,因此瘦组织质量大、肌肉发达者,其基础代谢水平高。

（3）生理状况　婴儿和青少年的基础代谢相对较高,随年龄增长基础代谢水平不断下降。由于孕妇的子宫、胎盘、胎儿的发育及体脂储备和乳母合成乳汁都需要额外的能量补充,所以孕妇和乳母的基础代谢也较高。

（4）性别　男性的基础代谢水平通常比女性高5%～10%。

（5）病理状况和激素水平　当甲状腺激素、肾上腺素等分泌异常时,会使能量代谢水平增强,从而直接或间接影响人体基础代谢的消耗。

（6）生活和作业环境　当高温、寒冷、大量摄食、体力过度消耗和精神紧张时都可增高基础代谢水平,这一部分能量消耗称为适应性生热作用。此外,在禁食、饥饿或少食时,基础代谢水平也会相应降低。

4. 人体热能需要的测定方法

（1）基础代谢　机体处于安静和松弛的休息状态下、清醒并静卧于舒适环境、室温在18～25℃、无体力与脑力负担、也无胃肠和消化活动(空腹、禁食12 h时)所需要的能量。

此时的能量仅用于维持体温、呼吸、血液循环及其他器官的生理活动需要,是维持生命的最低能量消耗。在实际应用中,可根据体重、身高和年龄直接计算基础代谢的能量消耗,具体如下:

$$BEE(男)=66.47+13.57\times体重(kg)+5.00\times身高(cm)-6.76\times年龄(岁)$$

$$BEE(女)=65.50+9.46\times体重(kg)+4.85\times身高(cm)-4.68\times年龄(岁)$$

(2)体力活动 影响人体能量消耗的主要因素,也是人体控制能量消耗、保持能量平衡及维持健康的重要部分。通常来说,由各种体力活动所消耗的能量约占人体总能量消耗的 15%~30%。体力活动水平分级见表7-3。

表7-3 体力活动水平分级

活动水平	PAL	
	男	女
轻	1.55	1.56
中	1.78	1.64
重	2.10	1.82

(3)食物特殊动力作用 也称食物热效应,是指人体在摄食过程中引起的额外能量消耗。人体摄食后,食物中营养素消化、吸收的活动以及营养素和营养素代谢产物之间相互转化过程所消耗的能量,食物热效应一般为 24 h 基础代谢耗能的 10%。

5. 不同体力活动的热能消耗 见表7-4。

表7-4 不同体力活动的热能消耗

体力活动分级	男子(65 kg)活动能量消耗/(kcal/min)	女子(55 kg)活动能量消耗/(kcal/min)	实 例
轻体力劳动	2.5	2.0	办公室工作、营业员
中等体力劳动	5.0	4.0	钳工
重体力劳动	7.5	6.0	非机械化农田作业

(五)三大营养素及热能的计算

例7-1 一公司职员,男,32岁,属于轻体力活动,身高 1.75 m,体重 65 kg。

在掌握三大营养素功能的基础上,计算一日三大营养素及总热能的需要量。

1. 首先计算一日总热能需要量

(1)基础代谢的热能需要:1 kcal/(kg·h)×65(kg体重)×24 h=1560 kcal

(2)体力活动的热能需要:2.3 kcal/(kg·h)×65 kg×8 h=1200 kcal

(3)食物特殊动力作用:1560 kcal×10%=156 kcal

(4)一日总热能需要量为:1560 kcal+1200 kcal+156 kcal−520 kcal(1 kcal/(kg·h)×65 kg×8 h 体力活动所包含的基础代谢热能)=2396 kcal≈2400 kcal

结果表明,医生应建议给该男职员每天摄入 2400 kcal 热能。

2. 根据总热能需要量计算三大供能营养素量

(1)蛋白质:2400 kcal×10%=240 kcal;240 kcal/4 (kcal/g)=60 g

（2）脂肪：2400 kcal×25％＝600 kcal；600 kcal/9（kcal/g）＝66.7 g

（3）糖类：2400 kcal×65％＝1560 kcal；1560 kcal/4（kcal/g）＝390 g

（六）矿物质

1. 概述

（1）无机盐的概念　人体含有多种元素，其中碳、氢、氧、氮构成糖类、脂肪、蛋白质、维生素等有机物质和水分，约占体重的95％。其余各元素统称无机盐，也称矿物质。在机体内含量较多的元素（占体重的0.01％以上）有钙、镁、钾、钠、磷、硫、氯七种，称为常量元素。

（2）微量元素的概念　有些元素在体内含量甚微（占体重的0.01％以下），但它是维持人体生命活动所必需的元素，称为必需微量元素，包括铁、锌、铜、硒、铬、碘、锰、氟、钴和钼10种。

2. 钙

（1）生理功能　①参与构成骨骼和牙齿；②维持神经肌肉的正常兴奋性、神经冲动的传导、心脏的搏动等，维持细胞膜正常的生理功能；③促进酶的活性，参与血液凝固过程；④参与激素的分泌、维持体液酸碱平衡及调节细胞的正常生理功能。

（2）影响钙吸收的因素　食物中的维生素D、蛋白质会促进钙的吸收。食物中的草酸和植酸可与钙生成不溶于水的草酸盐和植酸盐，不利于钙的吸收。

（3）参考摄入量与食物来源　中国营养学会推荐成人钙的AI为800 mg/d。良好的食物来源为奶及奶制品、软骨、虾皮、豆及豆制品等。

3. 铁　为人体重要的必需微量元素，人体内含铁总量一般为3～5 g，主要以铁蛋白和含铁血黄素形式存在于肝、脾及骨髓中。

（1）生理功能　①维持正常的造血功能；②参与构成呼吸酶以及体内氧的运送和组织呼吸过程；③与维持正常的免疫功能有关。

（2）影响铁吸收的因素　维生素C会促进非血红素铁的吸收，当铁与维生素C重量比为1∶5或1∶10时，铁的吸收率可提高3～6倍；动物肉类和肝脏也可促进铁的吸收。植物性食物中的草酸和植酸不利于铁的吸收，而动物性食物中血红素铁的吸收不受膳食中植酸、草酸的影响。

（3）参考摄入量与食物来源　中国营养学会建议铁的成人每日供给量为男15 mg/d、女20 mg/d。良好的食物来源为禽畜肉、猪肝、鱼、动物全血等。

4. 锌、碘、硒是人体必需的微量元素

（1）锌、碘、硒生理功能　见表7-5。

表7-5　锌、碘、硒的生理功能

微量元素	生 理 功 能
锌	①参与构成在体内发挥重要作用的酶；②促进生长发育；③促进免疫功能；④维持细胞膜结构；⑤增进食欲，摄入不足可引起食欲减退、异食癖
碘	①促进生物氧化、调节能量转换；②促进蛋白质的合成和神经系统发育；③促进糖和脂肪代谢；④激活体内许多重要的酶；⑤调节组织中的水盐代谢

续表

微量元素	生 理 功 能
硒	①抗氧化功能;②保护心血管和心肌的健康;③增强免疫功能;④对有毒重金属有解毒作用

(2) 影响锌、碘、硒吸收的因素 动物性食物中的锌比较容易吸收,植物性食物中的植酸、鞣酸和纤维素不利于锌的吸收,铁也会抑制锌的吸收。食物中的碘进入胃肠道后转变为碘化物,约 3 h 几乎完全被吸收。人体对食物中硒的吸收率达 50%～100%。

(3) 参考摄入量与食物来源:

① 锌的来源广泛,如贝壳类海产品、畜肉类及内脏、蛋类、豆类、谷类胚芽等。中国营养学会推荐成人每日锌的膳食参考摄入量(RNI)为男 15 mg、女 11.5 mg。

② 海产品含碘丰富,如海带、紫菜、干贝、淡菜、海参、海蜇等都是碘的良好食物来源。中国营养学会推荐成人每日碘的 RNI 为 150 μg,孕妇和乳母为 200 μg。

③ 海产品和动物内脏是硒的良好食物来源,如鱼子酱、牡蛎、猪肾等。中国营养学会建议成人每日硒的 RNI 为 50 μg。

(七) 维生素

1. 概述

(1) 维生素的概念 维生素是维持机体生命活动过程所必需的一类微量低分子有机化合物。

(2) 维生素的特点 其本体或前体都在天然食物中存在,不参与机体构成,也不提供能量,但却起着十分重要的作用,每日生理需要量仅以毫克或微克计,但决不可缺少。

(3) 分类 脂溶性维生素包括维生素 A、维生素 D、维生素 E、维生素 K。水溶性维生素包括 B 族维生素、维生素 C。

2. 维生素 A 概念 狭义的维生素 A 仅指视黄醇,广义的是指维生素 A 和维生素 A 原。对酸、碱及热都稳定,易被氧化和紫外线破坏。

(1) 生理功能:

① 维持正常视觉,促进视觉细胞内感光物质视紫红质的合成与再生;

② 维持上皮细胞的正常生长,缺乏可造成皮肤丘疹及异常粗糙;

③ 促进生长发育,缺乏可使儿童生长停滞、发育迟缓;

④ 抑癌作用,可使上皮癌症的危险性减少;

⑤ 维持机体正常免疫功能。

(2) 维生素缺乏及过量对健康的影响:

① 维生素缺乏 最早的症状是暗适应能力下降,严重者可导致夜盲症。维生素 A 缺乏还会引起干眼病,进一步发展可致失明,儿童维生素 A 缺乏最重要的临床诊断体征是毕脱氏斑。此外,维生素 A 缺乏还会引起机体不同组织上皮干燥、增生及角化,食欲降低,易感染,免疫功能降低;特别是儿童、老人容易引起呼吸道炎症,严重时可引起死亡。

② 维生素长期摄入过量 可引起维生素 A 过多症,表现为头痛、厌食、肝肿大、皮肤瘙痒等,每人每天摄入 75000～500000 国际单位 3～6 个月后,即可出现中毒现象。过量摄入

维生素 A 还可引起急性、慢性及致畸毒性,如孕妇在妊娠早期每天大剂量摄入维生素 A 娩出畸形儿的相对危险度为 25.6。摄入普通食物一般不会引起维生素 A 过多,绝大多数是由于过多摄入维生素 A 浓缩制剂所引起的。

(3)营养水平鉴定方法 维生素 A 的营养状况应根据生化指标和临床表现,结合生理情况、膳食摄入情况综合判定。常用的检查方法如下。

① 暗适应试验 人从亮处进入暗处,由于视紫红质消失,开始时看不清楚任何物体,经过一段时间等视紫红质再生到一定水平后才逐渐恢复视觉,这一过程称为暗适应。暗适应的快慢取决于照射光的波长、强度及照射时间,同时与体内维生素 A 的营养状况也有关,即维生素 A 缺乏者,暗适应时间延长。暗适应计测定适用于现场调查,先让 10 名健康人连续 7 天每天摄入 10000 IU 维生素 A,然后测定暗适应时间,以 95% 上限值为正常值。

② 眼部症状检查 WHO 将角膜干燥、溃疡及角化定为诊断维生素 A 缺乏的有效体征,而毕脱氏斑用于诊断儿童缺乏维生素 A。

(4)参考摄入量与食物来源 我国成人维生素 A 推荐摄入量,男性为 800 μg 视黄醇当量,女性为 700 μg 视黄醇当量。食物来源为动物性食品,如肝、鱼肝油、奶、蛋等,植物性食品如菠菜、芹菜、胡萝卜、红薯等。

3. 维生素 D 具有钙化醇生物活性的一大类物质,维生素 D_3 是由储存于皮下的胆固醇衍生物(7-脱氢胆固醇)在紫外光照射下转变而成的。

(1)生理功能 ①促进钙吸收;②作用于骨骼,使钙和磷成为骨质的基本结构;③促进皮肤的表皮细胞分化并阻止其增殖,对皮肤疾病有潜在的治疗作用。

(2)维生素 D 缺乏及过量对健康的影响:

① 维生素 D 缺乏症 维生素 D 缺乏会导致肠道吸收钙和磷减少、肾小管对钙和磷的重吸收减少、影响骨钙化、造成骨骼和牙齿的矿物质异常、出牙推迟、容易发生龋齿等。常见的缺乏病有佝偻病、骨质软化症和手足痉挛症(表现为肌肉痉挛、小腿抽筋、惊厥等)。

② 维生素 D 过多症 过量摄入可引起维生素 D 中毒,出现关节 X 线改变,肾脏钙质沉着等异常情况。

(3)参考摄入量与食物来源 维生素 D 既可来源于膳食,又可由皮肤合成,所以很难估计膳食维生素 D 的摄入量。在钙、磷供给量充足的条件下,特殊人群(如儿童、孕妇、老人等)维生素 D 的 RNI 为 10 μg/d,16 岁以上成人为 5 μg/d。食物来源为畜禽肉类、海水鱼、肝、蛋黄等。

4. 维生素 E 黄色油状液体,易溶于酒精、脂肪及脂溶剂,对热和酸稳定,对氧极敏感。油脂酸败会加速维生素 E 的破坏,油炸时维生素 E 的活性也会明显降低。

(1)生理功能:

① 抗氧化作用 参与构成体内抗氧化系统,保护生物膜及其他蛋白质免受自由基攻击,具有防止动脉粥样硬化、肿瘤、衰老这些与氧化损伤相关疾病的作用。

② 预防衰老 补充维生素 E 可减少细胞中脂褐质(俗称老年斑,是细胞内某些成分被氧化分解后的沉积物)的形成。还可以改善皮肤弹性,提高机体免疫力。

③ 与生殖功能和精子生成有关 维生素 E 缺乏时会出现睾丸萎缩和上皮细胞变性、孕育异常,临床上常用维生素 E 治疗先兆流产和习惯性流产。

④ 调节血小板黏附力和聚集作用 维生素 E 缺乏时血小板聚集和凝血作用都增强，从而加大了心肌梗死及中风的危险性。

⑤ 降低血浆胆固醇水平。

⑥ 抑制肿瘤细胞的生长和增殖。

(2) 维生素 E 缺乏及过量对健康的影响：

① 维生素 E 缺乏 维生素 E 缺乏较少见，但在低体重的早产儿及脂肪吸收障碍的病人中可出现。缺乏时，可出现视网膜退变、溶血性贫血、神经退行性病变、肌无力、小脑共济失调等。

② 维生素 E 过量 每天摄入 $800\sim3200$ mg 维生素 E 有可能出现中毒症状，如肌无力、视觉模糊、复视、恶心、腹泻及维生素 K 的吸收和利用障碍，因此补充维生素 E 制剂应以不超过 400 mg/d 为宜。

(3) 参考摄入量与食物来源 成人维生素 E 适宜摄入量是每天 14 mg。维生素 E 含量丰富的食物有植物油、坚果、种子类、豆类及其他谷类，在蛋类、肉类、鱼类、水果及蔬菜中含量很少，食物加工、储存和制备会损失部分维生素 E。

5. 维生素 B_1 又称为硫胺素、抗脚气病因子和抗神经炎因子，易溶于水，微溶于乙醇，酸性溶液中耐热，碱性溶液中加温后可大部分或全部破坏。

(1) 生理功能：

① 辅酶功能 硫胺素以辅酶的形式参与糖代谢，在机体代谢过程中起重要的作用；当硫胺素严重缺乏时，丙酮酸和乳酸会在机体内堆积，对机体造成损伤。

② 非辅酶功能 在神经组织中可能具有一种特殊的非酶作用，当硫胺素缺乏时会影响某些神经递质的合成和代谢（如乙酰胆碱合成减少和利用降低），导致胃肠蠕动减慢，消化液分泌减少，导致消化不良，所以常将硫胺素作为辅助消化药。

(2) 维生素 B_1 缺乏对健康的影响 硫胺素不足会影响糖代谢，引起神经组织能量供应不足，并出现相应的神经肌肉症状，称为脚气病，开始临床表现为疲乏无力、肌肉酸痛、头痛、失眠、食欲减退等，逐渐出现对称性周围神经炎。

(3) 参考摄入量与食物来源 每提供 1000 kal 热能需 0.5 mg 硫胺素。硫胺素广泛存在于天然食物中，含量丰富的食物有粮谷、豆类、坚果、禽畜肉及内脏等。粮谷类食物碾磨过于精细、过分淘洗或在烹调过程中加碱，都会造成硫胺素大量损失。

6. 维生素 B_2 又称核黄素，耐热，水溶性较低，中性或酸性溶液中稳定，碱性溶液中易被热和紫外线破坏，在食物加工蒸煮过程中损失较少，水溶液呈黄绿色荧光。

(1) 生理功能：

① 参与体内生物氧化与能量代谢 核黄素是机体许多重要辅酶的组成成分，通过呼吸链参与体内的氧化还原反应与能量代谢，维持蛋白质、脂肪及糖类的正常代谢，促进正常生长发育，维持皮肤和黏膜的完整性；如果机体内核黄素不足，会使物质和能量代谢发生紊乱，导致生长发育障碍及物质代谢障碍。

② 参与维生素 B_6、烟酸的代谢，参与药物代谢。

③ 参与机体内的抗氧化防御系统，提高机体对环境应激适应能力。

(2) 维生素 B_2 缺乏及过量对健康的影响 维生素 B_2 缺乏，主要临床表现为眼、口腔和皮肤的炎症反应。常见的缺乏原因有膳食摄入不足、食物储存和加工不当导致核黄素的破坏和丢失、机体感染、核黄素吸收不良或利用不良或排泄增加等。维生素 B_2 一般不会引起过量中毒。

（3）参考摄入量与食物来源　每提供 1000 kcal 热能需 0.5 mg。食物来源为奶类、豆类、动物性食物内脏及蛋类，谷类在加工过程中核黄素有所损失。

7. 维生素 C　又称抗坏血酸，易溶于水，对氧敏感，酸性溶液中稳定，碱性溶液中易破坏。血浆中的抗坏血酸主要以还原形式存在，测定还原型抗坏血酸就可以了解血中抗坏血酸的水平。

（1）生理功能：

① 具有抗氧化作用，参与机体重要的生物氧化还原过程；

② 参与细胞间质的生成，能维持牙齿、骨骼、血管、肌肉的正常功能，并促进伤口的愈合；

③ 增加抗体形成，提高白细胞吞噬作用，增强抵抗疾病的能力；

④ 可用作解毒剂，大剂量维生素 C 能缓解铅、汞等重金属毒物中毒，能缓解进入人体内的有毒物质（如某些药物和细菌毒素）的毒性；

⑤ 在机体内能阻断致癌物亚硝胺的形成；

⑥ 能促进铁、钙及叶酸的利用和吸收，所以对缺铁性贫血的治疗有一定的辅助作用；

⑦ 可以降低血清胆固醇，预防动脉粥样硬化的发生；

⑧ 能清除自由基，具有抗衰老作用；

⑨ 参与合成神经递质，只有抗坏血酸充足时大脑中才能产生两种神经递质，即去甲肾上腺素和 5-羟色胺，缺乏时神经递质的形成受阻，所以抗坏血酸缺乏的人会感到疲劳和虚弱。

（2）维生素 C 缺乏及过多对健康的影响　维生素 C 缺乏的主要表现是出血和骨骼变化，症状是缓慢地出现的。维生素 C 缺乏后数月，病人会感到全身乏力，食欲差，易出血，由于血管壁脆性增加全身可有出血点；还可引起骨骼脆弱、坏死，易发生骨折。虽然维生素 C 毒性很低，但一次口服 2～8 g 时可能会出现腹泻、腹胀；对患有草酸结石的病人，摄入量过多可增加尿中草酸盐的排泄，增加尿路结石的危险。

（3）营养水平鉴定方法　维生素 C 的营养状况可采用尿负荷试验进行评价。晨起空腹被检者口服 500 mg 维生素 C，收集 4 h 或 24 h 的尿液，若 4 h 尿中排出抗坏血酸大于 10 mg 为正常，小于 3 mg 为缺乏；24 h 尿中排出维生素 C 为口服量的 10% 以上为正常。

（4）参考摄入量与食物来源　18 岁以上成年人维生素 C 的 RNI 为 100 mg/d，对一些特殊人群（如在高温、寒冷和缺氧条件下劳动或生活，有毒作业工种的人群，某些疾病的病人，孕妇等）应增加维生素 C 的摄入量。维生素 C 的食物来源有新鲜蔬菜和水果。①新鲜蔬菜：叶菜类含量比根茎类多，含量较丰富的有辣椒、油菜、卷心菜、菜花等。②新鲜水果：酸味水果比无酸味水果含量多，含量较多的有柑橘、柠檬、柚子、草莓等。此外，某些野菜野果中抗坏血酸含量尤为丰富，如苋菜、刺梨、酸枣、猕猴桃等。

8. 维生素 PP　又称尼克酸或烟酸，易溶于水和酒精，耐热，是最稳定的一种维生素，成年人体内的维生素 PP 可由色氨酸转化而来。

(1) 生理功能 ①构成辅酶,参与机体生物氧化过程;②促进消化功能,维持皮肤和神经的功能;③降低血胆固醇水平。

(2) 维生素 PP 缺乏或过量对健康的影响 若维生素 PP 不足则可引起癞皮病,出现"三 D"症状,即皮炎(dermatitis)、腹泻(diarrhea)、痴呆(dementia)。维生素 PP 过量可表现为皮肤发红、眼部不适、恶心、呕吐、高尿酸血症等,长期大量服用对肝脏有损害。

(3) 参考摄入量与食物来源 每提供 1000 kcal 热能需维生素 PP 5 mg。食物来源:全谷、花生、豆类、动物肝肾、瘦禽肉、鱼类等。

9. 叶酸 不溶于冷水,稍溶于热水,其钠盐易溶解于水,在中性和碱性溶液中对热稳定,在食物储存和烹调中一般可损失 50%～70%。

(1) 生理功能 ①作为一碳单位的载体参与代谢。在细胞分裂和增殖中发挥作用;②促进苯丙氨酸与酪氨酸、组氨酸与谷氨酸、半胱氨酸与蛋氨酸的转化;③在某些甲基化反应中起重要作用,为许多生物和微生物生长所必需。

(2) 叶酸缺乏和过量对健康的影响 叶酸缺乏可引起巨幼红细胞性贫血、胎儿神经管畸形,其摄入不足与人类患结肠癌、前列腺癌及宫颈癌有关。同时,叶酸缺乏还可引起孕妇先兆子痫、宫内发育迟缓、早产等。叶酸过量表现为影响锌的吸收,导致锌缺乏,使胎儿发育迟缓、低出生体重儿增加。

(3) 参考摄入量与食物来源:每天叶酸摄入量在 3.1 μg/kg,体内会有适量储存,即使无叶酸继续摄入,3～4 个月也不会出现缺乏;孕妇和乳母在此基础上增加 20～300 μg/d 即能满足需要。叶酸广泛存在于动植物食品中,良好的食物来源有肝脏、蛋、梨、蚕豆、芹菜、花椰菜、柑橘和香蕉等。

(八) 水

水是重要的营养素,是机体的主要成分,按重量计算,水占人体体重的 60%～70%。同时,人体各组织都含有不同数量的水,如血液为 83%、脂肪组织为 10%等。

1. 生理功能

(1) 参与体内一切生理过程的生物、化学变化。

(2) 有助于营养素的消化吸收。

(3) 有助于代谢废物的排放。

(4) 平衡体温。

(5) 润滑作用,如泪液可防止眼角膜的干燥、唾液可湿润咽喉、关节液可减轻骨端间的摩擦等。

(6) 维持淋巴血液等一切器官的代谢。

(7) 维持细胞机能。

2. 对健康的影响 对于一个体重 50 kg 的成人,脱水 0.5 kg 会出现口渴,脱水 1 kg 会出现不舒服、压抑及无食欲,脱水 1.5 kg 会出现口干、血液浓缩、少尿,脱水 2 kg 会出现体能下降、皮肤发红、欲睡、恶心和情绪不稳定,脱水 2.5 kg 不能集中注意力,脱水 3 kg 将损伤运动中枢调节体温的能力,脱水 4 kg 会出现头晕、面色青紫、全身无力及精神紊乱,脱水 5 kg 会出现肌肉痉挛、全身能力下降、精神错乱、失语及舌肿胀,脱水 7.5 kg 会死亡。

3. 需要量 每千克体重每天需要通过饮水或摄取食物获得 22.5 g 的水,也就是 70 kg

体重的成人每天的需水量为 1600 g。

4. 水的来源及种类　机体水的来源有三个方面:饮用水或其他饮料、食物中的水分以及三大营养素代谢时产生的代谢水。可供人饮用水的种类:包括地面水、地下水、降水、矿泉水和纯净水。

(九)其他人体所需要的营养素计算

例 7-2　一公司职员,男,32 岁,轻体力活动,身高 1.75 m,体重 65 kg。在熟悉营养素来源的情况下,计算其他营养素的需要量?

1. 根据总热能需要量计算其他营养素量
(1) 维生素 B_1:2400 kcal×0.5 mg÷1000 kcal=1.2 mg
(2) 维生素 B_2:2400 kcal×0.5 mg÷1000 kcal=1.2 mg
(3) 维生素 PP:2400 kcal×5 mg÷1000 kcal=12 mg
(4) 钙:800 mg
(5) 铁:15 mg
(6) 维生素 A:800 µg 视黄醇当量(1 IU=0.33 µg 视黄醇,1 µg 胡罗卜素=1/6 µg 视黄醇)
(7) 维生素 D:5 µg

2. 根据地区、季节、经济状况、饮食习惯选择食物品种及数量　谷类食品 500 g、肉类食品 100 g、豆制品 200 g、蛋类 50 g、食用油 30 g、大白菜 200 g、青椒 100 g、马铃薯 200 g。

3. 设计一日三餐食谱
(1) 早、中、晚三餐热能分配分别为 30%、40%、30%。
(2) 早餐:大米粥 50 g、馒头 100 g、茶蛋 1 个。
(3) 早点:牛奶 250 g。
(4) 中餐:大米饭 200 g、炒肉青椒(肉 100 g、青椒 100 g)、素炒土豆丝。
(5) 午点:苹果 200 g。
(6) 晚餐:大米饭 150 g、烧豆腐白菜(豆腐 200 g、大白菜 200 g)。

4. 应用食物成分表　计算上述食品中营养素含量,与供给量标准进行对比看能否满足需要(热能及其他营养素应达到 90%),然后再进行调整。

> ### 知识链接
>
> #### 人体所需要的营养素
>
> 　　人体所需要的营养素包括蛋白质、脂类、糖类、矿物质、维生素和水。蛋白质、脂类、糖类是三大供能营养素,又称宏量营养素;矿物质和维生素又称微量营养素;矿物质又分为常量元素与微量元素,维生素又分为脂溶性维生素和水溶性维生素。
>
> 　　人们为了维持机体的健康必须每天通过食物摄取以上营养素来满足机体的需要。否则就会影响到正常的生理功能,甚至会出现营养缺乏病。
>
> 　　除上述营养素以外,近年来人们也越来越重视存在于蔬菜和水果中的植物化学物,例如,有抗癌作用的皂苷和金雀异黄素等,有抗微生物作用的蒜素等,有降低胆固

醇的植物固醇等。

第二节 合理营养与平衡膳食

 案例 7-2

合理营养及平衡膳食评价

在临床的护理实践中,在掌握了人体营养素需要量的基础上,就可以进一步研究如何对人们进行合理膳食指导,经调查得知,一个女学生,20 岁,身高 1.55 m,体重 52 kg,平均每天摄入大米 400 g,肉类 150 g,鸡蛋 100 g,蔬菜水果 200 g,植物油 50 g。

思考:

1. 根据身高、体重评价该女学生的营养状况。

2. 根据所摄入食物的品种和数量评价该女学生是否为平衡膳食。

要解决以上问题,需要研究不同食物的营养价值、掌握膳食调查及膳食营养素计算方法以及平衡膳食的制定方法及要求。

一、各类食物的营养价值

食品的营养价值是指某种食品所含的营养素和能量能满足人体营养需要的程度。食品的分类如下。①动物性食品:如禽畜肉类、奶类、蛋类、水产品类等。②植物性食品:如粮谷类、豆类、薯类、蔬菜水果类等。③各类食物的制品:以动物性或植物性食物为原料加工制作的食品,如食用油、糖果、酒、罐头、糕点等。

影响各类食品营养价值发挥的因素如下。①食品营养价值的高低,取决于食品中营养素的种类是否齐全、数量多少、相互比例是否适宜及是否容易被人体消化吸收和利用。②不同食品由于所含营养素的种类和数量不同,营养价值也不同,如蔬菜和水果能提供丰富的维生素、矿物质和膳食纤维,但蛋白质和脂肪含量极少。③同一种食品因其品种、部位、产地、成熟程度和烹调加工方法不同,营养价值也存在一定的差异。④到目前为止还没有任何一种天然食物能满足人体的全部营养需要,所以应根据不同食物的营养价值,合理地选择多种食物共同食用,保证营养平衡,满足人体的营养需要。

(一)谷类

1. 营养素分布

(1)谷皮:谷粒外壳,由纤维素和半纤维素组成。

(2)糊粉层:位于谷皮和胚乳之间,占谷粒重量的 6%～7%,含较多的蛋白质、脂肪、B 族维生素及无机盐。

(3)胚乳:谷类的主要部分,含大量淀粉和一定量蛋白质,还有少量脂肪、矿物质及维生素。

（4）胚芽：位于谷粒一端，富含脂肪、蛋白质、无机盐及 B 族维生素和维生素 E，在加工时易与胚乳分离混入糠麸中，使营养素丢失。

2. 营养价值

（1）蛋白质　含量在 7.5%～15% 之间，其中赖氨酸含量少。我国膳食中谷类食物所占比例较大，是蛋白质的主要来源，可采用蛋白质互补的方法来提高其营养价值。

（2）糖类　主要是淀粉，我国居民 70% 的热能都来自谷类，谷类是人类最经济的能量来源。

（3）脂肪　大米、小麦为 1%～2%，玉米、小米为 4%，主要分布在糊粉层和胚芽。从玉米、小麦胚芽中提取的胚芽油，80% 为不饱和脂肪酸，其中亚油酸占 60%。

（4）维生素　分布在糊粉层和胚芽，是膳食 B 族维生素的重要来源。玉米、小米中含有少量的胡萝卜素，玉米、小麦胚芽中还含有较多的维生素 E。

（5）矿物质　钙、铁等主要以植酸盐形式存在，消化、吸收较差。

3. 在烹调中营养素的损失

（1）加工精度越高，糊粉层和胚芽损失得越多，营养素损失也越多，采用不同加工方法生产的标准米面可保留较多的 B 族维生素、纤维素及无机盐。

（2）米类食物在淘洗过程中，水溶性维生素和矿物质会有部分丢失，导致其营养价值降低。一般来说，淘洗的次数越多，水温越高、浸泡时间越长，则营养素的损失就越多。另外，米饭在电饭煲中保温时，随时间延长，硫胺素的损失也增加。

（3）谷类食物常用的烹调方法有煮、蒸、烙、烤、炸、炒等，不同烹调方法引起营养素损失的程度不同，主要是对 B 族维生素的影响。如制作面食时，采用蒸、烤、烙的方法 B 族维生素损失较少，但制作油条时可损失大部分的硫胺素、核黄素和维生素 PP。

（二）豆类

1. 化学组成

（1）大豆蛋白质是由球蛋白、清蛋白、谷蛋白及醇溶蛋白组成，其中球蛋白含量最多。

（2）大豆脂肪多数为不饱和脂肪酸，其中还含有磷脂及维生素 E。

（3）大豆糖类一半是可供机体利用的可溶性糖（如阿拉伯糖、半乳聚糖和蔗糖），淀粉含量较少；另一半是人体不能消化、吸收和利用的水苏糖和棉籽糖，在肠道细菌作用下发酵可产生二氧化碳和氨，引起肠胀气。

2. 营养价值

（1）蛋白质　35%～40%，其氨基酸模式接近人体氨基酸模式，属于优质蛋白质。

（2）脂肪　15%～20%，不饱和脂肪酸占 85%，亚油酸达 50% 以上。

（3）糖类　25%～30%。

（4）矿物质　含丰富的钙和铁。

（5）维生素　含丰富的硫胺素、核黄素及维生素 E。

其他豆类主要有豌豆、蚕豆、绿豆、红豆、豇豆、芸豆等，蛋白质含量一般为 20% 左右，脂肪含量为 1%～2%，糖类占 50%～60%，主要以淀粉形式存在，其他营养素与大豆接近，是一类营养价值较高的食物。

3. 豆制品的营养价值 豆类经过不同的加工方法（如浸泡、细磨、加热等）可制成各种豆制品,豆制品去除了所含的抗营养因素和大部分纤维素,加工后的豆类蛋白质消化率和利用率都得到了较大的提高。

（1）非发酵性豆制品 如豆浆、豆芽、豆腐、豆腐干、腐竹等。豆腐的蛋白质含量约为8%,是钙和维生素 B_1 的良好来源,将大豆制成豆腐后蛋白质消化率由 65% 提高到 92%～96%;豆浆的蛋白质含量近似牛奶,必需氨基酸种类齐全,多种营养素含量都很丰富;豆芽是以大豆或绿豆发芽制成的,除了含原有营养成分外,还可产生抗坏血酸,是豆制品中唯一富含抗坏血酸的食物。

（2）发酵豆制品 大豆经发酵工艺可制成豆腐乳、豆豉、豆瓣酱等,蛋白质因部分分解容易消化吸收,某些营养素含量也会增加（如豆豉发酵时由于微生物的作用可合成核黄素）。

（三）肉类的化学组成与营养价值

1. 畜肉类的营养价值

（1）蛋白质 含量为 10%～20%,存在于肌肉组织中,属于利用率高的优质蛋白质。

（2）脂肪 以饱和脂肪酸为主,熔点较高,主要成分是甘油三酯,含少量卵磷脂、胆固醇和游离脂肪酸。含量因肥瘦程度和部位不同而有较大差异,如猪肥肉脂肪含量达 90%、猪里脊含脂肪 7.9%。

（3）糖类 含量约为 1%,以糖原形式存在于肌肉及肝脏中。

（4）矿物质 含量为 0.8%～1.2%,钙含量低,含铁较多,且生物利用率高,是膳食中铁的良好来源。

（5）维生素 B 族维生素含量丰富,猪肝里富含维生素 A。

2. 鱼类的营养价值

（1）蛋白质 含量为 15%～25%,营养价值与畜肉相近。

（2）脂肪 含量为 1%～3%,80% 为不饱和脂肪酸,其中的多不饱和脂肪酸具有降低血脂、防止动脉粥样硬化的作用。

（3）矿物质 含量为 1%～2%,钙的含量较畜肉高,海产鱼中碘含量高。

（4）维生素 核黄素的良好来源。

3. 禽肉类的营养价值

禽肉包括鸡、鸭、鹅、鸽、鹌鹑、火鸡等的肌肉、内脏及其制品,营养价值与畜肉相似。蛋白质含量约为 20%,氨基酸构成与人体需要接近,脂肪含量较少,熔点低,还含有 20% 的亚油酸。禽肉的质地较畜肉细嫩,含氮浸出物较多,所以禽肉炖汤的味道比畜肉更鲜美。

（四）奶及奶制品的营养价值

1. 奶的营养价值

（1）蛋白质 含量为 3%,主要由酪蛋白、乳清蛋白和乳球蛋白组成。

（2）脂肪 含量为 3%,容易消化、吸收。

（3）糖类 含量为 3.4%,比人乳少,主要为乳糖,有调节胃酸、促进胃肠道蠕动的作用。

（4）矿物质　含钙丰富,铁含量低,还有多种微量元素,如铜、锌、硒、碘等。

（5）维生素　含有人体所需的各种维生素。

2. 奶制品的营养价值

（1）消毒牛奶　将新鲜生牛奶进行过滤、加热后分装出售的液态奶,除维生素 B_1 和维生素 C 有损失外,营养价值与新鲜生牛奶差别不大。

（2）酸奶　一种发酵奶制品,奶经过乳酸菌发酵后,乳糖变成乳酸,蛋白质凝固,形成独特的风味,增加营养价值。此外,酸奶更适合消化功能不良的婴幼儿和老年人食用,能使乳糖不耐受症状减轻。

（3）奶粉　将消毒后的牛奶经过浓缩、喷雾干燥制成的粉状食品,分为全脂奶粉、脱脂奶粉和调制奶粉。其中,全脂奶粉的营养素含量约为鲜奶的 8 倍;脱脂奶粉的脂肪含量为 1.3%,损失了较多的脂溶性维生素,适合于腹泻的婴儿及低脂膳食的病人食用;调制奶粉是对牛奶的营养组成成分加以适当调整和改善调制而成的,其营养素的含量、种类和比例接近母乳,适合婴幼儿的生理特点和营养需要。

（五）蛋的营养价值

1. 蛋白质　含量一般都在 10% 以上。

2. 脂肪　蛋清中含脂肪极少,98% 的脂肪集中在蛋黄内,中性脂肪占 62%～65%、磷脂占 30%～33%、胆固醇占 4%～5%。呈乳化状,分散成细小颗粒,故易消化吸收。但蛋类胆固醇含量极高,不宜多吃。

3. 糖类　含糖类较少,蛋黄中主要为葡萄糖,蛋清中为甘露糖和半乳糖。

4. 矿物质　主要存在于蛋黄内,以磷、钙、钠、钾含量较多,还含有丰富的铁、镁、锌、硒等。值得注意的是,蛋黄中的铁含量虽然较高,但以非血红素铁形式存在,并与磷蛋白结合,所以生物利用率不高。

5. 维生素　含量较丰富,种类较齐全,绝大部分都集中在蛋黄内,其含量受品种、季节和饲料的影响。

（六）蔬菜水果

1. 蔬菜的营养素种类与营养价值特点

（1）蛋白质　大部分蔬菜蛋白质含量都很低,仅为 1%～2%。

（2）脂肪　含量极低,大多数不超过 1%。

（3）糖类　大多数含量为 4% 左右,根茎类蔬菜可多达 20% 以上,包括单糖、双糖、淀粉以及不能被人体消化吸收的膳食纤维。

（4）矿物质　含有丰富的矿物质,是我国居民膳食矿物质的重要来源。但蔬菜中存在草酸,影响钙和铁的吸收,由于草酸溶于水,所以食用含草酸多的蔬菜时,可先在开水中烫一下,去除草酸,以利钙、铁的吸收。

（5）维生素　含丰富的维生素 C、胡萝卜素、核黄素和叶酸等多种维生素。

有些蔬菜中含有一些酶类、杀菌物质和具有特殊功能的生理活性成分,如大蒜含有植物杀菌素和含硫化合物,有抗菌消炎、降低血清胆固醇的作用;萝卜含有淀粉酶,生食有助于消化;甘蓝、洋葱、西红柿等含有类黄酮物质,是天然抗氧化剂,有抗衰老、抗肿瘤、保护心脑血管等作用。

2. 水果的营养素种类与营养价值特点 由于新鲜水果含水分多,使营养素含量相对较低,蛋白质、脂肪含量均不超过 1%。

(1) 糖类 含量在 6%～28%之间,主要为果糖、葡萄糖和蔗糖,还富含纤维素、半纤维素及果胶。

(2) 矿物质 含有人体所需的各种矿物质。

(3) 维生素 含维生素 C 和胡萝卜素较多,维生素 B_1、维生素 B_2 含量不高。其中,以鲜枣、橘、猕猴桃等含维生素 C 较多,芒果、柑橘、杏等含胡萝卜素较多。

许多水果由于含有芳香物质、有机酸和色素,使其具有特殊的香味及颜色,赋予良好的感官性状。同时,水果中还含有一些生物活性物质(如类黄酮物质、白藜芦醇等),具有抗衰老、抗肿瘤、降低血脂、保护心脑血管等作用。

3. 蔬菜、水果类加工烹调营养素的损失

(1) 加工 蔬菜、水果经加工可制成罐头、果脯、干菜等,受损失的主要是维生素和矿物质,特别是维生素 C。

(2) 烹调 在烹调过程中应注意水溶性维生素及矿物质的损失和破坏,特别是维生素 C。水果一般以生食为主,不受烹调加热的影响;烹调对蔬菜维生素的影响,与洗涤方式、切碎程度、用水量、加热温度和时间有关,采用先洗后切、急火快炒、现做现吃的方法是保存蔬菜中维生素的有效措施。

二、合理营养

(一) 膳食参考摄入量概念(DRIs)

DRIs 是在推荐的每日膳食营养摄入量(RDA)基础上发展起来的一组每日平均膳食营养素摄入量的参考值,包括四个营养水平指标分别为平均需要量(EAR)、推荐摄入量(RNI)、适宜摄入量(AI)和可耐受最高摄入量(UL)。

(1) 平均需要量 EAR 是指可满足群体中 50%的个体需要量的摄入水平,用于评价或计划群体的膳食摄入量、检查个体某营养素摄入量不足的可能性。

(2) 推荐摄入量 RNI 是指可满足特定性别、年龄及生理状况群体中绝大多数个体(97%～98%)需要量的摄入水平,主要是作为个体每日适宜营养素摄入量的参考值。

(3) 适宜摄入量 当不能计算 EAR 或 RNI 时应用 AI,用作个体的营养素摄入目标或计划群体的平均摄入量水平。当群体的营养素平均摄入量达到或超过 AI 水平时,该群体中摄入不足的比例很低;当个体的日常摄入量达到或超过 AI 水平时,该个体摄入不足的概率也很小。

(4) 可耐受最高摄入量 UL 是指平均每日可摄入某营养素的最高限量,不是一个建议的摄入水平。计划个体或群体膳食营养素摄入量时,应使摄入量低于 UL,避免个体营养素摄入过量可能造成的危害。

(二) 营养调查

为掌握居民的营养状况,运用各种手段了解某一人群或个体各种营养指标的水平,来判断其当前营养状况的方法称为居民营养状况调查,简称营养调查。

1. 营养生理需要量 个体对某种营养素的需要量是指机体为了维持适宜的营养状

况,并处于保持良好健康的状态,在一定时期内平均每天吸收该营养素的最低量。它是制定膳食营养素参考摄入量的基础。

2. 膳食营养素供给量 膳食营养素参考摄入量的计算方法以能量推荐摄入量的确定为例:机体的能量消耗用于基础代谢(BMR)、生活活动和劳动的消耗及食物热效应作用。目前计算 BMR 常采用直接测定或用公式,乘以体力活动水平(PAL)计算人体的能量消耗或需要量,即能量消耗量或需要量=BMR×PAL。能量与蛋白质和其他营养素不同,没有安全摄入范围,其推荐摄入量即为人群平均需要量。

3. 营养调查的组织和方法 营养调查的组织:调查对象应包括调查范围内全体居民,按地址、职业、性别、年龄、经济生活水平等分层抽样调查;在调查年份的每个季节各调查一次,时间为 3~5 天。营养调查的方法包括膳食调查,体格检查及实验室检查三部分。

1) 膳食调查:

(1) 称重法 将被调查的团体或个人每日每餐所消耗的各种食物量、烹调前的生重、烹调后的熟重以及吃剩的熟重都称重记录,统计每餐用餐人数,计算每餐平均每人所吃生食物的重量,再按食物成分表计算每人每日所摄入的热能和营养素。此法优点是能准确反映单位或个人的膳食摄取情况,缺点是费时费力。

(2) 记账法 ①调查前一天对库存食物进行记账。②对调查期间每日所购各种食物逐日记账。③调查最后一天晚饭后,将所剩各种生熟食物称重后记入剩余数量栏内。④根据记账进行计算,即结存数量+购入数量—剩余数量=消耗数量,消耗数量/人日数=每人每日消耗量。此法优点是简便、易掌握,缺点是不够准确,适用于在较短时间内粗略估计较多单位膳食营养状况的调查。

(3) 询问法 询问被调查人在最近三日内或一周内(也可以是 24 h)每日所吃食物的种类及数量,是目前最常用的一种膳食调查方法。此法比较简单方便,门诊时常用,但结果较粗略,在受条件限制不能进行称重法和记账法时可应用此法。

(4) 膳食调查结果的评价 ①热能应占 90%以上,90%以下为"不足"。②其他营养素应占 80%以上为"基本满足",80%以下为"不足"。③三大营养素按百分比分配。④优质蛋白质来源应占 30%以上。⑤钙磷比为 1:1。

2) 体格检查 ①生理发育检查:身高、体重、肺活量、血压、皮脂厚度等。②营养状况检查:包括一般状况,如眼、口腔、牙、头发、皮肤、指甲、肌肉、神经精神症状、骨骼等。③营养缺乏病检查:对检查表逐项检查并记录。

判定指标:标准体重(kg)=身高(cm)—105

症状的评定项目:①维生素 A 缺乏。②核黄素缺乏。③维生素 C 缺乏。④佝偻病。⑤贫血。⑥营养不良。

3) 实验室检查 借助生理、生化实验手段,发现人体临床营养不足、营养储备水平低下或过剩,较早掌握营养失调的征兆和变化动态,采取必要的预防措施。

4) 综合分析 ①膳食调查发现某些营养素缺乏,生化检查也缺乏,但无临床症状,可评定为"缺乏时间不久,还未出现临床症状"。②膳食调查发现某种营养素充裕,但生化检查和临床检查都表示该营养素缺乏,可分析为"由于烹调或食物储存不当而造成了营养素损失"。

三、平衡膳食

(一) 概念

平衡膳食是指通过合理搭配和合理烹调,使热能和营养素都满足人体需要的膳食。

(二) 平衡膳食的基本要求

(1) 提供满足需要的各种营养素 摄入的各种食物品种、数量、质量与身体需要相平衡。其中粮食类在我国膳食中占主导地位,是热能和蛋白质的主要来源;禽畜肉类、鱼类、奶类及豆类提供高蛋白质;蔬菜水果类是维生素和矿物质的主要来源,均需每日摄入;烹调油以植物油为主。

(2) 食物无毒无害 注意饮食卫生,餐具消毒,加工食物应生熟分开。

(3) 合理烹调减少营养素损失 如淘米次数应减少、煮稀饭不加碱、面食少油炸;蔬菜先洗后切、急火快炒;注意色、香、味、型,促进消化液分泌,增进食欲等。在食物搭配时注意粗细搭配(发挥蛋白质互补)和荤素搭配(调节机体酸碱平衡)。

(4) 合理的膳食制度 膳食制度是指规定进餐的次数、时间及各餐的热量分配。进餐次数一般为三餐制或四餐制,餐间隔的时间过长或过短,都可引起胃液分泌发生改变,导致食欲减退、消化能力减弱。此外,每次进餐时间为 20～30 min,各餐热量分配为早 30%、午 40%、晚 30%。

(5) 良好的进餐环境 要求环境优美、清洁卫生。

(三) 膳食指南与平衡膳食

1. 膳食结构

(1) 经济发达国家模式:以动物性食物为主。

(2) 发展中国家模式:以植物性食物为主。

(3) 日本模式:动物性食物较植物性食物稍高。

2. 膳食指南

(1) 食物多样,谷类为主,粗细搭配。

(2) 多吃蔬菜水果和薯类。

(3) 每天吃奶类、大豆或其制品。

(4) 常吃适量的鱼、禽、蛋和瘦肉。

(5) 减少烹调油用量,吃清淡少盐膳食。

(6) 食不过量,天天运动,保持健康体重。

(7) 三餐分配要合理,零食要适当。

(8) 每天足量饮水,合理选择饮料。

(9) 饮酒应限量。

(10) 吃新鲜卫生的食物。

3. 中国居民平衡膳食的要求

(1) 油脂类不超过 25 g 或 30 g,食盐不超过 6 g。

(2) 奶类及奶制品 300 g,大豆及制品 30～50 g。

（3）鱼虾类 50～100 g,畜、禽肉 50～75 g,蛋类 25～50 g。

（4）蔬菜每人每天应摄入 300～500 g,水果每人每天应摄入 200～400 g。

（5）谷类食物,每人每天应摄入 250～400 g。

四、特殊人群膳食

（一）孕妇营养

1. 生理特点 妊娠虽为人体正常的生理过程,但各器官的功能却会发生一些变化,对营养素的摄入及利用会有影响,具体如下。

（1）消化道蠕动减慢,消化液分泌减少,导致孕期出现恶心、消化不良和便秘,妨碍营养素吸收。

（2）肾小球滤过功能增强,尿中出现葡萄糖、碘、较多的氨基酸,使碘和蛋白质需要量增加。

（3）对钙、铁的吸收利用率增加。

（4）血浆容积增加 45%～50%,红细胞数量增加 15%～20%,使血液相对稀释,易导致生理性贫血。

（5）对钙、铁、维生素 B_{12}、叶酸的吸收能力增强。

2. 对胎儿的影响 妊娠期妇女由于营养素摄入不足、生理需要量增加、妊娠反应等原因易造成营养素缺乏,进而对胎儿产生不利影响,具体包括如下几点。

（1）低出生体重 新生儿出生时的体重小于 2500 g,不仅影响婴幼儿期的生长发育,还会影响儿童期及青春期的体能和智力发育。

（2）脑发育受损 在妊娠早期有严重营养不良,会使婴儿的中枢神经系统异常,死产和新生儿第一周死亡数增加。

（3）当孕妇某种营养素严重缺乏时可危及婴儿生命。

（4）当孕妇患严重缺铁性贫血时可增加早产、新生儿贫血及新生儿死亡概率。

（5）先天性畸形 当孕妇某些微量元素、维生素摄入不足或摄入过量时,会导致各种各样的先天畸形儿,如叶酸缺乏会导致神经管畸形、维生素 A 缺乏或过多会导致无眼等。

（6）胎儿生长发育迟缓 在妊娠中、晚期,能量、蛋白质和其他营养素摄入不足,易导致胎儿生长发育迟缓。

（7）巨大儿 新生儿出生体重大于 4 kg。在妊娠期间孕妇盲目进食或进补,会造成能量与某些营养素摄入过多,导致胎儿生长过度,不仅在分娩中易对孕妇造成产伤,还和成年后慢性病(如肥胖、高血压和糖尿病)的发生密切相关。

3. 达到合理营养的途径

1）孕妇营养需要

（1）热能 由于母体和胎儿新组织生成及母体大量储存脂肪,使孕妇基础代谢升高、活动耗能增高。1973 年 WHO/FAO 提出妊娠前期每日增加热能 150 kcal,后期增加 300 kcal。

（2）蛋白质 我国妇女轻体力劳动者蛋白质供给量为 70 g/d,孕早期每日增加 5 g、孕中期加 15 g,后期加 20 g,且优质蛋白质至少占蛋白质总量的 1/3 以上。

（3）脂类　孕妇膳食中需有适量脂肪,包括饱和脂肪酸及不饱和脂肪酸,保证胎儿不成熟的神经系统完成其成熟过程及脂溶性维生素的吸收。

（4）糖类　由于胎儿消耗母体葡萄糖(用于胎儿呼吸)较多,母体要通过氧化脂肪及蛋白质来供能,所以孕妇饥饿时易患酮症。为了避免酮症发生,孕前期孕妇每日至少应摄入150～200 g糖类,中后期糖类供应的热量为 55%～60%。

（5）矿物质　妊娠期间矿物质的量要有所增加,如妊娠期需要 1200 mg铁,用以满足胎儿及胎盘的需要和母体生成红细胞;孕早期需要钙800 mg/d、孕中期 1000 mg/d、孕后期 1200 mg/d;妊娠期充足的锌有利于胎儿发育和预防先天性缺陷;妊娠期碘缺乏会导致胎儿甲状腺功能低下,引起以生长发育迟缓、认知能力降低,中国营养学会建议妊娠期妇女膳食碘的 RNI 为 200 μg/d。

（6）维生素　①维生素 A:妊娠期妇女缺乏维生素 A 与胎儿发育迟缓、低出生体重和早产有关,但妊娠早期过多摄入能导致自发性流产和胎儿先天畸形,中国营养学会建议妊娠早期妇女维生素 A 的 RNI 为 800 μg RE/d。②维生素 D:妊娠期对维生素 D 的需要量增加,缺乏会导致孕妇骨质软化症及新生儿低钙血症和手足搐搦,但过量易导致婴儿发生高钙血症,妊娠期维生素 D 的 UL 值为 20 μg/d。③维生素 B_1:缺乏时会使新生儿出现明显的脚气病症状、导致孕妇胃肠功能下降。④维生素 B_2:缺乏时会导致胎儿生长发育迟缓、缺铁性贫血。⑤叶酸:与新生儿神经管畸形(无脑儿、脊柱裂等)的发生有关,如果妇女在孕前 1 个月及孕早期每天补充叶酸 400 μg,即可有效地预防大多数神经管畸形的发生。

2）妊娠期的合理膳食原则

（1）妊娠早期妇女的营养需要和孕前差别不大,具体应注意以下几点。①常吃清淡、易消化、增加食欲的食物,不偏食。②少食多餐。③为防止出现妊娠反应,在起床前可吃些干的富含糖类的食物。④每日服用适量叶酸和维生素 B_{12}。

（2）妊娠中、晚期的合理膳食　①谷类每天 350～450 g,是能量的主要来源。②豆类及其制品每天 50～100 g,提供优质蛋白质和丰富的矿物质。③动物性食物每天 50～150 g,是优质蛋白质、矿物质和维生素的丰富来源。④鲜奶或酸奶每天 250～500 mL,提供优质蛋白质、钙和维生素。⑤蔬菜每天 400～500 g,水果每天 100～200 g,它们是膳食中矿物质、维生素和膳食纤维的主要来源。

（二）乳母营养

1. 生理特点　乳母的营养状况会直接影响泌乳量,通常用泌乳量减少作为乳母营养不良的一个指征,而将婴儿体重增长率作为奶量是否充足的指标。同时,乳母营养状况还直接影响乳汁的营养素含量,从而影响婴儿的健康状况。

2. 营养对泌乳的影响

（1）能量　既要满足母体自身对能量的需要,又要供给乳汁所含的能量,因此乳母每日能量 RNI 应较正常妇女增加 2090 kJ。

（2）蛋白质　当乳母膳食中蛋白质量少、质差时,乳汁的分泌量会大量减少,还会动用乳母组织中的蛋白质来维持乳汁中蛋白质含量的恒定,所以乳母应多吃蛋类、乳类、瘦肉、肝、肾、豆类及其制品。

（3）脂类　婴儿生长发育需乳汁提供能量,而脂肪的产能较高,所以乳母膳食中必须有适量脂肪,特别是多不饱和脂肪酸。

(4)矿物质:

① 钙　每天从乳汁中排出的钙约为300 mg,乳母的钙供给不足就要动用自身骨骼中的钙满足乳汁中的钙含量,使乳母出现腰腿酸痛、抽搐及发生骨质软化症。因此乳母应多食用富含钙质的食物(如乳类和乳制品),同时也可用钙剂、骨粉等作为补充。

② 铁　我国乳母的贫血患病率为24%,为预防缺铁性贫血的发生,在膳食中应注意补铁,乳母铁的AI为25 mg/d。

③ 碘和锌　这两种微量元素与婴儿神经系统的生长发育和免疫功能关系较密切,并且乳汁中碘和锌的含量受乳母膳食的影响,乳母碘和锌的RNI为200 μg/d和21.5 mg/d,均高于非孕妇女。

(5)维生素:

① 脂溶性维生素　维生素A能部分通过乳腺,乳母维生素A的摄入量可影响乳汁中维生素A的含量;维生素D几乎不能通过乳腺;维生素E具有促进乳汁分泌的作用。

② 水溶性维生素　大多可通过乳腺,乳腺也可调控其进入乳汁的含量,达到一定水平后不再增高,其推荐摄入量均高于非孕妇女。

(6)水　乳母摄入的水量与乳汁分泌量密切相关,可通过多喝水或摄入流质食物补充乳汁中的水。

3. 达到合理营养的途径

(1)产褥期膳食　产褥期一般为6周,正常情况下分娩后1 h就可让产妇进食易消化的流质食物或半流质食物(如牛奶、鱼汤、粥、肉汤面等),次日起可进食普通食物,但食物应是富含优质蛋白质、维生素和铁的平衡膳食,餐次每日4～5次。

(2)乳母的合理膳食原则:

① 增加食物的品种和数量,食物多样化,不偏食;

② 保证优质蛋白质的摄入;

③ 多食用奶及奶制品、豆制品、鱼虾等富含钙的食物;

④ 增加新鲜蔬菜、水果的摄入,促进乳汁分泌;

⑤ 少吃盐、腌制品和刺激性强的辛辣食物;

⑥ 烹调应多用炖、煮、炒的方法,如鱼类以炖或煮为好,既可增加营养,还可促进乳汁分泌。

(三)老年人营养

1. 生理特点

(1)基础代谢率(BMR)下降　BMR随年龄的增长而降低,所以老年人的能量供给应有所减少。

(2)消化系统功能减退　随年龄的增长与消化系统有关的很多功能出现问题,如牙齿的脱落影响对食物的咀嚼;胃酸和胃蛋白酶的分泌减少,使维生素、矿物质和蛋白质的生物利用率下降;胃肠蠕动减慢、胃排空时间延长,使食物在胃内发酵,导致胃肠胀气;肝脏功能下降影响消化和吸收功能等。

(3)心血管系统功能减退　老年人的脂质代谢能力降低,易出现血甘油三酯、总胆固醇等升高。

（4）身体成分改变 体内脂肪组织逐渐增加，肌肉萎缩；骨矿物质减少，出现骨质疏松。

（5）代谢功能降低 老年期合成代谢降低、分解代谢增高，合成与分解代谢失去平衡，使细胞功能下降。另外，随着年龄增高，胰岛素分泌能力减弱，组织对胰岛素的敏感性下降，可导致葡萄糖耐量下降。

（6）体内氧化损伤加重 老年人心肌和脑组织中脂褐素的沉着率明显高于青年人，如沉积于脑和脊髓神经细胞则会引起神经功能障碍。

（7）免疫功能下降 老年人胸腺萎缩及重量减轻、T淋巴细胞数明显减少，使免疫功能下降，易患各种疾病。

2. 营养需要

（1）能量 老年人对能量的需要降低，以维持能量平衡、维持理想体重为宜。

（2）蛋白质 老年人摄入蛋白质过多会增加肝、肾负担，应以摄入适量优质蛋白质为宜，供能应占总能量的12%～14%。

（3）脂肪 老年人胆汁分泌减少、酯酶活性降低，对脂肪的消化功能下降，脂肪供能占总能量的20%～30%为宜，胆固醇的摄入量小于300 mg/d。

（4）糖类 老年人糖耐量降低、血糖调节作用减弱，易导致血糖增高，并且过多的糖在体内还可转变为脂肪引起相关疾病。老年人应降低单糖、双糖及甜食的摄入量，增加膳食纤维的摄入。

（5）矿物质：

① 钙 老年人对钙的吸收、利用和储存能力都降低，易发生钙摄入不足或缺乏而导致骨质疏松症，老年人膳食钙的AI为1000 mg/d，UL为2000 mg/d。

② 铁 老年人对铁的吸收和利用率下降、造血功能减退，使血红蛋白含量减少，易出现缺铁性贫血，但也不能摄入过多，UL为50 mg/d。

③ 钠 老年人食盐摄入小于6 g/d，高血压、心脏病病人在5 g/d以下为宜。

（6）维生素 老年人对维生素的利用率下降，易出现维生素A、维生素D、叶酸及维生素B_{12}等缺乏。其中，维生素D有利于防止老年人的骨质疏松；维生素E有延缓衰老的作用；维生素B_6和维生素C对保护血管壁的完整性、预防动脉粥样硬化等方面有良好的作用；叶酸和维生素B_{12}能促进红细胞的生成，预防贫血的发生。因此，应保证老年人维生素的摄入量充足，促进代谢、延缓机体功能衰退、增强抗病能力。

3. 膳食指南及营养原则

（1）参加适度体力活动，保持能量平衡。

（2）食物粗细搭配，易于消化。

（3）少食多餐，不暴饮暴食，保持理想体重，防止肥胖。

（4）控制脂肪摄入。

（5）以优质蛋白质为主，荤素搭配，多吃奶类、豆类和鱼类。

（6）糖类以淀粉为主。

（7）保证摄入充足的新鲜蔬菜和水果。

（8）重视钙、铁、锌等的补充。

（9）不吃油炸、烟熏、腌制的食物。

（10）饮食清淡少盐，不吸烟，适量饮酒。

（四）儿童合理膳食

1. 生理特点　儿童阶段的生长速度虽稍逊于3岁前，但仍处于迅速增长阶段，热能的营养素需要量依然相对高于成年人。

2. 营养需要

（1）**热能**　儿童正处在生长发育期，活动能力和活动量均增大，热能消耗增多，既要防止热能摄入不足，也要防止摄入过多发生肥胖症。

（2）**蛋白质**　此阶段肌肉发育较快，加上内脏器官增长、酶和激素等合成机能的成熟，都需要大量蛋白质。

（3）**维生素及矿物质**　充足的钙与维生素 D 的供给不仅影响骨骼增长和骨骼硬度的增加，而且与恒牙的健康有关，我国钙供给量为 800 mg；在铁和锌的营养方面主要是注意选择含量高、吸收利用好的食物来供给；维生素 A 和核黄素往往因食物关系而使摄入偏低，需要注意。

3. 合理膳食原则

（1）食物应该多样化，粗细搭配。

（2）保证鱼、禽、蛋、肉、奶类和豆类等食物的供应。

（3）谷类及豆类食物的供给量要充足，以提供足够的能量。

（4）注意早餐的食量和质量，应占全日量的1/3。

（5）定时定量进食，重视户外活动。

（6）培养良好的生活习惯，少吃零食，不偏食、不挑食、不暴饮暴食。

（五）糖尿病的营养防治

随着现代医学的发展，一些疾病呈逐年降低的趋势，如恶性传染病等，而糖尿病则随着人们生活水平的提高而呈逐年增多的趋势。糖尿病是一种慢性全身性代谢疾病，主要是由于体内胰岛素分泌不足、外周组织对胰岛素不敏感而引起的以糖代谢紊乱为主的疾病。目前糖尿病已成为世界上所有国家的主要卫生问题，与肥胖、高血压、高血脂共同构成影响人类健康的四大危险因素。

1. 临床表现　病人主要出现糖代谢紊乱，还伴有水、脂肪、蛋白质等多种代谢紊乱，在临床上可表现出多饮、多食、多尿、体重减少的症状，即所谓的"三多一少"。

2. 并发症　可发生眼、肾、脑、心脏等重要器官及神经、皮肤等组织的多种并发症。

3. 流行特点

（1）男、女患病人数比例接近。

（2）富裕地区高于贫困地区。

（3）发达国家高于发展中国家。

（4）脑力劳动者高于体力劳动者。

（5）中、老年人高于年轻人。

（6）超重者、肥胖者高于非超重者。

4. 营养因素对糖尿病的影响

（1）能量　能量过剩引起的肥胖是糖尿病的诱发因素之一，肥胖病人多伴有内分泌代谢紊乱症状，使胰岛素出现抵抗，导致代谢障碍而发生糖尿病。大多数病人随体重的减轻，会使胰岛素抵抗减轻，症状可得到相应的缓解。

（2）糖类　血糖的升高是诊断糖尿病的主要依据。单糖和双糖，特别是精制的糖可使血糖迅速增高，对胰岛素的刺激也更强烈。

（3）脂肪　机体内脂肪水解产物脂肪酸主要被骨骼肌利用，它和葡萄糖的利用存在竞争作用，当体内脂肪酸浓度较高时，会出现胰岛素抵抗，这也是糖尿病发病的主要原因。对于肥胖症病人，由于其脂肪酸生成量较多，血液中的脂肪酸水平也较高，因此发生糖尿病的危险性也比正常人高。

（4）蛋白质　蛋白质的代谢与脂肪和糖类代谢密切相关，当机体蛋白质代谢紊乱时，脂肪和糖类代谢也将处于不平衡的状态，会引起胰岛素分泌量的变化，导致糖尿病的发生。

5. 糖尿病的营养防治　糖尿病治疗除采用必要的降糖药物或注射胰岛素之外，饮食疗法是治疗糖尿病的重要措施，其具体原则如下。

（1）控制摄取总能量　首要营养治疗原则是合理控制机体总能量摄入。根据糖尿病病人的体重及体力活动，能量摄入使病人维持或稍低于标准体重为宜。对营养不良、消瘦、儿童、哺乳期病人可适当增加 $10\% \sim 20\%$，肥胖者则应减少能量摄入。

（2）提供充足的蛋白质　由于病人蛋白质合成代谢减弱，而糖异生作用增强，可使蛋白质消耗增加，导致出现负氮平衡，因此蛋白质的摄入量应比健康人略高，并且其中至少有 1/3 的优质蛋白质。

（3）供应适量的糖类　适当提高糖类饮食能提高胰岛素的敏感性，改善糖耐量及减少肝脏葡萄糖的产生，但摄入过多会使血糖升高，增加胰腺负担。一般糖尿病病人糖类摄入量以 $200 \sim 350$ g/d 为宜。同时，应多食用复合糖类食物和粗粮，少食用麦芽糖、蔗糖等纯糖食品。

（4）脂肪供应不宜过高　由于高脂肪饮食会妨碍糖的利用，易产生酮体引起酸中毒，所以糖尿病病人的膳食脂肪摄入量应适当限制，尤其是饱和脂肪酸不宜过多，同时限制胆固醇高的食物，脂肪的摄入不宜超过总能量的 25%。

（5）供给含维生素和矿物质丰富的食物　糖尿病病人由于水果和主食的摄入量受到限制，多尿又使水溶性维生素极易缺乏，体内物质代谢相对旺盛，容易发生维生素和矿物质缺乏，所以供给足够的维生素和矿物质是糖尿病营养治疗的原则之一。

（6）供给富含膳食纤维的食物　研究表明，可溶性膳食纤维能起到吸附并延缓糖类在消化道吸收的作用，减轻用餐后血糖的急剧升高，能控制血糖，能降血脂；不溶性膳食纤维能促进肠蠕动，有减肥及间接缓解餐后血糖升高的作用。

（7）酒类供给应适量　机体饮酒后，会使胰岛素的分泌增加，正在治疗的病人易发生低血糖。病人需避免空腹饮酒，饮酒时保证正常饮食，病情严重或伴有并发症的病人应减少饮酒或禁止饮酒。

（8）少食多餐　合理分配餐次，做到定时、定量及按照能量比例合理分配，一般为一日三餐。对口服降糖药或注射胰岛素后易出现低血糖的病人，可进行适量加餐。

知识链接

护理专业的学生应掌握孕妇营养生理特点,懂得通过合理膳食补充人体所需要的蛋白质、脂类、糖类、无机盐与微量元素、维生素和水等营养素。以维持正常的生理功能,预防孕妇营养缺乏病以及营养不良对胎儿造成不利的影响。

第三节 食物中毒

 案例 7-3

集体发病调查处理

在临床护理工作中不仅要能够诊治单个病人,在遇见集体发病的人群时也应该能进行应对。夏季,沿海某地在较短时间内发生大量以恶心、呕吐、腹痛、腹泻等急性胃肠炎症状为主的病人数十名,当地医疗机构在中午向市疾病控制中心报告。

思考:

1. 到达现场后首先应该做什么?

2. 现场调查与急救应如何进行?

一、食物中毒的概念、特点及分类

(一)食物中毒概念

1. 食物中毒 摄入含有生物性、化学性有毒有害物质的食物或把有毒有害物质当作食物摄入后所出现的非传染性的急性、亚急性疾病称为食物中毒。也可理解为,食物中毒是指人由于摄入各种有毒食物而引起的以急性胃肠炎症状为主的一类疾病的总称。

2. 有毒食物 健康人经口摄入正常数量可食状态而引起发病的食物。有以下情况之一者不属于食物中毒。①摄入非可食状态食物,如未成熟的水果。②摄入非正常数量食物,如暴饮暴食引起的急性胃肠炎等。③非经口途径进入体内,如注射,空气吸入等。④食用者为特异体质,对某种食物(如鱼、虾、牛奶等)发生变态反应性疾病。⑤食物感染的肠道传染病,如痢疾、寄生虫病等。以上所说的病人不能按食物中毒处理,食物也不能按有毒食物来处理。

3. 食物中毒属食源性疾病的范畴 食物中毒既不包括由于暴饮暴食而引起的急性胃肠炎、食源性肠道传染病和寄生虫病,也不包括由于一次大量或长期少量多次摄入某些有毒有害物质而引起的以慢性毒害为主要特征(如致癌、致畸、致突变)的疾病。

4. 正确理解有毒食品和食物中毒的意义

(1)可决定是否对病人按食物中毒进行急救治疗,如催吐、洗胃、导泻、特效解毒药的使用、大量输液稀释毒物、促进毒物的排泄和及时补充机体所损失的液体等都是抢救食物中毒的重要措施。

（2）可决定对引起发病的食物是否按有毒食物进行处理,如封存可疑食物、对已售出的同批食品全部查清并立即追回等。

（3）对中毒原因进行调查,找出可疑食物被污染的原因,督促其及时改进,杜绝中毒继续发生,如怀疑是人为投毒还需要公安部门参与。

5. 食物有毒的原因

（1）食物受病原微生物污染,在较高温度下存放,当人们使用时,食物中含有大量活的致病菌。

（2）受病原微生物污染,在食物中产生毒素,尽管食用前进行加热,但耐热的细菌或霉菌毒素仍可引起中毒。

（3）食物被有毒化学物质污染达到中毒剂量。

（4）储存过程中产生有毒物质（如发芽的马铃薯中含有龙葵素可引起中毒）。

（5）食物本身含有有毒物质,而烹调加工方法不当未能将毒物去除（如河豚鱼）。

（6）由于某些物质外型与食物相似引起误食（如毒蕈）。

（二）流行病学特点

1. 临床发病特点

（1）潜伏期短,在短时间内多人同时发病。

（2）出现相似的临床表现,常以恶心、呕吐、腹泻等胃肠道症状为主。

（3）有共同的致病食物,有食用同一污染食物史,流行波及范围与污染食物供应范围一致。

（4）中毒病人对健康人不具有传染性,发病曲线呈突然上升又很快下降的趋势,没有传染病发病曲线所出现的余波。

以上这些特点有助于进行食物中毒的初步诊断。

2. 流行病学特点

（1）发病的地区性特点　绝大多数食物中毒的发生有明显的地区性,如我国东南沿海省区多发生副溶血性弧菌食物中毒、新疆等地区主要发生肉毒中毒、北方地区则多发生霉变甘蔗中毒等。

（2）发病的季节性特点　食物中毒发生的季节与食物中毒的种类有关,细菌性食物中毒多发生在 5—10 月,化学性食物中毒全年都可发生。

（3）食物中毒原因分布特点　我国引起食物中毒的原因分布每年均有所不同,全国食物中毒的统计资料表明,微生物引起的食物中毒是最常见的食物中毒,其次为化学性食物中毒。

（4）食物中毒病死率特点　食物中毒的病死率较低,2000—2004 年全国共发生食物中毒 5557 起,中毒人数 122151 人,死亡 877 人,病死率为 0.72%。其中死亡人数以化学性食物中毒最多,为 382 人,占死亡总数的 43.5%。

（5）食物中毒发生场所分布特点　集体食堂发生的食物中毒人数最多,其次为饮食服务单位,家庭发生食物中毒人数位列第三。

（三）食物中毒分类

1. 细菌性食物中毒

（1）感染型食物中毒　沙门菌属、副溶血性弧菌等。

（2）毒素型食物中毒　　葡萄球菌肠毒素、肉毒梭菌毒素等。

2. 非细菌性食物中毒

（1）动物性食物中毒　河豚鱼、青鱼胆等。

（2）植物性食物中毒　　发芽马铃薯、毒蕈等。

（3）化学性食物中毒　　亚硝酸盐、农药等。

（4）真菌性食物中毒　　黄曲霉毒素、禾谷镰刀菌等。

二、细菌性食物中毒

（一）概述

细菌性食物中毒是最常见的一种食物中毒，是由于摄入被致病菌或其毒素污染的食物而引起的食物中毒，以胃肠道症状为主，常伴有发热。发病有明显的季节性，夏秋季发病率较高，病死率低，一般预后良好。

易发生食物中毒的食物主要为动物性食物，以肉类及其制品、蛋类及其制品等引起的沙门菌食物中毒，鱼类引起的副溶血性弧菌食物中毒多见。植物性食物引起的食物中毒，以剩饭引起的葡萄球菌肠毒素中毒、家庭自制发酵食品引起的肉毒梭菌毒素食物中毒多见。

1. 分类　根据病原和发病机制的不同，可将细菌性食物中毒分为感染型、毒素型和混合型三类。

（1）感染型　病原菌随食物进入肠道，在肠道内继续生长繁殖，靠其侵袭力附着于肠黏膜或侵入黏膜及黏膜下层，引起肠黏膜充血、白细胞浸润、渗出等炎性病理变化，如各种血清型沙门菌感染等。此外，这些病原菌还能进入黏膜固有层，被吞噬细胞吞噬或杀灭，释放内毒素，内毒素可作为致热原，刺激体温调节中枢，使体温升高，所以感染型食物中毒的临床表现多伴有发热症状。

（2）毒素型　大多数细菌都能产生肠毒素或类似的毒素，肠毒素可激活肠壁上皮细胞的腺苷酸环化酶或鸟苷酸环化酶，使胞浆内的环磷酸腺苷或环磷酸鸟苷浓度增高，通过胞浆内蛋白质的磷酸化过程，进一步激活细胞内的相关酶系统，导致细胞的分泌功能变化。而由于肠壁上皮细胞 Cl^- 分泌亢进，使 Na^- 和水的吸收受到抑制，导致腹泻的发生。常见的毒素型食物中毒为金黄色葡萄球菌食物中毒。

（3）混合型　副溶血性弧菌等病原菌进入肠道后，除侵入黏膜引起肠黏膜发生炎性反应外，还会产生肠毒素，引起急性胃肠道症状。这类病原菌引起的食物中毒是由于致病菌对肠道的侵入以及与其产生的肠毒素协同作用所引起的，所以其发病机制为混合型。

2. 细菌性食物中毒的特点

1）发病原因

（1）致病菌污染　牲畜在屠宰及畜肉在运输、储藏、销售等过程中会受到致病菌的污染。

（2）储藏方式不当 被致病菌污染的食物在不合适温度下存放，会使其中的致病菌大量生长繁殖或产生毒素。

（3）烹调加工方法不当 被污染的食物未经煮熟而被食品加工工具转移发生二次污染。

2）流行病学特点

（1）发病率及病死率 细菌性食物中毒在国内外都是最常见的食物中毒，发病率很高，但病死率会因致病菌的不同而有很大的差异。常见的细菌性食物中毒（如沙门菌、葡萄球菌、变形杆菌等）病程短、恢复快、病死率低、预后好，但李斯特菌、肉毒梭菌、椰毒假单胞菌食物中毒的病死率为 20%～50%、60%、50%～100%，其病情重、病程长、恢复慢。

（2）季节性 全年都可以发生，但夏秋季高发，与夏季气温高，细菌易于大量生长繁殖和产生毒素有密切关系，也与机体的防御功能降低、易感性增高有关。

（3）中毒食品 畜肉类及其制品是引起细菌性食物中毒的首要食品，其次为禽肉、鱼、乳、蛋类。植物性食物易引起金黄色葡萄球菌、蜡样芽胞杆菌食物中毒。

3. 细菌性食物中毒的临床表现及诊断

（1）临床表现 以急性胃肠炎为主，主要表现为恶心、呕吐、腹泻等。其中，葡萄球菌食物中毒呕吐明显，呕吐物含胆汁。腹痛以上腹部及脐周多见，腹泻频繁，常为黄色稀便和水样便。侵袭性细菌引起的食物中毒有发热、腹部阵发性绞痛及黏液脓血便的症状。

（2）诊断 主要根据流行病学调查资料、病人的临床表现和实验室检查资料进行诊断。

① 流行病学调查资料 根据发病急、短时间同时发病、发病范围局限在食用同一种有毒食物的人群等特点，找到引起中毒的食品，同时查明引起中毒的具体病原体。

② 病人的临床表现 潜伏期和中毒表现均符合食物中毒特有的临床表现。

③ 实验室诊断资料 对中毒食品或与中毒食品有关的物品或病人的样品进行检验，包括对可疑食物、病人的呕吐物及粪便等进行细菌学及血清学检查的资料。当怀疑为细菌毒素中毒者时，还可通过动物试验检测细菌毒素的存在。

（3）鉴别诊断：

① 非细菌性食物中毒 食用有毒动植物（如发芽马铃薯、河豚鱼、毒蕈等）引起食物中毒的临床特征为潜伏期短、一般不发热、以呕吐为主、腹痛腹泻较少，但神经症状明显，病死率较高。而汞、砷引起食物中毒时，表现为咽痛、充血、吐泻物中含有血，用化学分析方法可确定病因。

② 霍乱 潜伏期为几个小时，有的可达 3 天左右，主要表现为剧烈的上吐下泻、大便呈水样，常伴有血液和黏液，有时还会发生肌肉痉挛。病人严重脱水，当液体得不到补充时，病人就会死亡。通过粪便培养或涂片，经荧光抗体染色镜检找到霍乱弧菌即可确诊。

③ 急性菌痢 呕吐较少，常有发热、里急后重，粪便中多混有脓血，左下腹部压痛明显，镜检会发现粪便里有红细胞、脓细胞和巨噬细胞，粪便培养约半数有痢疾杆菌生长。

④ 病毒性胃肠炎 临床表现以急性小肠炎为特征，潜伏期为 24～72 h，主要为发热、恶心、呕吐、腹胀、腹泻等，水样便或稀便，严重者会发生水、电解质及酸碱平衡紊乱。

4. 细菌性食物中毒的防治原则

1）预防措施

（1）加强卫生宣传教育 ①改变生食等不良饮食习惯。②严格遵守牲畜宰前、宰中及宰后的卫生要求,防止污染。③食品加工、储存和销售过程要遵守卫生制度,做好食具和工具的消毒,避免生熟交叉污染。④食物在食用前应加热充分,杀灭病原体和破坏毒素。⑤在低温或通风阴凉的环境下存放食物,控制细菌的繁殖及毒素的形成。⑥食品加工人员、医院、托幼机构人员及炊事员应认真执行就业前体检和录用后定期体检的制度,经常接受食品卫生教育,养成良好的卫生习惯。

(2)加强食品卫生质量检查和监督管理 食品卫生监督部门要加强对食堂、食品加工厂、餐饮点、屠宰场等相关部门的卫生检验、检疫工作。

(3)建立快速可靠的病原菌检测技术 根据致病菌的生物遗传学和分子遗传学特征,结合现代分子生物学等检测手段和流行病学方法,分析病原菌的变化、扩散范围及趋势等,为大范围食物中毒暴发的快速诊断和处理提供相关的资料,防止更大范围传播流行。

2)处理原则

(1)现场处理 将病人进行分类,轻者在原单位集中治疗,重症病人送往医院治疗,收集资料,进行流行病学调查及细菌学检验,以明确病因。

(2)对症治疗 用催吐、洗胃、导泻等法迅速排出毒物,同时治疗腹痛、腹泻,纠正酸中毒及电解质紊乱,抢救呼吸衰竭病人。

(3)特殊治疗 对细菌性食物中毒通常不需要应用抗菌药物,可采用对症疗法治愈;对症状较重、考虑为感染性食物中毒或侵袭性腹泻者,应选用抗菌药物;对金黄色葡萄球菌肠毒素中毒,一般不用抗生素,以补液、调节饮食为主;对肉毒毒素中毒,应使用多价抗毒素血清。

(二)沙门菌属食物中毒

1. 病原 常引起发病的是鼠伤寒沙门菌、猪霍乱沙门菌和肠炎沙门菌。食物被沙门菌污染后无感官性状的变化,因此对储存时间较长的没发生腐败变质的肉类及其制品,也应进行彻底的加热灭菌,以防止引起食物中毒。沙门菌为革兰氏阴性杆菌,需氧或兼性厌氧,绝大部分具有周身鞭毛,能运动,不耐热,55 ℃保持 1 h、60 ℃保持 15～30 min 或 100 ℃保持数分钟即可被杀死。

2. 引起中毒的食物 主要为动物性食物,特别是畜肉类及其制品,其次为禽肉、蛋类、乳类及其制品;由植物性食物引起的中毒较少见。

3. 发病机理

(1)感染过程 大量沙门菌进入人体后在肠道内繁殖,经淋巴系统进入血液,可导致全身感染。

(2)中毒过程 部分沙门菌会在小肠淋巴结和网状内皮系统中裂解,释放出内毒素,活菌和内毒素两者共同作用于胃肠道,使黏膜发炎、水肿、充血等,导致消化道蠕动增强,出现吐泻。此外,内毒素还会使体温升高。

4. 临床表现 沙门菌食物中毒有多种临床表现,可分为胃肠炎型、类霍乱型、类伤寒型、类感冒型、败血症型,其中以胃肠炎型最为常见。潜伏期短,一般为 4～48 h,长者可达 72 h。潜伏期越短,病情越重。开始表现为头痛、恶心、食欲不振,后出现呕吐、腹泻、腹痛。腹泻一日可达数次至十余次,主要为水样便,少数带有黏液或血。体温升高,可达 38～40 ℃,轻者病程 3～4 天症状消失,若延续一周则多为败血症型。

5. 初步诊断 根据如上所述,除消化道症状外,常伴有高热等全身症状的临床表现和同一人群在短期内发病,且进食同一可疑食物,发病呈暴发性,中毒表现相似的流行病学特点,可进行初步诊断。

6. 病因诊断(确诊) 需进行细菌学和血清学检验,细菌学检验结果阳性是确诊最有力的依据。

(1)细菌学检验 按《食品卫生微生物检验沙门菌检验》进行细菌的培养与分离。取可疑中毒食品、病人的呕吐物或粪便直接接种或增菌后进行细菌的分离培养、鉴定。

(2)血清学鉴定 用分离出的沙门菌与已知 A~F 多价 O 血清及 H 因子进行玻片凝集试验,进行分型鉴定。用病人患病早期和恢复期血清分别与从可疑食物或病人呕吐物、粪便中分离出的沙门菌做凝集试验,恢复期的凝集效价明显升高。

7. 防治措施

(1)治疗 轻症者急救处理原则为,以及时补充水分和电解质等对症处理为主,一般不需使用抗生素治疗,对重症、患菌血症和有并发症的病人,需在及时补充水分和电解质等对症处理的基础上,用抗生素治疗。

(2)预防:

① 防止沙门菌污染 在肉类食品生产、加工、储藏、运输、烹调、销售等各个环节加强卫生管理,防止肉类食品被沙门菌污染,特别要防止熟肉类制品被食品从业人员、带菌者、带菌的容器及生食物污染。

② 控制食品中沙门菌的繁殖,低温储存食品是控制沙门菌繁殖的重要措施。影响沙门菌繁殖的主要因素是储存温度和时间。沙门菌繁殖的最适温度为 37 ℃,但在 20 ℃以上就能大量繁殖。低温储存食品是控制沙门菌繁殖的重要措施。食品生产企业、副食品商店、集体食堂、食品销售网点均应配置冷藏设备,低温储藏肉类食品。生熟食品应分开保存,防止交叉污染。此外,加工后的熟肉制品应尽快食用,或低温储存,并尽可能缩短储存时间。

③ 彻底加热以杀灭沙门菌 加热杀灭病原菌是防止食物中毒的关键措施,但必须达到有效的温度。经高温处理后可供食用的肉块,重量不应超过 1 kg,并持续煮沸 2.5~3 h,或应使肉块的深部温度至少达到 80 ℃,并持续 12 min,使肉中心部位变为灰色而无血水,以便彻底杀灭肉类中可能存在的沙门菌并灭活毒素。加工后的熟肉制品长时间放置后应再次加热后才能食用。

(三)副溶血性弧菌食物中毒

1. 病原 副溶血性弧菌是一种嗜盐菌,致病菌株能使人或家兔的红细胞发生溶血,不耐热,56 ℃加热 5 min,80 ℃加热 1 min 或在稀释一倍的食醋中浸泡 1 min 可被杀灭。副溶血性弧菌(vibrio parahemolyticus)为革兰氏阴性杆菌,呈弧状、杆状、丝状等多种形态,无芽胞,主要存在于近岸海水、海底沉积物和鱼、贝类等海产品中。

副溶血性弧菌有 845 个血清型,主要通过 13 种耐热的菌体抗原(即 O 抗原)鉴定,而 7 种不耐热的包膜抗原(即 K 抗原)可用来辅助鉴定。其致病力可用神奈川(Kanagawa)试验来区分。该菌能使人或家兔的红细胞发生溶血,在血琼脂培养基上出现溶血环,称为"神奈川试验"阳性。神奈川试验阳性菌的感染能力强,多数毒性菌株为神奈川试验阳性(K^+),

多数非毒性菌株为神奈川试验阴性(K⁻)。引起食物中毒的副溶血性弧菌 90％神奈川试验阳性,通常在 12 h 内出现症状。K⁺菌株能产生一种耐热型直接溶血素,K⁻菌株能产生一种热敏型溶血素,而有些菌株能产生这两种溶血素。

2. 引起中毒的食品 主要是海产食品,其中以墨鱼、带鱼、黄花鱼、虾、蟹、贝、海蜇最为多见,如墨鱼的带菌率达 93％;其次为盐渍食品,如咸菜、腌制的肉禽类食品等。食品带菌率因季节有所不同,冬季带菌率很低,而夏季可高达 94.8％。

3. 发病机理 大量活菌进入机体引起的感染型中毒。摄入一定数量的致病性副溶血性弧菌数小时后,即出现急性胃肠道症状。

4. 临床表现 潜伏期多为 10 h 左右,主要症状为上腹部阵发性绞痛,继之有腹泻,每日 5～6 次,多者达 20 多次。便呈洗肉水样,以后转为脓血样。里急后重不明显,体温一般为 37.5～39.5 ℃,病程 2～4 天,一般预后良好。

5. 初步诊断 根据流行病学特点与临床表现,如夏秋季多发地区,摄取食物的种类(海产品,咸菜)和食用方法,潜伏期短,腹绞痛和血水便,结合细菌学检验可作出诊断。

(1)流行病学特点 在夏秋季进食海产品或间接被副溶血性弧菌污染的其他食品。

(2)临床表现 发病急,潜伏期短,上腹部阵发性绞痛,腹泻后出现恶心、呕吐。

6. 病因诊断(确诊) 必须进行细菌学和血清学检验才能确诊。

(1)细菌学检验 采集可疑中毒食品样品,经增菌、培养、分离以及形态、生化反应、盐试验等检验确认为生物学特性或血清型一致的副溶血性弧菌。

(2)血清学鉴定 采取血清学检验的方法,健康人血清凝集效价一般在 1∶20 以下,发病第 1～3 天病人血清凝集效价增高至 1∶(40～320)。一周后显著下降或消失。

(3)动物试验 将细菌学检验分离的菌株注入小鼠的腹腔,观察毒性反应。

7. 防治措施

(1)治疗 以支持和对症治疗为主。

(2)预防 防止污染,海产食品及各种熟制品应低温储藏。各种海产品应煮透,蒸煮时需加热至 100 ℃持续 30 min;凉拌食物清洗干净后,在食醋中浸泡 10 min 或在 100 ℃沸水中漂烫数分钟即可杀灭副溶血性弧菌。

(四)葡萄球菌肠毒素中毒

1. 病原 主要是金黄色葡萄球菌、表皮葡萄球菌,均为革兰氏阳性兼性厌氧菌。适合生长条件:温度为 31～37 ℃、最适 pH 值为 7.4、水分充足、蛋白质和淀粉丰富。

2. 中毒食品 主要是肉制品、蛋和奶制品、剩米饭和糯米等。尤其以奶油蛋糕和冰淇淋等奶制品最为常见。

3. 发病机制 葡萄球菌肠毒素进入机体,作用于双侧迷走神经内脏分支。

4. 临床表现 潜伏期 1～6 h,剧烈呕吐,呕吐物常含胆汁,或含血及黏液。水样便,体温正常或稍高,病程 1～2 天。儿童对肠毒素比成人更为敏感,故其发病率较成人高,病情也较成人重。

5. 初步诊断 符合金黄色葡萄球菌食物中毒的流行病学特点及临床表现。

6. 病因诊断(确诊) 凡符合以下三项中一项者即可诊断为金黄色葡萄球菌食物中毒。

（1）从中毒食品中直接提取肠毒素，用动物检测肠毒素，并确定其型别。

（2）从可疑食品、病人呕吐物或粪便中分离出同一型别金黄色葡萄球菌。

（3）从不同病人呕吐物中检测出金黄色葡萄球菌，肠毒素为同一型别。

7．防治措施

（1）治疗　按照一般急救处理的原则，以补水和维持电解质平衡等对症治疗为主，一般不需使用抗生素。重症者或出现明显菌血症者，可根据药物敏感性试验结果采用有效的抗生素，不可滥用广谱抗生素。

（2）预防　防止金黄色葡萄球菌污染食物；定期对食品加工人员进行健康检查，有手指化脓、化脓性咽炎、口腔疾病时应暂时调换工作。为防止肠毒素的形成，食物应冷藏，或置阴凉通风的地方。

（五）肉毒梭菌毒素食物中毒

1．病原　肉毒梭菌是革兰氏阳性厌氧菌，可产生芽胞。在厌氧环境中能产生强烈的外毒素，即肉毒毒素。肉毒毒素是一种强烈的神经毒，肉毒中毒的发病率虽不高，但病死率高应引起重视。肉毒梭菌芽胞耐热，100 ℃需 6 h，120 ℃需 4 min 才可杀灭。肉毒毒素对热不稳定，80 ℃加热 30 min 或 100 ℃加热 10～20 min 可完全破坏。

2．易引起中毒的食品　国外为动物性食品多见，罐头，肉奶制品（炼乳罐头）；而我国多见于植物性食品占 91.48%，多见于家庭自制的发酵食品如豆酱，臭豆腐。

3．发病机理　肉毒毒素随食物进入消化道，作用原理为抑制神经传导介质-乙酰胆碱的释放，因而使肌肉收缩运动障碍，发生软瘫。发病机理：肉毒毒素随食物进入消化道，经肠道吸收入血选择性作用于运动神经与副交感神经。主要作用点为神经末梢，神经与肌肉交接处。作用原理为抑制神经传导介质-乙酰胆碱的释放，因而使肌肉收缩运动障碍，发生软瘫。

4．临床表现　潜伏期长。最短 6 h，多为 2～10 天，最长 60 天。早期表现全身乏力，头痛，头晕，继之出现由上至下的肌肉麻痹，眼睑下垂，吞咽困难，头下垂，由于胃肠肌肉轻瘫，引起肠运动机能障碍，出现顽固性便秘和腹胀。继续发展至呼吸肌麻痹，呼吸功能衰竭而死亡。一般体温正常，意识清楚，个别有腹痛，腹泻。

5．初步诊断　根据流行病学和临床表现进行初步诊断。

6．病因诊断（确诊）　确诊须用病人便及呕吐物进行肉毒毒素和细菌学检验。

7．防治措施

（1）治疗　早期应立即用清水或 1∶4000 高锰酸钾溶液洗胃，尽快采取特效疗法。不要等确诊，应尽早使用多价肉毒抗毒素治疗。

（2）预防　防止污染，控制繁殖，彻底杀灭病原体。

（六）其他细菌性食物中毒

致病性大肠杆菌、蜡样芽胞杆菌、酵米面黄杆菌及产气荚膜梭菌食物中毒的特点见表7-6。

表 7-6 几种致病菌食物中毒的特点

食物中毒名称	病原学特点	中毒机制	流行病学特点	临床表现	诊断和治疗	预防措施
致病性大肠杆菌食物中毒	俗称大肠杆菌属,为革兰阴性杆菌,在自然界的生活力强	肠产毒性大肠埃希菌引起毒素型中毒;肠致病性大肠埃希菌引起感染型中毒	季节性多发生在夏秋季。中毒食品种类引起中毒的食品种类与沙门菌相同	急性胃肠炎型、急性菌痢型、出血性肠炎型;腹泻腹痛、恶心,体温可达38~40 ℃	流行病学特点、临床表现、细菌学检验、肠毒素测定、血清学鉴定;治疗主要是对症治疗和支持治疗,对部分重症病人应尽早使用抗生素,首选药物为氯霉素、多黏霉素和庆大霉素	大肠埃希菌食物中毒的预防与沙门菌食物中毒的预防类似
蜡样芽胞杆菌食物中毒	蜡样芽胞杆为革兰氏阳性、需氧或兼性厌氧芽胞杆菌	蜡样芽胞杆菌食物中毒为菌体大量活侵入肠道所产生的肠毒素所致	季节性明显,以夏、秋季多见。引起中毒的食品种类繁多,包括乳及乳制品、肉类制品、蔬菜、米粉、米饭等	临床表现因毒素的不同而分为腹泻型和呕吐型两种	蜡样芽胞杆菌食物中毒的诊断按《蜡样芽胞杆菌食物中毒诊断标准及处理原则》进行;治疗以对症治疗为主,重症者可采用抗生素治疗	预防以减少污染为主。在食品的生产加工过程中,严格执行食品良好操作规范
酵米面黄杆菌食物中毒	椰毒假单胞菌为革兰氏阴性菌,在自然界分布广泛	由椰毒假单胞菌酵米面亚种所产生的外毒素引起	引起中毒的食品主要是谷类发酵制品	胃肠道症状较早出现,后可出现肝肿大,重症者出现肝昏迷甚至死亡。对肾脏的损害重者出现少尿、无尿等	由于该类食物中毒发病急、多种脏器受损、病情复杂、进展快、病死率高,应及早作出诊断。中毒发生后应进行急救和对症治疗。目前尚缺乏特效的解毒药,致使该类食物中毒的病死率高达30%~50%	这类食物中毒的发生与当地居民特殊的饮食习惯有关,应不制作臭米面类发酵食物
产气荚膜梭菌食物中毒	产气荚膜梭菌为厌氧的革兰氏阳性粗大芽胞杆菌	产气荚膜梭菌食物中毒为该菌产生的肠毒素引起	以夏、秋气温较高的季节为多见。引起中毒的食品主要是鱼、肉、禽等动物性食品	发病急,急性胃肠炎症状,以腹泻、腹痛为多见,水样便,少有恶心、呕吐	诊断按《产气荚膜梭菌食物中毒诊断标准及处理原则》执行。治疗一般以对症和支持治疗为主	预防措施同沙门菌食物中毒

三、非细菌性食物中毒

（一）河豚鱼中毒

1. 河豚鱼中毒的有毒部位 卵巢＞肝＞肾＞血＞眼＞鳃＞皮＞肉。

2. 有毒成分 河豚毒素，1 g 河豚鱼脏器或 1 mL 原液能杀死 1000 g 小白鼠。河豚鱼的肌肉大多不含毒素或仅含少量毒素，但死后内脏毒素可进入肌肉，应引起注意。

3. 常见引起中毒的河豚鱼种类 豹纹东方豚，虫纹东方豚，星点东方豚。

4. 临床表现 潜伏期一般为 10 min～3 h。

（1）极轻微的中毒 仅有唇、舌、指尖发麻，为感觉神经受到侵害的症状。

（2）典型病人 首先感觉手指、唇舌有刺痛感，后出现恶心、呕吐、腹痛、腹泻等胃肠道症状，以后手指、唇、舌感觉由刺痛直至感觉消失（感觉神经麻痹）。接着四肢肌肉麻痹，逐渐失去运动能力，呈瘫痪状态（运动神经麻痹）。重者吞咽困难、言语不清、瞳孔散大、意识不清、呼吸困难、血压下降，甚至休克（呼吸中枢，血管运动中枢麻痹），最后由于呼吸衰竭而死亡。

心脏受累很少见，因此呼吸停止后心跳仍可维持一段时间，多数病例死亡前神志清楚。日本统计死亡率高达 60%。多在发病后 4～6 h 死亡，如发病在 8～9 h 仍能维持生命则多可存活。

5. 抢救及预防 急救治疗措施如下。

（1）早期（发病后 6 h 以内），以催吐（2%～4%温盐水）、洗胃（1/2000 或 1/4000 高锰酸钾）、导泻（温水灌肠）为主。

（2）静脉补输液：高渗葡萄糖溶液。

（3）吸氧，必要时可给予尼可刹米、人工呼吸。

（4）若血压下降，可给予肾上腺素。

（5）半胱氨酸。

（6）支持呼吸、循环功能，必要时进行气管插管，心跳骤停者进行心肺复苏。

6. 预防措施

（1）加强卫生宣传教育，首先让广大居民认识到河豚鱼有毒，不要食用；其次让广大居民能识别河豚鱼，以防误食。

（2）水产品收购、加工、供销等部门应严格把关，防止鲜河豚鱼进入市场或混进其他水产品中。

（3）新鲜河豚鱼必须统一收购，集中加工。

（二）毒蕈中毒

蕈也叫蘑菇，属真菌植物。我国现已发现食用蕈 300 多种，毒蕈约 80 多种。含剧毒能使人致死的有 10 多种。毒蕈中毒可分为四种类型。

1. 胃肠毒型

（1）毒蕈 白乳菇等。

（2）临床表现 潜伏期较短，多为 0.5～6 h，病人有剧烈恶心、呕吐、阵发性腹痛，以上腹部疼痛为主，体温不高。经适当处理可迅速恢复。

(3) 治疗　催吐、洗胃、导泻、灌肠,迅速排出毒物,凡食毒蕈后 10 h 内均应彻底洗胃,洗胃后可给予活性炭吸附残留的毒素。无腹泻者,洗胃后用硫酸镁 20～30 g 或蓖麻油 30～60 mL 导泻。对症治疗。

(4) 预后　一般无死亡发生。

2. 神经精神毒型

(1) 毒蕈　毒蝇伞等。

(2) 临床表现　潜伏期为 1～6 h,除有轻度的胃肠反应外,主要有明显的副交感神经兴奋症状,如流涎、流泪、大量出汗、瞳孔缩小、脉缓等。少数病情严重者可有精神兴奋或抑制、精神错乱、谵妄、幻觉、呼吸抑制等表现。

(3) 治疗　催吐、洗胃、导泻、灌肠,阿托品治疗可缓解症状。

(4) 预后　一般无死亡发生。

3. 溶血毒型

(1) 毒蕈　马鞍蕈。

(2) 临床表现　潜伏期多为 6～12 h,急性溶血性贫血,红细胞大量破坏,引起急性溶血。主要表现为恶心、呕吐、腹泻、腹痛。黄疸,发病 3～4 天后出现溶血性黄疸、肝脾肿大、少数病人出现肾损伤,血红蛋白尿。病程一般 2～6 天,死亡率低。

(3) 治疗　催吐、洗胃、导泻、灌肠,肾上腺素治疗可很快恢复。

(4) 预后　病死率不高。

4. 肝肾损害型

(1) 毒蕈　毒伞,白毒伞。

(2) 临床表现　70 kg 体重的成人食用 50 g 此种蕈可致死。潜伏期为 10～24 h,可经历胃肠炎期、假愈期、内脏损害期、精神症状期、恢复期。

(3) 治疗　急救原则:催吐、洗胃、导泻、灌肠,迅速排出毒物。凡食毒蕈后 10 h 内均应彻底洗胃,洗胃后可给予活性炭吸附残留的毒素。无腹泻者,洗胃后用硫酸镁 20～30 g。洗胃灌肠后应补充水分,观察血压,用巯基解毒药(若病人肝脏受损,不宜采用二巯基丙醇)。

(4) 预后　病死率 90%。

(5) 预防　预防毒蕈中毒最根本的方法是不要采摘自己不认识的蘑菇食用;无识别毒蕈经验者千万不要自己采摘蘑菇食用。毒蕈与食用蕈很难鉴别,民间百姓有一定的实际经验,如在阴暗肮脏处生长的、颜色鲜艳的、形状怪异的、分泌物浓稠易变色的、有辛辣酸涩等怪异气味的一般为毒蕈。但以上经验不够完善,不够可靠。

(三) 砷中毒

1. 有毒物质
砷的成人经口中毒剂量以 As_2O_3(又称砒霜)计为 5～50 mg,致死剂量为 60～300 mg。

2. 中毒机理

(1) 对消化道的直接腐蚀作用。

(2) 在机体内与细胞内酶的巯基结合而使其失去活性,可引起细胞死亡。

(3) 麻痹血管运动中枢和直接作用于毛细血管,使血管扩张、充血、血压下降。

（4）砷中毒严重者可出现肝脏、心脏及脑等器官的缺氧性损害。

3. 引起中毒的原因

（1）误将砒霜当成食用碱、淀粉、糖、食盐等加入食品。

（2）滥用含砷农药喷洒果树和蔬菜。

（3）用盛装过含砷化合物的容器盛装食物。

（4）食品工业用原料或添加剂质量不合格，砷含量超过食品卫生标准。

4. 临床表现

（1）潜伏期短，十几分钟至数小时。

（2）发病初期病人口腔和咽喉有烧灼感、口渴及吞咽困难，口中有金属味。

（3）出现恶心、反复呕吐，甚至吐出黄绿色胆汁，重者呕血。

（4）腹泻，初为稀便，后呈米泔样便并混有血液。

（5）症状加重时全身衰竭、脱水、体温下降、虚脱、意识消失。

（6）肝、肾损害可出现黄疸、蛋白尿、少尿等症状。

（7）重症病人出现神经系统症状，如头痛、狂躁、抽搐、昏迷等。

（8）抢救不及时可因呼吸中枢麻痹于发病1～2天内死亡。

5. 急救与治疗

（1）催吐、洗胃后立即口服氢氧化铁，它可与 As_2O_3 结合形成不溶性的砷酸盐，从而保护胃肠黏膜并防止 As_2O_3 的吸收。

（2）及时应用特效解毒剂　特效解毒剂有二巯基丙磺酸钠、二巯基丙醇等。此类药物的巯基与砷有很强的结合力，能夺取组织中与酶结合的砷，形成无毒物质并随同尿液排出。一般首选二巯基丙磺酸钠，因其吸收快、解毒作用强，毒性小。

（3）对症处理　应注意纠正水、电解质紊乱。

6. 防治措施

（1）对含砷化合物及农药要健全管理制度，农药不得与食品混放、混装。

（2）盛装含砷农药的容器、用具必须有鲜明、易识别的标志并标明"有毒"字样，并不得再用于盛装食品。拌过农药的粮种亦应专库保管，防止误食。

（3）砷中毒死亡的家禽家畜，应深埋销毁，严禁食用。

（4）砷酸钙、砷酸铅等农药用于防治蔬菜、果树害虫时，于收获前半个月内停止使用。

（5）食品加工过程中所使用的原料、添加剂等，其砷含量不得超过国家允许标准。

（四）亚硝酸盐中毒

1. 有毒物质　亚硝酸盐具有很强的毒性，摄入 0.3～0.5 g 就可以中毒，1～3 g 可致人死亡。

2. 中毒机理　当亚硝酸盐大量进入血液时，能将正常血红蛋白转变为高铁血红蛋白，失去携带氧的能力而引起组织缺氧。

3. 中毒原因　食用亚硝酸或亚硝酸盐含量较高的腌制肉制品，泡菜及变质的蔬菜或误将工业用亚硝酸钠作为食盐。

4. 临床表现　误将工业用亚硝酸钠作为食盐而引起的食物中毒，潜伏期一般为十几分钟，大量食用青菜引起的亚硝酸盐中毒潜伏期为 1～3 h。中毒的主要症状为口唇、指甲及全身皮肤及黏膜呈现不同程度的青紫色为组织缺氧表现,并可有头痛、头晕、乏力、胸闷、气短、心悸、恶心、呕吐、腹痛、腹泻等症状。严重者可有心率减慢,心律不齐,昏迷和惊厥,常死于呼吸衰竭。

5. 急救与治疗 洗胃、催吐、导泻;口服或注射特效解毒剂美蓝,它是一种氧化剂,少量进入体内后被酶还原为还原型美蓝能使高铁血红蛋白还原为血红蛋白而其本身则被氧化为美蓝。使用量:静脉注射每次 $1\sim2$ mg/kg,$1\sim2$ h 可重复一次;口服每次 $3\sim5$ mg/kg,6 h 一次。补充大剂量维生素 C 会起到辅助治疗作用。

6. 预防措施 加强对学校食堂、工地食堂等集体食堂的管理,将亚硝酸盐和食盐分开储存,避免误食。

肉类食品企业要严格按国家标准规定添加硝酸盐和亚硝酸盐,肉制品中硝酸盐不得超过 0.15 g/kg,最终残留量不得超过 20 mg/kg。

保持蔬菜的新鲜,勿食存放过久或变质的蔬菜。

四、食物中毒的急救与调查处理

发生可疑食物中毒事故时,卫生行政部门应按照《食物中毒事故处理办法》、《食物中毒诊断标准及处理总则》、《食品卫生监督程序》的要求及时组织和开展对病人的紧急抢救、现场调查和对可疑食品的控制、处理等工作,同时注意收集与食物中毒事故有关的违反《食品卫生法》的证据,做好对肇事者追究法律责任的证据收集工作。

(一)食物中毒调查方法

(1)卫生行政部门或承担食物中毒调查工作的卫生机构在接到食物中毒或疑似食物中毒事故的报告后,应立即着手在 2 h 内做好人员和设备的准备工作,组成调查处理小组赶赴现场。调查处理小组应由有经验的专业技术人员领导,由食品卫生监督人员、检验人员、流行病学医师等组成。调查人员应分头对病人和中毒场所进行调查。

(2)到达现场后应根据病人的病情,当地医疗条件,实行分级医疗抢救。

(3)妥善安置病人后,卫生防疫人员分别进行个案调查。

(4)询问病人 24~48 h 内所吃食物,排除其他因素;开展现场卫生学和流行病学调查,现场卫生学和流行病学调查内容包括对病人、同餐进食者的调查,对可疑食品加工现场的卫生学调查,采样进行现场快速检验或动物实验、实验室检验,根据初步调查结果提出可能的发病原因及防止食物中毒扩散的控制措施等。上述调查应进行必要的分工,尽可能同时进行。

① 对病人和进食者进行调查 调查人员在协助抢救病人的同时,应向病人详细了解有关发病情况,包括各种临床症状、体征及诊治情况,重点观察与询问病人的主诉症状、发病经过、精神状态和呕吐、排泄物的性状;详细登记发病时间、可疑餐次(无可疑餐次应调查发病前 72 h 内的进餐食谱情况)的进餐时间、食用量等。

② 对可疑中毒食品的加工过程进行调查。

(5)采集病人吐泻物、静脉血等样品。

(6)样品送实验室检验。

(7)根据临床表现、发病特点、流行病学特点等进行初步诊断。

(8) 确诊须有实验室检验、动物试验等依据。

(9) 中毒现场处理 细菌性食物中毒可将引起中毒的剩余食物、病家所用炊具、食物容器、食具用热碱水洗刷，然后进行煮沸消毒。病人的吐泻物用漂白粉消毒（200 g/L）。

(二) 食物中毒处理的原则及管理措施

1. 食物中毒处理的原则

(1) 发生食物中毒或疑似食物中毒事件的单位和接收食物中毒或者疑似食物中毒病人进行治疗的医疗机构，应当及时向所在地人民政府卫生行政部门报告发生食物中毒事件的单位、地址、时间、中毒人数、可疑食物、主要临床表现等有关内容。

(2) 对病人采取紧急处理，根据病人的病情进行分级医疗抢救：

① 停止食用中毒食品或疑似中毒食品；

② 采集病人血液、尿液、吐泻物等样本，以备送检；

③ 进行急救处理，包括催吐、洗胃和灌肠等，排出未被吸收的有毒物质；

④ 对症治疗和特殊治疗，如纠正水和电解质失衡，使用特效解毒药，防止心、脑、肝、肾损伤等。

(3) 对中毒食品的控制处理：

① 保护现场，封存中毒食品或疑似中毒食品；

② 采集剩余可疑中毒食品，以备送检；

③ 追回已售出的中毒食品或疑似中毒食品；

④ 对中毒食品进行无害化处理或销毁。

(4) 根据不同的中毒食品，对中毒场所采取相应的消毒处理。

2. 食物中毒的管理措施

(1) 尽快采取控制或通告停止销售、食用可疑中毒食品等相应措施，防止食物中毒的进一步蔓延、扩大。

(2) 当调查发现食物中毒范围仍在扩展时，应立即向当地政府报告。发现中毒范围超出本辖区范围时，应通知有关辖区的卫生行政部门，并向共同的上级卫生行政部门报告。

(3) 根据事件控制情况的需要，建议政府组织卫生、医疗、公安、工商、交通、民政、邮电、广播电视等部门采取相应的控制和预防措施。

(4) 按有关法律、法规规定对有关食品和单位进行处理。

(5) 根据中毒原因和致病因素对中毒场所及有关的食品加工环境、物品提出消毒和善后处理意见。

(6) 调查工作结束后撰写食物中毒调查专题总结报告，留存作为档案备查并按规定报告有关部门。调查报告的内容应包括发病经过、临床和流行病学特点、治疗和病人预后情况、控制和预防措施的建议以及参加调查人员等。同时应按《食物中毒调查报告管理办法》规定及时填报食物中毒调查报告表。

知识链接

食源性疾病

食物中毒属于食源性疾病的一种，以细菌性食物中毒为多见，细菌性食物中毒，内地多为沙门菌属食物中毒,沿海多为副溶血性弧菌食物中毒。

　　食源性疾病不仅包括传统的食物中毒,还包括经食物而感染的肠道传染病、食源性寄生虫病,以及食物受到污染所引起的中毒性疾病。

　　由于食物营养不平衡所引起的慢性疾病如心脑血管疾病等也属于食源性疾病。

小　结

　　人体所需的各种营养素分为六类,即蛋白质、脂肪、糖类、矿物质、维生素、水等,人们通过饮食获得所需要的各种营养素和能量来维护自身健康,人体对营养素不仅有量的需求,而且还有合理的配比。合理营养可维持人体的正常生理功能,促进健康和生长发育,提高机体的劳动能力、抵抗力和免疫力,有利于某些疾病的预防和治疗。缺乏合理营养会对人体的正常生长发育产生功能障碍甚至发生营养缺乏或营养过剩性疾病,如肥胖症和动脉粥样硬化等。

　　合理膳食是健康"四大基石"中的第一基石。合理饮食和充足营养能提高人的健康水平,预防多种疾病的发生、发展,延长寿命,提高民族素质。不合理的饮食,营养过度或不足,都会给健康带来不同程度的危害。特别要关注孕妇、老年人、儿童和糖尿病人群的合理膳食。

　　饮食的卫生状况与人体健康密切相关,由于细菌、霉菌及毒素和有毒化学物质等污染了食物,随食物进入人体,可引起急、慢性中毒。常见细菌性食物中毒在内地多发的有沙门菌属食物中毒,在沿海多发的有副溶血性弧菌食物中毒,由细菌毒素引起的食物中毒主要有葡萄球菌肠毒素中毒和肉毒梭菌毒素食物中毒。常见非细菌性食物中毒有河豚鱼中毒、毒蕈中毒、砷中毒、亚硝酸盐中毒等。

能力检测

一、简答题

1. 常见的常量元素有哪些?常见的微量元素有哪些?
2. 简述维生素 A 缺乏对机体的影响。
3. 加工烹调对谷类维生素的影响有哪些?
4. 简述畜肉类的化学组成及营养特点。
5. 简述热能消耗的影响因素

二、论述题

1. 维生素 A 的参考摄入量计算方法是什么?
2. 常见的细菌性食物中毒有哪些?
3. 试述维生素 C 的营养水平鉴定。
4. 试述食品营养价值的影响因素。
5. 影响铁吸收的因素有哪些?

6. 简述河豚鱼中毒的机理、临床表现、急救原则。

7. 试述糖类对蛋白质的保护作用。

8. 试述常见的感染型食物中毒的临床表现、急救原则、预防措施。

（黄贺梅）

第八章
疾病的预防与控制

 学习目标

1. 掌握传染病、慢性非传染性疾病的预防与控制措施;医源性感染的防制措施;护理工作易引起医源性感染的环节与传染途径;突发公共卫生事件的定义、应急处理原则。

2. 熟悉医源性感染相关概念。医源性感染的概念、主要特点、流行环节。

3. 了解社会病的预防与控制措施;医源性感染的分类、诊断原则。

疾病的预防与控制是针对疾病在人群中发生、发展与转归规律,采取相应的预防与控制措施,以达到预防疾病、保护健康的目的。疾病的预防是针对疾病尚未发生之前采取的措施,即第一级预防措施,如免疫接种、污水处理、健康教育等;疾病的控制是针对疾病发生后所采取的措施,即第二、三级预防措施,如隔离传染病病人、疾病筛检、康复治疗等。

第一节 传 染 病

 案例 8-1

"伤寒玛丽"

玛丽是一位爱尔兰女厨师,看上去和普通人一样,她也认为自己十分健康。玛丽在纽约为许多家庭做饭,但每次工作时间都不长久,7 年中更换过 7 个工作地点,因为她所工作的每个地点都暴发了伤寒病,累计共有 22 个病例,其中有 1 例死亡。后来玛丽搬至曼哈顿,在新的家庭中帮忙厨务,她到达不久该户成员就出现发热、腹泻症状,一位洗衣女孩因此死去。随后玛丽又替一名律师工作,不幸的是此律师家中 8 名成员又有 7 位染上伤寒,其后她在长岛找到一份新工作,两周内 11 个家庭中有 6 户因伤寒住院,玛丽再次换工作,但这几个家庭仍然出现了伤寒病例。由于玛丽所工作的地点均因她的到来而使多人染上伤寒,且伤寒病毒在此过程中继续向外扩散,经过追踪调查,玛丽被查出粪便伤寒杆菌持续阳性。卫生部门于是将玛丽隔离监禁,并禁止从事厨师工作,人们把她称为"伤寒玛丽"。

3年后,玛丽被解除隔离,她改名换姓,从人们的视线中消失了。但2年后,纽约和新泽西地区暴发了伤寒,共发现200余病例,经追踪调查再次发现传染源就是当年的"伤寒玛丽"。

思考:

1. 你如何看待"伤寒玛丽"事件?

2. 你认为如何及早发现"伤寒玛丽"?

一、传染病的流行病学

(一) 传染病流行的基本环节

传染病是由各种病原体引起的能在人与人、动物与动物或人与动物之间相互传播的一类疾病,具有传染性是传染病的显著特点。传染病在人群中的流行过程,是指病原体从已受感染者排出,经过一定的传播途径,侵入易感者机体而形成新的感染,并不断发生、发展的过程。传染源、传播途径和易感人群就构成了传染病流行过程的三个基本环节。这三个基本环节必须同时存在并相互依赖、相互联系,才会形成传染病的传播和蔓延,三者缺一不可。如果其中任何一个环节缺乏或者采取措施阻断三者的相互联系,传染病就不会引起流行,流行过程就会被中断。

传染源排出病原体的整个时期,称为传染期(communicable period)。各种传染病的传染期长短各异,其变化范围从几小时到数十年不等。传染期的重要意义在于它是决定隔离传染病病人期限的重要依据。了解和掌握各种传染病的传染期,根据传染期严格隔离传染病病人,对于传染病的预防控制十分重要。

1. 传染源(source of infection) 体内有病原体生长、繁殖并且能排出病原体的人和动物,包括病人及隐性感染者、病原携带者和受感染的动物。

(1) 病人及隐性感染者 病人体内通常存有大量病原体,在临床症状期可通过咳嗽、呕吐、腹泻等将病原体排出体外向周围环境播散,因而具有很强的传染性。因此,在大多数情况下,病人是重要的传染源,尤其对于一些没有病原携带者的传染病,病人往往成为唯一的传染源,如百日咳、麻疹、水痘等。病人作为传染源,其传染性的大小取决于其患病的类型、病情轻重、病程长短、能否排出病原体,以及排出的病原体数量和频度。如,病情较重的病人,排出的病原体数量较多,因而传染性更大。

隐性感染即亚临床感染,是指当机体有较强的免疫力,或入侵的病原菌数量不多,毒力较弱时,机体通过自身免疫应答清除病原体,不出现明显的临床症状。此类感染者在人群中不易被发现,但仍可成为传染源,如流行性脑脊髓膜炎、病毒性甲型肝炎、甲型H1N1流感、传染性非典型肺炎等。

(2) 病原携带者(carrier) 没有任何临床症状但能排出病原体的人。病原携带者根据其携带状态和临床分期的关系,一般分为三类:①潜伏期病原携带者,如霍乱、痢疾等;②恢复期携带者,包括暂时性和慢性病原携带者,其中携带时间在3个月以内为暂时性病原携带者,超过 3 个月为慢性病原携带者,如伤寒、白喉、流行性脑脊髓膜炎、乙型病毒性肝炎等;③健康病原携带者,指整个感染过程中均无明显临床症状和体征而能排出病原体者,如白喉、霍乱、脊髓灰质炎、乙型病毒性肝炎等。

病原携带者由于没有临床症状,在人群中很难被发现,因此是很重要的传染源。病原携带者作为传染源的意义,不仅取决于排出病原体的数量、携带病原体的时间,更重要的是与他们的职业、社会活动范围、个人卫生习惯、周围环境卫生条件及卫生防疫措施等密切相关。"伤寒玛丽"的出现,证明病原携带者在传染病的传播过程中是一个不可忽视的传染源,尤其是在饮食服务行业、供水行业、幼托机构等对人群的危害更为严重。因此,加强对病原携带者的管理是防止传染病流行的重要手段之一。

(3)受感染的动物 有些传染病对于人与动物普遍易感,且可以通过受感染的动物传染给人,这种疾病称为人畜共患病,如结核病、布鲁杆菌病、炭疽、狂犬病、阿米巴痢疾、血吸虫病等。

受感染的动物作为传染源的意义,主要取决于人与动物接触的机会和密切程度、动物传染源的种类和密度、动物传染源是否出现症状、环境中是否有适宜该疾病传播的条件等。

2. 传播途径(route of transmission) 病原体从传染源排出后,在侵入新的易感宿主前,在外界环境中停留或转移所经历的全部过程,即病原体从一个宿主转移到另一个宿主的过程。每一种传染病可通过一种或多种途径传播。常见的传播途径如下。

(1)经空气传播 呼吸道传染病的主要传播方式,如传染性非典型肺炎、流行性感冒、麻疹、水痘、流行性腮腺炎等。主要包括三种方式:经飞沫、飞沫核和尘埃传播。经空气传播的传染病,其流行特征如下。①传播途径易实现,传播迅速,发病率高。②有明显的季节性,一般以冬春季发病率较高,与气候条件、人群聚集等有关。③由于传播机制简单,儿童机体免疫力较弱而容易发生感染,故病人以儿童多见,有"儿童传染病"之称。④有一定的周期性,当人群中无免疫力的易感者积累到一定数量时,便会发生流行。⑤在人口密度高、通风不良、卫生条件差的环境中,更容易传播和蔓延,如在车站候车室、车厢、船舱、临时工棚、电影院、商场等拥挤的公共场所较易发生流行。

(2)经水传播 指因饮用或接触被病原体污染的水而引起传染病的传播。许多肠道传染病、某些人畜共患病和寄生虫病,均可经水传播,如伤寒、霍乱、痢疾、甲型肝炎、血吸虫病、钩端螺旋体病等。

经饮用水传播的传染病其流行特征如下。①有饮用同一水源史,病例分布往往与供水范围一致。②若水源经常受到污染,病例可长年不断。③一次大量污染,可出现暴发流行。④除哺乳婴儿外,发病无年龄、性别、职业差别,停止饮用污染水源的水或对水源消毒可减少发病。

经疫水传播的传染病的流行特征如下。①有疫水接触史,如在疫水中游泳、劳动。②有季节性、地区性和职业性。③大量易感人群进入流行区,可发生暴发或流行。④停止接触疫水可控制疾病流行。

(3)经食物传播 所有肠道传染病、某些寄生虫病和个别呼吸道传染病,可经食物传播;经食物传播可因食物本身携带病原体,或食物在制作、储藏、运输、销售过程中被病原体污染而引起。

经食物传播的传染病其流行特征如下。①病人都有进食同一食物史，不食者不发病。②如一次大量污染，进食人数又多，可形成暴发，多发生在食品卫生状况和环境卫生较差的集体单位。③停止供应污染食物后，暴发即可平息。

知识链接

上海甲肝大流行

1988年初春，在上海市民的心头留下了难以磨灭的记忆。一场突如其来的甲肝大流行，打乱了上海这座大都市的正常生活。空前拥挤的医院门诊，摆满病床的工厂仓库，还有旅馆和学校教室，等等，这场疫病流行，整整持续了2个月，甲肝感染者超过35万人，死亡31人。

甲肝暴发后由上海市卫生部门组织了流行病学调查，结果显示：85%的甲肝病人在病发前曾食用过毛蚶，同时一个家庭有两个人以上发病的情况很多，发病时间比较集中，由此认定发病与食用毛蚶有很大的关系。

毛蚶，是生长在河口和海湾泥沙中的贝类生物，一直是上海人餐桌上的美食。但是，这小小的毛蚶却隐藏着巨大的危险。1987年之前，上海市场供应的毛蚶都来自山东潍坊附近的海域。而1987年底，与上海邻近的江苏启东毛蚶大丰收，一下子占据了上海市场。但糟糕的是，那一年启东水域环境受到大量人畜粪便的污染，吸附力极强的毛蚶将甲肝病毒聚集在体内，而带壳毛蚶就是煮45 min，也不能完全杀灭甲肝病毒。上海人喜生食的习惯更是让病毒轻而易举地进入到了消化道，从而造成了这次甲肝大流行。

（4）**经接触传播** 分为直接接触传播和间接接触传播。直接接触传播是指没有外界因素参与，传染源直接与易感者接触的传播途径，如性病、狂犬病等。间接接触传播是指易感者因接触了被污染的日常生活用品（如衣物、被褥、毛巾、餐具、玩具等）而被传染，也称日常生活接触传播。许多肠道传染病、皮肤传染病和某些人畜共患病均可通过间接接触传播。

经间接接触传播的传染病其流行特征如下。①一般为散发，很少造成流行，家庭成员或同住者中因接触机会多，易传播，续发率较高。②无明显季节性，一年四季均可发生。③个人卫生习惯、卫生条件较差的地区发病较多，加强对传染源的管理和严格执行消毒隔离制度，可控制此类疾病的传播。

（5）**经媒介节肢动物传播** 经节肢动物叮咬吸血或机械携带而传播。某些肠道传染病、寄生虫病和人畜共患病可通过此途径传播。如疟疾、流行性乙型脑炎、鼠疫、森林脑炎等可经叮咬吸血传播，伤寒、痢疾可经机械携带而传播。

经节肢动物传播的传染病其流行特征如下：①有一定的地区性，仅在有传播该病的节肢动物地区发生；②有明显的季节性；③与职业有关；④青壮年发病较多；⑤一般无人与人之间的直接传染。

（6）**经土壤传播** 因接触了被病原体污染的土壤所导致的传播，如钩虫、蛔虫、破伤风、炭疽等。经土壤传播病原体的意义,取决于病原体在土壤中的存活时间,人与土壤接触的机会与频度、个人卫生习惯等。

(7)医源性传播 在疾病防治的过程中,由于未能严格执行规章制度和操作规程,而人为地造成某些传染病的传播。2003年暴发的传染性非典型肺炎(SARS),就是在医院中通过医源性传播而发生流行的。乙型和丙型肝炎病毒、艾滋病病毒(HIV)均可通过消毒不严格的医疗器械进行医源性传播。我国曾报道过多起医护人员职业性感染HIV的病例,医务人员中又以护士发生医疗锐器损伤最多,因此护士在护理过程中重视医源性传播的预防是十分必要的。血液和生物制品被污染是造成医源性传播的另一个重要方式,加强血液、生物制品的检查管理也是极其重要的。

(8)垂直传播 以上几种在人群间的传播为水平传播,相对水平传播途径而言,垂直传播是指在围产期病原体通过母体传给子代,也称为母婴传播或围产期传播。主要有三种传播方式:①经胎盘传播,指病原体如风疹病毒、梅毒等经胎盘屏障传给胎儿,引起胎儿先天性感染;②上行性感染,指病原体如白色念珠球菌等从孕妇阴道上行引起胎儿宫内感染;③分娩时传播,指分娩过程中胎儿通过严重感染的孕产妇产道时被感染,如淋球菌、疱疹病毒等可通过这种方式实施传播。

3. 易感人群(susceptible population) 易感者是指对某种传染病的免疫力低下或缺乏而易受感染的人,易感者的存在是发生传染病新病例的必要条件之一。当把易感者作为一个群体来考虑时,称为易感人群,人群对传染病容易感受的程度称为人群易感性,通常通过人群中非免疫人口占全部人口的百分比来表示。人群易感性的高低是影响传染病流行的重要因素,在引起传染病流行的其他条件不变的情况下,人群易感性高,则传染病较易发生传播和流行,反之,发生流行的可能性小。因此,通过提高人群的免疫力,降低人群的易感性,是防止传染病在人群中流行的一项十分重要的措施。

(1)引起人群易感性升高的主要因素 ①新生儿增加。②易感人口迁入。③免疫人口免疫力的自然消退。④免疫人口迁出或死亡。

(2)引起人群易感性降低的主要因素 ①预防接种:可提高人群对传染病的特异性免疫力,是降低人群易感性的重要措施。②传染病流行:一部分人因感染而获得免疫力。③隐性感染后免疫人口增加。

(二)传染病的流行过程

1. 疫源地(epidemic focus) 病原体可从传染源的体内排出,经过一定的传播途径向周围传播。传染源及其排出的病原体向四周播散所能波及的范围称为疫源地,即可能发生新病例的范围。每个传染源都可单独构成一个疫源地,但在一个疫源地内又可同时存在一个以上的传染源。一般将范围较小的或单个传染源所构成的疫源地称为疫点,而将较大范围的疫源地或当若干疫源地连接成片时称为疫区。在实际工作中,一般将病家或病家附近几户作为疫点,将一个或几个村、居委或街道作为疫区,而在大流行中,一个城市、省份甚至国家均可作为疫区。

(1)形成疫源地的条件 包括两方面:传染源存在和病原体能够继续传播。不同的传染病,其疫源地范围大小各异,若传染源活动范围较大、传播距离较远(如生物媒介传播、水型传播)而周围人群易感性高,则疫源地范围较大,反之疫源地范围较小。

（2）疫源地消灭的条件 传染源因被隔离或死亡而被移走或经治愈后不再排出病原体；通过各种措施消灭了传染源排于外环境的病原体；所有易感接触者，经过该病最长潜伏期未出现新病例或被证明未受感染。

2. 传染病的流行过程（epidemic process） 疫源地是构成传染病流行过程的基本单位，它是在传染病的三个基本环节同时存在且相互联系、相互作用的情况下形成的。每一个疫源地都是由它前面的疫源地发生的，它本身又可以引发新的疫源地，一系列相互联系、相继发生的疫源地就构成了传染病的流行过程。若疫源地被消灭，则流行过程就会中断；而各种社会因素和自然因素通过对传染源、传播途径和易感人群三个基本环节的作用，可对传染病的流行过程发生影响。

3. 影响传染病流行过程的因素 包括社会环境因素和自然环境因素，以社会环境因素影响较大。

（1）社会环境因素 包括社会政治经济制度、文化教育、生活方式、风俗习惯等。政治经济制度通过影响人们的文化生活、卫生管理政策、医疗卫生制度等，从而影响传染病的传播和流行。宗教信仰、社会风俗习惯等对传染病流行的影响也是很明显的，如广东省某些地区居民有吃"生鱼片"、生虾蟹的习惯，导致肝吸虫、肺吸虫感染率较高。另外，人口的快速增长和城市化进程加快有利于一些传染病的传播流行，战争、动乱以及全球旅游业的急剧发展，航运速度的不断增快也有助于传染病在全球的蔓延。2009 年 4 月在墨西哥暴发了甲型 H1N1 流感疫情，在三个月时间里就蔓延到全球 170 多个国家和地区，几十万人被感染，其传播速度十分惊人。

（2）自然环境因素 包括地理环境和气候条件等，它们对动物传染源的生长、繁殖、活动分布有显著影响，从而使有些传染病具有明显的地方性特点，如血吸虫病只流行在有钉螺生长的长江中下游地区。近年来全球气候变暖，促进了媒介昆虫的繁殖生长，增强了其体内病原体的致病力，也改变了一些传染病的流行特点，如蚊虫的大量孳生就促进了疟疾、登革热、乙型脑炎等传染病的暴发流行，同时使原局限于热带亚热带的传染病蔓延至温带。

二、传染病的预防与控制

（一）预防性措施

1. 改善环境卫生条件 改善城乡环境卫生，采取各种措施消除外界环境中可能存在的疾病传播因素，是预防传染病流行的根本措施，如饮水消毒、粪便、污物管理及无害化处理、食品卫生监督、医院及公共场所卫生管理以及预防性环境杀虫、灭鼠等。

2. 预防接种（vaccination） 又称人工免疫，是将抗原或抗体注入机体，使人体获得对某些传染病的特异性免疫力，从而提高人群免疫水平，降低人群易感性，预防传染病的发生和流行。

1）预防接种的种类

（1）人工自动免疫 以免疫原性物质接种人体，使人体自行产生特异性抗体的免疫方法。免疫原性物质包括处理过的病原体或其提炼成分和类毒素等。

（2）人工被动免疫 将含有抗体的血清或制剂注入机体，使机体立即获得现成抗体的免疫方法。被动免疫持续时间较短，主要在急性暴露或有疫情时使用。人工被动免疫制剂有免疫血清(如白喉抗毒素、破伤风抗毒素)和免疫球蛋白(如丙种球蛋白和胎盘球蛋白,可用于预防麻疹、甲型病毒性肝炎)两类。

(3) 被动自动免疫　用于在有疫情时,为保护婴幼儿或体弱者等易感接触者,兼用人工被动免疫和人工自动免疫的免疫方法。如在注射破伤风或白喉抗毒素实施被动免疫的同时,接种破伤风或白喉类毒素疫苗,使机体在迅速获得特异性抗体的同时,产生持久的免疫力。接种乙型病毒性肝炎疫苗的同时注射乙型病毒性肝炎高效价免疫球蛋白,也是被动自动免疫。

2) 预防接种对象、剂量和方法　各种预防接种制剂均有说明书,使用时要详细阅读,严格按照要求使用,做到既安全又有效。

(1) 接种对象和禁忌证　按规定年龄接种,有接种禁忌证者不得接种。接种禁忌证应以疫苗说明书为准,一般禁忌证包括,发热及各种传染病病人、各种器质性疾病病人、有过敏史者、孕妇及哺乳期的母亲、年老及体弱者。

(2) 接种剂量和方法　各种预防接种制剂接种剂量、次数、间隔及途径都有明确的规定,不得任意更改。

知识链接

疫苗的由来及种类

疫苗的概念是在 200 年前 Jenner 发现事先接种牛痘能够阻止天花的发生之后首先提出来的,近 100 年来,疫苗的开发和应用已成为医学科学的重大成就之一,且已广泛应用于传染病的预防和治疗。

传统意义上的疫苗,即采用病原微生物及其代谢产物,经过人工减毒、脱毒、灭活等方法制成。传统疫苗的种类如下。①减毒活疫苗:由无毒或弱毒菌株或病毒株所制成,其优点有接种剂量小、接种次数少、免疫效果好、维持时间长等,如狂犬病疫苗、卡介苗、脊髓灰质炎疫苗、麻腮风疫苗等。②灭活疫苗:用加热、化学等方法杀死的病原微生物或提取、纯化的病原微生物组分如复合亚单位、类毒素、多糖聚合物制成,如霍乱疫苗、鼠疫疫苗、百白破疫苗、流感疫苗、甲肝疫苗等。③重组疫苗:如 DNA 重组疫苗,以此方式面世的第一种疫苗是乙型肝炎疫苗。传统疫苗受制作工艺的限制,其保存、使用和接种副反应等方面都容易出现一些问题。

随着现代分子生物学和免疫学的研究进展,疫苗的传统概念发生了革命性的变化。最近出现的核酸疫苗、T 细胞疫苗、树突状细胞疫苗等新型疫苗彻底改变了疫苗多为蛋白质、只能预防的经典概念,引进了核酸、细胞疫苗等治疗性疫苗的新内容,大大拓展了人们对疫苗组成和功能的认识。新型疫苗不但具有传统疫苗的一般功能,而且还能激发机体特异性细胞和体液免疫应答,可用于临床现症病人的治疗,称为新概念疫苗。

新型疫苗与传统疫苗有三大区别。①成分不同:传统疫苗多为死疫苗、减毒活疫苗或重组亚单位疫苗,新型疫苗则为编码无毒力抗原蛋白的病毒核酸或能激发特异性机体免疫应答的细胞疫苗。②机制不同:传统疫苗主要靠病毒的抗原蛋白刺激机体产生中和性保护抗体,新型疫苗不仅能刺激机体产生保护性抗体,而且能激发特异性细胞免疫应答。③作用效果不同:传统疫苗只能起到一定的预防作用,新型疫苗不仅能预防疾病,而且还能起到特异的治疗作用。目前,治疗性疫苗的研制和应用已覆盖了多种疾病:细菌方面,已有用麻风菌素治疗麻风菌感染,用布氏杆菌素治疗布鲁菌感染,用灭活的自身菌苗治疗金黄色葡萄球菌皮肤反复感染等;病毒方面则已开展了对艾滋病病毒(HIV)感染、单纯疱疹病毒(HSV)感染、乙型肝炎病毒(HBV)感染等治疗性疫苗的研制;此外还在研制开发针对自身免疫病和肿瘤的治疗性疫苗等。

(3) 建立冷链系统　疫苗对温度十分敏感,一般均需保存在 $2\sim10$ ℃,且需在规定期内使用完毕。为了维持疫苗的效价,计划免疫所应用的疫苗从生产、储存、运输、分发到使用的整个过程都要有妥善的冷藏设备,使疫苗始终置于规定的保冷状态之下。这种从疫苗生产企业到接种单位运转过程中的储存、运输冷藏设施、设备即称为冷链。建立冷链系统是保证预防接种安全、有效的重要条件。

知识链接

预防接种反应及处理

接种疫苗后,机体在产生有益的免疫反应的同时或之后,发生了与免疫接种有关的对机体有损害的反应,表现出一些临床症状和体征,称为预防接种反应。根据反应的性质可分为如下几种。

1. 正常反应　在预防接种后发生的,由免疫本身所固有的特性引起的,对机体只会造成一过性生理功能障碍的反应,主要有接种部位局部红、肿、痛、热炎症反应,有时有局部淋巴结肿痛。全身反应可有体温升高、头昏、恶心、呕吐、腹泻等症状。正常反应一般轻微而短暂,不需要任何处理,适当休息即可恢复。局部反应较重者可做热敷并注意防止感染,全身反应重者可对症处理。

2. 异常反应　合格疫苗在规范接种过程中或者接种后造成受种者机体组织器官、功能损害,相关各方均无过错的药品不良反应。这些反应的发生与个体体质有关。反应往往比较严重,如不及时治疗,可能引起不良后果。主要的异常反应如下。①晕厥(俗称晕针):多见于儿童和体弱妇女,在接种进行中或疫苗接种后数分钟突然发生晕厥,是机体受刺激后引起反射性周围血管扩张而致的一过性脑缺血。晕厥一旦发生,应立刻使病人平卧、头放低、保持安静,给予热糖水喝,一般不需要特殊处理,短时休息后即可恢复。②过敏性合并症:包括过敏性休克、过敏性皮疹、血管神经性水肿、血清病等,其中以过敏性休克最为危急,且起病越急,反应越重,需立即抢救。抢救时使病人平卧、头位放低,注意保暖,并立即皮下或静脉注射1‰肾上腺素 $0.5\sim1.0$ mL,必要时可重复注射;血压下降可用去甲肾上腺素升压,呼吸衰竭可用呼吸兴奋药。

3. 偶合其他疾病　接种时接种对象正处于某一种疾病(包括疫苗所针对的疾病)的潜伏期或前驱期,接种后偶然巧合发病,即称为偶合疾病,它与预防接种无关,即无论接种与否,该疾病都会发生。偶合其他疾病的类型很多,最常见的是偶合急性传染病,如在冬春季最常偶合麻疹、流行性感冒、流行性乙型脑炎;在夏秋季最常偶合细菌性痢疾、病毒性肝炎等。此外,国内曾报道过婴儿接种疫苗发生猝死综合征,以及偶合神经精神性疾病如癫痫和癔症等。

(4) 计划免疫(programmed immunization)　根据对传染病的疫情监测和人群免疫状况的分析,按照科学的免疫程序,有计划地利用疫苗进行预防接种,以提高人群的免疫力,达到控制直至最后消灭相应传染病的目的。

1974 年世界卫生组织(WHO)总结了预防控制天花、麻疹、脊髓灰质炎等传染病的经验,提出了扩大免疫计划(expanded program on Immunization,EPI),以预防和控制天花、白喉、百日咳、破伤风、麻疹、脊髓灰质炎、结核病等传染病,并要求各成员国坚持实施该计划。20 世纪 70 年代中期,我国制定了《全国计划免疫工作条例》,将普及儿童免疫纳入国家卫生计划。其主要内容为"四苗防六病",并于 1980 年正式参与 WHO 的 EPI 活动。2007 年 12 月,卫生部印发了关于《扩大国家免疫规划实施方案》的通知,将甲肝、流脑等 15 种可以通过接种疫苗有效预防的传染病纳入国家免疫规划(表 8-1),进一步有效预防和控制相关传染病。

表 8-1　扩大国家免疫规划疫苗常规免疫程序

疫　苗	接种年(月)龄	接种剂次	接种途径	备　　注
乙肝疫苗	0、1、6 月龄	3	肌内注射	出生后 24 h 内接种第 1 剂次,第 1、2 剂次间隔≥28 天
卡介苗	出生时	1	皮内注射	
脊灰疫苗	2、3、4 月龄,4 周岁	4	口服	第 1、第 2 剂次,第 2、第 3 剂次间隔均应达到 28 天
百白破疫苗	3、4、5 月龄,18~24 月龄	4	肌内注射	第 1、第 2 剂次,第 2、第 3 剂次间隔均应达到 28 天
白破疫苗	6 周岁	1	肌内注射	为百白破疫苗加强针剂
麻风疫苗(麻疹疫苗)	8 月龄	1	皮下注射	
麻腮风疫苗(麻腮疫苗、麻疹疫苗)	18~24 月龄	1	皮下注射	为麻风疫苗加强针剂
乙脑减毒活疫苗	8 月龄,2 周岁	2	皮下注射	
A 群流脑疫苗	6~18 月龄	2	皮下注射	第 1、第 2 剂次间隔 3 个月
A+C 流脑疫苗	3 周岁,6 周岁	2	皮下注射	第 2 剂次间隔应达到 3 年;第 1 剂次与 A 群流脑疫苗第 2 剂次间隔应达到 12 个月
甲肝减毒活疫苗	18 月龄	1	皮下注射	

续表

疫　苗	接种年(月)龄	接种剂次	接种途径	备　注
出血热疫苗(双价)	16～60周岁	3	肌内注射	接种第1剂次后14天接种第2剂次,第3剂次在第1剂次接种后6个月接种
炭疽疫苗	炭疽疫情发生时,病例或病畜间接接触者及疫点周围高危人群	1	皮上划痕	病例或病畜的直接接触者不能接种
钩体疫苗	流行地区可能接触疫水的7～60岁高危人群	2	皮下注射	接种第1剂次后7～10天接种第2剂次
乙脑灭活疫苗	8月龄(2剂次),2周岁,6周岁	4	皮下注射	第1、第2剂次间隔7～10天
甲肝灭活疫苗	18月龄,24～30月龄	2	肌内注射	第2剂次间隔应达到6个月

(二)控制性措施

控制性措施是根据国家颁布的《中华人民共和国传染病防治法》、《突发公共卫生事件与传染病疫情监测信息报告管理办法》进行疫情管理和对疫区采取措施,以控制传染病发生与流行的强度和范围,防止疫情蔓延。

1. 对传染源的措施

(1)病人　应做到早发现、早诊断、早报告、早隔离、早治疗。医护人员如果发现《传染病防治法》规定的传染病疫情或者发现其他传染病暴发、流行以及突发原因不明的传染病时,应当遵循疫情报告属地管理原则,按照卫生行政部门规定的内容、程序、方式和时限向疾病预防控制机构报告,并做好疫情登记。根据2004年第十届全国人民代表大会常务委员会第十一次会议修订公布的《传染病防治法》规定,传染病分甲类、乙类和丙类,共37种。2008年5月,卫生部将手足口病列入丙类传染病进行管理,2009年4月卫生部又将甲型H1N1流感列入乙类传染病,使规定管理的传染病种类达到39种。

① 甲类传染病:鼠疫、霍乱。

② 乙类传染病:传染性非典型肺炎、甲型H1N1流感、艾滋病、病毒性肝炎、脊髓灰质炎、人感染高致病性禽流感、麻疹、流行性出血热、狂犬病、流行性乙型脑炎、登革热、炭疽、细菌性和阿米巴性痢疾、肺结核、伤寒和副伤寒、流行性脑脊髓膜炎、百日咳、白喉、新生儿破伤风、猩红热、布鲁氏菌病、淋病、梅毒、钩端螺旋体病、血吸虫病、疟疾。

③ 丙类传染病:流行性感冒、流行性腮腺炎、风疹、急性出血性结膜炎、麻风病、流行性和地方性斑疹伤寒、黑热病、包虫病、丝虫病,除霍乱、细菌性和阿米巴性痢疾、伤寒和副伤

寒以外的感染性腹泻病、手足口病。

上述乙类传染病中传染性非典型肺炎、炭疽中的肺炭疽和人感染高致病性禽流感,采取甲类传染病的预防、控制措施。

传染病的报告,根据《突发公共卫生事件与传染病疫情监测信息报告管理办法》规定:各级各类医疗机构、疾病预防控制机构、采供血机构均为责任报告单位;其执行职务的医护人员、检疫人员、疾病预防控制人员和乡村医生、个体开业医生均为责任疫情报告人。责任报告人在首次诊断传染病病人后,应立即填写传染病报告卡。

责任报告单位和责任疫情报告人发现甲类传染病和乙类传染病中的肺炭疽、传染性非典型肺炎、脊髓灰质炎、人感染高致病性禽流感病人或疑似病人时,或发现其他传染病和不明原因疾病暴发时,应于 2 h 内将传染病报告卡通过传染病疫情信息监测系统进行网络报告;未实行网络直报的责任报告单位应于 2 h 内以最快的通讯方式(电话、传真)向当地县级疾病预防控制机构报告,并于 2 h 内寄送出传染病报告卡。

对其他乙、丙类传染病病人、疑似病人和规定报告的传染病病原携带者在诊断后,实行网络直报的责任报告单位应于 24 h 内进行网络报告;未实行网络直报的责任报告单位应于 24 h 内寄送出传染病报告卡。

传染病病人应根据不同病种,进行住院隔离或单位临时隔离或家庭隔离,以防止传染病的蔓延,也有利于病人的治疗和护理。医疗机构应当实行传染病预检、分诊制度;对传染病病人、疑似传染病病人,应当引导至相对隔离的分诊点进行初诊和救治。

(2)接触者 曾接触传染源,可能受传染并处于潜伏期的人。对接触者可采取以下措施。

① 检疫 接触者都应接受检疫,检疫期限从最后接触之日算起,相当于该病的最长潜伏期。对甲类传染病或按照甲类传染病管理的乙类传染病,接触者必须严格加以隔离,在指定地点进行诊察、检验或治疗;对其他乙类和丙类传染病,接触者可正常工作和学习,但要接受医学检查和必要的处理。

② 应急预防接种 潜伏期较长的传染病,可进行被动免疫或被动自动联合免疫。如病毒性乙型肝炎密切接触者可注射乙型肝炎高效价免疫球蛋白,并同时接种乙型肝炎疫苗。

③ 药物预防 对有特殊防治药物的传染病接触者,可用药物预防。如以乙胺嘧啶预防疟疾,以强力霉素预防霍乱。但要防止滥用,以免产生耐药性。

(3)受感染的动物 对有经济价值且对人类危害不大的动物传染源,应采取隔离治疗;对无经济价值且对人类危害较大的动物传染源,应彻底消灭。如消灭狂犬、野犬是预防狂犬病的重要措施。

2. 对污染环境的措施 各类传染病的传播途径不同,因而采取的措施也各不相同。

(1)消毒 消毒是通过消灭停留在不同的传播媒介物上的病原体,以切断传播途径,防止和控制传染病的传播和流行,同时也保护医护人员免受感染。消毒的方法有物理方法或化学方法两大类,原则上应首选物理消毒法,如不能进行物理方法消毒再选用化学方法消毒。肠道传染病主要通过粪便污染环境,所以它的重点控制措施是对污染的物品和环境进行消毒,同时要加强粪便的卫生管理和饮用水消毒;呼吸道传染病主要是通过空气污染环境,重点控制措施是空气消毒,并且要加强通风。

消毒的种类分为预防性消毒和疫源地消毒两种。预防性消毒是指在未发现传染源的情况下,对可能被病原体污染的物品、场所和人体进行消毒,如公共场所消毒,运输工具消毒,饮水及餐具消毒等。医院中的手术室消毒,对免疫功能受损严重的病人如骨髓移植病人进行的预防性隔离及消毒措施亦为预防性消毒。疫源地消毒是指对有传染源存在的地区进行的消毒。疫源地消毒又分为随时消毒和终末消毒两种。随时消毒是指为及时消灭由传染源排出的病原微生物而进行的随时的消毒工作。终末消毒是指在传染源住院隔离、痊愈或死亡后,对其疫源地进行的彻底消毒。在医院中,传染源停止隔离出院后,对其物品及病房的消毒即为终末消毒。

(2) 杀虫 虫媒传染病由媒介昆虫传播,因此其重点控制措施是杀虫。常用的杀虫方法有环境预防法(消除媒介昆虫生长、繁殖和生存的环境,如排除积水、清除垃圾、粪便处理等)、物理防制法(如机械杀虫法、温热杀虫法、光波杀虫法等)、生物防制法(如利用天敌捕杀,利用病原微生物杀灭昆虫幼虫)和化学杀虫法(使用化学杀虫剂)等。

(3) 灭鼠 鼠是许多疾病的储存宿主,是多种传染病的传染源。灭鼠可以有效地预防和控制甚至根除这些传染病。灭鼠方法有机械灭鼠法(如器械捕鼠、挖洞法、水灌法等)、化学灭鼠法(常用磷化锌、敌鼠钠盐制成鼠饵)、生物灭鼠法(如利用鼠类天敌)等。

3. 对易感人群的措施 发生传染病时,免疫接种是保护易感人群的重要措施。可采用被动免疫,如注射丙种球蛋白预防麻疹,同时可进行主动免疫,以获得持久的免疫力。药物预防在特殊条件下也可作为应急措施。同时应针对传染病的传播途径进行个人防护,如戴口罩、勤洗手对防止传染病传播也起一定作用。医护人员在传染病防制过程中,应加强对人群的健康教育,传授传染病个人防护的相关知识,同时注重自身的个人防护,防止发生医源性传播。

第二节 慢性非传染性疾病

 案例 8-2

几起事件引发的思考

(1) 某日,某市 120 急救热线接到一名年仅 24 岁的小伙子的电话,称其突发胸痛、气紧,送到医院后经心电图诊断为急性心肌梗死。小伙子原为电脑软件设计师,在发病前并没有发现高血压、冠心病。但他因工作的关系,经常抽烟、熬夜,心理负担也很大。经过医生的及时救治,这名小伙子终与死神擦肩而过。主治医生称,"24 岁突发心肌梗死,这在临床上比较少见!"

(2) 一名 13 岁的男孩因胆结石发作被送往医院救治。医生检查发现,由于孩子胆总管被结石堵塞,已发生黄疸,情况十分危急。医生首先从孩子胆总管取出一个石头,然后切除胆囊,竟从胆囊中取出豌豆般大小的石头多达数百个。据了解,这名男孩长期不吃早餐,体重超重。

（3）29岁的吴先生在医院被查出轻度脂肪肝，而且胆固醇偏高。其实吴先生并不胖，但平时应酬多，酒喝得多，加上大鱼大肉，蔬菜、粗粮吃得比较少，运动也基本上都由桑拿、推拿代替了。"三四十岁的年轻人就得了高血压、冠心病，这个现象现在越来越普遍。"该医院心内科医生称。据统计，近年来该科年轻病人至少增加了50%，且就诊病人中以"白骨精"（白领、骨干、精英）人群居多。

思考：

1. 对于以上几起事件，你有何看法？

2. 你认为造成这些事件的根本原因是什么？

慢性非传染性疾病（noninfectious chronic disease，NCD）简称慢性病，广义的定义是：长期的不能自愈的也几乎不能被治愈的疾病。主要与职业和环境因素、生活与行为方式等因素有关，如肿瘤、心脑血管疾病、糖尿病、慢性阻塞性肺病、精神病等。与传染病相比，慢性病病因复杂，多由多种因素综合作用所致；发病机制比较复杂，且个体差异较大；病程迁延持久，常累及多个器官，是丧失劳动能力、影响居民生活质量、造成残疾的重要原因；往往预后较差，诊疗费用较高，造成重大的社会经济负担。据卫生部报告，2008年我国居民慢性病患病率为15.74%，以此推算患病人数约为2亿人，其中城市居民患病率为20.53%，农村居民为14.04%。

一、心脑血管疾病

心脑血管疾病（cardiovascular and cerebrovascular disease）是心血管疾病（如高血压性心脏病、冠状动脉硬化性心脏病等）和脑血管疾病（如脑血管意外等）的统称。近年来我国心脑血管疾病的死亡率一直位居前几位，2008年在城市心脏病和脑血管病死亡率分别为114.36/（10万）和112.28/（10万），位居第2位和第3位；在农村心脏病和脑血管病死亡率分别为116.31/（10万）和175.53/（10万），位居第4位和第2位。目前心脑血管疾病已成为威胁我国居民健康的十分重要的一类疾病，特别是冠状动脉硬化性心脏病和脑血管意外，是致死的主要疾病。因此，心脑血管疾病的防制是慢性病防制的重要内容之一。

（一）心脑血管疾病的分布

1. 地区分布　心脑血管疾病虽然在世界各国均为前几位死因，但在不同国家和地区，其死亡率高低差异较大。WHO 2004年统计报告显示，哈萨克斯坦、阿富汗的心血管疾病标化死亡率分别为792/（10万）和719/（10万），为所有国家中最高，亚美尼亚、乌兹别克斯坦、吉尔吉斯、塔吉克斯塔、乌克兰、俄罗斯等国的标化死亡率也较高，均超过600/（10万）；日本标化死亡率仅为103/（10万），为最低，澳大利亚、加拿大、法国、西班牙、摩洛哥等国也较低。即使在同一国家的不同地区，其心脑血管疾病死亡率也不一样。如在美国国内各州间，冠心病的死亡率显著不同，在我国也存在北方高于南方的地区性差异。

2. 时间分布　心脑血管疾病死亡率可随时间出现波动，但在不同国家和地区其波动趋势有所不同。据美国疾病预防与控制中心发布的统计结果显示，美国2005年与1999年相比，冠心病的死亡率从195/（10万）人下降到144/（10万）人，降低了25.8%，脑卒中的死亡率从1999年的62/（10万）人下降到2005年的47/（10万）人，下降了24.4%。其他一些发达国家也存在类似现象，心脑血管疾病死亡率在过去几十年间呈较明显的下降趋势，如英国、澳大利亚、加拿大等。与此相反,一些东欧、南欧国家以及部分发展中国家和不发达国家,其心脑血管疾病死亡率却呈明显上升趋势,迅速超过了发达国家。我国流行病学统计资料(表 8-2)表明,心脑血管疾病发病率和死亡率近年来呈现波动,2005 年以后升高趋势较为明显,其中农村比城市上升幅度更明显,心脏病和脑血管病标化死亡率在过去 20 年间均上升了 1 倍多。若不采取防制措施,随着老龄人口的增加,我国心脑血管疾病的发病率、死亡率在今后一段时间内还会继续升高。

表 8-2　中国居民心脑血管疾病标化死亡率变化情况　　　　　单位:1/(10 万)

时　　间	城　　市		农　　村	
	心脏病	脑血管病	心脏病	脑血管病
1990 年	66.21	88.29	51.48	76.41
1995 年	56.79	83.70	43.79	74.97
2000 年	58.01	70.74	49.40	78.18
2005 年	53.42	61.38	44.46	80.97
2008 年	114.36	112.28	116.31	175.53

3. 人群分布

(1)性别　心脑血管疾病在不同性别人群中的分布是不同的。资料显示,冠心病、脑血管意外的发病率,男性明显高于女性,但绝经后的老年女性,其患病率却接近或者超过男性。

(2)年龄　心脑血管疾病可以发生于任何年龄,但有随年龄增长而增加的趋势。如动脉粥样硬化在儿童期即可发生,随年龄增长,病变不断发展,到中老年阶段才出现冠心病的症状。因此冠心病、脑血管意外等常成为中老年人群的主要疾病。近年来,我国高血压的患病年龄出现提前现象,中青年高血压患病率明显升高。

(3)民族　同一国家或地区的不同民族其心脑血管疾病的发生情况也不相同。根据 2002 年中国居民营养与健康状况的调查结果,高血压患病率最高的为藏族,其次是满族,分别为 24.7% 和 20.5%,汉族为 16.2%,患病率最低的民族为苗族,仅为 7.7%。同样,我国各民族间脑血管意外的发病率与死亡率也存在明显差异。

(4)职业　职业与心脑血管疾病的发生有一定的相关性。脑力劳动者,特别是高度精神紧张的职业人群,其高血压、冠心病、脑血管意外的患病率均高于体力劳动者。近年来,因突发心肌梗死抢救无效而死亡的冠心病病人中,企事业白领和高层人员在逐渐增多。

(二)心脑血管疾病的危险因素

心脑血管疾病的发生与多种因素有关,可分为不可干预和可干预两类。不可干预的因素有年龄、性别、家族史等,可干预的因素有生活方式、心理因素等。心脑血管疾病的发生往往是以上多种因素综合作用的结果,必须采取综合干预的措施进行防制,重点针对可干预的因素。

1. 不可干预因素

(1)年龄与性别　心脑血管疾病发病的共同基础是动脉硬化,其形成是逐渐进展的过程。一般情况下,男性在 40 岁以后冠心病患病率随年龄增长而增加,每增加 10 岁,患病率可增加1倍。女性在绝经前因雌激素的保护作用,其冠心病的患病年龄平均较男性晚10年左右,绝经后的女性冠心病患病率则与男性无明显差别。

(2)家族史　冠心病、高血压的患病人群具有较明显的家族聚集性。有冠心病家族史的人群,其患冠心病的危险度为一般人群的2~3倍。其他如高胆固醇血症、脑卒中的发生也都显示出一定的家族倾向。

2. 可干预因素

1)疾病因素

(1)高血压　血压升高是中国人群最重要的心血管疾病危险因素,且患高血压的年龄愈早,其患冠心病的危险性愈大。若人群高血压患病率增高1倍,患心血管疾病的危险则增加3~4倍。同时,血压升高对于心血管疾病发病的相对危险是连续的,从血压很低水平开始,随血压水平的增加,患冠心病和脑卒中的危险程度不断升高。如以血压110/75 mmHg为对照,血压在120~139/80~89 mmHg时,心血管疾病发病危险性可增加1倍;血压在140~149/90~94 mmHg时,心血管疾病发病危险性可增加2倍以上;当血压超过180/110 mmHg时,心血管疾病发病危险性可增加到10倍以上。

(2)高脂血症　高脂血症是指血浆中脂质成分总胆固醇(TC)、甘油三酯(TG)的增多。由于血浆脂质为脂溶性,必须与蛋白质结合成为水溶性脂蛋白复合物才能运转全身,主要有低密度脂蛋白胆固醇(LDL-C)和高密度脂蛋白胆固醇(HDL-C)。其中,LDL-C将胆固醇从肝脏运送到全身组织,过量的胆固醇会逐渐沉积在动脉壁上,形成动脉粥样硬化的基础,故LDL-C水平和冠心病的危险性之间存在正相关;而HDL-C将各组织合成的胆固醇运送回肝脏代谢,是冠心病的保护因素。TG是冠心病的独立危险因素,往往伴有低HDL-C和糖耐量异常,后两者也是冠心病的危险因素。

(3)糖尿病　糖尿病与心血管疾病关系密切。在糖尿病的自然病程中,早在糖尿病发生之前的糖耐量受损和空腹血糖受损阶段,除存在胰岛素抵抗外,多也同时伴有其他心血管疾病的危险因素如高血压、高LDC-C水平、低HDL-C水平等。糖尿病发生之后,心血管疾病的危险性进一步增加。由于高血糖作用,在血管组织细胞水平引起一系列异常变化,如血管内皮受损,通透性增加,使其合成的血管源性舒张因子NO减少,血小板体积增大、功能亢进、易于聚集,从而加快了动脉粥样硬化的形成。另外,糖尿病病人多伴有脂质代谢紊乱,这也进一步增加了患心血管疾病的危险性。

知识链接

糖尿病就是心血管疾病

1999年,美国心脏学会明确提出"糖尿病是心血管疾病"的口号。美国一项长达7年的随访研究发现,糖尿病病人心肌梗死发生率显著高于非糖尿病人群。在糖尿病人群中,构成对该人群的最大威胁因素不是与高血糖直接相关的微血管病变,如糖尿病肾病和糖尿病视网膜病变,而是大血管病变,如心血管疾病和周围动脉阻塞性病变。2005年在我国的7个城市、52家医院进行的中国冠心病病人糖代谢状况调查,共纳入了3513例冠心病病人,对这些病人糖代谢状况进行的分析结果显示,在所有参试病人中,高血糖人群的比例约为80%,其中糖尿病占52.9%。2006年9月14日在北京召开了"第13届长城国际心脏病学会议暨第二届亚太心胸肾学会年会",专家们一致指出,对心血管疾病要进行多重危险因素控制。对糖尿病病人只有同时控制血压、血脂、血糖,才能综合控制糖尿病及心血管疾病的发展。

(4)心脏病 各种心脏损害可以直接或间接地引起脑血管意外的发生。左心室肥大或肥厚也是非高血压病人独立的心血管疾病发病和死亡的危险因子,逆转左心室肥大或肥厚具有独立的预后价值,不依赖于何种治疗或血压情况。

2)生活行为方式:

(1)吸烟 吸烟是心脑血管疾病病人最主要的危险因素之一。烟草中含有多种有害物质,其中尼古丁能使肾上腺释放肾上腺素及去甲肾上腺素,引起血管收缩或痉挛,血流阻力增大,造成血管壁的损伤,同时肾上腺素释放又可促使血小板聚集,使其易黏附在有损伤的动脉壁上;一氧化碳进入血液与血红蛋白结合形成碳氧血红蛋白,从而使红细胞运送氧的能力下降,迫使骨髓产生红细胞以弥补不足,红细胞增多则可使血液黏稠度增加。吸烟还能降低 HDL-C 水平,升高 LDL-C 和 TG 水平,促使动脉粥样硬化的形成。即使非吸烟者也可因被动吸烟而使患病风险增高,如家庭中被动吸烟会增加患急性心肌梗死的危险性。

(2)饮酒 饮酒对心血管疾病的影响具有双重性。一方面,有规律地少量或中度饮酒,可以降低心肌梗死、冠心病和心绞痛的发病率及死亡率,因为酒精可参与脂质代谢,增加 HDL-C,减少 LDL-C,适量饮酒还可减少血小板聚集,防止血栓形成,从而使其对心血管系统具有保护作用;另一方面,过量饮酒导致高血压、冠心病的发病率升高,因为大量酒精能使交感神经兴奋性增加,心率增快,血压升高,长期过量饮酒还能直接损害心肌,造成心肌能量代谢障碍,增加肝脏负担,使血脂升高。同时,慢性酒精中毒是引起扩张性心肌病的主要原因之一,也使心律失常的危险性增加。

(3)饮食 饮用水水质的硬度与心血管疾病的患病率和死亡率呈负相关关系。水质硬度低的软水地区居民的冠心病患病率和死亡率明显高于水质硬度高的硬水地区。这是因为硬水中含有较多的钙、镁离子,对高血压的预防有积极作用,此外,它们还可与消化道中的脂肪酸盐类物质结合,形成的不溶性脂肪酸盐类不能被人体吸收而排出体外,从而可减少高脂血症的发生。不合理的膳食结构也是心脑血管疾病的重要危险因素。钠摄入过多,可导致高血压患病率增高,动物性食物为主的膳食,可摄入较多的胆固醇,促进动脉粥样硬化的发生。另外,膳食中维生素尤其是维生素 C、无机盐和微量元素等的摄入情况,也和心脑血管疾病的发生有较密切的关系。

(4)运动 运动能扩张血管,改善血管内皮功能,有利于控制血压,还可降低血脂水平。随着现代生活方式的改变,体力活动减少,静坐等生活方式使心血管代偿功能减退,促进动脉粥样硬化的形成,冠心病的危险度增加。

3)超重和肥胖 超重和肥胖是高血压发病的危险因素,人群的体重指数(BMI)对人群的血压水平和高血压患病率有显著影响。如我国人群的血压水平和高血压患病率北方高南方低,地区差异明显,与人群体重指数的差异相平行。超重和肥胖者的氧消耗量、心输出量、循环量均增加,血管弹性减弱、阻力增高,促进了高血压的发生,同时超重和肥胖者多伴有血脂异常,易发生动脉粥样硬化,故也是冠心病和脑卒中发病的独立危险因素。

4) 社会心理因素:

(1)职业　随着生物医学模式向生物-心理-社会医学模式的转变,职业紧张因素对心脑血管疾病发病的影响日益受到重视。从事脑力劳动的劳动者,需要注意力高度集中,或对视觉、听觉形成慢性刺激的职业的劳动者,因长期紧张可刺激血压升高,从而导致冠心病和脑卒中的患病率增高。

(2)性格　不同性格的人群患冠心病的危险度不同。A型性格,即所谓的冠心病型,其行为表现可使心脏负担加重,心肌耗氧量增加,引起心肌缺氧;而且还可使血浆中甘油三酯、胆固醇水平升高,使血液黏度增加,从而加速冠状动脉粥样硬化的形成。这些因素的长时间作用,就形成了冠心病的病理基础。

(3)抑郁症　与正常人群相比,抑郁症病人更易患冠心病。伴抑郁症或有抑郁症状的人群的冠心病发病率较无症状者可增加约3倍。虽然目前对抑郁症影响心血管系统的机制尚未完全清楚,但据现有研究结果,其影响机制可能包括两方面:一是抑郁症病人的不良行为发生率较高,如吸烟、酗酒、体力活动减少;二是抑郁症病人常伴有多种病理生理学异常,如糖代谢、脂质代谢紊乱,自主神经功能异常,从而使高血压、糖尿病、高脂血症的患病率增高,这些均是冠心病的重要危险因素。

5) 气象因素　心脑血管疾病的发生与气象条件有一定关系,其发病有明显的季节性,以冬季为高发期。冬季低气温使血管收缩,血液流动缓慢,黏稠度增高,进而血压增高,血管脆性增加,易发生心肌梗死、脑梗死和脑血管意外。冠心病患病率则与气温变化呈负相关,与气压变化呈正相关,气温越低,气压越高,冠心病患病率越高。

6) 多因素联合作用　心脑血管疾病的发生受多种因素影响,而当这些因素同时存在时,可产生联合作用,使致病作用增强,危险因素越多,心脑血管疾病的发病危险就越高。如与高胆固醇血症、高血压和吸烟这些危险因素分别单独存在时相比,同时合并高血压和高胆固醇血症者,其冠心病患病率可上升3倍,三者并存者患病率可上升4倍以上。

(三)心脑血管疾病的预防

心脑血管疾病的预防,可以通过三级预防来实现。第一级预防为病因预防,即通过群体性策略,包括改变社会经济因素、行为及生活方式因素等;第二级预防为高危人群策略,即对具有危险因素的高危个体采取预防措施,包括筛检、控制和治疗各种危险因素;第三级预防为防止病情发展,避免复发和康复医疗等。

1. 第一级预防　从病因上防止心脑血管疾病的发生,是最有效的预防措施。

(1)健康教育　医护人员应根据人群的不同特点和需要,积极开展有关预防心脑血管疾病知识的健康教育,以提高人们的自我保健意识和能力,养成良好的生活方式。由于与心脑血管疾病有关的危险因素和病理变化如动脉粥样硬化等,在青少年时期即已存在,因此,健康教育应从儿童时期开始,将预防心脑血管疾病知识纳入学校健康教育的内容。

社区健康教育在心脑血管疾病第一级预防中占有十分重要的地位,而社区护士是社区健康教育的主要实施者。在健康教育过程中,社区护士应首先收集有关健康教育对象的资料,掌握他们的生理状况、心理状况、日常的生活方式,了解他们的基本状况,找出其现存和潜在的健康问题,并根据可行性和严重程度确定健康教育的问题和先后顺序。社区健康教育的对象可以是个人,也可以是整个社区;可以是健康人群,也可以是病人,社区护士应针对不同的对象灵活掌握健康教育时间和健康教育方式。如在病人就诊时进行口头教育、发放宣传手册,或集中进行专题讲座、播放录像,以及定期置办宣传栏和义诊、健康咨询等。

(2) 养成良好的行为生活方式 ①合理膳食:限盐补钾,每人每日食盐摄入量应控制在 6 g 以下,同时应多摄入富含维生素和微量元素的蔬菜、水果,避免过多摄入脂肪和胆固醇。②禁烟限酒:动员社区力量如街道、学校、企事业单位、社会团体,充分利用大众媒体如广播、电视、网络,采用多种形式教育人们禁烟或主动戒烟。倡导节制饮酒的良好风尚,控制饮酒量。③适量运动:加强体育锻炼能增强心血管功能,延缓动脉粥样硬化,改善呼吸功能,减轻体重,对预防心脑血管疾病有重要意义。应教育人们根据自身特点,开展各种形式的体育活动,以有氧运动为宜。但有些已有心脑血管疾病者,应注意运动的强度和频度,避免诱发疾病和发生意外。

(3) 预防超重和肥胖 超重和肥胖是心脑血管疾病的危险因素之一,预防超重和肥胖,保持正常体重,对预防心脑血管疾病的发生十分重要。保持正常体重的关键是控制总热能的摄入和增加能量的消耗,主要是通过合理饮食和体育运动来实现。

(4) 心理健康指导 开展心理咨询和辅导,帮助人们正确对待各种社会、家庭、工作、学习问题,学会心理调整,提高对社会应激的承受能力。

(5) 防治高血压 高血压是心脑血管疾病的重要危险因素,控制血压水平是预防心脑血管疾病的关键。对已经患高血压者应进行分级管理,给予积极治疗,防止发展为冠心病、脑卒中等。

知识链接

高血压的分级及管理

高血压按危险分层,分成以下四组。

1. 低危组 男性年龄小于 55 岁、女性年龄小于 65 岁,高血压 1 级(收缩压 140～159 mmHg,舒张压 90～99 mmHg)、无其他危险因素者,属低危组。

2. 中危组 高血压 2 级(收缩压 160～179 mmHg,舒张压 100～109 mmHg)或 1～2 级同时有 1～2 个危险因素。

3. 高危组 高血压水平属 1 级或 2 级,兼有 3 种或更多危险因素、兼患糖尿病或靶器官损害或高血压水平属 3 级但无其他危险因素病人属高危组。

4. 极高危组 高血压 3 级(收缩压≥180 mmHg,舒张压≥110 mmHg)同时有 1 种以上危险因素或兼患糖尿病或靶器官损害,或高血压 1～3 级并有临床相关疾病。

高血压病人的分级随访管理可分为 3 个级别,低危组为一级管理,指导改善生活方式,监测 6～12 个月血压及其他危险因素,然后决定是否开始药物治疗;中危组为二级管理,先观察 3～6 个月病人的血压及其他危险因素的变化,并指导改善生活方式,然后决定是否开始药物治疗;高危和极高危组为三级管理,无论经济条件如何,必须立即开始对高血压及并存的危险因素和临床情况开始药物治疗。

2. 第二级预防 即高危人群预防。高危人群是指已具有心脑血管疾病危险因素,它是比一般人群更易发生心脑血管疾病的人群,这部分人是重点预防的对象。其主要措施如下。①定期进行健康体检,特别是对已经出现某些心脑血管疾病高危特征的人,以便早期发现心脑血管疾病病例,及时开展规范化治疗,并对他们进行随访。为了早期发现高血压病人并进行治疗管理,35岁以上成人每年应至少测量一次血压,高血压病人则要经常测量血压。②建立健康档案。对脑卒中的高危人群,建立个人健康档案,记录高危因素进展,及时发现脑卒中发生前兆,防止发展为脑卒中。③积极治疗与心脑血管疾病有关的其他疾病,如糖尿病等,以减少诱发因素。

3. 第三级预防 主要是重症抢救、防治并发症和降低复发率及病死率,促进康复。帮助病人及家属认识心脑血管疾病多种并发症的诱因,有利于防治并发症,减少病死率。告知病人及其家属要保持心情舒畅,避免情绪波动和不良刺激,不可突然用力过猛,防治便秘,坚持服药,定期复查,发现有并发症先兆时应及时去医院就诊。

知识链接

成功的芬兰北卡瑞利亚省20年社区健康干预项目

芬兰北卡瑞利亚省经济水平不高,但心脑血管疾病死亡率在芬兰却是最高的。人们以饲养奶牛为主要职业,少有从事农业生产;没有植物油,人们大量食用黄油;其他不良行为生活方式也非常普遍。

为了改善当地人民的健康水平,北卡瑞利亚省于1972年正式启动了社区健康干预项目。针对心脑血管疾病进行综合性社区卫生干预,包括新闻媒体的宣传教育、多个社区组织机构和各级医疗卫生服务机构的参与、非卫生部门和广大人民群众的积极投入。通过与食品生产部门的协商合作以改变食品生产的品种结构,从而改变人们的饮食结构,达到预防冠心病的目的。

北卡瑞利亚社区卫生干预项目的直接效果表现在各种与健康有关的行为改变上,包括:吸烟率下降,戒烟率上升;饮食结构改变,食用黄油人群比例迅速下降,饱和脂肪摄入减少,蔬菜摄入增加;参加体力活动人数增加,卫生服务利用率提高等。项目的中间效果表现在因为干预带来的直接效果所导致的人体与心血管疾病有关的各种危险因素的变化,主要包括体重指数改变、血压和血脂下降等。项目的最终效果表现在健康状况发生了改变,主要表现为冠心病等心脑血管疾病的发生率和死亡率降低;除了这些客观指标的变化之外,人群中感觉身体比原来健康,生活比原来更幸福的人的比例不断提高,表明该项目不仅减少了人们生病和死亡的机会,而且还提高了人群的生命质量。

二、恶性肿瘤

 案例 8-3

林县食管癌及其防治

我国是世界食管癌高发区,尤以华北太行山地区较为严重,河南省每年平均死亡 25000 多人,其中林县居全国食管癌死亡率的第一位。

据调查,林县环境中存在较多的亚硝酸盐,饮水和食物污染较严重,且由于当地生活贫困,居民大量食用酸菜,新鲜蔬菜和水果食用较少,食用发霉食物的情况也较多见;同时,当地饮水中微量元素如硒、铂、锌、镁等含量较低,在当地居民的胃液、尿液中可检出致癌性的甲基苄基亚硝胺、亚硝基吡咯烷、亚硝基胍啶等物质。

为了降低林县食管癌的发病率,在进行充分的流行病学调查研究后,卫生部门研究制定了"防霉、去除亚硝胺、改变不良饮食生活习惯、改良饮水和改善营养卫生"五项综合性预防对策和措施。大力开展防癌科普宣传教育,组织实施水源治理,以及种植蔬菜、水果等社会卫生系统工程,并改变不良饮食卫生习惯。经过十几年的努力,林县居民胃内致癌性亚硝胺的暴露水平明显下降,食管癌的发病率也由 1971 年的 162.7/(10 万)下降至 2002 年的 56.57/(10 万)。

思考:

1. 林县食管癌高发的原因是什么?

2. 林县食管癌防制工作的成功给你什么启示?

恶性肿瘤(malignant neoplasm),一般统称为癌症(cancer)。癌症不是一种单一的疾病,而是一大类多种不同部位的肿瘤的总称。20 世纪下半叶以来,世界恶性肿瘤发病率与病人死亡率均呈上升趋势。尤其是 20 世纪 70 年代以后,恶性肿瘤发病数以年均 3%～5% 的速度递增,据世界卫生组织预测,当前每年大约有 1100 万人被诊断为恶性肿瘤病人,到 2020 年,世界每年大约会有 1600 万新发恶性肿瘤病人,且新增病例绝大部分会出现在发展中国家。我国的恶性肿瘤发病率也呈现出逐年上升的趋势,1990 年城市和农村人群恶性肿瘤标化死亡率分别为 96.69/(10 万)和 92.97/(10 万),2008 年则分别上升至 153.60/(10 万)和 189.81/(10 万),均居死因谱首位(分别占全死因的 27.12% 和 25.39%)。恶性肿瘤已经成为当前严重威胁人类健康与生命的常见病、多发病,给国家、社会和个人带来了难以估量的损失。因此,恶性肿瘤的防制是关系到人类保护生命、提高素质、增进健康的重要工作,是预防医学面临的重要课题。

(一)恶性肿瘤的分布

1. 时间分布 恶性肿瘤在全球的危害日趋严重。据世界卫生组织报告,20 世纪 80 年代,全世界恶性肿瘤发病每年约 700 万人,死亡每年约 500 万人;到 20 世纪 90 年代,全世界恶性肿瘤发病每年约 1000 万人,每年死亡约 700 万人。在我国,自 20 世纪 70 年代到 90 年代,我国各部位恶性肿瘤合计的粗死亡率由 83.65/(10 万)人口至 108.26/(10 万)人口,到 2005 年上升到 134.80/(10 万)人口,上升了 61.15%;城市地区上升了 59.66%,农村地区上升了 59.22%。分类统计(表 8-3)中,恶性肿瘤死亡率上升最快的是肺癌。在 1975 年到 2005 年的 20 年间,我国城市居民肺癌死亡率增长了 224.98%,农村居民肺癌死亡率增长了 401.17%。死亡率呈增长趋势的恶性肿瘤还有肝癌、胃癌和白血病。恶性肿瘤死亡率下降最快的是女性宫颈癌,由 20 世纪 70 年代的 10.70/(10 万)人口(女性)下降至 90 年代的 3.89/(10 万)人口(女性),到 2005 年降至 2.86/(10 万)人口(女性),下降了 73.27%。死亡率呈下降趋势的恶性肿瘤还有鼻咽癌、食管癌等。

表 8-3　中国居民前十位恶性肿瘤死亡率(合计)

顺位	2004—2005		1990—1992		1973—1975	
	疾病名称	死亡率 /(1/(10 万))	疾病名称	死亡率 /(1/(10 万))	疾病名称	死亡率 /(1/(10 万))
1	肺癌	30.83	胃癌	25.16	胃癌	19.54
2	肝癌	26.26	肝癌	20.37	食管癌	18.83
3	胃癌	24.71	肺癌	17.54	肝癌	12.54
4	食管癌	15.21	食管癌	17.38	肺癌	7.09
5	结直肠癌	7.25	结直肠癌	5.30	宫颈癌	5.23
6	白血病	3.84	白血病	3.64	结直肠癌	4.60
7	脑瘤	3.13	宫颈癌	1.89	白血病	2.72
8	女性乳腺癌	2.90	鼻咽癌	1.74	鼻咽癌	2.32
9	胰腺癌	2.62	女性乳腺癌	1.72	女性乳腺癌	1.65
10	骨癌	1.70				
	合计	134.80	合计	108.26	合计	83.65

资料来源:1973—1975、1990—1992、2004—2005 年中国恶性肿瘤死亡抽样回顾调查。

2. 地区分布　恶性肿瘤在世界各地分布不一,不同国家、地区之间总的恶性肿瘤发病率有明显差异。即使在同一国家,几乎所有的恶性肿瘤也都有一定的地区分布特点,有的可以相差几倍甚至几十倍。如世界上大多数工业化发达国家,其肺癌发病率与死亡率均较高,而且城市明显高于农村;鼻咽癌在我国南方尤其是广东、东南亚地区和部分非洲国家发病较高,而在世界其他国家和地区则十分罕见;在日本、智利、冰岛胃癌的发病率最高,我国胃癌的发病率也较高,而美国、澳大利亚和新西兰等国家发病率较低。恶性肿瘤的这种地区分布差异,可能主要与肿瘤的致病因素有地区差异有关。

3. 人群分布　不同人群之间恶性肿瘤发病率差异的影响因素如下。

(1)年龄　恶性肿瘤最重要的影响因素之一。恶性肿瘤发病有两个高峰,即老年期和幼儿期(5 岁以内),但高发的恶性肿瘤不同。一般认为,5 岁以下儿童,好发急性淋巴细胞性白血病、各种母细胞瘤和神经系统肿瘤。随着年龄的增长,各种上皮细胞肿瘤发生的危险性随之增大,40 岁以上的中老年人好发肺癌、胃癌、肝癌、食管癌、宫颈癌。乳腺癌则在青春期与更年期出现两个高峰。

(2)性别　恶性肿瘤的分布存在明显的性别差异。一般情况下,恶性肿瘤病人死亡率男性高于女性,如肺癌、食管癌、胃癌、肝癌等低治疗率的恶性肿瘤,男性死亡率为女性的2～3倍。乳腺癌则以女性病人占绝大多数,男女比例约为1∶100,胆囊和甲状腺癌也以女性多见。

(3)民族 恶性肿瘤有较明显的种族分布特征,鼻咽癌在中国南方广东、东南亚的黄种人中高发,即使移居国外的华侨及其后代也是高发人群。这种差异在不同民族混杂居住的地区更易被发现。如马来西亚居住着三个不同民族,以马来人肉瘤多见,印度人口腔癌高发,中国人鼻咽癌、肝癌突出;在美国白人乳腺癌高发,而黑人则以宫颈癌多见。

(4)职业 恶性肿瘤与职业因素有关。自1775年Pott首次报告扫烟囱工人好发阴囊皮肤癌后,迄今为止,已经证明了多种职业因素与肿瘤发生有关。例如:在染料化工、橡胶、制革、铝生产、钢铁铸造、油漆、铅冶炼等行业中,工人患膀胱癌的危险性增加,其中芳香胺、多环芳烃、铅和柴油机尾气等为主要暴露因素;接触石棉、砷、铬、镍的作业工人,其肺癌发病率明显增高;制鞋业女工白血病多发等。

(5)移民 研究移民的肿瘤发病情况可以探讨环境因素和遗传因素在恶性肿瘤的发病过程中所起的作用。研究发现,日本本地居民的胃癌死亡率比美国居民要高5倍,而肠癌死亡率却低5倍;而移居美国的日本人,其胃癌死亡率逐渐下降,肠癌死亡率逐渐上升,尤其是到二代移民,无论是胃癌还是肠癌,美籍日本人的死亡率都已接近美国当地居民水平。这种现象说明,在上述两种肿瘤的发生过程中,环境因素起到了十分重要的作用,而与遗传因素的关系较小。鼻咽癌只在东方黄种人中高发,西方白种人和黑种人则十分罕见,这说明它可能与遗传因素有较密切的关系。

(二)恶性肿瘤的危险因素

许多恶性肿瘤的病因至今仍不够明确,但有许多证据证明,恶性肿瘤的发生是多个危险因素综合作用并经过多阶段演变的结果。目前认为,与恶性肿瘤发生有关的危险因素如下。

1. 自然环境因素 恶性肿瘤的发生与自然环境因素密切相关,包括化学、物理和生物因素,其中以化学因素起主要作用。国际癌症研究中心(IARC)评估后把化学物质按其致癌作用的大小分为四类:1组为确认的人类致癌物,目前确认的共有108种;2A组,很可能对人类致癌,64种,2B组,可能对人类致癌,272种;3组,可能不致癌,508种;4组,确认不致癌,1种。随着经济和社会的发展,人们接触的化学物质种类也越来越多,以上分类也会随之发生改变,比如1组的确认致癌物由最初的30种增加到目前的108种,以后还会继续增加。

物理因素中,与肿瘤发生有关的最主要因素是电离辐射。电离辐射的来源有宇宙射线、土壤、建筑装修材料、核武器以及医用放射线接触等。如日本广岛和长崎经原子弹爆炸后,当地居民的恶性肿瘤的发病率和死亡率明显增加,以白血病为主。紫外线长期过量照射可以导致皮肤癌的发病率增加,随着臭氧层空洞的增多、增大,人类接受紫外线的强度和频度也随之增加,皮肤癌的发生率也会逐渐上升。

生物因素作为恶性肿瘤的危险因素,主要与病毒感染有关。目前确认的可以导致人类癌症发生的病毒主要有如下几种:乙型肝炎病毒和丙型肝炎病毒与肝癌发生有关;EB病毒与鼻咽癌发生有关;人乳头瘤病毒与宫颈癌发生有关。除病毒外,细菌致癌的较少,目前确认的主要是幽门螺杆菌与胃癌发生有关。

2. 生活行为因素 许多常见恶性肿瘤的发生与人们日常的生活行为方式有密切的关系,有人把与生活行为方式有关的癌症统称为"生活方式癌"。

(1)吸烟与被动吸烟 吸烟与肿瘤的关系早已得到确认,吸烟可导致肺癌、口腔癌、舌癌、唇癌、鼻咽癌、喉癌、食管癌、胃癌、膀胱癌、肾癌、宫颈癌等的发病率增高,特别是肺癌发病率增高。香烟燃烧时所产生的烟雾中至少含有 2000 余种有害成分,其中有 40 多种致癌物。因肺癌死亡的病人中,80%～90%与吸烟、被动吸烟有关。同时,吸烟与肺癌的发病呈现剂量效应关系,即吸烟年限越长、数量越多,发生肺癌的风险就越大。据世界卫生组织(WHO)公布的数字,肺癌的发病率,吸烟者为不吸烟者的 10.8 倍;肺癌的年死亡率,不吸烟者为 12.8/(10 万),每日吸烟 10 支以下者为 95.2/(10 万),每日吸烟 20 支以上者为 235.4/(10 万),为不吸烟者的 18.4 倍。被动吸烟也可使肿瘤发病率增高,且其对象多为妇女、儿童,其危害甚至比对吸烟者本身更大。

(2)饮酒 过度饮酒,可导致口腔癌、咽癌、喉癌、食管癌等癌症的发病率升高。若饮酒的同时吸烟,彼此间会有很强的协同作用,使致患癌症危险大大增加。

(3)膳食因素 著名的流行病学家 Doll 认为,20%～60%的癌症与膳食有关。食物过于粗糙、营养素尤其是维生素和微量元素缺乏、喜食腌制食品可使患食管癌的危险度增加。腌制食品及储存过久的蔬菜、水果中含大量亚硝酸盐,在人体胃内可与胺类形成致癌物亚硝胺;食品在煎炸、烟熏、烘烤等烹调过程中会产生大量的多环芳烃化合物,其中含有苯并芘等强致癌物质,都是导致胃癌发生的危险因素。肝癌的发生除与病毒感染有关外,粮油类食物受霉菌污染产生的黄曲霉素也是重要的诱发因素。高脂肪、高热量饮食与乳腺癌发生呈正相关,食物中缺乏膳食纤维可使肠癌患病率增加。

3. 药物 IARC 公布的确认致癌物中,目前已证实可诱发恶性肿瘤的药物有多种。己烯雌酚、绝经后的雌激素治疗可能诱发阴道癌、子宫内膜癌;抗癌药环磷酰胺等可诱发膀胱癌;免疫抑制剂硫唑嘌呤、环孢霉素可诱发皮肤癌;含有非那西汀的止痛合剂能增加患肾癌和其他尿道上皮肿瘤的危险。

4. 遗传因素 遗传因素在恶性肿瘤的发生过程中起着重要的作用。在接触同一危险因素的人群中,只有一部分人会发病,这与机体的遗传易感性有密切的关系,包括机体代谢和转化外源性化学致癌物的能力,修复 DNA 损伤的能力,免疫系统的状况,以及是否存在某种特定的遗传缺陷等。与遗传因素有密切关系的恶性肿瘤主要有肠癌、乳腺癌、视网膜母细胞瘤、宫颈癌等,因而这些肿瘤都表现出一定的家族聚集倾向。

5. 社会心理因素 恶性肿瘤的重要危险因素之一,它不但影响恶性肿瘤的发生,而且在发展和预后方面也起到了不可忽视的作用。

(1)生活事件与情绪 多数恶性肿瘤病人在其发病前均发生过负性生活事件,其中以家庭方面的负性生活事件居多,如离婚、丧偶、亲人去世等。人们在遭受负性生活事件打击后,往往会产生不良情绪如焦虑、抑郁、悲观、失望等,导致大脑功能失调,免疫系统功能减低,恶性肿瘤发生的危险性增高。

(2)性格特征 C 型性格者比其他性格的人群容易发生肿瘤,他们过分谨慎、忍让、追求完美,不善于疏泄负性情绪,往往在相同的生活环境中更容易遭受负性生活事件的打击,遭受打击后也更容易产生各种不良的情绪反应,从而成为恶性肿瘤的高发人群。

(三) 恶性肿瘤的预防

恶性肿瘤现已逐渐成为威胁人类健康的主要健康问题,目前我国每死亡 4 人,就有 1 人死于癌症。同时,恶性肿瘤也成为医疗费用上涨的重要因素,据我国有关部门估算,每年用于癌症病人的医疗费用高达数百亿元,且中晚期肿瘤病人的治疗效果尚不满意。因此,积极开展恶性肿瘤的三级预防具有十分重要的意义。

1. 第一级预防

(1) 保护环境 开展动物实验及流行病学调查研究,鉴定恶性肿瘤的危险因素和发病条件,了解和阐明癌变机制,为制定相应的预防控制措施提供依据。在政府领导下,通过多个部门合作和社会广泛参与,建立和完善肿瘤信息监测和登记系统,开展环境保护和公共卫生工作。如定期开展环境卫生监测,建立和完善环境保护法规,加大环境保护投入,对工农业产生的"三废"(废水、废气、废渣)进行规范化、无害化处理,避免或减少各种致癌物质对大气、饮食、饮水的污染等。

(2) 形成良好的生活行为方式 通过多种形式实施健康教育和健康干预,使人们能知晓有关防癌知识,尽量减少接触各种致癌物或致癌前体物,自觉改变不良生活行为和方式,如戒烟、限酒;合理膳食,保持营养素摄入均衡,不吃过硬、过烫、发霉的食物,少吃煎炸、烧烤类食物;坚持体育锻炼,增强机体免疫力;保持心理平衡,以积极乐观的心态面对各种生活事件,养成心胸开阔、不斤斤计较、不生闷气的性格;合理使用药物,减少不必要的放射性接触,避免过度日晒和过度劳累等。

(3) 职业防护 对于一些有职业致癌因素的工种,应改革工艺,尽量采用无致癌性或危险性较低的代用品。对有些暂无取代品的工艺,应严格按照国家职业卫生标准,采取改革流程、加强防护等措施减少职业暴露和接触。同时对劳动者进行职业健康教育,做好个人防护,建立良好的卫生习惯,以减少职业性肿瘤的发生。

(4) 疫苗接种和化学预防 乙肝病毒感染与肝癌的发生有十分密切的关系,在人群中广泛开展乙肝疫苗的接种,可以有效预防肝癌的发生。肿瘤的化学预防是指用天然、合成或生物物质预防肿瘤的发生,或逆转癌前病变,阻止其进展为癌,故多用于癌前疾病病人或有遗传性患癌倾向的人群。用于肿瘤化学预防的化合物大多属于人体生理所需的物质,如维甲类化合物,B 族维生素,维生素 C、D、E、K,微量元素硒、钙、钼等。中草药、绿茶、海草、大葱、大蒜、刺参等对许多肿瘤都有预防作用。

2. 第二级预防 通过健康教育,使人们能识别恶性肿瘤的早期征兆,懂得一些自我检查方法(如女性乳房检查),积极参与肿瘤筛检,并得到早期诊断和早期治疗。

(1) 常见肿瘤的前驱症状 ①身体任何部位发现有肿块,如乳腺、颈部、腹部,尤其是逐渐增大的肿块。②身体任何部位,如舌部、颊部、皮肤等部位没有外伤而发生的溃疡,特别是经久不愈的溃疡。③不正常的出血和分泌物,如中年以上妇女出现不规则的阴道出血或分泌物增多。④进食时胸骨后闷胀、异物感或进行性吞咽困难。⑤久治不愈的干咳、声音嘶哑或痰中带血。⑥原因不明的长期消化不良、进行性食欲减退、消瘦。⑦大便习惯改变或有便血。⑧鼻塞、鼻衄、单侧头痛或伴有复视。⑨赘生物或黑痣突然增大或破溃、出血,或原有的毛发脱落。⑩无痛性血尿。

（2）对无症状人群进行普查和对高危人群进行筛检,是恶性肿瘤二级预防的有效手段。30岁以上妇女应推行乳房自我检查,40岁以上应每年进行一次临床检查,45岁以上应每年进行一次X线钼靶检查。宫颈脱落细胞涂片是早期发现宫颈癌的重要手段,所以妇女从有性生活开始应定期进行宫颈涂片检查。40岁以上人群应每年进行肛门指检,对于有家族性遗传史,患有家族性结肠息肉症、溃疡性结肠炎、克隆氏疾病等高危病人,还应每1～2年进行粪潜血试验,每3～5年进行乙状结肠镜检查。另外,癌胚抗原试验对肠癌的早期诊断、B超检查以及甲胎蛋白检测对肝癌的早期诊断均有一定意义。

（3）在不对人体造成近期或潜在影响的前提下,应用先进的诊断技术和设备,既可早期诊断,又可为早期治疗提供条件。如断层摄影技术(CT),筛检特异性、准确性好,检出率也高。

3. 第三级预防 采用传统和现代医学相结合、心理和营养疗法等综合手段积极治疗已发生的肿瘤,防止手术后残疾和肿瘤细胞的转移,并尽可能减轻病人痛苦,延长病人寿命。注意肿瘤病人的饮食搭配,营养均衡,给予一定的心理辅导,帮助调整心态,减少焦虑、抑郁等负性情绪,鼓励合理锻炼,促进恢复。同时积极开展康复治疗,以社区康复为主,减少因肿瘤及其治疗引起的各种功能障碍,使病人尽可能地恢复正常人生活,提高其生命质量。

第三节　社　会　病

案例 8-4

大学生自杀现状

近年来,国内高校频繁出现学生自杀事件。据报道,从2005年初到9月,某地区高校有15名大学生自杀身亡。2006年2月20日至3月1日不到2周的时间,某农业学院连续发生四起学生跳楼事件,而同年的5月16日又发生了某大学女博士跳楼自杀事件。2008年是全国高校学生心理极端问题高发年,教育部直属高校发生学生自杀63起,分布在全国38所高校,达到历史顶峰。

《中国青年报》曾经做过一份调查,14%的大学生出现过抑郁症状,17%的大学生有焦虑症状,12%的大学生存在敌对情绪。而据统计,抑郁症病人中有10%～15%的人最终可能选择自杀。上海市杨浦区一项对3000名大学一年级学生的调查也显示,25%以上的被调查者表示曾经有过自杀的意念。

思考:

1. 自杀是一种什么疾病?

2. 你认为造成大学生自杀的原因有哪些?

一、概述

（一）社会病概念

社会病(social disease)是指社会因素起决定作用,与现代生活方式与行为模式密切相关的社会病理现象,如性病、艾滋病、自杀、吸毒、吸烟、酗酒、少女妊娠、离婚、车祸等。其中,自杀、性病、艾滋病、吸毒、少女妊娠已成为全球性的"流行病"。这类疾病一般须采用社会性防制措施才能加以控制。

（二）社会病防制原则

1. 社会诊断 社会诊断是指对有社会病的个人、家庭或群体的社会情况或因素,进行调查研究,找出问题和进行分析的过程。在进行社会诊断时,只有对个案及其所处的社会环境深入调查,了解其在社会关系中的种种行为表现,才能作出正确的社会性诊断,从而提出有效的社会治疗方案即社会处方。

2. 社会处方 与临床处方不同,社会处方是从增进健康的高度,探索采取社会性与自我保健的措施,帮助人们养成良好的生活方式和行为,以保持和促进人们身心健康与精神幸福。

（1）卫生立法 加强国家政策立法,与法制教育相结合,是防制社会病的主要措施之一。通过不断建立健全相关法律法规体系,为社会病控制提供必需的保障和法律支撑,如通过加强血液制品的管理及国境卫生检疫预防艾滋病。加强武器、有毒物质以及危险场所的防护和管理,减少自杀的机会,有效控制自杀率;杜绝药物注射滥用,加强对一次性医疗卫生用品的监督和管理,实行安全注射,以控制吸毒等现象的蔓延;加强毒品的管理,禁止和打击一切从事毒品的违法犯罪活动;加强交通立法及各项职业法规,杜绝意外伤害的发生;实施控烟运动与措施,减少烟草生产与销售;保护环境,防止环境污染,创造美好舒适的自然环境和社会环境等。

（2）加强教育

① 加强健康教育,如对大众宣传毒品的危害,进行交通安全和各种职业安全知识教育,广泛宣传健康性观念、性道德和安全性行为,以及有关性病防制知识等。

② 提高人们的心理健康素质。在全社会,尤其是学校,普及心理健康教育,教育人们在遇到突发性生活事件时,应采取积极的应对方式,学会正确对待生活、工作、学习过程中遇到的压力,学会自我减压。

③ 提高全民族的文化教育水平,使社会病防制得到全社会的支持,包括经济支持、全体照顾、行动支持等。

（3）自我保健

① 倡导积极的现代行为生活方式,改变不健康的行为生活方式,主要有吸烟、吸毒、酗酒、不健康的性行为等。提高居民的自我保健意识,培养良好的生活习惯,合理营养,适当运动。

② 科学筛查高危人群,进行重点防制。如可通过各种测验量表或人群普查等有效途径对人群进行筛查,及早发现心理障碍、有自杀倾向等高危人群,做到早期发现、早期诊断、早期干预。

③ 控制应激,保持良好的情绪反应。处理好紧张和压力,保持良好的情绪反应,可减少焦虑、抑郁、自杀、犯罪、离婚、滥用麻醉品、意外伤害和疾病的发生,是保持身心健康的重要条件。

二、常见社会病的防制

(一) 自杀

自杀是因社会心理冲突而产生的一种有目的、有计划的终止自己生命的自我毁灭性行为。自杀是影响公众健康的重要问题。

1. 自杀的流行特征

(1) 时间分布　随着世界经济的全球化、工业化和城市化的进展,世界各国自杀率总体呈现下降趋势,自杀率的平均值由 23.0/(10 万)降至 16.0/(10 万)。欧盟的一体化,使欧洲自杀带消失,原自杀带的北欧、中欧国家,其自杀率大多下降到 20.0/(10 万)以下,如丹麦由 30.0/(10 万)降至 13.6/(10 万),降幅过半,这可能与欧洲一体化促进经济发展、失业率降低有关。与此相反,1991 年苏联解体后,大部分加盟共和国自杀率上升,其中立陶宛、白俄罗斯、俄罗斯和哈萨克斯坦自杀率位居世界前 4 名。东欧国家的高自杀率与酗酒、精神疾病和文化背景有关,同时东欧人不太愿意到医疗机构寻求帮助,患有心理疾病的人很少会在患病初期接受适当的治疗。中国自杀率虽然报道不一,但总体呈现下降趋势,在过去几十年大约下降了一半。

(2) 地区分布　由于政治制度、经济水平、文化、宗教信仰、风俗习惯等的不同,各国和各地区的自杀率存在差异。就全球而言,北半球高于南半球,拉丁美洲和非洲均较低。发达国家自杀率超过发展中国家,且北高南低,东西则无显著差异。在国家内部,自杀率还存在城乡差异,据报道,2007 年我国城市居民自杀率为 5.02/(10 万),其中大城市为 3.62/(10 万),中小城市为 7.10/(10 万),农村居民自杀率为 9.26/(10 万),农村居民自杀率为城市的 184.5%,为大城市的 264%,为中小城市的 135%。

(3) 人群分布

① 年龄　自杀率与年龄的关系呈正相关或"马鞍"型。在大多数国家,自杀率随年龄增长而增加。而在我国、美国、英国、智利等国家,自杀率与年龄的关系呈"马鞍"型。我国人群自杀率在 20~29 岁上升极快,30 岁以后缓慢下降,中年期相对稳定,50 岁以后曲线开始慢慢回升,60~65 岁以后急剧升高,出现第 2 个高峰。

② 性别　男女性之间自杀率明显不同。国外大多数国家自杀率男性高于女性,自杀未遂率则女性高于男性。如自杀率男女之比美国为(2.5~4)∶1,英国约为 2∶1,智利约为 2.9∶1,自杀未遂率则女性为男性的 3~5 倍。与此不同,我国是世界上极少数报道女性自杀率高于男性的国家,女性比男性高 25% 左右,这主要是由于农村年轻妇女自杀率较高所致。

③ 种族　自杀率存在种族差异。新加坡和马来西亚三个主要种族(华人、印度人、马来西亚人)中,以马来西亚人自杀率最低,可能与该民族有着较为浓厚的穆斯林宗教背景,对自杀行为施以严厉的惩罚,及较少关注物质享受、善于容忍冲突、追求和谐等因素有关。因此,不同种族自杀率的差异,与文化、风俗、宗教信仰等多种因素差异综合所致。

④ 教育文化程度　不同文化程度人群自杀率差别明显,一般认为,文化程度越低,自杀率越高。据报道,自杀死亡者中文盲占 33.53%～63.7%。但近年来,大学生自杀现象逐渐增多,这可能与来自外部的压力(如学业、生活、就业以及情感等方面)和大学生心理承受能力低下等有关,另外大学生也是精神障碍(如抑郁症)的高发人群,促使自杀率居高不下。

⑤ 职业　不同职业人群自杀率不同,在美国医生自杀率较高,内科医生自杀率高于一般人群,精神科医生自杀率又高于其他内科医生。我国自杀高危人群是学生、待业者、家庭主妇、小贩和农民等。

⑥ 婚姻状况　研究发现,婚姻状况与自杀率明显相关,我国离婚和丧偶人群自杀率最高,未婚者自杀可能性是已婚者的 2 倍。

2. 自杀的危险因素

(1) 生物学因素　①遗传因素:自杀具有一定的家族聚集性,自杀者的第一级亲属有较高的自杀或自杀未遂风险。②神经递质与神经内分泌因素:5-羟色胺(5-HT)是一种抑制性神经递质,其浓度过高影响人类行为。5-HT 水平降低可产生重症抑郁的各种症状,可能是导致自杀的原因之一。

(2) 家庭和社会因素　①家庭因素:包括恋爱婚姻问题和家庭生活事件,但不同年龄阶段与家庭有关的问题不一样。与青少年自杀有关的家庭因素主要包括父母离异或死亡,家长与子女交流障碍,父母酗酒,家庭成员有自杀、贫穷、学习方面的问题等。与中年人自杀有关的生活事件包括家庭不和、离异、经济困难、家庭成员死亡或患病等。与老年人自杀有关的危险因素是独居、家庭冲突、失去周围联系等。②社会因素:相对于经济环境,社会和政治环境可能对自杀的影响更大。1986 年著名歌星冈田有希子跳楼自杀后,1986 年头 11 个月日本青少年自杀人数比 1985 年同期增加 44%,心理学家称之为"冈田有希子症候群"。美国也有研究者发现,放映有关自杀的故事片后,纽约地区青少年自杀和企图自杀人数较放映前 2 周有所增加。

(3) 文化因素　不同文化背景的人群出现自杀意念、自杀计划、自杀行为的危险性不同。不同宗教由于在教义上对自杀的态度不同,则不同宗教信仰的人自杀率不同。

(4) 疾病因素　①精神疾病:患有精神疾病会增加自杀的风险,主要是抑郁症或双向情感障碍,且合并精神疾病越多或疾病越严重则自杀风险越大。自杀与抑郁症的绝望感、抑郁情绪、工作缺乏兴趣、偏执和自卑等症状呈显著相关。②躯体疾病:躯体疾病是一种应激,患病后病人往往对疾病的原因、诊断、治疗和预后产生较多关注和忧虑,如疼痛性疾病、癌症、艾滋病等对病人带来的身心压力非常严重,从而产生较高的自杀危险。另外,躯体疾病可伴发精神障碍,尤其是抑郁症。如麻风病病人因为家庭和社会的歧视,有自杀意念的人是一般人群的 17 倍。

3. 自杀的预防

(1) 自杀预防的指导思想　国际生命线主席 Hornblow 最近提出,今后自杀预防的重点应是,提高公众自杀危机干预意识,改善相应机构的运行状况,改进干预策略,加强以社区为基础的各种措施的发展,利用多种途径,加强精神卫生宣传,改进人们对死亡的"认识理解"。

（2）自杀预防的策略　自杀是非常重要的公共卫生问题，也是一个社会问题，因此国家的支持是预防自杀的根本。

① 社区服务介入　抑郁症是导致自杀的最常见的精神疾病，社区通过提供优质的精神卫生服务，广泛开展心理卫生教育，加强社会支持网络，可降低社区自杀率。

② 设立危机干预机构并进行评估　1991年，我国在南京脑科医院建立了第一个专业的自杀危机干预中心，1994年，中国心理卫生协会危机专业委员会成立，这些机构都对自杀干预提供专业指导和服务。

③ 抑郁症的早期识别和有效治疗　与自杀相关的精神疾病主要是抑郁症，及时发现和治疗抑郁症可减少自杀冲动。

④ 控制和管理自杀工具　自杀是一种冲动行为，严格管理和限制自杀工具，能使高危人群放弃自杀。澳大利亚对使用安眠药严格控制，结果使得这种方式的自杀人数下降，美国心理卫生专家认为，对枪支的严格管理是预防青少年自杀的重要环节。在我国农村，最为突出的问题是借助高毒农药实施自杀，因此，管制高毒农药，研制低毒农药，并确保解毒剂的供应与合理使用，是预防自杀的有效对策。

（二）性传播疾病

性传播疾病(sexually transmitted diseases，STDs)，简称性病，是一类主要通过性行为或类似性行为而传播的传染病，社会因素起决定性致病作用，是采取社会性措施才能加以控制的现代社会病。性病是可以预防的，除艾滋病和乳头状瘤外，大多数性病是可以治愈的。

1. 性病的流行特征　性病在世界范围内广泛流行，各年龄组均有发病，特别是在青少年中发病率逐年上升，严重危害人类健康。

（1）时间分布　我国性病的流行呈现先明显下降，至最低点后缓慢回升，近年来增长速度不断加快的趋势。1949年前，我国约有性病病人1000万。新中国成立后，政府采取了一系列措施，性病特别是梅毒的发病率迅速下降，在1964年，我国曾宣布基本上消除了性病。20世纪70年代后期开始，性病死灰复燃，发病率不断上升，特别是近20多年来，疫情发展较快，据2005年中国官方统计，中国感染性病的患病人数已超过70万。不同种类的性病，其时间变化趋势并不相同。一些病种发病率下降，如淋病；一些病种发病率上升，如非淋菌性尿道炎、生殖器疱疹、胎传梅毒等。如今非淋菌性尿道炎的发病率已超过淋病，位居各种性病之首。我国1985年发现首例艾滋病感染者，截至2011年年底，我国累计报告艾滋病病毒感染者和病人43.4万例，而据联合国艾滋病规划署、世界卫生组织和卫生部联合专家组评估，估计中国现存艾滋病病毒感染者和病人78万，已发现的感染者和病人存活34.6万，即目前还有大约56%的感染者尚未被发现。

（2）地区分布　以大中城市、东南沿海地区、人口流动较大城市化较快的地区为性病高发区，如广东、福建、浙江、上海、江苏等省的发病率一直保持在较高水平。近年来，疫情出现从沿海向内地、城市向农村蔓延的趋势。

（3）人群分布　男性发病高于女性，发病性别比为(1.6～1.4)：1，但女性病人增长较快。各年龄组人群中，以20～29岁和30～39岁年龄组性病发病率最高。病人集中在性活跃年龄，这是性病的特点。从职业分布来看，性病职业人群主要集中在文化程度较低的服务从业人员、工人、待业者、个体户及流动人口。另外，在性乱和吸毒人群中性病的检出率也较高,他们也是性病的高危人群。

2. 与性病流行有关的社会因素

(1)社会制度　性病流行最深刻的社会根源是社会制度。新中国成立前我国性病猖獗流行,其原因植根于半封建半殖民地的社会制度。新中国成立后,政府十分重视性病的防制工作,彻底消灭娼妓制度,进行免费查治和文化教育,使性病发病率迅速下降。

(2)卖淫与嫖娼　卖淫现象在世界范围内普遍存在,是性病传播和蔓延的重要社会病因。例如,泰国是色情业极为发达的国家,性病流行更为猖獗。

(3)社会道德　在社会发展过程中,人们的性道德伦理观念发生了深刻变化。国与国之间的文化与道德观念相互传播和渗透,青少年较易接受外来的文化、道德,以及性自由、性开放的观念,导致青少年婚前性行为发生率增高,使青少年成为性病发生与流行的高危人群。

(4)社会文化　随着各种色情作品(文学、影视、音像制品等)的传播,性犯罪不断增加,成为性病传播的重要途径。

3. 性病的预防

(1)政府领导,综合治理,建立全方位防范体系。性病的发生、发展、蔓延与诸多社会因素密切相关,性病防制已不仅是卫生部门的责任,还必须依靠全社会各方面力量综合治理。在政府统一部署下,建立健全性病防制工作的领导机构和组织体系,卫生、公安、司法、民政、教育、新闻、工会、共青团、妇联各部门协同合作,才能取得好的效果。

(2)开展性健康教育和生殖健康教育。健康教育、性教育是目前世界公认的有效遏制性病尤其是艾滋病传播的一项战略性工作。应把健康教育、性教育作为性病尤其是艾滋病控制工作的重点,通过全面、持久地开展健康教育、性教育,普及性病防制和性健康知识,正确引导人们,提高人们自我保健能力,改变不良行为,鼓励性病病人及时到正规医院诊治,减少疾病的传播蔓延。

(3)加强疫情监测与报告管理制度。我国性病、艾滋病监测工作开始于 20 世纪 80 年代,到 2002 年为止,全国有国家级艾滋病监测点 158 个,省级艾滋病监测点 200 多个;已建立艾滋病初筛实验室 1800 多个,艾滋病确认实验室 40 多个。全国有性病监测点 31 个,其中医院哨点 7 个,区域监测点 24 个。从 2002 年开始,两病统一管理,把两个疫情报告、监测系统组合为一个系统,并增加了行为监测、社会因素监测、专题调查等;疫情报告实行两卡合一,全国与各省疫情报告实行计算机联网运行。

(4)规范诊疗,做好性病病人的诊断与根治工作。当前,我国性病诊疗市场比较混乱,是造成性病疫情扩散蔓延的一个重要因素。存在的主要问题如下:检验手段不规范、过度治疗、忽视健康教育、医务人员缺乏培训等。通过颁布专门的法律法规,建立性病诊疗准入许可制度,制定工作规范,加强审批和监督,加强医务人员的专业培训和管理,可以提高性病的诊治水平和效果。

(5)加强农村和流动人口的性病防制工作。我国大部分性病、艾滋病发生在农村和流动人口中。现有 1.2 亿农民工进城务工,来往于城乡之间,有的已成为性病尤其是艾滋病的受害者和传播者。农村和流动人口缺医少药,预防保健网络不健全,健康教育工作薄弱。因此,要加强农村和流动人口的性病防制工作,遏制性病的蔓延。

第四节　医源性感染

案例 8-5

三起发生在医院的感染事件

(1) 某市新建一妇产院,从开诊后 5 个月间共发生新生儿脓疱疮 12 例,其中 2 例感染严重而发生坏疽。治疗 1 个月才痊愈。经对病房物品采样,在床单、被套及产妇被褥上检出金黄色葡萄球菌。追查表明,该被单是另一医院因新生儿脓疱疮而废弃,未经消毒又用于新建妇产医院婴儿室。

(2) 2005 年 12 月 14 日,安徽省宿州市某医院有 10 例接受白内障超声乳化手术的病人发生严重术后感染,转诊至某大学附属眼耳鼻喉科医院眼科接受治疗。当日,有 8 人因感染严重做了单侧眼球摘除术,1 人做角膜移植术,1 人做玻璃体切割术。经医院细菌培养,病人感染原因为铜绿假单胞菌、金黄色葡萄球菌和其他细菌混合感染。经调查,该事件是由于该医院管理混乱,与非医疗机构违法、违规合作,安排不具备行医资格的医护人员,在该医院为 10 例病人实施白内障超声乳化手术。

(3) 2009 年 8 月台湾某医院在接受甲型 H1N1 病人治疗的过程中,有 11 位医护人员感染甲型 H1N1 流感。

思考:

1. 以上案例表明,医院在防治疾病的同时,也可使病人、医护人员感染疾病,影响其身心健康。其原因是什么?

2. 医院内感染发生、发展的特点是什么? 如何预防?

一、医源性感染的概述

(一) 医源性感染的概念及特点

1. 医源性感染(nosocomial infection)　又称医院获得性感染或医院内感染,是指病人、医务工作者、陪护者和探视者在医院内获得的一切感染。若病人在住院期间感染,出院后才发病,也列为医源性感染。而住院前已感染,住院后发病者不属于医源性感染。

医源性感染是一个全球性问题,感染率随国家经济情况和医学水平而异。据文献报道,各国的患病率不同,波动在 3%～20% 之间,平均为 9%。WHO 于 1983—1985 年进行了一次医源性感染发生情况的调查,医源性感染的平均患病率为 8.66%,以特护、急症外科和矫形外科病房最高(12.3%～13.1%)。我国医院感染监测网,2001 年、2003 年与 2005 年分别进行了三次全国医院感染横断面调查,其医院感染患病率分别为 5.22%、4.81% 和 4.77%,感染部位均以下呼吸道多见,其次为上呼吸道、胃肠道、泌尿道与手术伤口等。另有资料显示,感染科室中,以重症监护病房(ICU)发病率最高。医源性感染已成为目前影响医疗质量的重要因素,因此加强医源性感染的监测,控制其发生是医护工作者的重要职责。

2. 医源性感染的主要特点

(1) 感染对象广泛 如病人、病人家属、医务人员、探视者、陪护者等,但多数为病人,因其免疫力较一般人群低,尤其是老年及新生儿病人,一旦感染易造成严重后果。

(2) 易感性 感染易于实现,因医院病原体来源广,外环境污染也较严重。

(3) 治疗难度大 医院内流行菌株多具有多重耐药性,感染后治疗难度较大。

(4) 可控性 加强医源性感染的监测可降低医院感染率。

(二) 医源性感染的主要原因

发生医源性感染的原因主要是:医疗机构管理不规范,缺少严格的日常监督、检测措施,出现违规和医院建筑布局不合理或缺少必要的防护措施;病原体的致病性强、毒力大、耐药性强等;不严格遵守消毒隔离措施,消毒灭菌流程不规范、消毒剂使用不当;抗菌药滥用造成双重感染、多重耐药菌感染或某些药物的应用破坏机体的免疫功能;对外源性带入感染缺少警惕,误诊、漏诊使传染源带入。

(三) 医源性感染的诊断

医源性感染的诊断步骤方法如下。

1. 下列情况属于医源性感染

(1) 对于无明显潜伏期的,在入院 48 h 后发生的感染为医源性感染,对于有明确潜伏期的,以入院时起超过平均潜伏期后发生的感染为医源性感染。

(2) 本次感染直接与上次住院有关。

(3) 在原有感染基础上出现其他部位新的感染(除外脓毒血症迁移灶),或在原感染已知病原体的基础上又分离出新的病原体(排除污染和原来的混合感染)的感染。

(4) 新生儿在分娩过程中和产后获得的感染。

(5) 由于诊疗措施激活的潜在性感染:如疱疹病毒、结核杆菌等的感染。

(6) 医务人员在医院工作期间获得的感染。

在免疫力低下的病人中可先后发生多部位或多系统的医院感染,在计算感染次数时,应分别计算。如肺部感染或尿路感染同时发生或先后发生时,应算两次。

2. 下列情况不属于医源性感染

(1) 皮肤黏膜开放性伤口只有细菌定植而无炎症表现。

(2) 由创伤或非生物因子刺激而产生的炎症反应。

(3) 新生儿经胎盘获得(出生后 48 h 内发生)的感染,如单纯疱疹、弓形体病、水痘等。

(四) 医源性感染的类型

医源性感染可按病原体来源、感染部位、感染的微生物种类分类,一般采用前两种分类。根据病人在医院获得病原体的来源不同,医源性感染分为外源性感染和内源性感染。

1. 外源性感染 病原体来自病人体外的感染,即来自其他住院病人、医务人员、陪护家属和医院环境。主要是交叉感染,即病人与病人,病人与医护人员之间的感染,主要是由于不能严格遵守隔离消毒制度而引起的。也包括由医院内污染的空气、接触被污染的物品或制剂等所获得的感染,即环境感染。外源性感染可因医务人员和陪护家属中的病原携带者直接引起,或通过污染环境间接引起,病原体还可通过医疗器械和物品传播,如注射器、呼吸机、床单、水龙头、电梯、门把手、衣服、电话筒、楼梯扶手等。这类感染在经济不发达的国家所占的比例较大,可造成医院内感染、暴发。外源性感染的预防可以通过加强消毒、灭菌工作,以及正确的隔离措施来控制。

2. 内源性感染　又称自身感染,是指病人体内正常菌群或条件致病菌群(弱毒菌)在一定条件下引起的感染,如长期使用免疫抑制剂或激素致使机体免疫力降低,长期使用抗生素,体内生态环境失衡引起的菌群失调,侵袭性治疗引起菌群易位等。内源性感染呈散发性,由于其发生的机理复杂,涉及病人生理状态、基础疾病、诊疗措施等多种因素,因此,内源性感染的预防控制难度较大,是国内外学者研究的热点。

二、医源性感染的防制

(一) 医源性感染的流行环节

1. 传染源

(1) 病原体　医源性感染的病原体有细菌、真菌、病毒等。

① 细菌　最多见,多为耐药菌株和条件致病菌。全国医院感染监控网对 1999 年 1 月至 2007 年 12 月监测数据分析显示,医院感染病原体以革兰氏阴性菌为主,其次为革兰氏阳性菌和真菌,分别占 48.86%、26.21%、24.21%。在所有病原体中占首位的为白色假丝酵母菌(白色念珠菌),其次为大肠埃希菌、铜绿假单胞菌、金黄色葡萄球菌和肺炎克雷伯菌。在病原体构成中,革兰氏阴性菌呈上升趋势,革兰氏阳性菌呈下降趋势,且有向高度耐药菌集中的趋势。

② 真菌　为二重感染的常见致病菌,多发生于应用抗生素和糖皮质激素的病人以及粒细胞减少的病人。真菌种类以念珠菌属为主,尤其是白色念珠菌,近年来,其他念珠菌如热带念珠菌、克柔念珠菌等有增多趋势。念珠菌除了引起医院内肺部感染和消化道感染外,还可在静脉保留插管时引起败血症,在免疫缺陷病人中造成黏膜皮肤念珠菌病。

③ 病毒　常见的病毒性院内感染有呼吸道感染、流行性感冒、风疹、病毒性肝炎等。新生儿对鼻病毒最易感,柯萨奇病毒 B 也可引起新生儿感染并形成流行。由轮状病毒所致的腹泻多发生于婴儿和老年人。单纯疱疹病毒、巨细胞病毒和疱疹-水痘病毒皆可在医院内形成流行。

④ 其他　如沙眼衣原体所致的结膜炎和肺炎见于新生儿。输血时可传播疟疾等。

(2) 传染源　感染的病人、携带病原体的医院内病人、工作人员、探望者及环境储原(适合病原体生存的非生物性存在病原体的物品及场所,如氧气湿化瓶、呼吸机管道、水槽、便盆及抹布等)均可作为传播感染的传染源。可分为外源性传染源和内源性传染源。

①外源性传染源　如医院中的各类病人、病原携带者、动物和适合病原体生长繁殖的外在环境(血液及其制品、注射器械、空调器、食品等)。其中病人是医院内感染的最重要传染源,而病原携带者因无症状易被忽视。

②内源性传染源　病人皮肤、口腔、咽部和胃肠道寄殖的正常菌群和住院期内新的寄殖菌可作为自身感染的病原菌,在机体免疫力下降、菌群失调时易发生感染。

2. 传染途径

（1）接触传播　病人之间、病人与医护人员之间、病人与探视者之间、母婴之间，以及通过讲话、咳嗽、打喷嚏传播病原体均属于直接接触传播，是医院感染最为常见的传播方式。通过医护人员的手、病室物品等传播属于间接接触传播，常引起新生儿皮肤感染、导尿管所致的感染和手术切口感染、医院内产褥热等。这种传播方式，手是重要的传播媒介。医疗器械、食物、药物、静脉补液、血浆及输血污染后可造成某一细菌在医院内流行。

（2）空气传播　病原体通过飞沫或尘埃直接传给他人引起感染的传播方式，如流行性感冒、结核病、疱疹、曲菌感染等。葡萄球菌和链球菌虽可借空气传播，但较接触传播为少。手术室空气消毒可使术后感染减少，提示某些伤口感染系经空气传播。革兰氏阴性杆菌可通过雾化吸入器导致呼吸道感染。

（3）自身感染　在某些病例经手术或操作将体内细菌自无病理变化的场所转移至另一可造成感染的部位引起，如结肠手术使肠道内细菌进入腹腔，形成腹膜炎。

（4）医药传播　医院医疗器械、药品、各种制剂受到污染，消毒达不到效果等，可导致医源性感染的发生。

（5）生物媒介　医院若灭鼠、杀虫、消毒措施不力，可导致医源性感染的发生。

3. 护理工作易引起医源性感染的环节　护理人员接触病人的机会较多，护理工作中可引起医源性感染的环节也较多。

（1）各种注射药物的准备　如肌肉注射、静脉注射，从药液准备到注射完毕，若操作不规范均有可能引起感染，如安瓿外壁不净，消毒不严。

（2）护理人员的手　这是医源性感染病原体传播的主要媒介，手的卫生状况与医院内感染的发生密切相关。据报道，由医护人员的手传播病原体引起的医院内感染占30%。

（3）侵袭性操作及创伤性诊疗措施　不当的诊疗措施可增加医院内感染的发生率，如静脉插管、气管切开或插管、心导管、尿导管、T管引流、人工呼吸器、腹膜或血液透析、腰穿、脑脊液分流术等操作；异物的植入，如人工心脏瓣膜或人工关节；器官移植；污染手术等。在进行这些操作时，若违反无菌技术操作，可将微生物带入病人体内，导致感染或微生物的定植，同时增加病人对感染的易感性。

（4）氧气湿化瓶　临床用的氧气湿化瓶因多位病人共用、易污染，若消毒不彻底，可引起医源性呼吸道感染。

（5）医疗器械设备　随着科学技术的进步，先进仪器、设备，如内镜、血液透析机等得到广泛应用，其结构复杂，不能使用热力灭菌，管道内的污染不易机械消除，而常规化的消毒方法又达不到灭菌要求，从而易引起交叉感染。

（6）消毒液使用　临床消毒所用消毒液浓度不符合要求，达不到消毒的效果时也可引起感染。

4. 易感人群　医院病人和医护人员是医院内感染的易感人群。

（1）病人　存在较多的危险因素，如因疾病本身、各种治疗措施及营养不良等使病人机体免疫力降低，感染疾病的概率升高，具体包括如下几种类型的病人：①细胞或体液免疫缺陷病人，中性粒细胞低于 0.5×10^9/L 者；②新生儿、婴幼儿和老年人（年龄高于 65 岁或年龄小于 1 岁者）；③糖尿病、肝病、肾病、结缔组织病、慢性阻塞性肺疾病、恶性肿瘤病人；④营养不良,特别是蛋白质、维生素 A、维生素 C 缺乏者;⑤长期使用抗生素者;⑥烧伤或创伤产生组织坏死者极易发生感染,且后果严重。作为医护工作者,对这些病人应重点防护。

(2)医护人员　在医疗卫生服务过程中,经常与病人、污染的物品接触而增加感染概率,与 X 线、γ 射线、核素及各种理疗方法接触,若使用不当、照射量过大、防护不严密,也易引起损伤。

(二)医源性感染的防制措施

医院感染已成为当今突出的公共卫生问题,尤其是随着现代医学技术的迅猛发展,新的医疗技术、放疗与化疗和大量化学免疫制剂等的广泛应用,各种侵袭性操作增加,抗菌药物的不合理使用,细菌变异耐药菌株的增多以及社会的老龄化及慢性病病人的增加,使医院感染日趋严重。医院感染给病人增加了痛苦,严重者还可造成死亡,给国家、家庭和个人造成巨大的经济损失。严格遵守无菌技术操作规程,做好消毒隔离及灭菌工作,加强医院感染监测,做好医源性感染的控制是一名护理工作者应尽的重要职责。

1. 加强医院感染监测　医院感染监测是指长期、连续、系统地观察、收集和分析一定人群中医院感染的发生、分布及其影响因素资料,确定其分布和变动趋势,并将监测结果信息报送和反馈给有关单位和个人,为医院感染的预防控制和宏观管理提供科学依据。

知识链接

医院感染监测制度要求

(1)各科医护人员严格掌握院内感染诊断标准,做好院内感染病例登记工作,住院医师必须在住院病人的住院病史上认真记录感染病例的详细情况。

(2)按月准确统计全院院内感染病例数和感染率,并按科室和感染部位分别进行统计分析。

(3)对医院内感染监测资料进行定期或不定期核查,以统计漏报率和监测中存在的问题。

(4)定期进行抗生素敏感试验。

国内外研究表明,加强医院感染监测是降低医院感染的有效途径,开展有效的医院感染监测、控制与管理工作,才能控制和降低医院感染的发生,提高医护工作质量。完善医院感染监测体系,才能使其真正发挥其作用,实现控制医院感染的目的。完善的医院感染监测体系应包括:建立健全医院感染管理体制及监控网;提高专职人员的业务水平;开展前瞻性调查和目标性监测;确保监测质量与监测资料的准确性,并利用计算机技术对医院感染进行全面监测、管理和控制,实现医院感染信息网络化、资源共享。

医院感染监测的内容包括:医院感染病例、消毒灭菌效果和环境卫生学监测。定期进行监测,统计医院感染病例发生率、漏报率、病原体分布及药敏试验结果,对病房、治疗室物体表面及空气、医护人员的手、消毒液浓度、消毒器械、一次性医疗用品实施监测,并及时将结果反馈回病房,以便随时了解病房内感染动态,及早采取措施。

2. 加强医院管理

（1）医院合理布局及环境的净化与监测　医院布局要做到防止交叉感染，并应方便病人就诊和治疗，妥善处理各种废弃物，以免污染环境。如传染病科室应单独隔离，传染病病房污水应有消毒处理设施；医院的出入口、走廊、楼梯、电梯等应注意有效地防止交叉感染等。

医院是病人集中的地方，环境中病原体含量相对较高，净化医院环境可有效控制医院内感染。如：加强绿化及细菌监测；医院污水与污物要严格进行净化与消毒，达到国家排放标准；加强病房通风换气。

（2）建立健全医院各种规章制度　如入院程序、家属探望制度、病区清扫制度、严格的隔离消毒制度、无菌操作规程、污物处理制度；合理使用抗生素制度；高危病人定时巡视制度、高危病区（如手术室、新生儿室、术后监护室）严格消毒制度；病人排泄物、分泌物及用品处理消毒制度等。

（3）加强医护人员管理　①加强医院内感染相关知识的宣传教育和职业道德的培养，增强医务工作者对医院感染的危害性及重要性的认识，树立"慎独"精神，不愧于"白衣天使"的称号。护理人员由于特定的工作环境，在工作中除了对病人应有高度的同情心、热情关怀、体贴入微、周到照顾外，还要做到有人或无人均要督促检查，对有意识或无意识的病人同样尽职尽责。据资料显示，医院内感染发生率的高低与医护人员在卫生服务过程中的行为有密切关系。如未严格执行消毒灭菌及无菌操作、滥用抗生素、使用不必要的侵入性治疗等均可提高医院内感染率。因此，应强化医德教育，使各科医务人员严格掌握院内感染诊断标准，做好院内感染病例登记工作，丰富临床医学知识，提高诊断与治疗水平，熟练正确运用各种诊断和治疗器械，强化工作责任心，以规范医疗行为，减少医院感染的发生率。②对医护人员进行医院感染知识的培训。通过培训，使他们熟悉医院内感染的发生、发展规律及预防措施，医院内感染监测要求及标准，提高其重视程度，以利于控制医院内感染，降低其发生率。③对医务工作人员开展定期体检。通过定期体检及时发现医务工作人员中的病原携带者，防止病原体的进一步播散，对已感染者进行及时的治疗。

3. 严格执行消毒隔离制度　消毒隔离是防止医院内感染的重要措施。医院病种繁多，针对不同情况采取相应消毒隔离措施，常用措施如下。

（1）合理应用消毒剂　根据本院的实际情况选择适当的日常消毒剂。应用消毒剂时，要了解消毒剂的性能、作用及使用方法、注意事项。如对使用后物品的初步浸泡消毒，使用较多的是含氯的消毒液。使用含氯的消毒剂应现用现配，同时要根据物品污染的程度来配制消毒液的浓度，污染严重时，要加大剂量和延长作用时间或作两次消毒。含氯消毒液应每日监测一次，有效氯含量达不到要求时要重新配制，否则达不到消毒的效果。

（2）对使用后的物品、器材采取有效的消毒处理措施　使用的物品、器材一般是护理人员进行消毒处理，如氧气湿化瓶及通气管，呼吸机、血液透析机、麻醉机、雾化吸入机，压脉带、治疗巾等使用后的消毒。

知识链接

常用器材消毒方法

1. 氧气湿化瓶及通气管　应选择中效或高效的消毒剂浸泡 30 min，取出后用蒸馏水冲洗干净,晾干备用。

2. 呼吸机、血液透析机、麻醉机、雾化吸入机 对于高度危险物品,如血液透析器应选择高效的消毒剂浸泡处理;中度危险物品,如呼吸机管道、雾化吸入机的管道等,应选择中效的消毒剂浸泡处理。浸泡消毒时,消毒液应注满管腔,浸泡 30 min,然后用蒸馏水冲洗干净、晾干。

3. 压脉带、治疗巾 应分别浸泡到中效的消毒液中,浸泡时间为 30 min,对于接触感染性疾病的病人,浸泡时间应延长,然后用清水冲洗干净,晾干。治疗巾晾干后打包送消毒供应室高压灭菌处理,做到一人一带一巾消毒(或灭菌)。

4. 血压计 消毒前应将血压计打开,将袖带摊开平铺在台面上,每日用紫外线消毒 30～60 min,距紫外线灯管 1～1.5 m,双面消毒,并定时清洗袖带。

(3) 隔离 ①传染性较强疾病的隔离:要求入室者穿隔离衣,戴口罩、帽子、手套,用过的物品一律消毒,如传染性非典型肺炎、乙型病毒性肝炎等。②一般疾病隔离:包括呼吸道疾病、肠道疾病、接触传播的疾病的隔离和免疫力低下的病人的保护性隔离。③其他隔离:对于传染性不强的疾病病人的排泄物、分泌物及其污染的物品要消毒;通过输血、针刺、注射传播的疾病,如艾滋病、乙型病毒性肝炎等,对所用器械、采血、供血、注射等各个操作环节均应注意消毒隔离,做到无菌、不直接接触病人的血液、体液,并对其污染品进行严格消毒,出入病室彻底洗手。

知识链接

一般疾病隔离

1. 呼吸道隔离 主要用于空气传播的一般性传染病,如麻疹、风疹、流行性感冒等。入室者戴口罩,污染物必须消毒。而结核病因其传染性且有长距离传播性,尤其是结核杆菌又能在干燥的灰尘中存活,隔离还要注意痰液消毒勿用易受有机物影响的消毒剂,室内清扫要吸尘器或湿式清扫。

2. 肠道隔离 主要用于粪口传播的疾病。与病人接触要穿隔离衣,接触粪便要戴手套并彻底洗手,粪便污染的物品要消毒。

3. 接触隔离 主要用于通过接触而传播的疾病隔离,如尿路感染、皮肤病、外科伤口感染,以防止来自这些病人的获得性感染。接触病人要穿隔离衣、彻底洗手,所用物品严格消毒。

4. 保护性隔离 对一些抵抗力低下的病人要采取保护性措施,如白血病、大面积烧伤、慢性病老人、新生儿、免疫缺陷等病人。

4. **严格遵守无菌技术操作规程** 医护人员在进行各项医疗、护理操作时,应严格遵守无菌操作规程,减少医源性感染。如注射加药时,要做到操作环境的净化、玻璃安瓿的正确切割,正确抽吸药液,以最大限度地控制和防止加药过程中微粒的污染。进行导尿时,要掌握导尿的指征、无菌导尿术的正确操作方法,选用粗细合适的尿管。留置尿管时应采用一次性的密闭式集尿系统,每日进行一次会阴部护理,保持尿液通畅,引流管要低于膀胱水平,防止倒流。每天更换集尿袋,更换时严格执行无菌操作。进行静脉留置导管时,穿刺部位要严格灭菌消毒,熟练掌握穿刺技术,穿刺成功后,妥善固定留置针管,避免穿刺部位的污染。每天更换输液装置,预防感染。每天对导管入口处进行仔细检查,并进行清洁消毒处理等,做到卫生洗手和保洁。

知识链接

七步洗手法

第一步,洗手掌。流水湿润双手,涂抹洗手液或肥皂,掌心相对,手指并拢相互揉搓。

第二步,洗背侧指缝。手心对手背沿指缝相互揉搓,双手交换进行。

第三步,洗掌侧指缝。掌心相对,双手交叉沿指缝相互揉搓。

第四步,洗拇指。一手握另一手大拇指旋转揉搓,双手交换进行。

第五步,洗指背。弯曲各手指关节,半握拳把指背放在另一手掌心旋转揉搓,双手交换进行。

第六步,洗指尖。弯曲各手指关节,把指尖合拢在另一手掌心旋转揉搓,双手交换进行。

第七步,洗手腕、手臂。揉搓手腕、手臂,双手交换进行。

5. 合理使用药物 加强对医务工作者的知识更新,使用抗生素时要严格掌握其适应证和用药原则,必要时根据药敏试验结果选择用药,禁止以广谱抗生素作为预防感染的手段。联合用药时,应选择有协同或相加作用的组合,多采用二联用药,一般不采用三联及三联以上用药,并适当减少各药剂量,以减轻不良反应。力争使抗菌药物使用率控制在50%以下。

第五节 突发公共卫生事件及应急处理

 案例 8-6

一起由豆奶引发的事件

2003年3月19日上午10时开始,某省某市8所小学3936名学生中,陆续有学生出现了腹痛、头晕、恶心等症状。至3月20日,出现相同症状的学生人数不断增加,有部分学生出现症状反复。截至4月8日晚,出现类似症状的学生达2500人,到医院接受治疗的学生为4474人次,其中住院治疗494人次。

该事件发生后引起了省市部门及领导的高度重视。3月19日当天,得知消息后,某市领导及相关卫生部门立刻赶往医院,探望就诊学生,组织治疗,同时要求卫生防疫部门高度重视,在对学生积极治疗的同时,尽快查清事件原因。经过医院全力抢救,绝大部分学生在治疗5个月后逐渐恢复,有1名学生死亡。

卫生防疫部门通过20多天深入调查,经过鉴定,这次中毒事件和学生们饮用的由某市宝润乳业有限公司生产的"高乳营养学生豆奶"有关。

思考:

1. 这起事件有什么特点?

2. 护理人员在此类事件中,应做哪些工作?

近年来,国内外突发公共卫生事件层出不穷,如2001年美国的"9·11"事件,2003年在我国暴发的传染性非典型肺炎,2004年的禽流感疫情,2009年4月起始于墨西哥并迅速波及全球的甲型H1N1流感等无一不对公众健康和生命造成重大危害,对经济和社会发展也造成了重要影响。突发公共卫生事件已成为重要的公共卫生问题。

为了有效预防、及时控制和消除突发公共卫生事件的危害,保障公众身体健康与生命安全,维护正常的社会秩序,我国出台了一系列相关法规条例。2003年5月9日经国务院第7次常务会议通过的第一个有关突发公共卫生事件的《突发公共卫生事件应急条例》正式公布施行;2003年11月7日,卫生部发布了《突发公共卫生事件与传染病疫情监测信息报告管理办法》;2005年12月17日,卫生部发布了《国家突发公共卫生事件相关信息报告管理工作规范(试行)》,并从2006年1月1日起开始实行。以上法规条例的制定,为我国应对突发公共卫生事件提供了法律指导,标志着我国对突发公共卫生事件的处理进入了法制化管理的阶段,也标志着我国突发公共卫生事件应急机制的进一步完善。

一、概述

(一)突发公共卫生事件的概念、特征与分类

1. 突发公共卫生事件的概念 突发公共卫生事件(public health emergency)是指突然发生的造成了或者可能造成社会公众健康严重损害的重大传染病疫情、群体性不明原因疾病、重大食物和职业中毒以及其他严重影响公众健康的事件。引起突发公共卫生事件的病因可以是生物因素、物理因素、化学因素,也可以是自然灾害、意外事故或人为因素。

2. 突发公共卫生事件的特征

(1)突发性 突发公共卫生事件的发生一般难以预测,多为突然发生,有的甚至事先没有预兆,所以必须在短时间内进行分析和判断,作出应对措施。例如,传染性非典型肺炎的出现,事先没有先兆,未能预料,具有突发性。

(2)公共性 突发公共卫生事件影响区域广,涉及人员多,且为不特定的人群,所有事件发生时在事件影响范围内的人群都有可能受到危害。有人把这种现象称为"多米诺骨牌"效应,是指在一个相互联系的系统中,一个很小的初始能量就可能产生一连串的连锁反应。

(3)危害性 突发公共卫生事件往往病情严重,主要表现为发病人数多或病死率高。有些疾病甚至难以诊断或是没有特效药,给治疗带来很多困难。例如1976年在美国发生的军团病,共有221人发病,病死率为15.4%。当时使用青霉素、庆大霉素治疗都无效,后

来才发现使用红霉素疗效很好。除了对公众健康和生命的威胁外,突发公共卫生事件还会给社会稳定、政治、经济发展、生态环境等造成不同程度的影响。突发公共卫生事件的危害性既可以是事件导致的即时性危害,也可以是由事件引发的继发性危害,例如,事件引发的公众恐慌、焦虑情绪等,以及对社会、政治、经济的影响等。

知识链接

突发公共卫生事件的心理伤害

严重的突发公共卫生事件往往会对人造成强烈刺激,容易产生焦虑、神经症、忧郁、恐慌等心理问题。美国纽约医学会研究发现,9.7%的纽约人在“9・11”事件后的1~2个月内表现出临床抑郁症状,7.5%的人出现应激障碍,大约100万纽约人在恐怖袭击后数周内表现出了精神障碍。精神病医生们称,在每年9月,他们将为更多的焦虑、抑郁和滥用药品的人提供精神心理治疗。这是纽约历史上规模最大的“群体性突发心理疾病”。

同样的情况出现在我国汶川大地震后。据估计,汶川地震中直接和间接受到心理伤害的群众及救灾人员将不少于50万人,有些人还会留下长期的心理问题。如表现为不断做噩梦、精神长期高度紧张、强迫症(如走到哪里都要查看建筑结构和地质结构,找出房子里最安全的地方,习惯在睡觉时穿着衣服开着门,并且在床头柜上放上手电筒、水和食物等)。他们不愿回忆地震当时的情形,却又不由自主地回忆。对这些人的心理援助已经成为地震后迫切解决的问题之一。

3. 突发公共卫生事件的分类 对突发公共卫生事件进行科学分类管理,可以从容有序地应对突发公共卫生事件,并将其造成的损失和影响降到最低限度。国务院制定并颁布的《突发公共卫生事件应急条例》、卫生部颁发的《国家救灾防病与突发公共卫生事件信息报告管理规范》以及《突发公共卫生事件应急指引》对突发公共卫生事件的范畴进行了不同程度的界定,按其性质,突发公共卫生事件基本可以分为四大类。

(1)重大传染病疫情 传染病在集中的时间、地点发生,发病率超出平常的发病水平,包括《中华人民共和国传染病防治法》规定的传染病或新的传染病暴发或流行严重的疫情。随着社会的发展,我国的传染病出现了一些变化,某些传染病死灰复燃(如结核病、性病等),又不断出现新发传染病(如艾滋病、传染性非典型肺炎、人感染高致病性禽流感、甲型H1N1流感等),使得传染病疫情不断发生。

(2)群体性不明原因疾病 在短时间(2周)内,某个相对集中的区域(同一医疗机构、自然村、社区、建筑工地、学校等集体单位)内同时或者相继出现多个(3个以上)相同临床表现的病人,经县级以上医院组织专家会诊,不能诊断或解释病因,有重症病例或死亡病例发生的疾病。此类突发公共卫生事件,由于原因不明而往往不能立即采取快速有效的控制措施,也缺乏有效的预防手段,很容易造成疾病的暴发流行,后果往往比较严重。如传染性非典型肺炎、人感染高致病性禽流感在流行初期就属于群体性不明原因疾病。

(3)重大中毒事件 根据中毒类型和引起中毒的物质不同,可引发突发公共卫生事件的中毒事件有多种,如食物中毒、职业中毒、药物中毒等。其中比较常见的是食物中毒和职业中毒,往往容易出现集体暴发。造成中毒人数超过30人或出现死亡1例以上的食物或饮水中毒;短期内3人以上或死亡1例以上的职业中毒,都是属于重大中毒事件。

(4) 其他严重影响公众健康的事件如下。

① 自然灾害　我国可引发公共卫生事件的自然灾害主要有气象灾害、海洋灾害、洪水灾害、地质灾害、地震灾害、农作物灾害、森林灾害等。近年来,我国的自然灾害频发,如2008年1月发生的暴风雪灾害,2008年5月发生的汶川大地震,都造成了巨大的财产和生命损失。自然灾害除了直接影响外,往往还带来诸多的公共卫生问题。由于破坏了人与其生活环境间的生态平衡,形成了传染病发生与流行的条件,从而使潜在的传染病暴发的危险性增加。如绝大多数自然灾害都可能造成饮用水供应系统的破坏,这可能使在灾害发生后早期容易引起大规模的肠道传染病的暴发和流行。另外,临时安置点等人口居住的拥挤状态,有利于一些通过人与人之间密切接触传播的疾病如呼吸道传染病的传播和流行。

② 重大环境污染事故　在化学品的生产、运输、储存、使用和废弃处理过程中,由于各种原因引起化学品从其包装容器或在生产和使用环节中泄漏,造成生活饮用水污染、大气污染等严重危害或影响公众健康的事件。

③ 核事故和放射性辐射事故　核反应堆运转事故、放射源丢失事故、放射性物质事故等造成或可能造成公众健康严重影响或严重损害的突发事件。

④ 恐怖袭击事件　包括生物恐怖事件、化学恐怖事件、核恐怖事件等。

⑤ 其他对公众健康可能造成危害的突发事件　如严重威胁公众健康的水、环境、食品污染和放射性,有毒有害化学性物质丢失、泄漏;医源性感染暴发;药品或免疫接种引起的群体性反应或死亡事件;有潜在威胁的传染病动物宿主、媒介生物发生异常等。

(二) 突发公共卫生事件的分级

根据突发公共卫生事件性质、危害程度、涉及范围,突发公共卫生事件划分为特别重大(Ⅰ级)、重大(Ⅱ级)、较大(Ⅲ级)和一般(Ⅳ级)四级,分别用红色、橙色、黄色和蓝色进行预警。

1. 特别重大突发公共卫生事件(Ⅰ级)　有下列情形之一的为特别重大突发公共卫生事件(Ⅰ级)。

(1) 肺鼠疫、肺炭疽在大、中城市发生并有扩散趋势,或肺鼠疫、肺炭疽疫情波及2个以上的省份,并有进一步扩散趋势。

(2) 发生传染性非典型肺炎、人感染高致病性禽流感病例,并有扩散趋势。

(3) 涉及多个省份的群体性不明原因疾病,并有扩散趋势。

(4) 发生新传染病或我国尚未发现的传染病发生或传入,并有扩散趋势,或发现我国已消灭的传染病重新流行。

(5) 发生烈性病菌株、毒株、致病因子等丢失事件。

(6) 周边以及与我国通航的国家和地区发生特大传染病疫情,并出现输入性病例,严重危及我国公共卫生安全的事件。

(7) 国务院卫生行政部门认定的其他特别重大突发公共卫生事件。

2. 重大突发公共卫生事件(Ⅱ级)　有下列情形之一的为重大突发公共卫生事件(Ⅱ

级)。

(1) 在一个县(市)行政区域内,一个平均潜伏期内(6天)发生5例以上肺鼠疫、肺炭疽病例;或者相关联的疫情波及2个以上的县(市)。

(2) 发生传染性非典型肺炎、人感染高致病性禽流感疑似病例。

(3) 腺鼠疫发生流行,在一个市(地)行政区域内,一个平均潜伏期内多点连续发病20例以上,或流行范围波及2个以上市(地)。

(4) 霍乱在一个市(地)行政区域内流行,1周内发病30例以上,或波及2个以上市(地),有扩散趋势。

(5) 乙类、丙类传染病波及2个以上县(市),1周内发病水平超过前5年同期平均发病水平2倍以上。

(6) 我国尚未发现的传染病发生或传入,尚未造成扩散。

(7) 发生群体性不明原因疾病,扩散到县(市)以外的地区。

(8) 发生重大医源性感染事件。

(9) 预防接种或群体预防性服药出现人员死亡。

(10) 一次食物中毒人数超过100人并出现死亡病例,或出现10例以上死亡病例。

(11) 一次发生急性职业中毒50人以上,或死亡5人以上。

(12) 境内外隐匿运输、邮寄烈性生物病原体、生物毒素造成我境内人员感染或死亡的。

(13) 省级以上人民政府卫生行政部门认定的其他重大突发公共卫生事件。

3. 较大突发公共卫生事件(Ⅲ级) 有下列情形之一的为较大突发公共卫生事件(Ⅲ级)。

(1) 发生肺鼠疫、肺炭疽病例,一个平均潜伏期内病例数未超过5例,流行范围在一个县(市)行政区域以内。

(2) 腺鼠疫发生流行,在一个县(市)行政区域内,一个平均潜伏期内连续发病10例以上,或波及2个以上县(市)。

(3) 霍乱在一个县(市)行政区域内发生,1周内发病10~29例,或波及2个以上县(市),或市(地)级以上城市的市区首次发生。

(4) 一周内在一个县(市)行政区域内,乙、丙类传染病发病水平超过前5年同期平均发病水平1倍以上。

① 痢疾、甲肝、伤寒、副伤寒、麻疹 在一个县(市)行政区域内,同一事件累计发病100例以上;或者累计发病10例以上并出现死亡病例。

② 流脑、出血热 在一个县(市)行政区域内,同一事件累计发病10例以上,并出现死亡病例。

③ 流行性感冒 在一个县(市)行政区域内,同一事件累计发病数500例以上。

(5) 在一个县(市)行政区域内发现群体性不明原因疾病。

(6) 一次食物中毒人数超过100人,或出现死亡病例。

(7) 预防接种或群体预防性服药出现群体心因性反应或不良反应。

(8) 一次发生急性职业中毒10~49人,或死亡4人以下。

（9）市（地）级以上人民政府卫生行政部门认定的其他较大突发公共卫生事件。

4. 一般突发公共卫生事件（Ⅳ级） 有下列情形之一的为一般突发公共卫生事件（Ⅳ级）。

（1）腺鼠疫在一个县（市）行政区域内发生，一个平均潜伏期内病例数未超过10例。

（2）霍乱在一个县（市）行政区域内发生，1周内发病9例以下。

（3）一次食物中毒人数30～99人，未出现死亡病例。

（4）一次发生急性职业中毒9人以下，未出现死亡病例。

（5）县级以上人民政府卫生行政部门认定的其他一般突发公共卫生事件。

二、突发公共卫生事件的应急处理

突发公共卫生事件的应急处理是一个复杂的系统工程，应当遵循预防为主、常备不懈的方针，贯彻统一领导、分级负责、反应及时、措施果断、依靠科学、加强合作的原则。目的在于有效地预防、及时地控制和消除突发公共卫生事件的危害，包括预防与应急准备、报告、应急处理及终止。

（一）突发公共卫生事件的应急准备

1. 预防与应急准备

（1）突发公共卫生事件的监测 突发公共卫生事件由于其危害严重，往往带来不可估量的损失，开展突发公共卫生事件的监测，可以早期采取控制措施，最大限度地减少事件带来的直接伤亡和对公众健康的其他影响。

① 突发公共卫生事件的监测过程 突发公共卫生事件的监测应贯彻突发公共卫生事件的整个过程，包括：a. 在突发公共卫生事件发生之前，连续、系统地收集、分析和解释同突发事件有关的各种公共卫生信息，包括突发公共卫生事件本身，并对突发公共卫生事件提出预警预报，使处在决策和应急岗位的人员及时掌握信息，及时作出反应；b. 在突发公共卫生事件发生期间，系统地收集、分析和解释对人们健康的危害及程度、其他负面影响情况，以及干预措施和效果等信息，并及时地把分析结果和解释信息分发给应该知道的人，包括社区和公众；c. 在突发公共卫生事件结束后，继续系统地收集与事件有关的信息，以总结经验教训，评价干预措施和效果，为调整公共卫生政策和策略、增进人们健康服务。

国家建立统一的突发公共卫生事件监测、预警与报告网络体系，包括法定传染病、突发公共卫生事件监测报告网络、症状监测网络、实验室监测网络、出入境口岸卫生检疫、监测网络以及全国统一的举报电话等。各级医疗、疾病预防控制、卫生监督和出入境检疫机构负责突发公共卫生事件的日常监测工作。建立突发公共卫生事件的监测体系主要遵循时效原则、规范原则、安全原则和开放原则。

② 突发公共卫生事件的监测内容 a. 传染病疫情监测：《传染病防治法》规定的甲类、乙类和丙类传染病病人；甲类、乙类传染病疑似病人；甲类和乙类传染病中的传染性非典型肺炎、艾滋病、肺炭疽、脊髓灰质炎、伤寒、副伤寒、痢疾、梅毒、淋病、乙型肝炎、白喉、疟疾的病原携带者；其他传染病（包括新发）病人。b. 基本卫生监测：食品卫生（如食品、食源性疾病）、职业卫生（如职业病、工作场所）、放射卫生（如放射源）、环境卫生（如水源污染、公共场所环境）；社会因素、自然因素、行为因素（包括医源性感染）和死因等；卫生资源与应急能力

分布情况。c. 其他监测：发生或者发现不明原因的群体性疾病，发生传染病菌种、毒种丢失，发生或者可能发生重大食物和职业中毒事件，自然灾害、人为灾害引发或可能引发的突发公共卫生事件等。

③ 突发公共卫生事件的监测方法　a. 日常突发公共卫生事件与传染病监测。卫生行政部门负责制定突发公共卫生事件与传染病疫情监测信息报告工作实施方案，并组织实施与统一监督管理。各级各类医疗卫生机构为责任报告单位，应建立或指定专门的部门和人员，配备必要的网络设备，保证突发公共卫生事件和疫情监测信息的网络直接报告，以及配合疾病预防控制机构开展流行病学调查和标本采样。疾病预防控制机构除疫情报告外，还同时负责对医疗机构的疫情监测工作进行监督管理。b. 专病监测。为了消灭或加速控制某种疾病，或控制病因不明疾病，常需要建立专病监测系统，其监测内容与方式因病而异，一般包括详尽的流行病学监测资料、实验室监测资料等，必要时建立症状监测系统，如传染性非典型肺炎的早期预警症状报告系统，此外还有实验室监测系统，如艾滋病、禽流感防治建立了以实验室监测为主的报告系统。监测范围可有设点监测、全面监测、以点带面监测和典型区域监测等。c. 灾害疾病监测。在不可抗拒的灾害期间和灾后较长时间内，收集灾区（灾民或抗灾群体）和有关地区潜在的疾病隐患、与灾害有关的疾病发生频率及其影响因素，并做出专题分析、解释，提供各级政府和有关部门抗灾防病治病决策参考，评价防治措施的效果。d. 基本卫生信息收集。根据国家有关统计制度，定期或不定期地收集食品、职业、放射、环境卫生有关信息，收集卫生资源与突发事件应对能力分布信息。

（2）突发公共卫生事件的预警　指卫生行政部门根据监测网络提供的信息，分析评价后认为突发公共卫生事件可能发生，及时向社会发布预警报告。预警信息一般包括事件的性质、级别、起始时间、可能影响范围、警示事项、应采取的措施等。

知识链接

突发公共卫生事件与传染病疫情监测信息报告管理办法

各级各类医疗机构承担责任范围内突发公共卫生事件和传染病疫情监测信息报告任务，具体职责如下。

（1）建立突发公共卫生事件和传染病疫情信息监测报告制度，包括报告卡和总登记簿、疫情收报、核对、自查、奖惩。

（2）执行首诊负责制，严格门诊工作日志制度以及突发公共卫生事件和疫情报告制度，负责突发公共卫生事件和疫情监测信息报告工作。

（3）建立或指定专门的部门和人员，配备必要的设备，保证突发公共卫生事件和疫情监测信息的网络直接报告。门诊部、诊所、卫生所（室）等应按照规定时限，以最快通讯方式向发病地疾病预防控制机构进行报告，并同时报出传染病报告卡。报告卡邮寄信封应当印有明显的"突发公共卫生事件或疫情"标志及写明××疾病预防控制机构收的字样。

（4）对医生和实习生进行有关突发公共卫生事件和传染病疫情监测信息报告工作的培训。

（5）配合疾病预防控制机构开展流行病学调查和标本采样。

预警系统是一个复杂的系统工程，它主要包括上述监测信息的收集与整合、建立预警评价指标体系、预警事件评价与推断分析、突发事件报警、报警事件的受理与反馈等过程。首先，根据不同突发公共卫生事件的特征，遵循敏感性、及时性、可操作性的原则来选择能反映其发生先兆的一系列有内在联系的监测指标，然后将不同来源的信息数据整合形成综合的信息平台，并与同期的基线资料进行对比分析，如超出预定的警戒线，则应发出预警。同时，必须建立预警信息的反馈机制，信息的反馈分为纵向和横向两个方向。纵向包括向上反馈给卫生行政部门，向下反馈给下级监测机构；横向包括反馈给有关的医疗卫生机构、科研单位以及社会公众。

（3）突发公共卫生事件的应急预案　为了能有效应对突发公共卫生事件，应尽可能减少其带来的各种损害，必须制定突发公共卫生事件的应急预案。应急预案的制定和实施，在大多数情况下是根据权限范围和岗位职责而定的。国务院卫生行政主管部门制定全国突发事件应急预案，省、自治区、直辖市人民政府根据全国突发事件应急预案，结合本地实际情况，制定本行政区域的突发事件应急预案。《国家突发公共卫生事件应急预案》中规定医疗机构的职责如下：①开展病人接诊、收治和转运工作，实行重症和普通病人分开管理，对疑似病人及时排除或确诊；②协助疾控机构人员开展标本的采集、流行病学调查工作；③做好医院内现场控制、消毒隔离、个人防护、医疗垃圾和污水处理工作，防止院内交叉感染和污染；④做好传染病和中毒病人的报告，对因突发公共卫生事件而引起身体伤害的病人，任何医疗机构不得拒绝接诊；⑤对群体性不明原因疾病和新发传染病做好病例分析与总结，积累诊断治疗的经验，重大中毒事件，按照现场救援、病人转运、后续治疗相结合的原则进行处置；⑥开展科研与国际交流，开展与突发事件相关的诊断试剂、药品、防护用品等方面的研究，开展国际合作，加快病源查寻和病因诊断。

除上述规定的职责外，各级医疗卫生机构也应制定自己的应急预案，主要是明确本级医疗机关的组织指挥、机构配置、任务区分、处理技术和保障措施等，即医院根据突发公共卫生事件的实际情况，制定的本院一系列应对预案。同时，医疗机构还应通过各种形式的培训，提高医护人员对突发公共卫生事件的危机意识，掌握严重社会公众健康的重大传染病的临床症状、诊断标准、治疗原则、消毒、隔离、防护措施和技术要求，熟悉重大食物中毒和职业中毒的救治方法、防护措施，了解群体性不明原因疾病的处理程序、危重抢救的基本原则等，并定期演练，增强医护配合的熟练程度，以及加强各相关科室之间的协作，为应对突发公共卫生事件做好技术准备。提高医护人员的职业道德和素养，尤其是护士的人文关怀在突发公共卫生事件的应急处置中具有不可忽视的作用；重视医护人员的心理素质的培养，使其在应对突发公共卫生事件时能保持较好的心理护理和自我调整的能力。

2. 突发公共卫生事件的报告制度

（1）报告原则　①初次报告要快，在突发公共卫生事件发生的第一时间进行上报；②阶段报告要新，在突发公共卫生事件发展过程中及时更新信息；③总结报告要全，突发公共卫生事件终止后对整起事件的全过程进行总结，包括发生原因、危害程度、进展情况、采取措施及效果、经验教训等。

（2）报告内容

① 事件信息 主要包括：事件名称、事件类别、发生时间、地点、涉及的地域范围、人数、主要症状与体征、可能的原因、已经采取的措施、事件的发展趋势、下步工作计划等，并填写《突发公共卫生事件相关信息报告卡》和相关类别的扩展信息。

② 事件发生、发展、控制过程信息 分为初次报告、进程报告、结案报告三种。

a.初次报告 报告内容包括事件名称、初步判定的事件类别和性质、发生地点、发生时间、发病人数、死亡人数、主要的临床症状、可能原因、已采取的措施、报告单位、报告人员及通讯方式等。

b.进程报告 报告事件的发展与变化、处置进程、事件的诊断和原因或可能因素，势态评估、控制措施等内容。同时，对初次报告的《突发公共卫生事件相关信息报告卡》进行补充和修正。重大及特别重大突发公共卫生事件至少按日进行进程报告。

c.结案报告 在确认事件终止后 2 周内，对事件的发生和处理情况进行总结，分析其原因和影响因素，并提出今后对类似事件的防范和处置建议。

（3）报告方式、时限和程序 各级各类医疗卫生机构负责报告发现的突发公共卫生事件相关信息。在获得相关信息后，应当在 2 h 内以电话或传真等方式向属地疾病预防控制机构报告，具备网络直报条件的医疗单位还应同时进行网络直报，不具备网络直报条件的医疗单位，应采用最快的通讯方式将《突发公共卫生事件相关信息报告卡》报送疾病预防控制机构，由疾病预防控制机构对信息进行审核确定真实性，并在 2 h 内进行网络直报，同时以电话或传真等方式报告同级卫生行政部门。接到突发公共卫生事件相关信息报告后，卫生行政部门应当尽快组织有关专家（主要有流行病学人员、相关专业人员、检验人员等）进行现场调查，如确认为实际发生突发公共卫生事件，应根据不同的级别及时组织采取相应的措施，并在 2 h 内向本级人民政府报告，同时向上一级人民政府卫生行政部门报告。

（4）报告的订正与转归 各级医疗机构的责任疫情报告人员应对上报的突发公共卫生事件报告卡及时进行错项、漏项、逻辑错误等检查，对有疑问的报告卡必须及时核实；对已报告的突发公共卫生事件，在治疗或核实过程中，若诊断发生变化或发现填报错误，医务人员应及时上报疫情报告人员，进行网上订正报告；若病人出院或死亡及时进行网上转归报告；对漏报者应及时予以补报。具备网络直报条件的医疗机构还应每日对网络报告信息进行查重，对重复报告信息进行删除。

（5）疫情报告实施属地化管理 县级以上各级各类医疗机构发现突发公共卫生事件和传染病疫情，应向所在地县级疾病预防控制机构报告。甲类及按甲类管理的传染病病人、接触者若离开发病地，发病地卫生行政部门应向离开到达地卫生行政部门通报。

（二）突发公共卫生事件的应急处理

突发公共卫生事件的发生难以预测，而且一旦发生往往发展迅速，短时间内就可造成人员和财产的严重损失。因此，突发公共卫生事件的应急处理就必须遵循预防为主、常备不懈的方针，建立和完善突发公共卫生事件的应急反应体系，制定应急预案，一旦发生突发公共卫生事件能立即响应，在短时间内使事态得到控制，保障人民群众的生命财产安全以及社会稳定和经济发展。

1. 应急反应的原则

（1）统一领导、分级响应的原则 发生突发公共卫生事件时，事发地的县级、市（地）

级、省级人民政府及其有关部门按照分级响应的原则,启动相应应急预案,作出相应级别的应急反应,并根据事件发展的进程,随时进行调整。

特别重大突发公共卫生事件的应急处置工作由国务院或国务院卫生行政部门和有关部门组织实施,开展相应的医疗卫生应急、信息发布、宣传教育、科研攻关、国际交流与合作、应急物资与设备的调集、后勤保障以及督导检查等工作。事发地省级人民政府应按照国务院或国务院有关部门的统一部署,结合本地区实际情况,组织协调市(地)、县(市)人民政府开展突发公共卫生事件的应急处置工作。

特别重大级别以下的突发公共卫生事件的应急处置工作由地方各级人民政府负责组织实施。超出本级应急处置能力时,地方各级人民政府要及时报请上级人民政府和有关部门提供指导和支持。

(2)调查与控制并举的原则　对突发公共卫生事件的现场处置,应坚持调查和控制并重的原则。若流行病学病因(主要指传染源或污染来源、传播途径或暴露方式、易感人群或高危人群)不明,应以调查为重点,尽快查清事件的原因。对有些突发公共卫生事件,特别是新发传染病暴发时,很难在短时间内查明病原的,应尽快查明传播途径及主要危险因素,控制疫情蔓延。调查的目的是为了更好地采取针对性的措施,提高防制效果,故在调查的同时医疗机构应积极采取各种可能的方法和措施救治病人,配合卫生行政部门控制事态发展,最大程度地保障人民群众的生命财产安全。

(3)分工合作、联防联控原则　在各级人民政府的领导和各级卫生行政部门的指导下,各级相关机构实行分工合作,做好现场的突发公共卫生事件调查和应急处置工作。对于涉及跨区域的突发公共卫生事件,还应加强区域合作。

(4)信息互通、及时发布原则　各级相关机构对于突发公共卫生事件的报告、调查、处置的相关信息应建立信息交换渠道,并按规定权限,及时公布事件有关信息,医务人员除救治病人外,还应向公众做好解释和心理辅导工作,宣传正确的防病知识,消除群众的心理顾虑,传达政府对群众的关心,正确引导群众积极参与疾病预防和控制工作。

2. 应急处置的组织体系及职责

(1)应急指挥机构　为了有效处置突发公共卫生事件,原卫生部在国务院统一领导下,根据实际需要,提出成立全国突发公共卫生事件应急指挥部。地方各级人民政府卫生行政部门依照职责和本方案的规定,在本级人民政府统一领导下根据实际需要,向本级人民政府提出成立地方突发公共卫生事件应急指挥部的建议。各级人民政府根据本级人民政府卫生行政部门的建议和实际工作需要,决定是否成立地方应急指挥部。

(2)医疗卫生专业机构的职责和分工

① 疾病预防控制机构主要负责进行突发公共卫生事件的流行病学和卫生学调查、实验室检测样本的采集和检测,同时要提出具体的疾病预防控制措施(如消毒、隔离、医学观察等),并指导相关单位加以落实。

② 卫生监督机构主要协助卫生行政部门对事件发生地区的食品卫生、环境卫生以及医疗卫生机构的疫情报告、医疗救治、传染病防治等进行卫生监督和执法稽查。

③ 医疗机构主要负责病例(疫情)的诊断和报告,并开展临床救治。有条件的医疗机构应对突发公共卫生事件信息按规定时限及时进行网络直报,并上报所在辖区内的疾病预

防控制机构。及时开展对因突发事件致病的人员的医疗救护和现场救援,对就诊病人必须接诊治疗,并按照可能的病因假设采取针对性的治疗措施,积极抢救危重病例,尽可能减少并发症,降低病死率;一旦有明确的实验室检测结果,医疗机构应及时调整治疗方案,做好病例尤其是危重病例的救治工作;对传染病病人密切接触者采取医学观察措施,落实医院内的各项疾病预防控制措施,防止交叉感染和污染。同时,医疗机构应主动配合疾病预防控制机构开展事件的流行病学和卫生学调查、实验室检测样本的采集等工作。

3. 现场控制措施　应急处置中的现场预防控制措施需要根据疾病的性质来确定,主要是根据疾病的传染源或危害源、传播或危害途径以及疾病的特征决定应该采取的控制策略和措施。对于不明原因的疾病,需要在调查过程中尽快明确疾病发生的原因,若一时无法查明,应根据最大可能采取应对措施。在处置过程中,还应根据对已采取的控制措施的效果评价,以及疾病原因的进一步调查结果,及时对控制策略与措施进行修正、补充和完善,遵循边控制、边调查、边完善的原则,力求最大限度地降低突发公共卫生事件的危害。

不同类型的突发公共卫生事件,其现场控制措施不完全相同。传染病的现场控制措施主要以隔离救治病人、对密切接触者进行医学观察、疫源地消毒、保护易感人群为主;食物、职业中毒事件则主要采取快速救治病人、查找污染源、切断传播途径等措施。若波及范围较大,还应做好公共场所管理,尤其是车站、商场等人群密集场所和学校、幼托机构等易感人群集中场所的预防控制工作,同时医务人员应及时配合卫生行政部门开展健康知识宣传,提高公众自我保护能力,防止疫情蔓延。

知识链接

医院发现传染性非典型肺炎疑似病例后的应急处理

医院发现传染性非典型肺炎疑似病例后,应立即采取应急措施,主要应做好以下几点。

(1) 启动突发公共卫生事件应急预案,成立应急指挥小组。

(2) 迅速将疫情报告疾病预防控制机构和卫生行政部门,配合他们做好流行病学调查、样本采集等工作。

(3) 将病人隔离治疗,对密切接触者实施医学观察。

(4) 做好隔离区和病人排泄物、分泌物的消毒处理。

(5) 医务人员做好个人防护,防止交叉感染。

(6) 做好病人及接触者的心理辅导工作。

在突发公共卫生事件处置过程中,需要根据疾病的临床特点、流行病学特征以及实验室检测结果,鉴别有无传染性及其大小、确定危害程度及其范围等,采取相应的防护措施保护易感人群,包括医务人员。例如,医务人员在救治传染或疑似传染病病人过程中,应使用各种防护用品,包括防护服、防护帽、口罩、手套、防护眼镜等,以及做好消毒隔离工作,防止发生医源性感染。一般来说,在突发公共卫生事件的处置初期,如危害因素不明或其浓度、存在方式不详,应按照类似事件最严重性质的要求进行防护。对于原因尚难判断的情况,应该由现场的疾控专家根据其可能的危害水平,决定防护等级,一旦明确病原学,应按相应的防护级别进行防护。

知识链接

防护服的分类

防护服由上衣、裤、帽等组成,按其防护性能可分为四级。

1. A级防护　能对周围环境中的气体与液体提供最完善保护。
2. B级防护　适用于环境中的有毒气体或其他物质对皮肤危害不严重时。
3. C级防护　适用于低浓度污染环境或现场支持作业区域。
4. D级防护　适用于现场支持性作业人员。

4. 应急反应的终止　特别重大突发公共卫生事件由国务院卫生行政部门组织有关专家进行分析论证,提出终止应急反应的建议,报国务院或全国突发公共卫生事件应急指挥部批准后实施。特别重大以下突发公共卫生事件由地方各级人民政府卫生行政部门组织专家进行分析论证,提出终止应急反应的建议,报本级人民政府批准后实施,并向上一级人民政府卫生行政部门报告。上级人民政府卫生行政部门,根据下级人民政府卫生行政部门的请求,及时组织专家对突发公共卫生事件应急反应终止的分析论证提供技术指导和支持。确认应急反应终止后,应对本次突发公共卫生事件进行总结,对采取的控制措施、效果进行评价,作出总结报告。

小 结

　　传染病在人群中流行的基本环节包括传染源、传播途径和易感人群,缺一不可。因此,预防和控制传染病包括控制传染源、切断传播途径、保护易感人群三个方面的措施。控制传染源主要是针对病人,采取早发现、早诊断、早报告、早隔离、早治疗的"五早"措施;切断传播途径包括改善环境卫生,消毒、杀虫、灭鼠等;保护易感人群主要是通过预防接种即人工免疫提高人群对传染病的特异性免疫力,我国还通过实行计划免疫程序来保护儿童等易感人群。

　　与传染病相对的是慢性非传染性疾病,包括心脑血管疾病、恶性肿瘤等几大类疾病,它们已经成为危害人民健康的最主要问题。慢性非传染性疾病的发生与多种因素有关,主要是不良生活行为方式、心理因素、遗传等。因此,预防和控制慢性非传染性疾病的主要措施是通过健康教育,使人们改变不良的生活行为方式,以及做好早发现、早诊断、早治疗的二级预防工作。社会病是指社会因素起决定作用,与现代生活方式密切相关的社会病理现象,必须通过社会综合措施进行防制,包括卫生立法、通过健康教育提高人群的知识水平和心理素质水平、积极自我保健等。

　　医源性感染是指病人、医务工作者、陪护者和探视者在医院内获得的一切感染。若病人在住院期间感染,出院后才发病者列为医源性感染。而住院前已感染,住院后发病者不属于医源性感染。医源性感染可分为外源性感染和内源性感染。医源性感染由细菌、真菌、病毒等的病原体引起。原因及流行环节多而复杂,主要是医疗机构管理不规范,缺少严格的日常监督、检测措施。其主要防制措施是,加强医院感染监测,加强医院管理,严格执行消毒隔离制度,严格遵守无菌技术操作规程,合理使用抗菌药物。

突发公共卫生事件是指突然发生,造成或者可能造成社会公众健康严重损害的重大传染病疫情、群体性不明原因疾病、重大食物和职业中毒以及其他严重影响公众健康的事件。突发公共卫生事件具有突发性、公共性、危害性的特征。根据其性质、危害程度、范围,可以将突发公共卫生事件划分为特别重大(Ⅰ级)、重大(Ⅱ级)、较大(Ⅲ级)和一般(Ⅳ级)四级。我国实行突发公共卫生事件的监测和预警制度,并制定突发公共卫生事件应急预案,以尽量减少突发公共卫生事件带来的损失和危害。我国以法律形式规定了突发公共卫生事件报告制度,包括报告的内容、方式、时限、程序等。突发公共卫生事件的应急处理主要包括应急指挥机构的建立、应急预案的启动、各医疗卫生机构分工合作、现场控制与调查,以及最后应急反应的终止等。

能力检测

一、名词解释

1. 预防接种

2. 医源性感染

3. 突发公共卫生事件

二、单项选择题

1. 下列哪项不是传染病流行的三个环节之一?(　　)

A. 传染源　　　　B. 传播途径　　　　C. 易感人群　　　　D. 流行特征

2. 根据《传染病防治法》,至 2009 年我国规定的传染病有三类(　　)种。

A. 35　　　　　　B. 37　　　　　　C. 38　　　　　　D. 39

3. 下列哪个是乙类传染病且按甲类管理?(　　)

A. 鼠疫　　　　　　　　　　　　B. 传染性非典型肺炎

C. 脊髓灰质炎　　　　　　　　　D. 流行性出血热

4. 下列各项措施中,属于保护传染病易感人群的是(　　)。

A. 给儿童接种卡介苗　　　　　　B. 清扫居民楼内的垃圾

C. 给医疗仪器消毒　　　　　　　D. 给儿童注射青霉素

5. 下列不属于心脑血管疾病的危险因素的是(　　)。

A. 吸烟　　　　　　B. 遗传　　　　　　C. 心理平衡　　　　D. 缺乏运动

6. 冠心病的预防措施不包括(　　)。

A. 戒烟限酒　　　　B. 控制高血压　　　C. 经常锻炼　　　　D. 药物干预

7. 与恶性肿瘤发生关系最密切的是(　　)。

A. 生物因素　　　　B. 物理因素　　　　C. 化学因素　　　　D. 气象因素

8. 恶性肿瘤的第一级预防措施不包括(　　)。

A. 保护环境　　　　B. 健康教育　　　C. 消除职业性损害　D. 健康体检

9. 预防艾滋病的措施包括(　　)。

A. 卫生立法　　　　B. 洁身自好　　　C. 健康教育　　　　D. 以上都是

10. 下列除哪项外,均属于社会病?(　　)

A. 自杀　　　　　　B. 吸毒　　　　　C. 性病　　　　　　D. 肥胖

11. 突发公共卫生事件可以分为(　　)。

A. 重大传染病疫情、重大中毒事件　　　B. 群体性不明原因疾病

C. 其他严重影响公众健康的事件　　　　D. 以上都是

12. 下列除哪项外,均是突发公共卫生事件的特征?(　　)

A. 公共性　　　　　B. 突发性　　　　C. 特殊性　　　　　D. 危害性

13. 一次食物中毒人数超过100人并出现死亡病例,这属于(　　)。

A. 特别重大突发公共卫生事件　　　　　B. 重大突发公共卫生事件

C. 较大突发公共卫生事件　　　　　　　D. 一般突发公共卫生事件

14. 医疗卫生机构获得突发公共卫生事件相关信息后,应当在多长时间内向属地卫生行政部门指定的专业机构报告?(　　)

A. 1 h　　　　　　B. 2 h　　　　　　C. 4 h　　　　　　D. 6 h

15. 医疗卫生机构在突发公共卫生事件中的职责不包括(　　)。

A. 监测和报告　　　　　　　　　　　　B. 救治病人

C. 协助疾病预防控制机构开展调查　　　D. 以上都是

三、简答题

1. 谈谈预防冠心病的方法。

2. 医源性感染的常见原因有哪些?

3. 作为一名护理工作者,如何做好医源性感染的监控及预防?

4. 护士在突发公共卫生事件中的主要职责是什么?

(王　丹)

第九章
卫生统计方法

 学习目标

1. 掌握：卫生统计的基本概念和基本步骤；常用平均数、标准差、变异系数的意义及应用条件；医学参考值范围的估计；均数的抽样误差及标准误的概念；标准误计算和假设检验的步骤；常用相对数的意义及应用注意事项；率的标准化法的意义；根据资料的类型选择适当的假设检验方法，并对结果作出科学的判断。

2. 熟悉：资料的来源、收集资料的要求；均数、中位数的计算；总体均数可信区间的估计、t 检验的条件、假设检验的注意事项；医学中常用的相对数指标及其计算。

3. 了解：频数表的编制步骤和用途、几何均数的计算及注意事项；全距、四分位数间距的计算和应用；假设检验的基本原理。

第一节　卫生统计学概述

 案例 9-1

某药治疗上呼吸道感染的疗效评价

某医师为研究某药治疗上呼吸道感染的疗效，随机抽取了上呼吸道感染病人 100 例作为研究对象，并用随机方法将研究对象分为两组，每组各 50 例，试验组用药物治疗，对照组给予安慰剂。结果试验组治愈 44 例，治愈率为 88.0%，对照组治愈 38 人，治愈率为 76.0%。故该医师认为该药治疗上呼吸道感染有效。

思考：

该医师的实验设计是否合理，结论是否正确？

统计学(statistics)是研究数据资料的收集、整理、分析与推断的科学，是认识社会和自然现象数量特征的重要工具。卫生统计方法是运用统计学的原理和方法，研究居民健康状况以及卫生服务领域和医学科研中数据资料的收集、整理、分析与推断的一门应用学科。卫生领域中的研究对象主要是人群健康状况及影响健康的诸多因素,这是一种复杂的生物现象,其变异很大。如:同地区、同性别、同年龄的健康人,他们的身高、体重、体温、脉搏、血压等数值都会有所不同;用某药治疗某种疾病,即使病人性别、年龄、病情、病程均相同,其疗效也可能不同。运用卫生统计方法可透过偶然现象来探测其规律性。

作为护理工作者,学习和掌握一定的统计学知识是十分必要的。护理工作者在制定计划、检查工作、总结经验时,都离不开统计学知识;在阅读医学书刊、科研论文时,经常会遇到一些统计学方面的名词概念,学习卫生统计方法,有助于正确理解文章的含义;参加科研工作,从开始设计到数据整理、分析与统计结果的表达,每一步都离不开统计学知识,尤其是在撰写科研论文时,运用统计学知识,有助于提高论文质量,并对结果做出正确的解释。

一、基本概念

(一)总体、个体与样本

总体(population)是根据研究目的所确定的同质的观察单位的全体,更确切地说,是同质的所有观察单位某种观察值的集合。同质(homogeneity)是指事物的性质、影响条件或背景相同或相近。观察单位是研究的最基本单位,又称个体(individual)。样本(sample)是根据随机化(randomization)原则从总体中抽取的部分有代表性的个体。所谓随机化,即总体中的每一个观察单位具有同等的机会被抽取到。这种从总体中抽取样本的过程称为抽样(sampling)。该样本所包含的个体数目,称为样本含量(sample size)或样本大小。

例如,要了解某市 12 岁男孩的身高情况,则观察对象是该地当年所有 12 岁男孩,其同质的条件为同一城市、同为 12 岁、同为男性;观察单位是指该地该年的每一个 12 岁男孩,该地该年全体 12 岁男孩的身高测定值就构成了此次研究的总体。这里的总体只包括有限的观察单位(特定的时间、空间范围内),称为有限总体(finite population)。有时总体是设想的,无特定时间和空间的限制,因此观察单位是无限的,称为无限总体(infinite population)。例如,试验某一新药治疗某病的疗效,最初接受治疗的一批病人,不论数量多少,其治疗结果都只是一个样本。若该药疗效得到肯定,从而加以推广,那么此后凡是在相同条件下接受该药治疗的所有病人的疗效结果,都属于这个总体。可是,当初试用时,这个总体并不存在,它是假想的。

总体包含的观察单位通常是大量的甚至是无限的,在实际工作中,一般不可能或没有必要对每个观察单位逐一进行研究。我们只能从总体中随机抽取一定量的样本加以观察或研究,然后根据样本的信息去推断总体的特征,这在统计学上称为统计推断。例如,要了解某市 12 岁男孩的身高情况,从中随机抽取了某个区的 12 岁男孩作为样本,根据该区 12 岁男孩的身高去估计全市 12 岁男孩的身高情况,所以抽样研究的目的是为了进行统计推断。

为了使样本能够正确反映总体情况,应注意如下几点:对总体要有明确的规定;总体内所有观察单位必须是同质的;在抽取样本的过程中,必须遵守随机化原则;要有一定的样本含量。

（二）变量与变量值

医学研究是对每个观察单位的某个或某些特征进行测量和观察,这种特征称为变量（variable）,变量的测得值称为变量值（value of variable）或观察值,也称为资料。例如,调查某地某年正常女性的红细胞数水平,红细胞数即称为变量,其相应的测量结果即为变量值（资料）。变量值有定量（如身高、体重、红细胞数）和定性（如性别）之分。

（三）参数与统计量

描述总体特征的有关指标,称为参数（parameter）,用希腊字母表示。如:总体平均数（μ）、总体标准差（σ）和总体率（π）等。描述样本特征的有关指标,称为统计量（statistic）,用拉丁字母表示。如:样本均数（$\overline{X}$）、样本标准差（S）和样本率（p）等。例如,研究某地 12 岁男孩身高的情况,该地所有 12 岁男孩作为观察对象,得到的身高均数为参数。若进行抽样研究,用随机的方法从总体中抽出一部分 12 岁男孩,计算出的身高均数则为统计量。

总体参数是事物本身固有的特征,是不变的。而统计量则会随抽样的不同而变化,但统计量的分布是有规律的。

（四）抽样误差

由于总体中各观察单位间存在个体变异,抽样研究中抽取的样本,只包含总体的一部分观察单位,因而样本指标不可能恰好等于相应的总体指标。如果从某一总体中同时抽取两个样本,那么这两个样本指标也不可能恰好相等。这种由抽样而引起的样本指标与总体指标或者样本指标与样本指标之间的差异,统计学上称为抽样误差（sampling error）。一般来说,样本越大,则抽样误差越小,与总体的情况越接近,用样本推断总体的准确度就越高,反之亦然。由于个体变异是客观存在的,因而抽样误差是不可避免的,但是,通过增加样本含量可以减少抽样误差。

知识链接

随机抽样方法

1. 单纯随机抽样　以完全随机的方法抽取一部分个体组成样本的抽样方法。如抽签、掷硬币、使用随机数字表等。

2. 机械抽样　亦称系统抽样或等距离抽样,是指每隔一定的间隔抽取一个个体的抽样方法。如按学号或门牌号码每隔一定的距离进行抽样。

3. 分层抽样　先将总体按性质或类别进行分组,统计上叫"层",然后从每一层内按比例抽取一定数量的观察单位,各层的观察单位合计组成样本。

4. 整群抽样　将总体按某种与研究目的无关的分布特征（如不同的团体、不同的地区、不同的病种等）分为若干个群组,每个群组包括若干观察单位,然后随机抽取一个或多个群组。

（五）概率

概率（probability）是描述随机事件发生可能性大小的一个度量。事件 A 发生的可能性大小,即称为事件 A 的概率,常记为 P(A),或简记为 P。例如,在大量的临床研究中发现,某种新药治疗某病的治愈率为 85%,该数值说明该药治愈某病的可能性,也就是说该药治愈某病的概率估计为 0.85。

在一定条件下,肯定发生的事件称为必然事件,肯定不会发生的事件称为不可能事件,可能发生也可能不发生的事件,称为随机事件或偶然事件。必然事件的概率等于 1,不可能事件的概率等于 0,随机事件的概率介于 0 与 1 之间。概率越接近于 1,表明事件发生的可能性越大。概率越接近于 0,发生的可能性越小。习惯上常将 $P < 0.05$ 或 $P < 0.01$ 的事件称为小概率事件,表示该事件发生的可能性很小。统计分析的结论常根据某事件发生的概率 P 的大小得出,如在医学文献中经常会看到"$P > 0.05$"、"$P < 0.05$"、"$P < 0.01$"等统计分析的结果。

二、统计资料的类型

根据变量值的性质(定量或定性),统计资料可分为数值变量资料和分类变量资料两大类型。不同类型的资料应采用不同的分析方法。

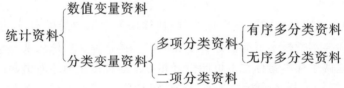

1. 数值变量资料 数值变量(numerical variable)资料又称计量资料(measurement data),是对每个观察单位用定量方法测定某项指标量的大小,它的取值是定量的,表现为数值大小,一般用数字表示,有度量衡单位。例如,调查某地某年 8 岁男孩的身体发育状况,以人为单位,每个人的身高(cm)、体重(kg)、血压(kPa)等,都属于数值变量资料。数值变量资料常用平均数、标准差等指标进行描述;用 t 检验、方差分析、相关回归等统计方法作资料的比较和分析。

2. 分类变量资料 分类变量(categorical variable)资料,是将观察单位按某种属性或类别分类,它的取值是定性的,表现为互不相容的类别,无度量衡单位。有以下两种情况。

(1)二项分类资料 即仅分为两个类别。如:性别分男、女;乙型肝炎表面抗原(HBsAg)检查结果分阳性和阴性等。

(2)多项分类资料 即分为两个以上类别。①无序多分类资料,指各类别之间无程度上的差别和等级顺序关系,如血型分为 A 型、B 型、AB 型和 O 型。二项分类和无序多项分类资料又统称为计数资料(enumeration data)。②有序多分类资料,又称等级资料(ranked data),指各类别之间存在程度上的差别和等级顺序关系,如疾病治疗结果分为痊愈、显效、好转、无效,尿糖检测结果分为(一)、(十)、(十十)、(十十十)、(十十十十)等。

3. 不同类型资料的转化 根据研究目的,数值变量资料和分类变量资料之间可以互相转化。例如,每个人的血红蛋白含量,原属数值变量资料,若按血红蛋白正常与异常分为两组,计算得各组人数,即为二项分类资料;若将血红蛋白按含量(g/L)的多少分为五个等级(表 9-1),就转化为有序多分类资料(等级资料)。

表 9-1　血红蛋白按含量分级

血红蛋白含量/(g/L)	等　　级
<60	重度贫血
60~	中度贫血
90~	轻度贫血
120~	正常
>160	血红蛋白增高

三、统计工作的基本步骤

卫生统计工作一般分为四个步骤,即先有一个精密的设计,然后根据设计的要求搜集资料、整理资料和分析资料。这四个步骤是相互联系、前后呼应、不可分割的整体。

(一)统计设计

在制定调查计划或实验设计时,除从专业上考虑外,还必须根据卫生统计要求进行周密的设计,以保证结果的准确性、严密性和可重复性。统计设计是整个研究过程的总体规划,设计的内容包括资料搜集、整理和分析全过程总的设想和安排。一个好的统计设计(statistical design)可以用较少的人力、物力和时间取得更多的较为可靠的资料。

(二)搜集资料

搜集资料(collection of data)是根据统计设计的要求,及时取得完整、准确的原始数据的过程。这是保证统计分析结果正确的关键一步,只有获得完整、准确的原始资料,才能得出科学的结论。

1. 卫生统计资料的来源

(1)统计报表　卫生统计报表是根据国家规定的报告制度,由医疗卫生机构定期逐级上报,如医院工作年报表、月报表、卫生基本情况年报表、疫情报表、居民的病伤死因报表等。这些报表定期提供居民健康状况和医疗卫生机构工作的主要数据,为制定卫生工作计划和措施、检查和总结工作提供依据,也为科学研究提供基础资料。

(2)医疗卫生工作记录与报告卡　医疗卫生工作记录如门诊记录、住院记录、检验报告单、健康检查记录等。医院工作记录在分析时应注意资料的局限性(如不能反映一般人群的特征)。报告卡如传染病报告卡、职业病报告卡、出生报告卡、死因报告卡等。

(3)专题调查和实(试)验资料　当上述两方面资料不能满足需要时,可应用专题调查或实(试)验的方法获取资料。

2. 搜集资料的注意事项　搜集资料时应注意资料的完整、准确、及时。完整首先是指研究单位数量和研究对象的完整,所有应调查、研究的对象均不能遗漏,也不能重复;其次是指所有研究项目和内容都应填写或记录,不能遗漏、重复。准确是指填写的项目应界限清晰、项目之间无矛盾、无重复,保证资料真实可靠。及时是指调查和实(试)验应在规定的时间内完成,不能任意拖延,否则资料可能无法反映特定时间的具体情况。

(三)整理资料

整理资料(sorting data)是根据统计设计的要求,对原始资料进行科学的加工、整理,使其系统化、条理化,以便进一步进行统计分析的过程。一般来说,整理资料首先应检查核对资料,检查核对资料要注意以下几点。

资料的逻辑检查,检查原始报表(或报告卡)的横向、纵向合计和总合计是否吻合。从专业角度对资料的合理性进行检查,原始资料有无自相矛盾的地方。如:性别男,死因为卵巢癌;新生儿体重为 10 kg;退休年龄 30 岁。从专业角度对资料的一致性进行检查,如诊断标准、疗效评定标准是否统一等。

有时,根据统计分析的需要,可对原始数据进行加工,按性质或类型分组,按数量大小分组,按等级高低分组,计算出各组的频数,将其转化为频数表资料。频数表资料不仅可以表示数据的分布情况,也有利于各种统计指标的计算。

（四）分析资料

分析资料(analysis of data),就是将整理好的资料,按照设计的要求,进行统计描述和统计推断,阐明事物的内在规律。统计描述(descriptive statistics)就是应用统计指标及统计表、统计图描述资料的某些特征,为下一步进行统计推断奠定基础。统计推断(inferential statistics)是根据研究目的和资料性质,利用样本信息对总体特征或性质进行估计和推断的统计方法,包括参数估计和假设检验。统计推断是统计学的主体。它分析资料时应注意,资料类型不同和分析目的不同时使用的统计分析方法也不同。

第二节　统计表与统计图

统计表与统计图都是统计描述的重要工具。在医学科学研究中,经常用统计表和统计图表达其分析结果,不仅简单明了、形象直观,而易于理解和接受,而且便于比较和分析。

一、统计表

广义的统计表(statistical table)包括调查资料所用的调查表、整理资料所用的整理汇总表以及分析资料所用的统计分析表等。本节仅介绍在医学领域用于统计描述的表格,即统计分析表。它是将分析事物及其指标用表格的形式列出,用以表达被研究对象的特征、内部构成及研究项目之间的数量关系。

（一）统计表的结构

统计表由标题、标目、线条和数字等要素组成,必要时可加备注,其基本结构如表 9-2所示。

表 9-2　统计表的基本结构

标题		
横标目名称	纵标目	顶　线 标目线
横标目	数字	
合计		合计线 底　线

（二）统计表的制作要求

 案例 9-2

统计表的制作

（1）某地某年流行性脑脊髓炎各病型的发病情况如下：菌血型 126 例，死亡 9 例，病死率为 7.14％；脑型 883 例，死亡 51 例，病死率为 5.78％；混合型 982 例，死亡 28 例，病死率为 2.85％。

（2）某市 2000 年和 2005 年 45 岁以上知识分子男性和女性的常见病患病率情况如下：男性 2000 年和 2005 年高脂血症、高血压、脂肪肝、糖尿病、冠心病的患病率分别为 32.16％、24.32％、8.46％、5.24％、3.26％和 38.34％、19.68％、7.65％、5.34％、4.68％；女性 2000 年和 2005 年 5 种常见病的患病率分别为 31.68％、21.92％、7.92％、6.27％、3.87％和 26.15％、20.37％、6.31％、4.82％、3.52％。

思考：

1. 根据以上资料分别编制统计表。

2. 编制统计表时应注意哪些问题？

3. 以上资料应编制简单表还是复合表？两者有何不同？

4. 请选用适当的统计图描述上述资料。

编制统计表总的原则是结构简单、重点突出、层次分明、数据准确。制表具体要求如下。

1. 标题 标题位于表格的上方中央，要求简明扼要地说明表的中心内容，必要时注明资料的时间和地点。标题不能过于简略，也不能过于烦琐，更不能无标题或标题不确切。若有两个以上的统计表，在标题的前面应加上表号，以备查找。

2. 标目 标目是表格内所列的项目，要求文字简明，有单位时要注明单位。标目可分为横标目和纵标目。

（1）横标目 列在表的左侧，表明表中被研究事物的主要标志，相当于句子中的主语，说明表内同一横行数字的含义。

（2）纵标目 列在表的右侧上方，表明横标目的各项统计指标，相当于句子的谓语，说明表内同一纵列数字的含义。

横、纵标目连贯起来从左至右可以形成一句完整的叙述语句。例如，表 9-3 可读成"调查菌血型 126 人，死亡人数 9 人，死亡率为 7.14％"。纵横标目设立不宜过多，排列应符合逻辑。

3. 线条 表内只有横线，竖线和斜线一律不要。横线也不宜过多，常用三条基本线表示，即顶线和底线，以及隔开纵标目和数字的标目线。如有合计，再加一条隔开合计与数字的合计线。通常顶线和底线略粗一点，另两条线可略细一点。

4. 数字 表内数字必须准确，一律用阿拉伯数字来表示，所有数字位次对齐，同一指标的小数位数应一致，表内不得留有空格。数据暂缺或未记录用"…"表示，无数字用"—"

表示,数字若为 0,则填写"0"。

5. 备注 备注不是统计表的必备部分,一般不列入表内。如需要对标题、标目或数字作出说明或解释时,应在相应位置用"*"标出,"备注"写在表底线的左下或右下方,多处备注须用不同符号表示。

案例 9-2 编制成表 9-3、表 9-4。

表 9-3 某地某年流行性脑脊髓炎各病型的病死率

病型	病人数	死亡人数	病死率/(%)
菌血型	126	9	7.14
脑型	883	51	5.78
混合型	982	28	2.85
合计	1991	88	4.42

表 9-4 某市 45 岁以上知识分子常见病的患病率　　　　单位:%

疾病种类	男性		女性	
	2000 年	2005 年	2000 年	2005 年
高脂血症	32.16	38.34	31.63	26.15
高血压	24.32	19.68	21.92	20.37
脂肪肝	8.46	7.65	7.92	6.31
糖尿病	5.24	5.34	6.27	4.82
冠心病	3.26	4.68	3.87	3.52

(三)统计表的种类

统计表分为两种,简单表和组合表。

1. 简单表 只按单一特征或标志分组的统计表称为简单表。例如,表 9-3,该统计表只按病型分组。

2. 组合表 按两种或两种以上特征或标志结合分组的表称为组合表。例如,表 9-4,将调查对象疾病种类与性别两个标志结合起来分组,可以分析不同疾病和不同或相同年代性别间的患病率。

(四)统计表的修改

统计表的制作是否良好,可从标题是否正确、标目的排列是否合适、线条是否过多、过密等方面来检查。举例说明如下。

例:指出表 9-5 的缺陷,并作改进。

表 9-5 两个治疗组对比

并发症	西药组			中西药结合组		
	例数	结果		例数	结果	
		良好	死亡		良好	死亡
休克	13	6	7	10	10	0

表9-5表达的是用两种治疗方法治疗急性心肌梗死并发休克的疗效。缺点：①标题太简单，不能概括表的中心内容；②纵、横标目安排不当；③标目组合重复，两种治疗组的数据未能紧密对应，不便于相互比较；④表内线条过多，不符合制表原则。可修改为表9-6。

表9-6 两治疗组治疗急性心肌梗死并发休克病人的疗效比较 单位：例

组 别	病 人 例 数	良 好	死 亡
西药组	13	6	7
中西药结合组	10	10	0

二、统计图

统计图（statistical chart）是用点的位置、线段的升降、直条的长短、图形面积的大小等形式来表达统计资料的一种形式。它把资料反映的趋势、多少、相互关系等直观形象地表达出来，便于资料间的相互比较。与统计表相比，统计图的缺点是不能精确地表达数据，故必要时可结合统计表加以说明。

医学统计中常用的统计图有直条图、百分条图、圆图、线图、直方图、散点图等。

（一）制作统计图的基本要求

1. 选图 根据资料的性质和分析目的选择适合的图形。

2. 标题 简要说明图的中心内容，必要时注明资料来源的时间、地点。标题一般放在图的正下方。若同一篇文章有多个统计图，则标题前应加上序号。

3. 横轴与纵轴 横轴尺度自左向右，纵轴尺度自下而上，数值由小到大，有单位的要注明单位。纵坐标长度与横坐标长度之比一般以5：7为宜。

4. 图例 在同一图内比较两种以上的事物时，须用不同的线条、图标、图案或颜色表示，并附图例说明。

（二）常用统计图及其绘制要求

1. 直条图（bar chart） 又称条图，是用等宽直条的长短来表示统计指标数值的大小，适用于比较彼此相互独立的资料。一般分为单式条图（图9-1）和复式条图（图9-2）两种。绘制直条图时应注意以下几点。

（1）以横轴为基线，以纵轴表示频数或频率，且纵轴必须从"0"开始。

（2）各直条之间距离相等，一般与直条等宽或为条宽的1/2。

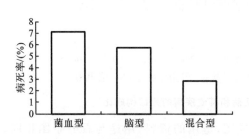

图9-1 某地某年流行性脑脊髓炎
各病型的病死率

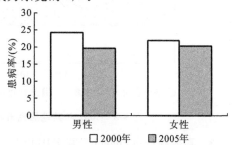

图9-2 某市45岁以上知识分子
男、女性高血压患病率

（3）为了便于对比，直条一般按由高到低的次序排列。

（4）复式直条图以组为单位，每组直条不宜过多，同组直条间不留间隙，组内直条排序前后一致。

2. 百分条图(percentage bar chart)

 案例 9-3

疾病死因构成比图绘制

2002 年某地居民脑血管病、心脏疾病、恶性肿瘤、呼吸系统疾病、消化系统疾病和其他疾病的死因构成，如表 9-7 所示。

表 9-7　2002 年某地居民五种主要疾病和其他疾病的死因构成比　　　单位：%

死因分类	构 成 比	死因分类	构 成 比
脑血管病	31.26	呼吸系统疾病	8.16
心脏疾病	24.15	消化系统疾病	5.63
恶性肿瘤	18.43	其他	12.38

思考：

1. 上述资料应绘制何种统计图？

2. 绘制圆形图和百分条图应注意哪些问题？

百分条图是一种构成图，适用于构成比资料。它是以一直条的总面积表示事物全部，即 100%，直条内各段的面积为相应部分所占的百分比，如图 9-3 所示。绘制百分条图时应注意以下几点。

（1）绘一等宽直条作为 100%，在该直条下方画一与直条等长的标尺。

（2）根据标尺指示，按各部分所占的百分比，从大到小把直条分成若干段。

（3）直条各段用简单文字、不同颜色或图案表示，标出百分比，并附图例说明。

（4）两种或两种以上类似的百分比相互比较时，可绘制两个或两个以上长度、宽度都相等的直条，在同一起点上依次平行排列，各直条间留适当空隙，一般为直条宽度的一半。

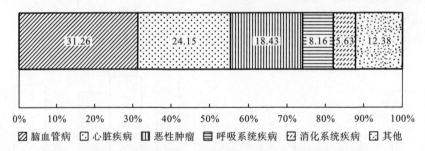

图 9-3　2002 年某地居民五种主要疾病和其他疾病的死因构成比

3. 圆形图(pie chart)　圆形图也是一种构成图，适用的资料、用途与百分条图相同。圆形图是以圆的总面积表示事物的全部即 100%，圆内各扇形面积表示事物各部分所占的比重，如图 9-4 所示。绘制时应注意以下几点。

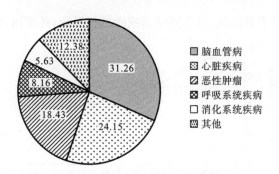

图 9-4 2002 年某地居民主要疾病死因构成比

（1）以圆的总面积为 100%，圆心角为 3.6°的扇形面积为 1%，各部分的构成比分别乘以 3.6°，得各构成部分所占的圆心角度数。

（2）以相当于时钟 12 点的位置为起点，顺时针方向用量角器在圆上画出相应扇形面积，一般各组成部分按百分比的大小顺序排列。

（3）圆中各部分用不同图形或颜色表示，在图上标出百分比，并附图例说明。

（4）两种或两种以上类似资料的百分比相互比较时，可绘制两个或两个以上直径相同的圆图，并注意各圆图的各构成部分排列次序和图例要一致。

4. 线图（line chart）

案例 9-4

发病率变化趋势图绘制

以下为某地 1995—2004 年 10 年间男性、女性肺癌的发病率资料，如表 9-8 所示，请用统计图描述该地男性、女性肺癌的发病率随年代的变化趋势。

表 9-8 某地 10 年间男性、女性肺癌的发病率 单位：1/（10 万）

年份	1995	1996	1997	1998	1999	2000	2001	2002	2003	2004
男性	186.2	178.4	162.7	138.5	126.4	113.4	95.8	98.4	76.6	82.6
女性	151.6	125.6	132.8	134.1	108.5	99.8	85.4	86.7	65.2	52.3

思考：

1. 上述资料应绘制何种统计图？

2. 绘制该类图形时应注意哪些问题？

线图是用线段的上升或下降来表示事物在时间上的变化趋势，或某现象随另一种现象变迁的情况，适用于连续性资料。绘制方法如下。

（1）横轴表示某一事物的连续变量，纵轴表示统计指标。

（2）纵轴一般从"0"开始，若图形的最低点与"0"差距较大，可在纵轴基部作折断处理。

（3）横轴可以不从"0"开始，若以组段为单位时，各组段距离应相等，并以组段下限为起点。坐标点的位置应在组段中点，相邻两点用直线连接，切勿任意描成光滑曲线。

（4）纵、横轴长度的比例一般以 5：7 为宜。

（5）同一图内可有多条曲线，以不同线形或颜色相区分，并用图例说明（图 9-5）。

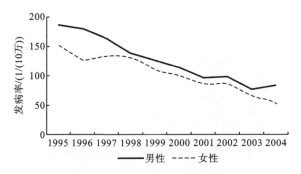

图 9-5　某地 10 年间男性、女性肺癌的发病率

5. 直方图(histogram)

 案例 9-5

频数图绘制

某地 130 名正常成年男子的红细胞数频数表资料如表 9-9 所示。

表 9-9　某地 130 名正常成年男子红细胞数

红细胞数/$(10^{12}/L)$	3.7~	3.9~	4.1~	4.3~	4.5~	4.7~	4.9~	5.1~	5.3~	5.5~	5.7~5.9
例数	2	4	9	16	22	25	21	17	9	4	1

思考：

1. 根据以上资料宜绘制何种统计图来描述资料的频数分布？

2. 绘制该图形时应注意哪些问题？

直方图是以各矩形的面积表示各组段的频数，适用于表示连续性变量的频数分布情况。绘制要点如下。

（1）横轴表示被观察现象，纵轴表示频数或频率，以各矩形的面积代表各组段的频数。

（2）纵轴尺度应从"0"开始，横轴的刻度按实际范围制定。

（3）各直条间不留间隙，可用直线分隔也可不用。

根据表 9-9 的频数表资料绘制直方图 9-6。

知识链接

直方图与直条图的区别

直方图与直条图外形相似，但存在本质区别。直方图适用于表示连续性数值变量资料的频数分布情况，各直条间没有间隙；直条图适用于离散型资料，表示相互独立指标间的对比关系，各直条间有间隙。两图制作时纵轴尺度都应从"0"开始。

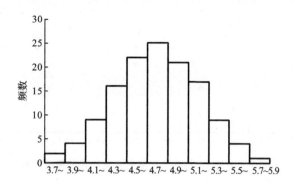

图 9-6 某地 130 名正常成年男子红细胞数(10^{12}/L)频数分布

6. 散点图(scatter chart)

 案例 9-6

两相关变量关系图绘制

一研究者检测某地 13 名高三女学生的体重和肺活量的数据见表 9-10。

表 9-10 某地 13 名高三女学生的体重与肺活量的测量结果

序号	1	2	3	4	5	6	7	8	9	10	11	12	13
体重 /kg	43	44	44	46	46	48	48	50	50	54	56	58	59
肺活量/L	2.16	2.48	2.25	2.84	2.41	2.59	3.02	3.52	3.24	3.81	3.48	3.52	3.45

思考：

1. 请绘制统计图来描述该地 13 名高三女学生的体重和肺活量之间的关系。

2. 什么情况下需要绘制散点图？

散点图是用点的密集程度和趋势表示两事物现象间的相关关系,适用于双变量统计分析。绘制要点如下。

(1) 横轴和纵轴各代表一种事物,横轴代表自变量,纵轴代表因变量。

(2) 纵、横轴的起点均可不从"0"开始。

(3) 每组观察值有两个数值,一个是自变量,一个是因变量,两者在图中用一点表示。

根据表 9-10 的资料绘制成散点图 9-7。

(三) 统计图的 Excel 制作

可应用 Excel 软件将数据库中的数据生成统计图。统计图的制作流程如下。

输入数据→打开统计图对话框→选择统计图类型→录入统计图标题、X 轴与 Y 轴标志→设制网格线等→选择统计图位置。

以图 9-2 的制作为例。

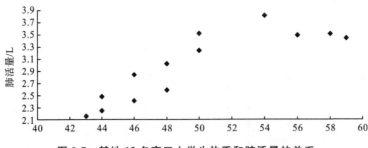

图 9-7　某地 13 名高三女学生体重和肺活量的关系

（1）新建一 Excel 工作表，输入数据。单击【插入】/【图表】，在【图表类型】的【标准类型】中选择【柱形图】，在子图表类型中选择【簇状柱形图】，单击【下一步】，如图 9-8 所示。

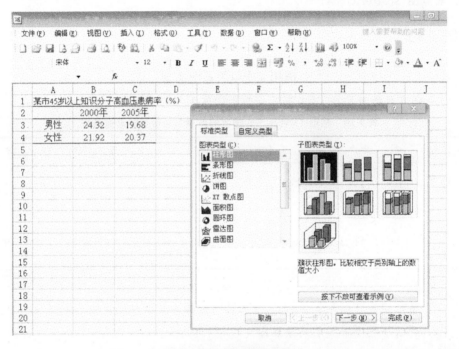

图 9-8【图表类型】对话框

（2）在出现的【源数据】对话框中，点击【数据区域】右侧折叠按钮，选中数据所在单元格 B3：C4。【系列产生在】选择【列】，如图 9-9 所示。

（3）单击【系列】选项，【系列 1】/【名称】单击折叠按钮，选中 B2 单元格，【值】选中 B3：B4 单元格；【系列 2】/【名称】单击折叠按钮，选中 C2 单元格，【值】选中 C3：C4 单元格。单击【下一步】，如图 9-10 所示。

（4）【标题】选项中，【图表标题】输入"某市 45 岁以上知识分子高血压患病率（%）"，【分类（X）轴】输入"性别"，【数值（Y）】输入"患病率（%）"，如图 9-11 所示。

（5）【网格线】选项中，取消【分类（X）轴】【主要网格线】。单击【完成】即可，如图 9-12 所示。

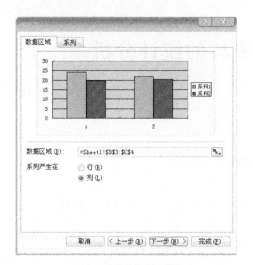

图 9-9【数据区域】选项

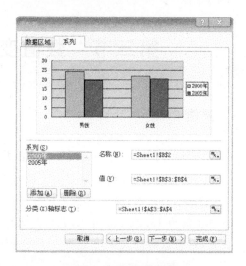

图 9-10 【系列】选项

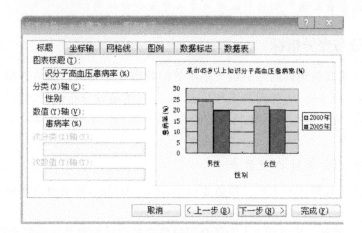

图 9-11 【标题】选项

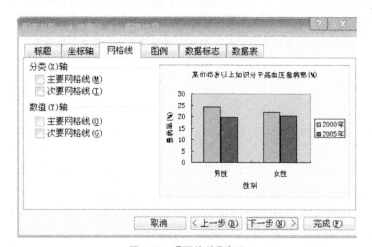

图 9-12 【网格线】选项

第三节　数值变量资料的统计分析

 案例 9-7

两种疗法治疗糖尿病的疗效比较

　　某医生将 25 例糖尿病病人随机分成两组,甲组病人 12 例,单纯用药物治疗,乙组病人 13 例,采用药物治疗合并饮食治疗。2 个月后测空腹血糖,甲组病人平均血糖为 15.21 mmol/L,乙组病人平均血糖为 10.85 mmol/L。由此,该医生认为,对糖尿病病人采用药物治疗合并饮食治疗,效果优于单纯药物治疗。

　　思考:

　　此结论是否正确? 如何判断两种疗法疗效是否相同?

一、平均数与变异指标

　　通过调查或实验收集到的是一组大小不等的数值变量资料。为将这组变量值的特点描述出来,当例数较多时,可先编制成频数表,了解变量值的分布情况,然后计算平均数描述其集中位置,计算变异指标描述其离散程度;若例数较少,亦可直接计算平均数与变异指标。

(一)数值变量资料的频数表

　　所谓频数就是观察值的个数。频数表(frequency table),即由组段和频数两列构成的表格。

　　1. 频数表的编制　现以例 9-1 为例介绍数值变量资料的频数表编制步骤。

　　例 9-1　某年某地 100 名 30～40 岁健康男子血清总胆固醇值(mmol/L)测定结果如表 9-11 所示,试编制频数表。

表 9-11　某年某地 100 名 30～40 岁健康男子血清总胆固醇值　　　　单位:mmol/L

3.47	4.75	5.20	4.67	5.42	4.60	5.20	4.60	4.34	5.06
4.27	6.35	5.45	4.66	3.45	4.18	4.53	3.71	4.77	4.07
5.87	5.19	4.28	5.28	4.69	5.05	4.69	5.40	4.87	4.30
4.79	5.76	3.30	3.28	4.65	5.05	4.34	4.22	5.75	3.34
5.75	3.14	3.69	6.26	4.68	5.62	4.77	5.07	4.51	4.22
4.33	4.21	6.24	4.68	2.60	4.70	6.65	4.66	4.38	6.61
5.28	3.81	5.29	4.62	4.37	3.54	4.19	5.86	6.04	4.79
6.46	4.55	5.19	4.37	3.66	4.13	4.44	5.28	5.59	4.35
6.40	3.85	4.13	5.28	5.31	7.12	4.41	4.81	5.31	3.77
5.22	4.65	4.70	3.15	5.30	4.64	5.64	3.73	3.60	6.28

（1）计算全距　全距（range）又称为极差，等于最大值减最小值，用符号 R 表示。即 $R = X_{max} - X_{min}$。本例最大值为 7.12 mmol/L，最小值为 2.60 mmol/L，$R = (7.12 - 2.60)$ mmol/L = 4.52 mmol/L。

（2）确定组距　分组时必须事先规定组距，组距的大小根据全距和组数来确定。组距用符号 i 来表示，组数用符号 k 来表示，组数一般分 8～15 组为宜，若资料在 100 例以上，一般取 10 组左右，若例数较少，组数可相应减少。表 9-11 数据中全距为 4.52，拟分 10 组，则组距 $i = R/k = 4.52/10$ mmol/L = 0.452 mmol/L，为方便计算，取 0.5 mmol/L 作为组距。

（3）划分组段　各组段的界限应清晰分明，第一组段应包括最小值，最后一组段应包括最大值。每一组段的起始值称为下限，终止值称为上限。为了避免交叉，各组段从下限开始（包括下限），到本组段上限为止（不包括上限），用各组段下限及"～"表示。注意最后一组段应同时写出上、下限。

本例第一组段从"2.50～"开始，包括最小值，第二组段"3.00～"，第三组段"3.50～"，等等，最后一个组段为 7.00～7.50（表 9-12 第 1 列）。

（4）列表归组：按照确定的组段设计划记表，将原始数据进行归纳计数，可用划"正"字的方式（表 9-12 第 2 列），并给出各组段的频数 f（表 9-12 第 3 列），频数表的编制即完成。

表 9-12　某年某地 100 名 30～40 岁健康男子血清总胆固醇(mmol/L)频数表

组段(1)	划记(2)	频数 f(3)
2.50～	一	1
3.00～	正丁	7
3.50～	正正	9
4.00～	正正正正	20
4.50～	正正正正正	25
5.00～	正正正正	19
5.50～	正正	9
6.00～	正丁	7
6.50～	丁	2
7.00～7.50	一	1
合计		100

随着计算机的普遍应用，频数表的编制一般由计算机完成。计算机编制频数表准确、快速，并可根据需要随时变换组距和组段，编制理想的频数表。但用计算机编制频数表，也需保证原始数据输入的正确和分组的合理。

2. 频数分布图的绘制　将数值资料的频数表，以观察值为横轴，以各组频数为纵轴，每一组段画一直方，直方面积与该组段频数成正比，如图 9-13 所示，称为直方图。

3. 频数分布类型　从频数分布情况来看，常见的频数分布有三种类型。

（1）正态分布型　如图 9-14(a)所示，整个图形高峰位于中心，左右逐步下降并对称。这类分布最为多见，如身高、体重、血压、脉搏、血红蛋白等生理、生化指标的分布。

（2）正偏态分布型　如图 9-14(b)所示，整个图形不对称，高峰偏左，即频数主要集中

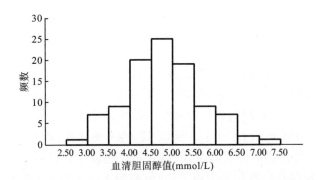

图 9-13　某年某地 100 名健康成年男子血清胆固醇值的频数分布

在观察值较小的一端。属于此类分布的资料也不少见,如传染病潜伏期、正常人体内非必需元素含量的分布等。

(3)负偏态分布型　如图 9-14(c)所示,整个图形不对称,高峰偏右,即频数主要集中在观察值较大的一端。属于这一类型分布的资料较为少见,如肿瘤病人的年龄分布等。

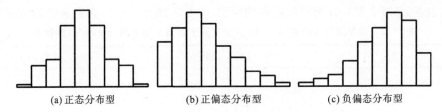

(a)正态分布型　　　　　(b)正偏态分布型　　　　　(c)负偏态分布型

图 9-14　常见频数分布类型示意图

4. 频数表的用途

(1)揭示资料的频数分布类型。

(2)揭示数值变量资料的两个重要特征:集中趋势(central tendency)和离散趋势(tendency of dispersion)。如表 9-12 所示,100 名健康成年男子的血清胆固醇含量向中央集中,以 4.50~5.00 mmol/L 附近居多,是集中趋势;从中央到左右两侧频数分布逐渐减少,是离散趋势。

(3)便于发现某些特大和特小的可疑值,例如,在频数表两侧,连续出现几个组段的频数为 0 后,又出现特大和特小值,就有理由怀疑这些数据的真实性,应检查核对原始资料是否存在错误,若有错,应即时更正。

(4)便于进一步进行统计分析和处理。

(二)平均数

从频数分布表和频数分布图可以大致看出数值变量资料的频数分布情况,也可以大致了解数值变量资料分布的集中趋势和离散趋势。如果要准确掌握数值变量资料的频数分布特征,就应进一步计算平均数指标和变异度指标。

平均数(average)又称集中趋势指标,它反映一组观察值的集中位置和平均水平,常作为一组资料的代表值,可用于不同组间的分析比较。卫生统计中常用的平均数有算术均数、几何均数和中位数。

1. 算术均数(arithmetic mean) 简称均数(mean)。总体均数用 μ 表示,样本均数用 $\overline{X}$ 表示。

(1) 适用条件 适用于对称分布,尤其是正态分布及近似正态分布资料。

(2) 计算方法:

① 直接法 即将所有观察值 $X_1, X_2, X_3, \cdots, X_n$ 相加,再除以观察值的例数 n。

$$\overline{X} = \frac{X_1 + X_2 + \cdots + X_n}{n} = \frac{\sum X_i}{n} \tag{9-1}$$

式中:$\overline{X}$ 为样本均数;$X_1, X_2, X_3, \cdots, X_n$ 为各观察值;$\sum$ 为求和符号;n 为观察值例数。

例 9-2 某护士测得 5 名健康成年男子血清总胆固醇值(mmol/L)分别为 3.5、4.0、4.5、5.0、3.0,计算其均数。

$$\overline{X} = \frac{3.5 + 4.0 + 4.5 + 5.0 + 3.0}{5} = 4.0(\text{mmol/L})$$

② 加权法 当资料中出现相同观察值时,可将相同观察值的个数(即频数 f)与该观察值 X 的乘积代替相同观察值逐个相加;对已编制成频数表的资料,可用每组的组中值代替该组段观察单位的实际值,用加权法计算均数。

$$\overline{X} = \frac{f_1 X_1 + f_2 X_2 + \cdots + f_n X_n}{f_1 + f_2 + \cdots + f_n} = \frac{\sum f X}{\sum f} \tag{9-2}$$

例 9-3 已知 100 名健康成年男子血清胆固醇频数表资料(表 9-12),计算其平均数。

$$\overline{X} = \frac{479}{100} = 4.79(\text{mmol/L})$$

其中:2.75,3.25,3.75,$\cdots$,6.25,6.75 是各组段的组中值[组中值=(上限+下限)/2];1,7,9,20,$\cdots$,2,1 是相应组段的频数。故 100 名健康成年男子血清胆固醇平均值为 4.79 mmol/L。

2. 几何均数(geometric mean) 医学研究中有一类比较特殊的资料,如抗体滴度、细菌计数、血清凝集效价、某些物质浓度等,其数据特点是观察值间按倍数关系变化,对此可以计算几何均数描述其平均数水平。几何均数用 G 表示。

(1) 适用条件 适用于等比数列资料、对数正态分布资料(即原始数据呈偏态分布,但经对数转换后呈正态分布的资料)及近似对数正态分布资料。

(2) 计算方法:

① 直接法 计算公式为

$$G = \sqrt[n]{X_1 X_2 \cdots X_n} \tag{9-3}$$

利用对数变换,上述公式可转变为

$$G = \lg^{-1}\left[\frac{\sum \lg X}{n}\right] \tag{9-4}$$

例 9-4 测得 5 份血清滴度的倒数分别为 2、4、8、16、32,求平均滴度。

$$G = \lg^{-1}\left(\frac{\lg 2 + \lg 4 + \lg 8 + \lg 16 + \lg 32}{5}\right) = 8$$

故 5 份血清滴度的平均水平为 1:8。

② 加权法　当资料中相同观察值较多,或为频数表资料时,可用加权法计算。

$$G = \lg^{-1}\left[\frac{\sum f \lg X}{\sum f}\right] \qquad (9\text{-}5)$$

例 9-5　某地 50 名儿童接种某疫苗,1 个月后测定其血凝抑制抗体滴度(表 9-13),求平均滴度。

表 9-13　某地 50 名儿童某疫苗接种后血凝抑制抗体滴度

抗体滴度	频数 f
1∶4	3
1∶8	6
1∶16	7
1∶32	3
1∶64	10
1∶128	12
1∶256	5
1∶512	4

$$G = \lg^{-1}\left(\frac{3 \times \lg 4 + 6 \times \lg 8 + \cdots + 4 \times \lg 512}{5}\right) = 53.45$$

其中:lg4,lg8,…,lg512 为抗体滴度倒数的对数值;3,6,…,4 为各组的频数,故 50 名儿童某疫苗接种后血凝抑制抗体平均滴度为 1∶53.45。

计算几何均数时应注意:观察值有 0 时,不能计算几何均数;观察值中同时有正、负值,不能计算几何均数。若同为负值,可统一去掉负号,计算出结果后,再加上负号。

3. 中位数(median)　将一组观察值按从大到小排序后,位次居中的那个数值。在全部观察值中,大于和小于中位数的观察值各占一半。中位数用符号 M 表示。

(1)适用条件　用中位数表示平均水平,不受资料分布类型的影响,因此应用范围较广,常用于如下资料:偏态分布资料;一端或两端无界限的资料,即开口资料;分布类型不明的资料。

(2)计算方法:

① 直接法　将观察值按大小排序,当观察值例数为奇数时,中位数就是位居中央的那个数,即位次为 $(n+1)/2$ 的那个数;当观察值例数为偶数时,中位数就是位于中央的两个数相加再除以 2,即位次为 $n/2$ 和 $(n/2+1)$ 的两个数的均数。

例 9-6　现测得 5 名乳腺癌病人化疗后血液尿素氮的含量(mmol/L)分别为 3.43、2.96、3.03、4.43、4.53,求其中位数。

先将观察值按大小排序,$n=5$ 为奇数,位次为 $(n+1)/2=(5+1)/2=3$,即第 3 个数为中位数,$M=3.43$ mmol/L。

例 9-7　现测得 6 名乳腺癌病人化疗后血液尿素氮的含量(mmol/L)分别为 3.43、2.96、3.03、4.43、4.53、5.25,求其中位数。

先将观察值按大小排序,$n=6$ 为偶数,位次为 $n/2=6/2=3$ 和 $(n/2+1)=(6/2+1)=$

4 的两个数分别是 3. 43 和 4. 43，$M=(3.43+4.43)/2$ mmol/L$=3.93$ mmol/L。

② 频数表法 当为频数表资料时，可先分别计算累计频数和累计频率（表 9-14 第 3、4 列），然后按式（9-6）计算中位数。

$$M = L + \frac{i}{f_M}\left(\frac{n}{2} - \sum f_L\right) \tag{9-6}$$

式中：L 为中位数所在组段的下限；i 为中位数所在组段的组距；f_M 为中位数所在组段的频数，$\sum f_L$ 为小于 L 的所有组段累计频数。中位数所在组即累计频数首次超过 $n/2$ 或累计频率首次超过 50% 的组段。

例 9-8 某地 300 名正常人尿汞值分布如表 9-14 所示，试求其平均值。

表 9-14 300 名正常人尿汞值(μg/L)中位数计算

尿汞值(1)	频数(2)	累计频数(3)	累计频率/(%)(4)
0～	49	49	16.33
4～	27	76	25.33
8～	58	134	44.67
12～	50	184	61.33
16～	45	229	76.33
20～	22	251	83.67
24～	16	267	89.00
28～	10	277	92.33
32～	9	286	95.33
36～	4	290	96.67
40～	5	295	98.33
44～	5	300	100.00

累计频数达到 $300/2=150$ 或累计频率达到 50% 的组段为 12～，即中位数所在组段。

$$M = 12 + \frac{4}{50} \times \left(\frac{300}{2} - 134\right) = 13.28 \ (\mu g/L)$$

即本例 300 名正常人平均尿汞值为 13. 28 μg/L。

中位数使用时应注意其适用范围广泛，稳定性好，但精确度较低，进一步统计处理的方法较少，因此，实际工作中对于能用算术均数或几何均数描述集中趋势的资料，应当尽量使用算术均数或几何均数。

4. 百分位数（percentile） 中位数只能用来描述一组观察值的中心位置，当我们需要了解数据分布的其他位置时，如资料分布的第 25 分位数、第 75 分位数，可以通过计算百分位数确定。百分位数可用来描述资料的观察值序列在某百分位置的水平，用符号 P_X 表示，X 即百分位。P_X 是指在一组数据中，全部观察值的 $\frac{X}{100}$ 小于 P_X，其余则大于 P_X。P_{50} 实际就是中位数。多个百分位数结合使用可以用来说明某一特定的问题。百分位数的计算只需将公式 9-6 中的中位数换成任意百分位数，即

$$P_X = L + \frac{i}{f_X}\left(n \times \frac{X}{100} - \sum f_L\right) \tag{9-7}$$

式中：L、f_X 分别为 P_X 所在组段的下限和频数；$\sum f_L$ 为 P_X 所在组段之前各组段的累计频数。试计算例 9-8 的百分位数 P_{25}、P_{75}、P_{95}。

$$P_{25} = 4 + \frac{4}{27} \times (300 \times 25\% - 49) = 7.85(\mu g/L)$$

$$P_{75} = 16 + \frac{4}{45} \times (300 \times 75\% - 184) = 19.64(\mu g/L)$$

$$P_{95} = 32 + \frac{4}{9} \times (300 \times 95\% - 277) = 35.56(\mu g/L)$$

（三）变异指标

数值变量数据的频数分布有集中趋势和离散趋势两个主要特征，只有把两者结合起来，才能全面地认识事物。

有如下三组数据资料。

甲组	4	5	6	7	8
乙组	2	5	6	7	10
丙组	2	3	6	9	10

三组资料的均数和中位数均为 5 个数据参差不齐的程度（变异程度）不同，也就是说三组数据资料的离散趋势不同。

变异程度又称离散程度、离散趋势。常用的变异指标有全距、四分位数间距、方差、标准差和变异系数等。

1. 全距（range）　又称极差，用符号 R 表示，是观察值中最大值与最小值的差值。上例中，$R_甲 = 4$，$R_乙 = 8$，$R_丙 = 8$，甲组的极差小，乙、丙两组的极差大，说明甲组的变异度小，乙、丙两组的变异度大。极差的优点是计算方便、容易理解；缺点是极差的大小仅与最大值、最小值有关，不能精确地反映其他观察值的变异情况，资料的信息没有充分加以利用。如本例中，乙组资料比丙组的变异度要小，但极差却无法反映。

2. 四分位数间距（quartile interval）　用符号 Q 表示。四分位数间距是第 75 百分位数 P_{75}（上四分位数，符号为 Q_U）和第 25 百分位数 P_{25}（下四分位数，符号为 Q_L）之差，即 $Q = Q_U - Q_L = P_{75} - P_{25}$。四分位数间距的意义与极差相似，$Q$ 越大，说明资料的离散程度越大。四分位数间距的应用条件与中位数相同，主要用于偏态分布资料、分布一端或两端有未确定值或分布不明的资料。四分位数间距比极差稳定，但只考虑了 50% 观察值的变异程度，没有考虑全部观察值的离散程度。

3. 方差（variance）　为了避免极差的缺陷，必须考虑每一个观察值对变异度的影响。方差是常用的变异指标，用 σ^2 表示，计算公式为

$$\sigma^2 = \frac{\sum (X - \mu)^2}{N} \tag{9-8}$$

由于医学研究中往往是抽样研究，总体方差往往是未知的，常用样本方差来估计，样本方差用 S^2 表示。统计研究发现，用样本资料计算出的样本方差往往比总体方差偏小，为了得到较为准确的结果，将样本方差分母中 n 减去 1，则计算公式为

$$S^2 = \frac{\sum (X - \overline{X})^2}{n-1} \tag{9-9}$$

方差既考虑了每一个观察值对变异程度的影响,又考虑了观察值多少的影响,因此对观察值的变异程度反映更全面。

4. 标准差(standard deviation) 方差因计算的原因,原有的计量单位被平方,这不利于进一步统计处理,因此人们常用其平方根,即用标准差替代方差描述资料的变异程度。标准差适用于对称分布,尤其是正态分布或近似正态分布的资料。总体标准差(用 σ 表示)、样本标准差(用 S 表示)的计算公式为

$$\sigma = \sqrt{\frac{\sum (X - \mu)^2}{N}} \tag{9-10}$$

$$S = \sqrt{\frac{\sum (X - \overline{X})^2}{n-1}} \tag{9-11}$$

标准差越小,表示资料的变异程度小,观察值越集中,各观察值越接近均数;标准差越大,表示资料的变异程度大,各观察值越远离均数,观察值越不集中。标准差的计算如下。

(1)直接法 未分组的资料,可用式(9-11)直接计算。但在实际工作中这样的运算很不方便,经数学推导式(9-11)可转变为式(9-12):

$$S = \sqrt{\frac{\sum X^2 - \frac{\left(\sum X\right)^2}{n}}{n-1}} \tag{9-12}$$

上述甲组数据的标准差计算如下:

$$n = 5$$

$$\sum X = 4 + 5 + 6 + 7 + 8 = 30$$

$$\sum X^2 = 4^2 + 5^2 + 6^2 + 7^2 + 8^2 = 190$$

$$S = \sqrt{\frac{190 - \frac{(30)^2}{5}}{5-1}} = 1.58$$

故甲组数据的标准差为 1.58。同理可计算出乙组和丙组的标准差分别为 2.92 和 3.54,说明甲组的变异度最小,乙组次之,丙组最大。

(2)加权法 与加权法计算均数一样,当相同观察值较多时,可按式(9-13)计算

$$S = \sqrt{\frac{\sum fX^2 - \frac{\left(\sum fX\right)^2}{\sum f}}{\sum f - 1}} \tag{9-13}$$

例 9-9 对表 9-12 资料用加权法计算标准差。

$$\sum f = 100$$

$$\sum fX = 1 \times 2.75 + 7 \times 3.25 + 9 \times 3.75 + \cdots + 2 \times 6.75 + 1 \times 7.25 = 479$$

$$\sum fX^2 = 1 \times 2.75^2 + 7 \times 3.25^2 + 9 \times 3.75^2 + \cdots + 2 \times 6.75^2 + 1 \times 7.25^2 = 2371.75$$

$$S = \sqrt{\frac{2371.75 - \frac{(479)^2}{100}}{100 - 1}} = 0.884 \ (\text{mmol/L})$$

即 100 名 30～40 岁健康成年男子血清胆固醇标准差为 0.884 mmol/L。

4. 变异系数(coefficient of variation, CV) 标准差反映观察值的绝对变异程度,有计量单位,其单位与观察值单位相同。当两组或多组变量值的单位不同或均数相差较大时,不能用标准差直接比较其变异程度,应用变异系数表示其变异程度。变异系数又称离散系数,指标准差与均数的比值,常用百分数表示,计算公式见式(9-14)。变异系数没有单位,更便于资料间的比较。

$$\text{CV} = \frac{S}{\overline{X}} \times 100\% \tag{9-14}$$

(1) 计量单位不同的资料间的比较。

例 9-10 某地 20 岁男子 120 名,身高均数为 168.06 cm,标准差为 4.95 cm;体重均数为 62.54 kg,标准差为 4.85 kg。试比较该地男子身高与体重变异程度的大小。

本例因身高与体重的单位不同,不能用标准差直接比较,而应计算变异系数。

$$\text{CV}_{身高} = \frac{4.95}{168.06} \times 100\% = 2.95\%$$

$$\text{CV}_{体重} = \frac{4.85}{62.54} \times 100\% = 7.76\%$$

可见,该地男子体重的变异程度大于身高。

(2) 均数相差较大的资料间的比较。

例 9-11 测得某地 250 名成人的舒张压均数为 77.5 mmHg,标准差为 10.7 mmHg;收缩压均数为 122.9 mmHg,标准差为 16.97 mmHg。试比较舒张压和收缩压的变异程度。

$$\text{CV}_{舒张压} = \frac{10.7}{77.5} \times 100\% = 13.806\%$$

$$\text{CV}_{收缩压} = \frac{16.97}{122.9} \times 100\% = 13.808\%$$

可见,该地成人舒张压与收缩压的变异程度非常接近。

二、正态分布及其应用

(一) 正态分布的概念和特征

正态分布(normal distribution)是医学和生物学中最常见的数值变量资料分布类型。如健康人的红细胞数、血红蛋白量、血清总胆固醇,同年龄、同性别儿童的身高、体重等。频数表可以看出变量值的分布,而直方图则是更为直观的反映,如图 9-13 所示的直方图反映了 100 名健康成年男子的血清总胆固醇的频数分布。从图中可看出,数据集中在均数左右,两侧频数基本对称,逐渐减少,离均数愈近数据愈多,离均数愈远数据愈少。不同的正态分布资料虽然数据各异,但画出的直方图图形是类似的。可以设想,这种类型的资料,如果调查例数逐渐增多,所取组距逐渐减小,那么直方顶端就连成了一条光滑的曲线(图 9-15 和图 9-16),这条曲线在统计学上称为正态曲线(normal curve)。

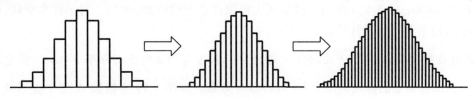

图 9-15 频数分布逐渐接近正态分布示意图

正态分布有以下几个主要特征。

（1）正态分布为单峰对称分布，以均数 μ 为中心，左右对称。

（2）正态曲线由两个参数决定，μ 和 σ。均数 μ 是位置参数，决定曲线的位置。σ 一定，μ 越大，曲线越靠右，μ 越小，曲线越靠左（图 9-17）。标准差 σ 是变异度参数，决定曲线的形态。σ 越大，曲线越矮越胖，表示数据越分散；σ 越小，曲线越高越瘦，表示数据越集中（图 9-18）。

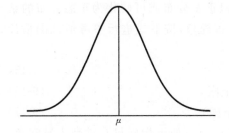

图 9-16 正态曲线示意图

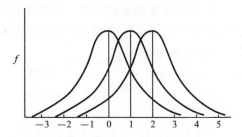

图 9-17 标准差相同均数不同的正态曲线

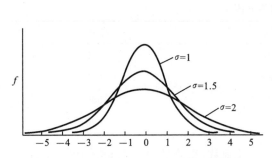

图 9-18 均数相同标准差不同的正态曲线

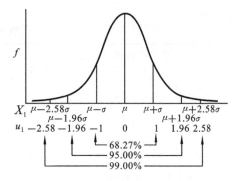

图 9-19 正态曲线下面积分布规律

（3）正态曲线下的面积分布是有规律的，整个正态曲线下的面积之和表示总概率，用 1 或 100% 表示。正态曲线下的面积分布规律如图 9-19 和表 9-15 所示。

表 9-15 正态曲线下面积分布规律

正态分布 X 取值区间	标准正态分布 u 取值区间	样本资料 X 取值区间	占总面积（%）
$\mu \pm \sigma$	± 1	$\overline{X} \pm S$	68.27%
$\mu \pm 1.96\sigma$	± 1.96	$\overline{X} \pm 1.96S$	95.00%
$\mu \pm 2.58\sigma$	± 2.58	$\overline{X} \pm 2.58S$	99.00%

$\mu \pm \sigma$ 区间与横轴所夹面积占总面积的 68.27%；$\mu \pm 1.96\sigma$ 区间与横轴所夹面积占总

面积的95.00%;$\mu\pm2.58\sigma$区间与横轴所夹面积占总面积的99.00%。对于样本资料,可用$\overline{X}$替代μ,用S替代σ进行估计。

通过变量变换,$u=\dfrac{X-\mu}{\sigma}$可将任一均数为μ、标准差为σ的正态分布$N(\mu,\sigma^2)$转化为均数为0,标准差为1的标准正态分布$(0,1)$即u分布。如图9-19中横轴X值中μ转化为u值中的0,X值中$\mu+\sigma$转化为u值中的1,X值中$\mu-\sigma$转化为u值中的-1,X值中$\mu+1.96\sigma$转化为u值中的1.96,X值中$\mu-1.96\sigma$转化为u值中的-1.96,等等。

标准正态分布下的面积分布规律:±1区间与横轴之间的面积占总面积的68.27%;±1.96区间与横轴之间的面积占总面积的95.00%;±2.58区间与横轴之间的面积占总面积的99.00%。

(二) 正态分布的应用

1. 估计医学参考值范围　对符合正态分布、近似正态分布或可转化为正态分布的某些人体生理、生化指标资料,可根据正态曲线面积分布规律,按下式进行参考值范围估计(reference ranges)。

$$双侧 \qquad \overline{X}\pm uS \qquad\qquad (9\text{-}15)$$
$$单侧 \qquad \overline{X}+uS(上限) \qquad\qquad (9\text{-}16)$$
$$\overline{X}-uS(下限) \qquad\qquad (9\text{-}17)$$

如果指标过高、过低均为异常者,按式(9-15)进行估计;如果指标只有过高为异常者,按式(9-16)估计;如果指标只有过低异常者,按式(9-17)估计。公式中u值可根据要求查表9-16。

表9-16　常用u值表

参考值范围	单侧	双侧
80%	0.842	1.282
90%	1.282	1.645
95%	1.645	1.960
99%	2.326	2.576

例9-12　某地调查正常成年女性120人的红细胞数,得均数$\overline{X}=4.98\times10^{12}/L$,标准差$S=0.35\times10^{12}/L$。试估计该地正常成年女性红细胞数的99%参考值范围。

因红细胞数过多、过少均属异常,故用双侧估计,按式(9-15)计算:

上限为　　$\overline{X}+2.58S=(4.98+2.58\times0.35)\times10^{12}/L=5.88\times10^{12}/L$

下限为　　$\overline{X}-2.58S=(4.98-2.58\times0.35)\times10^{12}/L=4.08\times10^{12}/L$

即该地正常成年女性红细胞数的99%参考值范围为$(4.08\sim5.88)\times10^{12}/L$。

知识链接

当观察值呈偏态分布时,应用百分位数法估计医学参考值范围:

双侧　　95%参考值范围　　　　$P_{2.5}\sim P_{97.5}$

99%参考值范围　　　　$P_{0.5}\sim P_{99.5}$

单侧	95%参考值下限	P_5
	95%参考值上限	P_{95}
单侧	99%参考值下限	P_1
	99%参考值上限	P_{99}

2. 质量控制 为了控制实验中的检测误差,常以 $\overline{X}\pm2S$ 作为上下警告线,以 $\overline{X}\pm3S$ 作为上下控制线。这里的 $2S$ 和 $3S$ 可认为是 $1.96S$ 和 $2.58S$ 的近似值。

3. 以正态分布为理论,可进行 u 检验 以正态分布为基础,可推导出其他一些抽样分布。

三、均数的抽样误差及参数估计

(一)抽样误差的概念

由于生物间的个体差异是客观存在的,因此在抽样研究中,样本统计量不一定等于相应的总体参数。这种由于抽样引起的样本指标与总体指标或样本指标与样本指标之间的差异,称为抽样误差。根据资料的性质和指标种类的不同,抽样误差分为均数的抽样误差和率的抽样误差两种。均数的抽样误差是指由于抽样引起的样本均数与总体均数或样本均数与样本均数之间的差异;率的抽样误差是指由于抽样引起的样本率与总体率或样本率与样本率之间的差异。

(二)均数的标准误

表示均数抽样误差大小的指标称为均数的标准误(standard error)。均数标准误的计算公式为

$$\sigma_{\overline{X}}=\frac{\sigma}{\sqrt{n}} \tag{9-18}$$

式中:σ 为总体标准差,n 为样本例数。

由于在抽样研究中,σ 常属未知,而用样本标准差(S)来估计。因此在实际工作中,常以式(9-19)计算结果作为均数标准误的估计值($S_{\overline{X}}$)。

$$S_{\overline{X}}=\frac{S}{\sqrt{n}} \tag{9-19}$$

例 9-13 某护士抽样测量了 25 名某病病人的脉搏,得到 $\overline{X}=74.3$ 次/分,$S=6.09$ 次/分,试估计其抽样误差大小。

将数据代入式(9-19)

$$S_{\overline{X}}=\frac{6.09}{\sqrt{25}}=1.218(次／分)$$

从式(9-18)、式(9-19)可以看出,当 n 一定时,均数的标准误与标准差成正比。标准差愈大,均数标准误愈大,均数的抽样误差愈大,反之亦然。当标准差一定时,均数的标准误与 $\sqrt{n}$ 成反比。样本含量愈大,均数的抽样误差愈小。在实际工作中,标准差一般是固定的,可通过适当增加样本例数来减小抽样误差。

标准差和标准误是有区别的。标准差表示个体变异程度的大小,而标准误是样本均数

的标准差,表示样本均数间变异程度或样本均数与总体均数的接近程度。标准误小,表示样本均数抽样误差小,样本均数与总体均数接近。

（三）t 分布

在本章中曾对正态变量 X 采用变量变换将 $u=\dfrac{X-\mu}{\sigma}$ 转换为标准正态分布 $N(0,1)$ 即 u 分布。而从正态分布总体中,进行多次样本含量相等的随机抽样可得到多个样本均数 $\overline{X}$,它们也服从正态分布,经 $u=\dfrac{\overline{X}-\mu}{\sigma_{\overline{X}}}$ 变换则服从标准正态分布 $N(0,1)$。在实际工作中,$\sigma_{\overline{X}}$ 往往未知,常用 $S_{\overline{X}}$ 替代,即 $\dfrac{\overline{X}-\mu}{S_{\overline{X}}}$,它不再服从标准正态分布。英国统计学家 W. S. Goset 证明了 $\dfrac{\overline{X}-\mu}{S_{\overline{X}}}$ 服从自由度 $\nu=n-1$ 的 t 分布(t-distribution),并于 1908 年以笔名"student"提出,故亦称为 student t 分布。

t 分布是以 0 为中心的对称分布,t 分布曲线不是一条曲线,而是一簇曲线(图 9-20)。其分布曲线的形态变化与自由度 ν(ν 与 n 有联系,这里 $\nu=n-1$)有关。自由度 ν 越大,t 分布越接近于正态分布;当自由度 ν 逼近 ∞ 时,t 分布趋向于标准正态分布。因此,t 分布曲线下面积的 95% 或 99% 界值不是一个常量,而是随着自由度大小而变化的。

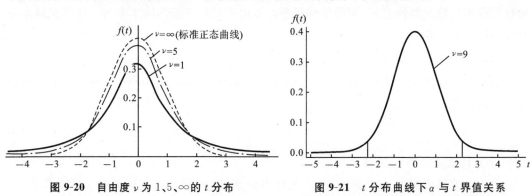

图 9-20 自由度 ν 为 1、5、∞ 的 t 分布　　　　图 9-21 t 分布曲线下 α 与 t 界值关系

为便于使用,统计学家编制了不同自由度 ν 对应的 t 界值表(附录 E),可根据附录 E 查找相应的 t 界限值。t 界值表中,横标目为自由度 ν,纵标目为概率,一侧尾部面积为单侧概率,两侧尾部面积之和为双侧概率。表中的值为 t 的界限值,用 $t_{\alpha,\nu}$ 表示。例如,当 $\nu=9$,双侧概率 $\alpha=0.05$ 时,由表中查得 $t_{0.05,9}=2.262$,表示 $t\leqslant-2.262$ 和 $t\geqslant2.262$ 的面积之和为总面积的 $0.05(5\%)$,$-2.262<t<2.262$ 的面积为总面积的 $0.95(95\%)$,即 $t\leqslant-2.262$ 和 $t\geqslant2.262$ 的概率之和为 0.05,$-2.262<t<2.262$ 的概率为 0.95(图 9-21)。t 分布主要用于总体均数的区间估计及 t 检验等。附录 E 只列出正值,若算得的 t 值为负值时,应使用其绝对值查表。

（四）参数估计

实际工作中,我们常常希望从样本统计量推断总体参数。例如,从样本均数推断总体均数,这种方法称为参数估计(parameter estimation)。参数估计的方法有两种,点估计和区间估计。点估计(point estimation)就是直接以样本均数估计总体均数。但由于抽样误差的存在,不同的样本可能得到不同的均数,从而对总体均数可以得到不同的点估计,估计的准确度很难评价。区间估计(interval estimation)则是估计能包含总体均数的一个范围,这个范围称为均数的可信区间(confidence interval,CI)。通常对一个样本均数以95%的可信度或99%的可信度估计总体均数的范围,称为总体均数95%可信区间或99%可信区间。实际工作中,区间估计很常用。

总体均数的区间估计方法,根据总体标准差 σ 是否已知,以及样本含量 n 的大小而不同。

1. 总体标准差 σ 未知

根据 t 分布的原理,$P(-t_{a,\nu} < t < t_{a,\nu}) = 1-\alpha$,按 $t = \dfrac{\overline{X} - \mu}{S_{\overline{X}}}$ 代入进行变量变换,可得可信度为 $1-\alpha$ 的总体均数可信区间的公式为

$$\overline{X} - t_{a,\nu}S_{\overline{X}} < t < \overline{X} + t_{a,\nu}S_{\overline{X}} \tag{9-20}$$

简记为

$$\overline{X} \pm t_{a,\nu}S_{\overline{X}} \tag{9-21}$$

即95%和99%可信区间的公式如下

总体均数95%可信区间公式　　　　$\overline{X} \pm t_{0.05,\nu}S_{\overline{X}}$ 　　　　　(9-22)

总体均数99%可信区间公式　　　　$\overline{X} \pm t_{0.01,\nu}S_{\overline{X}}$ 　　　　　(9-23)

例 9-14　随机抽取某地刚出生男婴5名,得到平均体重为3.5 kg,标准差为0.18 kg,试估计该地刚出生男婴平均体重的95%可信区间。

本例 $\nu = 5-1 = 4$,查 t 界值表(附录 E)得 $t_{0.05,4} = 2.776$,代入式(9-21)得:

总体均数95%可信区间:$\overline{X} \pm t_{0.05,4} \cdot S_{\overline{X}} = (3.5 \pm 2.776 \times 0.18/\sqrt{5})$ kg $= 3.28 \sim 3.72$ kg。

2. 总体标准差 σ 已知,或 σ 虽未知但 n 足够大

σ 已知,可按照正态分布估计,公式如下

总体均数95%可信区间公式　　　　$\overline{X} \pm 1.96\sigma_{\overline{X}}$ 　　　　　(9-24)

总体均数99%可信区间公式　　　　$\overline{X} \pm 2.58\sigma_{\overline{X}}$ 　　　　　(9-25)

σ 未知但 n 足够大($n \geq 100$),t 分布近似 u 分布,$t_{0.05,\nu}$ 接近1.96,$t_{0.01,\nu}$ 接近2.58,可近似替代,公式为

总体均数95%可信区间公式　　　　$\overline{X} \pm 1.96S_{\overline{X}}$ 　　　　　(9-26)

总体均数99%可信区间公式　　　　$\overline{X} \pm 2.58S_{\overline{X}}$ 　　　　　(9-27)

例 9-15　抽样调查某地100名正常成年男子的血清总胆固醇,$\overline{X} = 4.8$ mmol/L,$S = 3.6$ mmol/L。试估计该地正常成年男子血清总胆固醇总体均数95%可信区间。

本例为大样本资料,按式(9-26)得

总体均数99%可信区间:$\overline{X} \pm 1.96S_{\overline{X}} = (4.8 \pm 1.96 \times 3.6/\sqrt{100})$ mmol/L $= 4.09 \sim 5.51$ mmol/L。

四、均数的假设检验

(一)假设检验的基本概念

假设检验(hypothesis test)是统计推断的另一重要内容,亦称显著性检验(significant

test)。假设检验是对所检验的总体先提出一个假设,然后通过样本数据去推断是否拒绝这一假设。

 案例 9-8

某病病人与正常成人脉搏比较

已知正常成人脉搏均为 72 次/分。某医师随机抽取某病成年病人 25 人,测得脉搏平均值为 74.32 次/分,标准差为 6.09 次/分,因此认为该病成年病人的脉搏比正常成人快。

思考:

此结论是否正确,应用何种统计方法来判断?

案例 9-8 中两个均数不等有两种可能性,抽样误差引起或者是本质不同,即疾病使人的脉搏变快。如何作出判断呢?若是由于抽样误差引起的差异,统计学上认为有意义,如果这种差异超出了抽样误差的范围,那么很可能是本质上的差异,统计学上认为这种差异有意义。要判断两个均数之间的差异是否是由抽样误差所引起的,则必须用假设检验。

(二) 假设检验的步骤

1. 建立假设和确定检验水准 在建立假设之前,首先应根据资料的性质和分析目的确定做双侧检验(two-sided test)还是单侧检验(one-sided test)。例如,欲了解两药疗效有无差别,这时应该用双侧检验;欲了解甲药疗效是否优于乙药,或欲了解甲药疗效是否劣于乙药,则应该用单侧检验。一般应用双侧检验较为稳妥,若无特别说明,都是双侧检验。

进行假设检验时,所作的假设包括两个方面,即检验假设和备择假设。

检验假设(hypothesis under test)亦称无效假设,符号为 H_0。也就是假设样本指标与总体指标或样本指标与样本指标之间的差异是由于抽样误差引起的。

备择假设(alternative hypothesis)亦称对立假设,符号为 H_1。它是与 H_0 相对立的假设。也就是假设样本指标与总体指标或样本指标与样本指标之间的差异,不是由于抽样误差引起的,而是本质差别。

建立假设后,再确定检验水准。检验水准(size of test)的符号为 α,它是肯定或否定 H_0 的概率标准,通常取 $\alpha=0.05$,有时根据实际情况,亦可以取 $\alpha=0.01$、$\alpha=0.10$ 等。

2. 选定检验方法并计算统计量 应根据资料性质类型、分析目的和检验方法的适用条件等选择适当的检验方法。

3. 确定 P 值 就是确定由抽样误差引起的样本指标与已知总体指标之间的差异或样本指标与样本指标之间的差异的概率。根据计算出的检验统计量,查相应的界值表即可得到概率 P。例如,t 检验计算出统计量 t 值后,根据自由度,查 t 界值表(附录 E),把 t 值的绝对值与 t 界值进行比较,就可以确定 P 值的范围。

$$|t| \geqslant t_{0.05,\nu}, \quad 则 \quad P \leqslant 0.05$$
$$|t| \geqslant t_{0.01,\nu}, \quad 则 \quad P \leqslant 0.01$$
$$|t| < t_{0.05,\nu}, \quad 则 \quad P > 0.05$$

4. 判断结果 当 $P \leqslant \alpha$ 时,说明样本指标与已知总体指标,或样本指标与样本指标的差别由抽样误差引起的概率很小,根据"小概率事件在一次试验中基本上不会发生"的原理,按 α 水准就有理由拒绝 H_0,接受 H_1,差异有统计学意义,可以认为两个总体有差别;相反,当 $P > \alpha$ 时,按 α 水准就没有足够理由拒绝 H_0,即统计学上所称的不拒绝 H_0,差异无统计学意义,还不能认为两个总体有差别。

（三）t 检验与 u 检验

假设检验的具体方法,通常用检验统计量来命名。例如,检验统计量 t 称为 t 检验,检验统计量 u 则称为 u 检验。实际应用时应注意各种检验方法的适用条件和注意事项。常用的均数假设检验方法如下。

1. 样本均数与总体均数的比较

一般把标准值、理论值或经大量调查所获得的比较稳定的值作为已知的总体均数 μ_0。样本均数与总体均数比较的目的是推断样本所代表的总体均数(未知的)与已知总体均数 μ_0 有无差别。计算公式如下。

$$t = \frac{|\overline{X} - \mu_0|}{S_{\overline{X}}} = \frac{|\overline{X} - \mu_0|}{S/\sqrt{n}} \tag{9-28}$$

案例 9-8 检验步骤如下。

（1）建立假设和确定检验水准。

H_0:某病病人脉搏均数与正常成人相同,即 $\mu = \mu_0 = 72$ 次/分。

H_1:某病病人脉搏均数与正常成人不同,即 $\mu \neq \mu_0$。

$\alpha = 0.05$(双侧检验)。

（2）计算 t 值 按式(9-28)计算:

$$t = \frac{74.32 - 72}{6.09/\sqrt{25}} = 1.905$$

（3）确定 P 值 按 $\nu = 25 - 1 = 24$,查 t 界值表,得 $t_{0.05, 24} = 2.064$,$1.905 < t_{0.05, 24}$,$P > 0.05$。

（4）判断结果 按 $\alpha = 0.05$ 水准,不拒绝 H_0,还不能认为该病病人的脉搏均数与正常成人不同。

2. 配对计量资料的比较

 案例 9-9

健康成人空腹血糖浓度比较

某医院对 10 名健康成人在空腹后 9 h 和 12 h 分别进行了血糖测定,结果见表 9-17。

表 9-17 某年某地 10 名健康成人不同空腹时间血糖浓度　　单位:mmol/L

编号	空腹 9 h	空腹 12 h	d	d^2
1	5.17	4.83	0.34	0.1156
2	5.67	4.89	0.78	0.6084
3	6.11	4.39	1.72	2.9584

续表

编号	空腹 9 h	空腹 12 h	d	d^2
4	5.67	5.39	0.28	0.0784
5	5.44	4.78	0.66	0.4356
6	6.06	5.94	0.12	0.0144
7	5.11	5.11	0	0
8	5.39	4.89	0.50	0.2500
9	5.56	5.56	0	0
10	5.72	5.39	0.33	0.1089
合计	—	—	4.73	4.5697

思考：

空腹时间的长短对血糖浓度有无影响？用什么方法来判断？

在医学研究中,为了减少误差,提高检验效率,常采用配对设计(paired design)。配对设计主要有以下几种:①将受试对象按照一定的条件配成若干对,然后将每对中的两个观察单位随机分配到实验组和对照组中去,给予不同的处理,观察某种指标的变化;②同一组受试对象在处理前后观察某种指标的变化,如案例 9-9;③同一样品用两种方法检测,检测结果的比较等。假设检验的目的是推断两种处理或处理前后的结果有无差别,采用的是配对 t 检验。先求出两种处理或处理前后每对的差值(d),若两种处理或处理前后无差别,该差值的总体均数 μ_d 应为 0,若不为 0 则认为有差别。配对 t 检验可看作样本差值均数与已知总体均数(0)的比较,计算公式如下。

$$t = \frac{|\bar{d}| - 0}{S_{\bar{d}}} = \frac{|\bar{d}|}{S_d / \sqrt{n}} \tag{9-29}$$

式中:$\bar{d}$ 为差值的均数;$S_{\bar{d}}$ 为差值的标准误;S_d 为差值的标准差。

$$S_d = \sqrt{\frac{\sum d^2 - \left(\sum d\right)^2 / n}{n-1}} \tag{9-30}$$

式中：$\sum d^2$ 为差值的平方之和；$\sum d$ 为差值之和。

案例 9-9 检验步骤如下。

(1) 建立假设和确定检验水准。

H_0:差值的总体均数等于零,$\mu_d = 0$,不同空腹时间的血糖浓度无差别。

H_1:差值的总体均数不等于零,$\mu_d \neq 0$,不同空腹时间的血糖浓度有差别。

$a = 0.05$(双侧检验)。

(2) 计算 t 值　先计算 d、$\sum d$、$\sum d^2$,代入式(9-30)和式(9-29),得

$$S_d = \sqrt{\frac{\sum d^2 - \left(\sum d\right)^2 / n}{n-1}} = \sqrt{\frac{4.5697 - (4.73)^2 / 10}{10 - 1}} = 0.5091 \ (\text{mmol/L})$$

$$t = \frac{|\bar{d}|}{S_d / \sqrt{n}} = \frac{4.73/10}{0.5091 / \sqrt{10}} = 2.94$$

第九章 | 卫生统计方法 · 259 ·

（3）确定 P 值　按 $\nu=$ 对子数$-1=10-1=9$，查 t 界值表，$t_{0.05,9}=2.262$，本例 $t=2.94$ $>t_{0.05,9}$，$P<0.05$。

（4）判断结果　按 $\alpha=0.05$ 水准，拒绝 H_0，接受 H_1，即根据本资料可以认为空腹时间的长短对血糖浓度有影响，空腹时间越长血糖浓度越低。

 案例 9-10

两种免疫方法的血清抗体滴度比较

随机选择 24 人配成 12 对，其中一组甲型流感活疫苗作气雾免疫，另一组作鼻腔喷雾。1 个月后采血，分别测定其血凝抑制抗体滴度，结果如表 9-18 所示，试比较两种免疫方法效果有无不同。

表 9-18　两种免疫方法的血清抗体滴度（稀释倍数）

配对号	气雾免疫组	鼻腔喷雾组	d	d^2
1	40	50	10	100
2	20	40	20	400
3	30	30	0	0
4	25	35	10	100
5	10	60	50	2500
6	15	70	55	3025
7	25	30	5	25
8	30	20	-10	100
9	40	25	-15	225
10	10	70	60	3600
11	15	35	20	400
12	30	25	-5	25
合计	—	—	200	10500

案例 9-10 检验步骤如下。

（1）建立假设和确定检验水准。

H_0：两种免疫方法效果相同，$\mu_d=0$。

H_1：两种免疫方法效果相同，$\mu_d\neq0$。

$\alpha=0.05$（双侧检验）。

（2）计算 t 值：

$$S_d=\sqrt{\frac{\sum d^2-\left(\sum d\right)^2/n}{n-1}}=\sqrt{\frac{10500-(200)^2/12}{12-1}}=25.52$$

$$t=\frac{|\overline{d}|}{S_d/\sqrt{n}}=\frac{200/12}{25.52/\sqrt{12}}=2.26$$

（3）确定 P 值　按 ν＝对子数－1＝12－1＝11，查 t 界值表，$t_{0.05,11}$＝2.201，本例 t＝2.26＞$t_{0.05,11}$，P＜0.05。

（4）判断结果　按 α＝0.05 水准，拒绝 H_0，接受 H_1，可以认为两种免疫方法效果不同，鼻腔喷雾法优于气雾免疫法。

3. 两个小样本均数的比较

 案例 9-11

黄连黄柏复方制剂和硼酸湿敷治疗局部药物渗漏的疗效比较

某院用黄连黄柏复方制剂和硼酸湿敷治疗局部药物渗漏，结果如表 9-19 所示。

表 9-19　两药治疗局部药物渗漏疗效观察

药　　物	例数	平均止痛时间/h	平均治疗有效时间/h
黄连黄柏复方制剂	21	1.09±0.67	5.31±1.01
硼酸	15	2.18±0.64	7.09±1.14

思考：

两药疗效是否相同，用什么方法来判断？

在医学研究中，能够进行配对比较的资料较少，更多的是两组资料的比较，如案例 9-11。目的是推断两样本各自代表的总体均数 μ_1 与 μ_2 是否有差别。当两个样本含量较小，即 $n_1+n_2<100$ 时，用 t 检验，计算公式如下。

$$t=\frac{\overline{X}_1-\overline{X}_2}{S_{\overline{X}_1-\overline{X}_2}}=\frac{\overline{X}_1-\overline{X}_2}{\sqrt{S_c^2(\frac{1}{n_1}+\frac{1}{n_2})}} \tag{9-31}$$

式中：$S_{\overline{X}_1-\overline{X}_2}$ 为两均数之差的标准误；S_c^2 为两样本合并方差。

$$S_c^2=\frac{\sum X_1^2-\frac{(\sum X_1)^2}{n_1}+\sum X_2^2-\frac{(\sum X_2)^2}{n_2}}{n_1+n_2-2}=\frac{(n_1-1)S_1^2+(n_2-1)S_2^2}{n_1+n_2-2} \tag{9-32}$$

案例 9-11 检验步骤如下。

（1）建立假设和确定检验水准。

H_0：两药平均止痛时间相同，$\mu_1=\mu_2$。

H_1：两药平均止痛时间不同，$\mu_1\neq\mu_2$。

α＝0.05（双侧检验）。

（2）计算 t 值　按式（9-31）和式（9-32）计算

$$S_c^2=\frac{(21-1)\times0.67^2+(15-1)\times0.64^2}{21+15-2}=0.433$$

$$t=\frac{|1.09-2.18|}{\sqrt{0.433\times(\frac{1}{21}+\frac{1}{15})}}=4.90$$

（3）确定 P 值　按 ν＝n_1+n_2-2＝21＋15－2＝34，查 t 界值表，$t_{0.01,34}$＝2.728，本例 t

=4.90>2.728,$P<0.01$。

(4) 判断结果 因为 $P<0.01$，按 $\alpha=0.05$ 水准，拒绝 H_0，可以认为两药平均止痛时间不同。同理，可以求出两药平均治疗有效时间比较的 $t=4.94$，得 $P<0.01$，所以可以认为两药疗效不同，用黄连黄柏复方制剂治疗局部药物渗漏疗效优于硼酸湿敷。

4. 两个大样本均数比较的 u 检验

 案例 9-12

两组儿童血糖、血胰岛素、高密度脂蛋白含量比较

为了解儿童血糖、血胰岛素与高血压的关系，某科研所对肥胖儿童及正常对照组儿童各 100 例，对两组儿童血胰岛素进行空腹血糖（GS）、血胰岛素（IS）及高密度脂蛋白（HDL）测定，结果见表 9-20。

表 9-20 两组儿童 GS、IS、HDL 平均数与标准差

组 别	例数	GS/(mmol/L)	IS/(mU/L)	HDL/(mmol/L)
肥胖组	100	4.81±0.85	22.72±11.14	1.49±0.42
正常组	100	4.59±0.87	9.82±4.04	1.58±0.38

思考：

肥胖儿童的血糖、血胰岛素、高密度脂蛋白含量与正常儿童是否相同，应如何判断？

当两个样本含量较大时，$n_1+n_2\geqslant100$，如案例 9-11，此时 t 分布近似成为 u 分布，可应用 u 检验代替 t 检验，以简化运算。u 值的计算公式如下

$$u = \frac{|\overline{X}_1 - \overline{X}_2|}{\sqrt{S_{\overline{X}_1}^2 + S_{\overline{X}_2}^2}} = \frac{|\overline{X}_1 - \overline{X}_2|}{\sqrt{\dfrac{S_1^2}{n_1} + \dfrac{S_2^2}{n_2}}} \tag{9-33}$$

双侧检验，如 $u\geqslant1.96$，则 $P\leqslant0.05$，

如 $u\geqslant2.58$，则 $P\leqslant0.01$，

如 $u<1.96$，则 $P>0.05$。

案例 9-12 检验步骤如下。

(1) 建立假设和确定检验水准。

H_0：肥胖儿童与正常儿童的血胰岛素含量相同，$\mu_1=\mu_2$。

H_1：肥胖儿童与正常儿童的血胰岛素含量不同，$\mu_1\neq\mu_2$。

$\alpha=0.05$（双侧检验）。

(2) 计算 u 值 本题 $n_1=100$，$\overline{X}_1=22.72$ mU/L，$S_1=11.14$ mU/L，$n_2=100$，$\overline{X}_2=9.82$ mU/L，$S_2=4.04$ mU/L，代入式(9-33)，得

$$u = \frac{\overline{X}_1 - \overline{X}_2}{\sqrt{\dfrac{S_1^2}{n_1} + \dfrac{S_2^2}{n_2}}} = \frac{22.72 - 9.82}{\sqrt{\dfrac{11.14^2}{100} + \dfrac{4.04^2}{100}}} = 10.89$$

(3) 确定 P 值 本例 $u=10.89>2.58$，$P<0.01$。

（4）判断结果　按 $\alpha=0.05$ 水准，拒绝 H_0，接受 H_1，可以认为肥胖儿童与正常儿童的血胰岛素含量不同，肥胖儿童较高。同理，可将两组儿童空腹血糖、高密度脂蛋白含量进行差别的显著性检验（u 检验），这里就不详述了。

 案例 9-13

两市健康成年女子血清总蛋白含量比较

随机抽取某市健康成年女子 100 名，检查其血清总蛋白含量（g/L），得均数为 74.2 g/L，标准误为 2.1 g/L；同时在另一城市随机抽取健康成年女子 100 名，得均数为 70.0 g/L，标准误为 3.2 g/L。问两市健康成年女子血清总蛋白含量是否不同？

实例 9-13 检验步骤如下。

（1）建立假设和确定检验水准。

$H_0:\mu_1=\mu_2$。

$H_1:\mu_1\neq\mu_2$。

$\alpha=0.05$（双侧检验）。

（2）计算 u 值　本题 $n_1=100$，$\overline{X}_1=74.2$ g/L，$S_{\overline{X}_1}=2.1$ g/L，$n_2=100$，$\overline{X}_2=70.0$ g/L，$S_{\overline{X}_2}=3.2$ g/L，代入式（9-33），得

$$u=\frac{|\overline{X}_1-\overline{X}_2|}{\sqrt{S_{\overline{X}_1}^2+S_{\overline{X}_2}^2}}=\frac{|74.2-70.0|}{\sqrt{2.1^2+3.2^2}}=1.10$$

（3）确定 P 值　本例 $u=1.10<1.96$，$P>0.05$。

（4）判断结果　按 $\alpha=0.05$ 水准，不拒绝 H_0，还不能认为两市健康女子血清总蛋白含量不同。

5. 假设检验的注意事项

（1）事先确定用单侧还是双侧检验及检验水准　在假设检验之前必须根据专业知识确定用单侧还是双侧检验。当研究两种方法的效果，分析的目的在于确定两法有无差别，这时用双侧检验；若分析的目的在于确定一法是否比另一法效果好，就用单侧检验。同时确定检验水准 α，α 一般取 0.05。单双侧检验和检验水准确定后不能随意更改。

（2）要注意每种方法的应用条件　资料的性质不同、设计类型不同，其检验方法也不相同，因此，选用检验方法应注意其应用条件。在 t 检验和 u 检验中，要求资料服从正态或近似正态分布；两样本资料与配对资料应选择相应的 t 检验方法；样本含量较小时用 t 检验，样本含量较大时可用 u 检验；两样本资料 t 检验还要求方差齐等。

（3）要注意资料的可比性　例如，要比较新、旧两药的疗效，要注意这两组病人除用药因素不同外，其他如病人的年龄、性别、病情、病程等可能影响疗效的因素需基本一致，应保持均衡。

（4）要注意判断结果不能绝对化　如按 $P<0.05$ 而拒绝无效假设 H_0，意思是当无效假设 H_0 成立时，由抽样误差造成如此大差别的概率很小，而并不是 H_0 绝对不会成立。P 值越小，越有理由拒绝检验假设。反之，如 $P>0.05$，不拒绝 H_0，意思是当 H_0 为真时，由

抽样误差造成如此大差别的概率 $P>0.05$，并不是 H_0 绝对成立。在检验假设中，不论拒绝 H_0 还是不拒绝 H_0，都可能犯错误。如果无效假设 H_0 为真，拒绝了它，这叫第一类错误（type Ⅰ error）。如果无效假设 H_0 不真，不拒绝它，这叫第二类错误（type Ⅱ error）。第一类错误又称假阳性错误，第二类错误又称假阴性错误。第一类错误的概率为检验水准 α，如 $\alpha=0.05$，表示在 100 次抽样中，发生这样错误的机会不到 5 次；第二类错误的概率用 β 表示，β 很难估计。当样本含量确定时，α 愈小，β 愈大；反之，α 愈大，β 愈小。要同时减小 α 和 β，唯一的方法是增大样本含量。一般将 $1-\beta$ 称为检验效能，又称把握度，其含义是，当两总体确实有差别，按确定的检验水准 α 能够发现这种差别的能力。

（5）要注意实际差别大小与统计意义的区别 当统计检验结果拒绝 H_0 时，可认为差别有统计学意义，而不应该误解为两均数相差很大；P 代表犯第一类错误的概率大小，如 $P<0.01$ 和 $P<0.05$ 表示 $P<0.01$ 比 $P<0.05$ 犯第一类错误的概率小，并不意味着 $P<0.01$ 比 $P<0.05$ 的两均数实际差别更大。

五、Excel 统计分析

（一）计量资料的统计描述

以例 9-1 为例。新建一个 Excel 工作表，输入数据。单击【插入】/【函数】，选择类别【统计】，选择函数【AVERAGE】，单击【确定】。在出现的对话框中，单击【Number1】右侧折叠按钮，选择数据区域 A2：J11 单元格，单击【确定】。计算结果为 4.7673 即均数。如图 9-22 和图 9-23 所示。

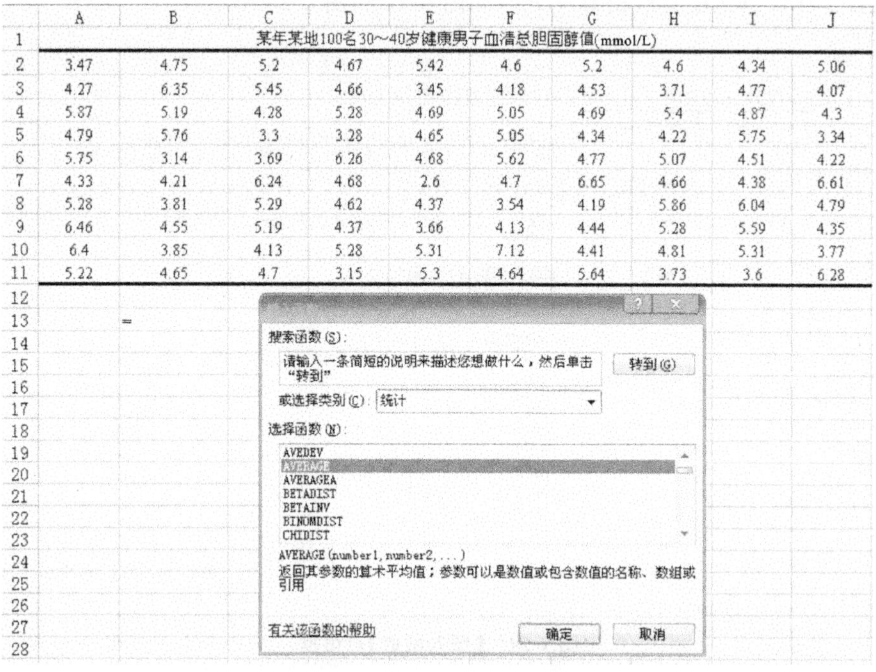

	A	B	C	D	E	F	G	H	I	J
1	某年某地100名30～40岁健康男子血清总胆固醇值(mmol/L)									
2	3.47	4.75	5.2	4.67	5.42	4.6	5.2	4.6	4.34	5.06
3	4.27	6.35	5.45	4.66	3.45	4.18	4.53	3.71	4.77	4.07
4	5.87	5.19	4.28	5.28	4.69	5.05	4.69	5.4	4.87	4.3
5	4.79	5.76	3.3	3.28	4.65	5.05	4.34	4.22	5.75	3.34
6	5.75	3.14	3.69	6.26	4.68	5.62	4.77	5.07	4.51	4.22
7	4.33	4.21	6.24	4.68	2.6	4.7	6.65	4.66	4.38	6.61
8	5.28	3.81	5.29	4.62	4.37	3.54	4.19	5.26	4.6	4.79
9	6.46	4.55	5.19	4.37	3.66	4.13	4.44	5.28	5.59	4.35
10	6.4	3.85	4.13	5.28	5.31	7.12	4.41	4.81	5.31	3.77
11	5.22	4.65	4.7	3.15	5.3	4.64	5.64	3.73	3.6	6.28

图 9-22 【插入函数】对话框

同理，可选择几何均数【GEOMEAN】、中位数【MEDIAN】、样本方差【VAR】、样本标准

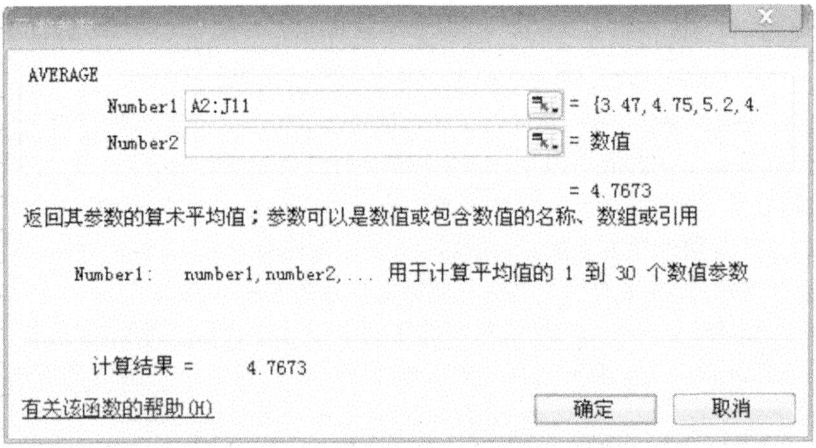

图9-23 【函数参数】对话框

差【STDEV】进行相应计算分析。

(二)计量资料的假设检验即 t 检验

以案例9-9为例。新建一个 Excel 工作表,输入数据。单击【插入】/【函数】,选择类别【统计】,选择函数【TTEST】,单击【确定】。在出现的对话框中,单击【Array1】右侧折叠按钮,选择数据区域 A3：A12 单元格,单击【Array2】右侧折叠按钮,选择数据区域 B3：B12 单元格,单击【确定】。【Tails】输入"2"代表双侧检验。【Type】输入"1"代表配对 t 检验。计算结果为 0.0165 即 t 检验所得概率 P。如图9-24和图9-25所示。

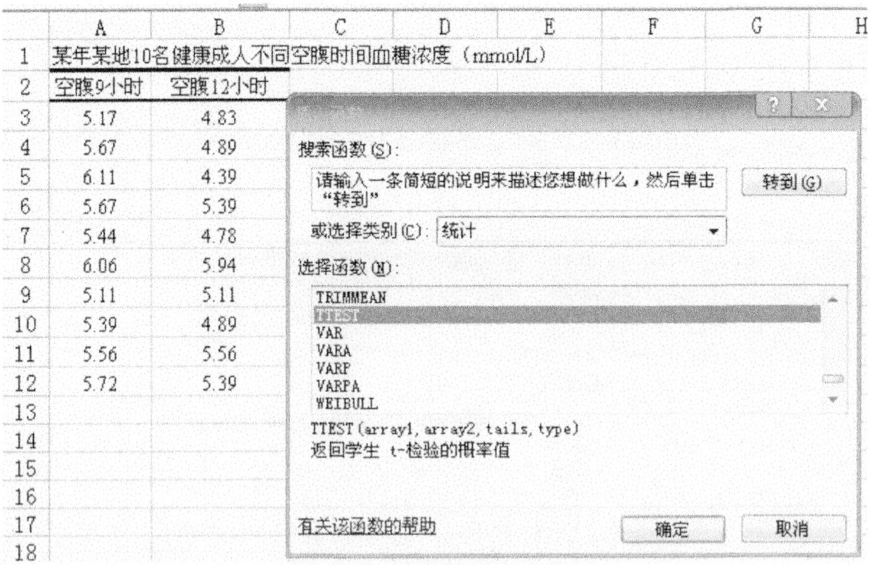

图9-24 【插入函数】对话框

同理,【Type】选择"2"可作两样本均数比较的 t 检验,选择"3"可作两样本均数比较方差不齐时的 t 检验。

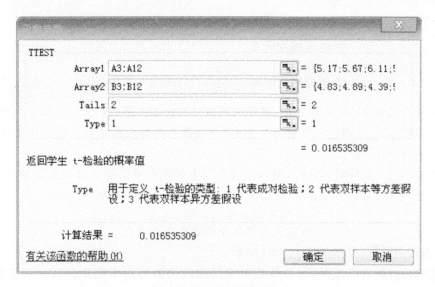

图 9-25 【函数参数】对话框

第四节　分类变量资料的统计

一、相对数及标准化法

 案例 9-14

甲、乙两地流感发病情况比较

　　某年某月甲、乙两地流感流行,经调查,甲地发病 50 人,乙地发病 75 人,乙地较甲地多发病 25 人,有人认为乙地发病情况比甲地更为严重。

　　思考:

　　1. 你是否认同以上说法?

　　2. 用什么指标比较甲、乙两地的发病程度?

(一) 相对数的意义及常用指标

　　在医疗卫生工作中,通过日常医疗卫生工作记录、统计报表、现场调查、实验研究所搜集来的一些数据,如人口数、出生数、治愈数、阳性数、阴性数等都是绝对数。绝对数可以反映事物在某时某地出现的实际情况,是统计分析和制定计划的基础。但绝对数的大小,常受基数多少的影响,不便于进行深入的分析比较。要比较资料的情况,必须计算相对数,再进行比较,才能得出正确的结论。相对数(relative number)是两个有联系指标的比值,常用于分类变量资料的统计分析。

　　要比较两地发病的严重程度,需考虑两地人口数。例如,甲地只有 1000 人,乙地有

1500 人,则

$$甲地流感发病率 = \frac{50}{1000} \times 100\% = 5.0\%$$

$$乙地流感发病率 = \frac{75}{1500} \times 100\% = 5.0\%$$

可见甲乙两地流感发病率相同,这里两地流感发病率就是相对数。计算相对数能使作为比较的基数相同,以便进一步地分析比较,对问题有更深入的了解。医学中常用的相对数有率、构成比和相对比等。

1. 率(rate) 又称频率指标,说明某现象发生的频率或强度。常以百分率(%)、千分率(‰)、万分率(1/万)、十万分率(1/(10 万))等表示。计算公式为

$$率 = \frac{发生某现象的观察单位数}{可能发生某现象的观察单位总数} \times K \qquad (9\text{-}34)$$

式中:K 为比例基数(可为 100%、1000‰等)。

计算时比例基数的选择,主要依据习惯用法或使算得的率至少保留一至二位整数。如:有效率、治愈率,习惯上用百分率;出生率、死亡率,习惯上用千分率;肿瘤死亡率用 10 万分率等。

2. 构成比(constituent ratio) 又称构成指标,它表示某一事物内部各组成部分所占的比重或分布,常用百分数表示。计算公式为

$$构成比 = \frac{某一组成部分的观察单位数}{同一事物各组成部分的观察单位总数} \times 100\% \qquad (9\text{-}35)$$

一般来说,各部分构成比的总和理应为 100%,但有时由于计算尾数取舍的关系,其总和不一定恰好等于 100%,需对各构成比的尾数作适当调整,使成比的总和等于 100%。

事物各部分构成比的大小,受两方面因素的影响,一是该部分自身数值变化的影响,这一影响易被人们所察觉;二是其他部分数值变化的影响,这一影响往往被人们所忽视。

例 9-16 某医院 2006 年与 2008 年各科病床数见表 9-21,试计算各科病床构成比。

表 9-21 某医院 2006 年至 2008 年各科病床构成情况

科 室	2006 年		2008 年	
	病床数	构成比/(%)	病床数	构成比/(%)
内科	200	50.0	300	60.0
外科	100	25.0	100	20.0
传染科	100	25.0	100	20.0
合计	400	100.0	500	100.0

从表 9-21 可以看出,由于 2008 年内科病床数的增加,虽然外科、传染科病床数未变,但构成比却下降了。

3. 相对比(relative ratio) 相对比是两个有关指标之比,常以倍数或百分比表示。计算公式为

$$相对比 = \frac{甲指标}{乙指标}(或 \times 100\%) \qquad (9\text{-}36)$$

甲、乙两个指标可以是绝对数,也可以是相对数或平均数;可以性质相同,也可以性质

不相同。习惯上计算相对比时,甲指标大于乙指标,结果用倍数表示;甲指标小于乙指标,结果用百分数表示。

例 9-17 我国 2000 年第五次人口普查结果,男性为 65355 万人,女性为 61228 万人,试计算人口男女性比。

$$性别比 = \frac{65355}{61228} = 1.067$$

结果说明,男性人数为女性人数的 1.067 倍,或者写作男:女为 106.7 : 100。习惯上性别比例通常以女性人数作分母。

例 9-18 某市乙型脑炎的发病率 2000 年为 4.48/(10 万),2006 年为 0.88/(10 万),试计算相对比。

$$相对比 = \frac{4.48}{0.88} = 5.1 \quad 或 \quad 相对比 = \frac{0.88}{4.48} \times 100\% = 19.64\%$$

结果说明,该市 2000 年乙型脑炎的发病率为 2006 年的 5.1 倍,或 2006 年乙型脑炎的发病率为 2000 年的 19.64%。

知识链接

相对比的特点

1. 甲、乙两个指标可以是相对数、绝对数或平均数。
2. 性质相同的资料,相对比可说明两者之间的差别或比例关系。
3. 性质不同的资料,表示一个量 A 相对于另一个量 B 的相对数。例如,某地医生数(A)与当地人口数(B)之比,可得出每千人口的医生数。
4. 相对比的分子与分母不一定有相同的单位。如:

$$体质指数 = \frac{体重(kg)}{身高(m)^2}$$

5. 流行病学常用的相对危险度 RR(relative risk)即为两个率之比。

(二)应用相对数的注意事项

1. 资料分析时不能以构成比代替率 构成比说明事物内部各组成部分的比重或分布,而率则说明某现象发生频率或强度。在资料分析中,常见的错误是以构成比代替率。

如表 9-22 所示,某年某地肿瘤患病情况资料:从构成比看,"50~"岁组肿瘤病人数的比重最高(38.24%),"60~"岁组比重反而有所下降,但不能认为"50~"岁组的患病情况最严重。若要了解究竟哪个年龄组的患病最严重,则必须计算各年龄组患病率。从各年龄组的患病率可以看出,肿瘤的患病率随年龄增长而增高。尽管该地 60 岁以上的肿瘤患病率很高,但因该年龄段的检查人数少,故所占总病人数的比例小。

表 9-22 某年某地肿瘤患病情况

年龄/岁	检查人数	肿瘤病人数	构成比/(%)	患病率/(1/万)
0~	633000	19	1.27	0.30

续表

年龄/岁	检查人数	肿瘤病人数	构成比/(%)	患病率/(1/万)
30～	570000	171	11.46	3.00
40～	374000	486	32.58	12.99
50～	143000	574	38.47	40.16
60～	30250	242	16.22	80.00
合计	1750250	1492	100.00	8.52

2. 计算相对数时分母不宜过小 一般来说,观察单位应有足够的数量。观察单位足够时,计算的相对数比较稳定,能够正确反映实际情况。如果观察例数过少,计算的相对数可靠性较差,此时应以绝对数直接表示为好。例如,5 名病人中有 4 名治愈,即报道治愈率为 80%,显然这个治愈率很不稳定,此时最好用绝对数表示。

3. 要注意平均率的计算 计算率的平均值时,不能直接将各组率相加,然后除以组数。例如,计算表 9-22 资料各年龄组人群平均患病率时,不能将各年龄组患病率相加后除以组数求平均率,而应该将各年龄组检查人数与病人数分别相加,然后以总病人数除以总检查人数。

4. 进行样本率或构成比的比较时应做假设检验 在进行抽样研究时,率和构成比也存在抽样误差,所以比较构成比或率时,不能仅凭表面数据直接下结论,应进行差别的假设检验。

5. 资料的对比应注意其可比性 用率或构成比进行比较时,要有可比性,即除研究因素外,其余重要的影响因素应尽可能相同或相近。

一般应注意下列两点:①所要比较的资料的时间、地点、方法等是否相同。例如,有人应用几种药物对病毒性乙型肝炎表面抗原阳性者进行阴转率观察,其各组的观察时间应相同。因为阴转率与用药时间有关,即使是同一药物,若用药时间不同,其阴转率也不同。②资料的内部构成(如年龄、性别、病情轻重构成等)是否相同。当两组资料内部构成有所不同时,应分组计算频率指标,进行比较或进行标准化后再作比较。

（三）率的标准化法

 案例 9-15

甲、乙两县居民食管癌死亡情况比较

甲、乙两县居民食管癌死亡情况,如表 9-23 所示。

表 9-23　甲、乙两县各年龄组人口数及食管癌死亡率　　　　单位:1/(10 万)

年龄组/岁	甲 县				乙 县			
	人口数	人口构成	死亡数	死亡率	人口数	人口构成	死亡数	死亡率
①	②	③	④	⑤	⑥	⑦	⑧	⑨
0～	367976	0.6523	2	0.6	273764	0.6504	1	0.4

续表

年龄组/岁	甲县				乙县			
	人口数	人口构成	死亡数	死亡率	人口数	人口构成	死亡数	死亡率
①	②	③	④	⑤	⑥	⑦	⑧	⑨
30～	54437	0.0965	9	16.5	28462	0.0676	3	10.5
40～	53912	0.0956	56	103.9	41365	0.0983	31	74.9
50～	52967	0.0939	161	304.0	43512	0.1034	103	236.7
60～	23156	0.0410	141	608.9	21225	0.0505	120	565.4
70～	11672	0.0207	79	676.8	12562	0.0298	84	668.7
合计	564120	1.0000	448	79.4	420890	1.0000	342	81.3

思考：

1. 表 9-23 可见，甲县各年龄组食管癌死亡率均高于乙县，但是，食管癌总死亡率却是甲县低于乙县，两种指标矛盾吗？试探讨其原因。

2. 如何解决这种矛盾？

从上面的资料可以看出，虽然甲县各年龄组食管癌死亡率均高于乙县，但从食管癌总死亡率来看，甲县低于乙县，主要原因是甲、乙两县各年龄组的人口构成存在明显的差别，食管癌死亡率较低的"0～"、"30～"岁组，人口构成甲县比乙县大，而死亡率较高的"40～"岁及以上各年龄组的人口构成，甲县较乙县小，为了消除人口年龄构成对食管癌死亡率的影响，需用标准化法。

1. 标准化法的意义和基本思想

在医院卫生实践和医学科研工作中，分析不同处理条件下的病死率、患病率、治愈率等的差别，其目的是判断不同处理因素对率的影响。而有些非处理因素是客观存在的，它们对率也有不同程度的影响。如：年龄影响死亡率，年龄越大，越容易死亡；病情影响治愈率，病情越严重，越难以治愈。所以要进行率的比较，首先应使影响这些率的非处理因素的构成一致，需要进行率的标准化。

所谓率的标准化，就是采用统一的标准，来计算各率的标准化率，以消除内部不同的影响，使各率具有可比性。

2. 标准组的选择原则

（1）选择有代表性、较稳定、数量较大的人群，如以世界、全国、全省或本地区的人口为标准。

（2）选择以其中一组人口数或构成比作为标准。

（3）选择两组各部分人口数之和或构成比作为标准。

3. 标准化率的计算

标准化率（standardized rate）常用的计算方法有直接标准化法和间接标准化法两种。现仅介绍直接标准化法。

直接标准化法（direct standardization）可用标准人口数计算，也可用标准人口构成计算。

（1）按标准人口数计算　其计算公式为

$$p' = \sum \frac{N_i p_i}{N} \tag{9-37}$$

式中：p' 为标化率；N_i 为各年龄组标准人口数；p_i 为各年龄组食管癌死亡率；N 为标准人口数之和。

以案例 9-15 为例，现选择甲、乙两县各年龄组人口数之和作为标准组，计算见表 9-24。

表 9-24　用标准人口数计算甲、乙两县食管癌标准化死亡率　　　　　单位：1/（10 万）

年龄组/岁	标准人口数/N_i	甲　县		乙　县	
		原食管癌死亡率/p_i	预期食管癌死亡数/$N_i p_i$	原食管癌死亡率/p_i	预期食管癌死亡数/$N_i p_i$
①	②	③	④＝②×③	⑤	⑥＝②×⑤
0～	641740	0.6	4	0.4	3
30～	82899	16.5	14	10.5	9
40～	95227	103.9	99	74.9	71
50～	96479	304.0	293	236.7	228
60～	44381	608.9	270	565.4	251
70～	24234	676.8	164	668.7	162
合计	985010（N）	79.4	844（$\sum N_i p_i$）	81.3	724（$\sum N_i p_i$）

甲县食管癌标准化死亡率

$$p' = \frac{844}{985010} \times 100000/（10\ 万）= 85.7/（10\ 万）$$

乙县食管癌标准化死亡率

$$p' = \frac{724}{985010} \times 100000/（10\ 万）= 73.5/（10\ 万）$$

经标准化后，甲县食管癌死亡率高于乙县，与分年龄组比较食管癌死亡率结论一致。

（2）按标准人口构成比计算　公式为：

$$p' = \sum \left(\frac{N_i}{N}\right) \times p_i \tag{9-38}$$

将表 9-24 第②栏标准人口数转换为标准人口构成比，计算见表 9-25。可见两种方法计算结果是一致的。

表 9-25　用标准人口构成比计算甲、乙两县食管癌标准化死亡率　　　　单位：1/（10 万）

年龄组/岁	标准人口构成比/（N_i/N）	甲　县		乙　县	
		原食管癌死亡率/P_i	分配食管癌死亡率/（N_i/N）P_i	原食管癌死亡率/P_i	分配食管癌死亡率/（N_i/N）P_i
①	②	③	④＝②×③	⑤	⑥＝②×⑤
0～	0.6515	0.6	0.39	0.4	0.26

续表

年龄组/岁	标准人口构成比/(N_i/N)	甲 县		乙 县	
		原食管癌死亡率/P_i	分配食管癌死亡率/$(N_i/N)P_i$	原食管癌死亡率/P_i	分配食管癌死亡率/$(N_i/N)P_i$
①	②	③	④=②×③	⑤	⑥=②×⑤
30～	0.0842	16.5	1.39	10.5	0.88
40～	0.0967	103.9	10.05	74.9	7.24
50～	0.0979	304.0	29.76	236.7	23.17
60～	0.0451	608.9	27.46	565.4	25.50
70～	0.0246	676.8	16.65	668.7	16.45
合计	1.0000	79.4	85.70	81.3	73.50

4. 标准化法的注意事项

（1）标准化率已不能反映率的实际水平，它只能表明相互比较资料间的相对水平。

（2）选定的标准组不同，所得的标准化率也不同，但是得出的结论是一致的。

（3）两样本标准化率的比较也应做假设检验。

（4）如果不计算标准化率，而分别比较各分组率时，也可得出正确结论，但不能直接比较总率的大小。

二、率的抽样误差与 u 检验

案例 9-16

某校大学生乙肝表面抗原携带率调查

2008 年，某学校欲了解大学生乙肝表面抗原携带情况，以评价防控措施，随机抽取 1000 名大学生，做乙肝表面抗原检查，查得乙肝表面抗原阳性者 52 人，乙肝表面抗原阳性率为 5.2%。

思考：

1. 是否应考虑此率与总体率存在抽样误差？

2. 抽样误差用什么指标表示？如何计算？

从案例 9-16 可以看出，某校大学生乙肝表面抗原阳性率＝52/1000×100%＝5.2%，这是样本的率，还可以做类似的随机抽样，分别得出每次抽样的乙肝表面抗原阳性率，在同一个总体中随机抽取样本含量相同的若干样本，各样本率之间往往是不相同的，且与总体率之间也有一定的误差，这种由于抽样所造成的样本率与总体率之间或者样本率与样本率之间的差异称为率的抽样误差。

（一）率的标准误

率的抽样误差与均数的抽样误差在原理上是一致的，衡量率的抽样误差大小的指标是率的标准误（standard error of rate），其计算公式为

$$\sigma_p = \sqrt{\frac{\pi_0(1-\pi_0)}{n}} \qquad (9\text{-}39)$$

式中:σ_p 为率的标准误;π_0 为总体率;n 为样本含量。

在实际工作中,由于总体率 π 很难知道,常用样本率 p 来代替,故式(9-39)变为式(9-40)。

$$S_p = \sqrt{\frac{p(1-p)}{n}} \qquad (9\text{-}40)$$

式中:S_p 为率的标准误的估计值,p 为样本率,n 为样本含量。

利用式(9-40)可计算案例 9-16 中乙肝表面抗原阳性率的抽样误差。

本例,$n=1000$,$p=5.2\% = 0.052$。

$$S_p = \sqrt{\frac{0.052(1-0.052)}{1000}} = 0.007 = 0.7\%$$

率的标准误是描述率的抽样误差大小的指标。率的标准误小,说明抽样误差小,表示样本率与总体率较接近,用样本率代表总体率的可靠性大;反之,率的标准误大,说明抽样误差大,表示样本率与总体率相距较远,用样本率代表总体率的可靠性小。

(二) 率 的 u 检验

当样本含量 n 足够大(如 $n > 50$),且样本率 p 与 $(1-p)$ 均不太小,如 np 与 $n(1-p)$ 都不小于 5 时,样本率 p 的频数分布近似正态分布,故应用正态分布的原理对两个率的差异进行假设检验(称为率的 u 检验),其假设检验的原理、步骤及方法与均数的 u 检验相同。

1. 样本率与总体率比较的 u 检验

 案例 9-17

65 岁以上胃溃疡病人与一般胃溃疡病人胃出血率比较

根据以往经验,一般胃溃疡病人有 20% 发生胃出血症状。现某医院观察 65 岁以上胃溃疡病人 304 例,其中有 96 例发生胃出血症状,出血率为 31.6%。

思考:

1. 根据以上资料能否下结论说 65 岁以上胃溃疡病人比一般胃溃疡病人更易出血?

2. 用什么方法对两个率进行比较?

作样本率 p 和总体率 π_0 比较的 u 检验,其公式为

$$u = \frac{|p - \pi_0|}{\sigma_p} \qquad (9\text{-}41)$$

式中:p 为样本率,π_0 为总体率,σ_p 为率的标准误。

在案例 9-17 中,一般胃溃疡病人有 20% 发生胃出血可当作总体率 π_0,观察 65 岁以上胃溃疡病人 304 例所得出血率 31.6% 为样本率,假设检验的目的是推断 65 岁以上胃溃疡病人出血率 p 所来自的总体率 π 与 π_0 是否相同。

案例 9-17 检验步骤如下。

（1）建立假设，确定检验水准。

H_0：65 岁以上胃溃疡病人胃出血率与一般胃溃疡病人相同，即 $\pi = \pi_0$。

H_1：65 岁以上胃溃疡病人胃出血率与一般胃溃疡病人不同，即 $\pi \neq \pi_0$。

$\alpha = 0.05$（双侧检验）。

（2）计算 u 值　本例 $X = 96$，$n = 304$，$\pi_0 = 20\% = 0.2$。

$$p = \frac{96}{304} \times 100\% = 31.6\% = 0.316$$

$$\sigma_p = \sqrt{\frac{\pi(1-\pi)}{n}} = \sqrt{\frac{0.2(1-0.2)}{304}} = 0.0229$$

$$u = \frac{|0.136 - 0.2|}{0.0229} = 5.07$$

（3）确定 P 值　不必查表，双侧检验以 $u = 1.96$ 时 $P = 0.05$，$u = 2.58$ 时 $P = 0.01$ 做判断。本例 $u = 5.07 > 2.58$，故 $P < 0.01$。

（4）推断结论　按 $\alpha = 0.05$ 水准，拒绝 H_0，接受 H_1，可认为 65 岁以上胃溃疡病人较易发生胃出血，与一般胃溃疡病人有所不同。

2. 两个样本率比较的 u 检验

 案例 9-18

吸烟者与不吸烟者慢性支气管炎患病率比较

某单位调查了 50 岁以上吸烟者 205 人，其中患慢性支气管炎者 43 人，患病率为 21.0%，不吸烟者 134 人，其中患慢性支气管炎者 13 人，患病率为 9.7%。

思考：

1. 根据以上资料能否下结论说，吸烟者慢性支气管炎患病率高于不吸烟者？

2. 用什么方法对两个率进行比较？

对两个样本率 p_1 和 p_2 进行检验的目的是推断两个总体率 π_1 和 π_2 是否有差别。其原理与两个样本均数比较的 u 检验类似，其计算公式为

$$u = \frac{|p_1 - p_2|}{S_{p_1 - p_2}} \tag{9-42}$$

式中：p_1 与 p_2 分别为两个样本率；$S_{p_1 - p_2}$ 为两个样本率相差的标准误，按下式求得

$$S_{p_1 - p_2} = \sqrt{p_c(1 - p_c)\left(\frac{1}{n_1} + \frac{1}{n_2}\right)} \tag{9-43}$$

式中：p_c 为合并样本率，n_1，n_2 分别为两个样本的样本含量。

$$p_c = \frac{X_1 + X_2}{n_1 + n_2} \tag{9-44}$$

在案例 9-18 中，吸烟者与不吸烟者慢性支气管炎患病率分别为 21.0% 和 9.7%，可作为两个样本率 p_1 和 p_2，因样本含量较大，故可以对其进行 u 检验。

案例 9-18 检验步骤如下。

（1）建立假设，确定检验水准。

H_0:吸烟者和不吸烟者慢性支气管炎的总体患病率相同,即 $\pi_1 = \pi_2$。

H_1:吸烟者和不吸烟者慢性支气管炎的总体患病率不同,即 $\pi_1 \neq \pi_2$。

$\alpha = 0.05$ 双侧检验。

(2)计算 u 值。

本例,$n_1 = 205$,$X_1 = 43$,$p_1 = \dfrac{43}{205} = 0.210$;$n_2 = 134$,$X_2 = 13$,$p_2 = \dfrac{13}{134} = 0.097$,$p_c = \dfrac{43+13}{205+134} = 0.165$。

故

$$S_{p_1-p_2} = \sqrt{0.165(1-0.165)\left(\frac{1}{205}+\frac{1}{134}\right)} = 0.0412$$

$$u = \frac{|p_1 - p_2|}{S_{p_1-p_2}} = \frac{|0.210 - 0.097|}{0.0412} = 2.74$$

(3)确定 P 值　本例 $u = 2.74 > 2.58$,故 $P < 0.01$。

(4)推断结论　按 $\alpha = 0.05$ 水准,拒绝 H_0,接受 H_1,可认为吸烟者与不吸烟者的慢性支气管炎患病率不同,吸烟者高于不吸烟者。

三、χ^2 检验

χ^2 检验(chi-square test)是一种用途较广的假设检验方法,由统计学家 Karl Pearson 于 1900 年提出,常用于检验两个或多个样本率(或构成比)之间有无差别,也用于检验配对分类变量资料的差异等。

(一)四格表资料 χ^2 检验

 案例 9-19

以案例 9-18 资料为例,得到如表 9-26 所示的 χ^2 计算表,试用 χ^2 检验比较吸烟者与不吸烟者的慢性支气管炎患病率有无差别。

根据表 9-26,患病人数与未患病人数,即表中用虚线隔开的四个数据是整个表中的基本数据,其余数据均是根据这四个基本数据推算出来的,这种资料称为四格表资料。对于这种资料的假设检验可用 u 检验,但 χ^2 检验更常用。

表 9-26　吸烟者与不吸烟者的慢性支气管炎患病率比较

分组	患病人数	未患病人数	合计	患病率/(%)
吸烟者	43	162	205	21.0
不吸烟者	13	121	134	9.7
合计	56	283	339	16.5

1. 四格表的基本公式

χ^2 检验的基本公式为

$$\chi^2 = \sum \frac{(A-T)^2}{T} \tag{9-45}$$

式中:A 为实际频数,如上例四格表内的四个基本数据就是实际频数;T 为理论频数,它是根据检验假设推算出来的。

从基本公式可以看出,χ^2 值反映了实际频数与理论频数的吻合程度。如果检验假设成立,则实际频数 A 与理论频数 T 之差一般不会很大,出现大的 χ^2 值的概率 P 是很小的。数理统计表明,χ^2 值的分布是随着自由度而变化的,具体见表 9-27。

表 9-27 χ^2 界值表

自由度 ν	概率 P	
	0.05	0.01
1	3.84	6.63
2	5.99	9.21
3	7.81	11.34
4	9.49	13.28
5	11.07	15.09
6	12.59	16.81
7	14.07	18.48
8	15.51	20.09
9	16.92	21.67
10	18.31	23.21

现以表 9-26 资料为例进行假设检验,其步骤如下。

(1) 建立假设,确定检验水准。

H_0:吸烟者和不吸烟者慢性支气管炎的总体患病率相同,即 $\pi_1 = \pi_2$。

H_1:吸烟者和不吸烟者慢性支气管炎的总体患病率不同,即 $\pi_1 \neq \pi_2$。

$\alpha = 0.05$(双侧检验)。

(2) 计算 χ^2 值。

① 计算理论频数

$$T_{RC} = \frac{n_R n_c}{n} \tag{9-46}$$

式中:T_{RC} 为 R 行 C 列的理论频数,n_R 为与理论频数同行的合计数,n_C 为与理论频数同列的合计数,n 为总例数。

按式(9-46),可计算出四个格子的理论频数。

第 1 行第 1 个格子的理论频数　　$T_{1.1} = 205 \times 56/339 = 33.86$

第 1 行第 2 个格子的理论频数　　$T_{1.2} = 205 \times 283/339 = 171.14$

第 2 行第 1 个格子的理论频数　　$T_{2.1} = 134 \times 56/339 = 22.14$

第 2 行第 2 个格子的理论频数　　$T_{2.2} = 134 \times 283/339 = 111.86$

根据推算结果,将四个格子实际频数与理论频数整理如表 9-28 所示。

表 9-28　吸烟者与不吸烟者的慢性支气管炎患病率比较

分　组	患病人数	未患病人数	合计	患病率/(%)
吸烟者	43(33.86)	162(171.14)	205	21.0
不吸烟者	13(22.14)	121(111.86)	134	9.7
合计	56	283	339	16.5

因为上表每行和每列的合计数是固定的,所以只要用式(9-46),求得其中一个格子理论频数,则其余三个理论频数都可用同行或同列合计数相减求得。如已求出

$$T_{1.1} = 33.86, \quad 则 \quad T_{1.2} = 205 - 33.86 = 171.14,$$
$$T_{2.1} = 56 - 33.86 = 22.14, \quad T_{2.2} = 134 - 22.14 = 111.86。$$

② 计算 χ^2 值

$$
\begin{aligned}
\chi^2 &= \sum \frac{(A - T)^2}{T} \\
&= \frac{(43 - 33.86)^2}{33.86} + \frac{(162 - 171.14)^2}{171.14} + \frac{(13 - 22.14)^2}{22.14} + \frac{(121 - 111.86)^2}{111.86} \\
&= 7.48
\end{aligned}
$$

(3) 确定 P 值　求得 χ^2 值以后,应确定自由度,然后查 χ^2 界值表(表 9-27),确定 P 值。χ^2 检验的自由度 $\nu = (行数 - 1)(列数 - 1) = (R - 1)(C - 1)$。

本例 $\nu = (2 - 1)(2 - 1) = 1$,查表 9-27,$\chi^2_{0.01,1} = 6.63$,本例 $\chi^2 = 7.48$。故 $P < 0.01$。

(4) 推断结论　按 $\alpha = 0.05$ 水准,拒绝 H_0,接受 H_1,可认为吸烟者与不吸烟者慢性气管炎患病率不同,吸烟者慢性气管炎患病率高于不吸烟者。

2. 四格表专用公式

四格表资料还可用专用公式求 χ^2 值。

$$\chi^2 = \frac{(ad - bc)^2 n}{(a + b)(c + d)(a + c)(b + d)} \tag{9-47}$$

式中:a、b、c、d 分别为四格表中四个实际频数,n 为总例数。现仍以表 9-26 资料为例,将上式进行符号标记(表 9-29)。

表 9-29　吸烟者与不吸烟者慢性支气管炎患病率比较

分组	患病人数	未患病人数	合计	患病率/(%)
吸烟者	43(a)	162(b)	205(a+b)	21.0
不吸烟者	13(c)	121(d)	134(c+d)	9.7
合计	56(a+c)	283(b+d)	339(n=a+b+c+d)	16.5

将表 9-29 资料,代入式(9-47)得

$$\chi^2 = \frac{(43 \times 121 - 162 \times 13)^2 \times 339}{205 \times 134 \times 56 \times 283} = 7.47$$

计算结果与式(9-46)计算结果相差 0.01,系四舍五入误差所致。

3. 四格表 χ^2 值的校正

由于 χ^2 界值表是根据连续性的理论分布计算出来的,在下列情况用式(9-46)和式(9-47)计算出来的 χ^2 值偏大,应进行校正。

(1) 任一格的 $1 < T < 5$,且 $n > 40$ 时,需要计算校正 χ^2 值;

(2) 任一格的 $T \leq 1$ 或 $n \leq 40$,用确切概率计算法。

校正 χ^2 值的计算公式为

$$\chi^2 = \sum \frac{(|A-T|-0.5)^2}{T} \tag{9-48}$$

或

$$\chi^2 = \frac{(|ad-bc|-n/2)^2 n}{(a+b)(c+d)(a+c)(b+d)} \tag{9-49}$$

 案例 9-20

某医师用甲、乙两疗法治疗小儿单纯性消化不良,结果如表 9-30 所示,问两种疗法的治愈率是否相等?

表 9-30 甲、乙两疗法治疗小儿单纯性消化不良的治愈率比较

疗法	治愈数	未愈数	合计	治愈率/(%)
甲	26	7	33	78.79
乙	36	2	38	94.74
合计	62	9	71	87.32

案例 9-20 检验步骤如下。

(1) 建立假设,确定检验水准。

H_0:甲、乙两疗法的治愈率相等,即 $\pi_1 = \pi_2$。

H_1:甲、乙两疗法的治愈率不等,即 $\pi_1 \neq \pi_2$。

$\alpha = 0.05$(双侧检验)。

(2) 计算 χ^2 值 表 9-30 四个格子中最小的理论频数为 $T_{1.2} = \frac{33 \times 9}{71} = 4.18$ 且 $n > 40$,需要校正公式计算 χ^2 值。

$$\chi^2 = \frac{(|26 \times 2 - 7 \times 36| - 71/2)^2 \times 71}{33 \times 38 \times 62 \times 9} = 2.75$$

(3) 确定 P 值 本例 $\nu = 1$,查 χ^2 界值表,$\chi^2_{0.05,1} = 3.84$,$\chi^2 < \chi^2_{0.05,1}$,故 $P > 0.05$。

(4) 推断结论 按 $\alpha = 0.05$ 水准,不拒绝 H_0,尚不能认为即甲、乙两疗法的治愈率不等。

本例若对 χ^2 值不校正,$\chi^2 = 4.06$,则 $P < 0.05$,会得出错误的结论。

知识链接

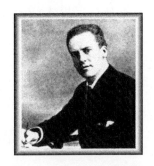

Karl Pearson(1857—1936)

英国著名的应用数学家、统计学家和科学哲学家,历史上罕见的百科全书式的学者,现代统计科学的创立者,被公认为统计学之父。许多常用的统计名词如标准差、χ^2检验、成分分析都是他提出的。

(二)配对分类变量资料χ^2检验

 案例 9-21

两种方法检查抗酸杆菌结果比较

对住院病人 200 份痰标本分别用荧光法与浮游集菌法检查抗酸杆菌,结果如表 9-31 所示,荧光法检查阳性率为 37.0%,浮游集菌法检查阳性率为 35.0%。

表 9-31 两法检查抗酸杆菌结果的比较

荧光法	浮游集菌法		合 计
	$+$	$-$	
$+$	49(a)	25(b)	74
$-$	21(c)	105(d)	126
合计	70	130	200

思考:

1. 两种检查方法的阳性率是否有差别?

2. 本例也是两个样本率的比较,与一般的四格表资料有什么不同?

与数值变量资料相似,分类变量资料也有配对比较形式。配对分类变量资料常用于两种检验方法、培养方法、诊断方法的比较,其资料特点是对样本中各观察单位分别用两种方法处理,然后观察两种处理方法结果的差别。

由表 9-31 可见,200 份标本,每份分别用两种方法检查抗酸杆菌,结果有四种情况:两种方法检查结果都是阳性(a),两种方法检查结果都是阴性(d),荧光法阳性而浮游法阴性(b),荧光法阴性而浮游法阳性(c)。我们比较的目的是判断两种检验结果有无差异,a 和 d 两种结果是相同的,对差异比较无意义,可以不计。判断时主要考虑结果不同的 b 和 c 有无差别。需应用下式计算χ^2的值。

$$\chi^2 = \frac{(b-c)^2}{b+c} \qquad (9\text{-}50)$$

当 $b+c<40$ 时,需要用下面的校正公式:

$$\chi^2 = \frac{(|b-c|-1)^2}{b+c} \tag{9-51}$$

案例 9-21 检验步骤如下。

(1)建立假设和确定检验水准:

H_0:两法检查阳性率相同,即总体 $B=C$。

H_1:两法检查阳性率不同,即总体 $B\neq C$。

$\alpha=0.05$(双侧检验)。

(2)计算 χ^2 值 本例 $b+c=25+21=46>40$,选用式(9-50)计算得:

$$\chi^2 = \frac{(b-c)^2}{b+c} = \frac{(25-21)^2}{25+21} = 0.35$$

(3)确定 P 值 本例 $\nu=1$,查 χ^2 界值表,$\chi^2_{0.05,1}=3.84$,本例 $\chi^2=0.35$,$\chi^2<\chi^2_{0.05,1}$,故 $P>0.05$。

(4)推断结论 按 $\alpha=0.05$ 水准,不拒绝 H_0,故还不能认为两法检查抗酸杆菌的阳性率不同。

 案例 9-22

两种白喉杆菌培养基培养效果比较

将 56 份咽喉涂抹标本,依同样的条件分别接种于两种白喉杆菌培养基上,观察白喉杆菌生长情况,结果如表 9-32 所示。问两种培养基的效果有无差别?

表 9-32 两种白喉杆菌培养基培养效果比较

乙培养基	甲培养基		合计
	+	−	
+	22	18	40
−	2	14	16
合计	24	32	56

案例 9-22 检验步骤如下。

(1)建立假设和确定检验水准。

H_0:两种白喉杆菌培养基的效果相同,即总体 $B=C$。

H_1:两种白喉杆菌培养基的效果不同,即总体 $B\neq C$。

$\alpha=0.05$(双侧检验)。

(2)计算 χ^2 值 本例 $b=18,c=2,b+c<40$,故按式(9-51)计算得

$$\chi^2 = \frac{(|b-c|-1)^2}{b+c} = \frac{(|18-2|-1)^2}{18+2} = 11.25$$

(3)确定 P 值 $\chi^2_{0.05,1}=3.84,\chi^2_{0.01,1}=6.63$,本例 $\chi^2=11.25,\chi^2>6.63$,故 $P<0.01$。

(4)推断结论 按 $\alpha=0.05$ 水准,拒绝 H_0,接受 H_1,可以认为两种培养基的效果不同,乙培养基阳性率较高。

（三）行×列表资料χ²检验

 案例 9-23

三种药物治疗高血压病的有效率比较

研究复方呱唑嗪对高血压病治疗效果的临床试验，并与复方降压片和安慰剂作对照，结果如表 9-33 所示。

表 9-33　三种药物治疗高血压病的有效率比较

组别	有效	无效	合计	有效率/(%)
复方呱唑嗪	35	5	40	87.50
复方降压片	20	10	30	66.37
安慰剂	7	25	32	21.68
合　　计	62	40	102	60.88

思考：

三种药物的有效率有无差别？用什么方法来判断？

四格表是行×列表中最简单的一种形式。当基本数据的行数或列数大于 2 时，统称为行×列或 $R \times C$ 表。行×列表的 χ^2 检验主要用于多个样本率（或构成比）的比较。

1. 行×列表资料的 χ^2 检验方法

行×列表资料的 χ^2 检验步骤和 χ^2 值的计算公式与四格表资料的基本公式相同。但为了简便计算，通常用行×列表的专用公式。

$$\chi^2 = n\left(\sum \frac{A^2}{n_R n_C} - 1\right) \tag{9-52}$$

式中：n 为总例数；A 为每个格子的实际频数；n_R 为与 A 同行的合计频数；n_C 为与 A 同列的合计频数。

案例 9-23 的假设检验步骤如下。

（1）建立假设，确定检验水准。

H_0：三种药物的有效率相同，即 $\pi_1 = \pi_2 = \pi_3$。

H_1：三种药物的有效率不同或不全相同。

$\alpha = 0.05$（双侧检验）。

（2）计算 χ^2 值　按式（9-52）得

$$\chi^2 = 102 \times \left(\frac{35^2}{40 \times 62} + \frac{20^2}{30 \times 62} + \frac{7^2}{32 \times 62} + \frac{5^2}{40 \times 40} + \frac{10^2}{30 \times 40} + \frac{25^2}{32 \times 40} - 1\right)$$

$$= 32.74$$

（3）确定 P 值　本例 $\nu = (3-1) \times (2-1) = 2$，查 χ^2 界值表 $\chi^2_{0.01,2} = 9.21$，本例 $\chi^2 = 32.74$，$\chi^2 > 9.21$，故 $P < 0.01$。

（4）推断结论　按 $\alpha = 0.05$ 水准，拒绝 H_0，接受 H_1，故可认为三种药物治疗的有效率不同或不全相同。

2. 行×列表资料χ²检验的注意事项

（1）进行行×列表资料χ²检验时，如果有 1/5 以上的格子的理论频数小于 5，或有一个理论频数小于 1 时，应该将相邻的组合并以增加理论频数。并组时应注意其合理性，如年龄分组可以并组；但按性质分组（如职业、血型等）资料则不能并组。

（2）多个样本率（或构成比）比较的χ²检验结论为拒绝检验假设（即 H_0），只能说明总体率（或总体构成比）之间总的来说有差别，而不能认为它们彼此之间都有差别。

（四）χ²检验的 Excel 分析

以案例 9-18 为例。新建一个 Excel 工作表，输入表头"吸烟者与不吸烟者的慢性支气管炎患病率比较"。先在 A3：B4 单元格输入四个实际频数 43、162、13、121，再在 A5：B6 单元格输入四个理论频数 33.86、171.14、22.14、111.86。单击【插入】→【函数】，选择类别【统计】，选择函数【CHITEST】，单击【确定】。如图 9-26 所示。

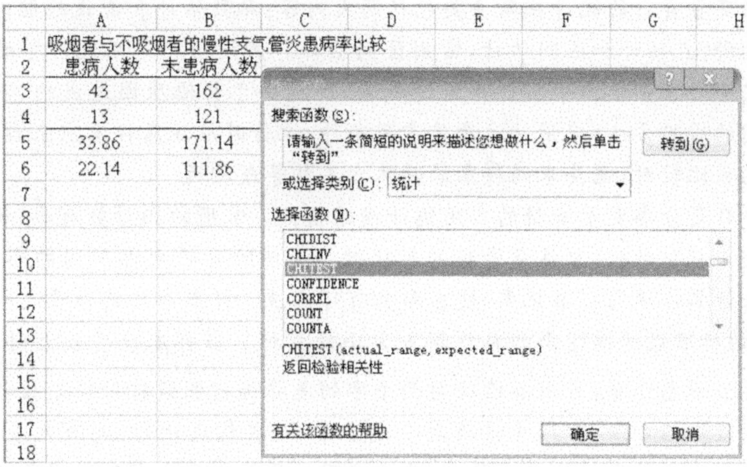

图 9-26　输入数据选择函数【CHITEST】

在出现的对话框中，单击【Actual_range】右侧折叠按钮，选择数据区域 A3：B4 单元格，单击【Expected_range】右侧折叠按钮，选择数据区域 A5：B6 单元格，单击【确定】。计算结果＝0.00625 即为χ²检验所得概率 P。如图 9-27 所示。

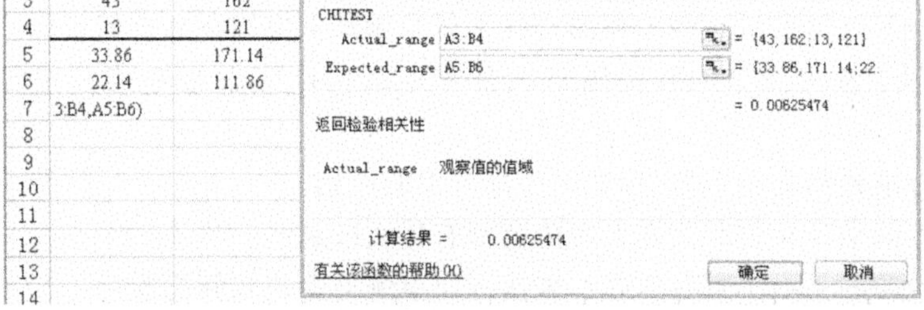

图 9-27　函数【CHITEST】对话框

小 结

卫生统计方法是运用统计学的原理和方法,研究居民健康状况以及卫生服务领域和医学科研中数据资料的收集、整理、分析与推断的一门应用学科。卫生统计工作的步骤包括统计设计、搜集资料、整理资料、分析资料四大步骤,其中最关键的是统计设计。统计表与统计图是统计描述的重要工具,可以更加直观形象地表达分析结果,方便阅读和分析。

数值变量资料的频数分布有两大特征——集中趋势和离散趋势。反映集中趋势的指标又称平均数,表示平均数的指标主要有算术均数、几何均数、中位数等。反映离散趋势的指标又称变异度指标,表示变异程度的指标有全距、方差、标准差和变异系数等,最常用的是标准差和变异系数。

数值变量资料的统计推断主要包括两大内容:参数估计和假设检验。参数估计的方法有两种:点估计和区间估计,常用区间估计。假设检验是用统计学的方法来判断两均数之间的差别是由于抽样误差造成的,还是由于其他原因造成的,不同的资料应选择不同的检验方法,应用时注意其应用条件,检验时应注意样本应来自正态总体,两个样本均数比较时,还要求两样本的总体方差相等或相近。

相对数是分类变量资料的常用统计描述指标。常用的相对数有率、构成比和相对比。在使用相对数时,要注意资料的可比性。为消除资料内部不同的影响,采用统一的标准来计算各率的标准化率,使各率具有可比性。样本率与总体率之间存在着抽样误差,率的标准误是描述率的抽样误差大小的指标。当样本含量较大时,样本率的频数分布近似正态分布,可用 u 检验对两个率的差异进行假设检验。χ^2 检验是一种用途较广的假设检验方法,常用于检验两个或多个率(或构成比)之间有无差别,也可用于检验配对分类变量资料的差异等,但要在应用时注意不同公式的适用条件。

能力检测

1. 统计资料的类型有哪些?

2. 统计工作的基本步骤是什么?

3. 何谓随机事件?小概率事件是指何种事件?

4. 数值变量资料表示集中趋势的指标主要有哪些?应用条件有何不同?如何计算?

5. 数值变量资料表示离散趋势的指标主要有哪些?应用条件有何不同?如何计算?

6. 何谓医学参考值范围?应用正态分布理论估计医学参考值范围时应注意哪些问题?

7. 说出标准差与变异系数、标准差与标准误的区别。

8. 何谓区间估计?它和医学参考值范围有什么区别?

9. 假设检验的基本步骤有哪些?如何选择单侧检验和双侧检验?

(王 丹)

第十章
流行病学方法

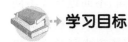 **学习目标**

1. 掌握流行病学的定义；描述疾病分布常用的统计指标；现况调查的基本原理、分类和抽样调查的研究设计与实施；筛检试验的评价方法；病例对照研究和队列研究的基本原理、研究对象的选择方法、资料收集和分析的方法；实验性研究的基本原理、特点、分类。

2. 熟悉流行病学的用途；研究疾病分布的意义；筛检试验的用途；现况调查、病例对照研究和队列研究常见的偏倚及控制方法；实验性研究的设计与实施。

3. 了解疾病三间分布的特点及移民流行病学研究；现况调查中常用的随机抽样方法、调查表的制定；病例对照研究和队列研究的优点和局限性；随机对照试验的特点。

第一节 流行病学概述

流行病学是预防医学中的重要学科，它不仅是一门研究预防和控制疾病、促进健康的实用科学，也是一门重要的方法科学。护理学作为研究维护人类身心健康的护理理论、知识及其发展规律的一级学科，在护理临床实践和科研中必然要应用到流行病学的方法和原理。因此，为提高护理水平和质量，护理人员必须掌握流行病学知识。

一、流行病学的定义

流行病学是人类在与疾病斗争过程中逐渐发展起来的。早期，流行病学以研究传染病的发生与流行规律为主，并形成了较系统的理论。随着传染病发病率和死亡率的大幅度下降，慢性非传染性疾病成为 20 世纪后期的主要卫生问题，并成为流行病学研究的重要内容，同时流行病学的方法有了明显的发展。目前，流行病学的研究对象已扩大到与健康有关的状态及卫生事件。因此，流行病学是研究人群中疾病与健康状况的分布及其影响因素,并研究防制疾病及促进健康的策略和措施的科学。

流行病学研究的对象是人群,包括病人和正常人群。流行病学研究的内容包括疾病、伤害和健康三个层次。疾病包括传染病、寄生虫病、地方病和非传染性疾病等一切疾病;伤害包括意外伤害、残疾、智障和身心损害等;健康状态包括身体各种功能状态、疾病前状态等。流行病学任务的三个阶段依次是揭示现象、找出原因和提供措施。揭示现象即揭示流行或分布的现象,找出原因即从分析现象入手找出流行与分布的规律和原因,提供措施即合理地利用前两阶段的结果,提出防制疾病及促进健康的策略和措施,达到预防、控制和消灭疾病,促进健康的最终目的。

二、流行病学的用途

(1)描述疾病与健康状况的分布 描述疾病或健康状态在不同时间、不同地区及不同人群中的表现。研究疾病或健康状态的分布是流行病学研究工作的起点,依据疾病或健康状态在人群中的分布特点,可以提出某些病因或流行因素的假设,亦可为卫生行政决策提供参考资料。

(2)探讨病因与影响因素以确定防制措施 探讨病因是流行病学的一项重要任务,影响因素包括影响疾病发生的直接病因和间接因素。例如,结核病的病因中,结核杆菌感染是必要病因,而机体营养不良、免疫功能低下等是间接病因。另外,探讨病因对于疾病的预防和控制具有重要意义,如通过对人群的心理、生活方式等进行干预可有效地降低高血压、肿瘤、糖尿病等疾病的患病率。

(3)用于医疗、护理研究及预后分析 通过正确认识疾病的分布,医护人员可早发现、早诊断、早治疗。评价药物的疗效及选择治疗方案、护理方案均需要进行科学的流行病学实验。而医护人员可通过对疾病自然史和影响预后转归因素的全面认识,对各种疾病的结局做出正确的预测。

(4)进行疾病预防和监控 长期、系统地观察某病的发生、发展,可掌握疾病的动态分布状况,制定相应的卫生策略,及时采取防治措施,同时对防治效果和社会经济效益进行分析评价。例如,确定某病(如心肌梗死)的最适宜住院期限,确定治疗某病(如中风)的价值,确定最为经济有效的治疗方案等。

三、流行病学的研究方法

流行病学研究方法分为观察法、实验法和数理法三大类(图10-1)。观察法是流行病学的主要研究方法,它是在疾病自然发生、发展过程中,通过现场调查和资料分析、认识疾病的自然发生、发展过程。观察法在观察时不施加人为因素,它包括描述性研究和分析性研究两大类。

1. 描述性研究(descriptive study) 对疾病和健康状况在人群中的分布进行研究,可为建立病因假设提供线索,为了解人群健康状态和医疗卫生需求提供科学依据。描述性研究是流行病学研究的基础,主要包括病例调查、现况调查、生态学研究等研究方法。

2. 分析性研究(analytical study) 对所假设的病因或流行因素作进一步的研究,以探讨疾病发生的条件和规律,验证所提出的假说。分析性研究分为两类:一类是根据研究对

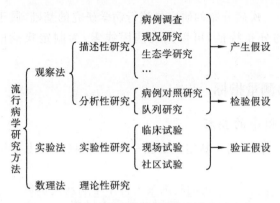

图 10-1　流行病学研究方法（按设计类型分类）

象是否患有某种疾病进行分组，观察并比较病例组和非病例组（对照组）在某种或某些可疑因素的暴露情况有无差别，从而推断暴露因素与疾病发生是否有联系，这种方法称为病例对照研究；另一类是将研究对象按照是否暴露于某种可疑因素分组，观察并比较暴露组和非暴露组的发病情况，从而推断该因素与疾病发生是否有联系，这种方法称为队列研究。

3. 实验性研究（experimental study）　即实验法，它与观察法不同之处在于，研究者给予研究对象某种干预措施。首先将研究对象（人群）随机分组，各组给予不同的干预措施，并观察、比较不同干预措施的效应。根据研究对象的不同，又可分为临床试验、现场试验和社区试验。

4. 理论性研究（theoretical study）　即数理法，它是在充分进行观察性研究和实验性研究的基础上，应用数学模型模拟疾病在人群中的分布规律，定量表达各种危险因素与疾病和健康之间的关系，用以阐明流行规律，并对疾病进行预测，为制定防制对策和措施提供依据。

第二节　疾病的分布

 案例 10-1

伦敦宽街霍乱暴发

　　1854 年秋季，伦敦宽街暴发霍乱，10 天内死去 500 多人。惊人的死亡率促使当地居民纷纷逃往他处，在霍乱暴发后的 6 天内，发病严重的街道有 3/4 以上的居民离去。当时霍乱病原体尚未发现。英国医师 John Snow 深入现场，对 1854 年 8 月 31 日至 9 月 2 日 3 天内所发生的 89 例死亡病例作了详细调查，并将死亡病例标点在地图上，首创了标点地图分析方法。从标点地图发现死亡病例集中分布在宽街水井周围。根据这种分布特点，John Snow 认为此次暴发是由于宽街水井被污染引起，封闭该水井后，暴发即告终止，该结果比霍乱弧菌的分离早 30 年。

　　疾病的分布（distribution of disease）是描述疾病在不同地区、不同时间、不同人群的分布特征,简称三间分布。疾病分布的研究是流行病学研究的基础,属于描述性研究的范畴,通过分析、比较疾病的分布特征,可以发现病因线索,为制定疾病的防制策略提供科学依据。

一、疾病频率的测量指标

(一) 疾病发生频率的指标

1. 发病率(incidence rate) 特定人群在一定时间内(一般为 1 年)发生某病新病例的频率。

$$发病率 = \frac{一定期间内某人群中某病新病例数}{同时期暴露人口数} \times K \qquad (10\text{-}1)$$

式中:K 为 100%、1000‰、10000/万、100000/(10 万)。

发病率是描述疾病的分布、探讨发病因素和评价预防措施、效果的重要指标。在计算发病率时,新病例是指在观察期间新发生的病例。流行性感冒、急性心肌梗死等急性疾病,其发病时间容易确定,新旧病例容易区分;慢性病发病时间难以确定,一般以首次确诊时间为发病时间。在观察期间内,如果同一个人发生一次以上同种疾病(如一年内患几次感冒),则应分别计为几个新发病例。暴露人口也称危险人群,必须符合两个条件:①必须是观察时间内观察范围内的人群;②必须有可能发生所观察的疾病。正在患病或因曾经患病或接受了预防接种,而在观察期内肯定不会再患该病的人不能算作暴露人口。

2. 罹患率(attack rate) 常用来衡量小范围人群在较短期间内某病新病例发生的频率,与发病率一样,是测量新病例发生频率的指标。观察时间可以以日、周、月为单位,常用于疾病流行或暴发时病因的调查,如食物中毒、传染病及职业中毒等。

3. 续发率(secondary attack rate,SAR) 也称二代发病率,是指在某些传染病最短潜伏期到最长潜伏期之间,易感接触者中发病的人数(二代病例)占所有易感接触者总数的百分率。

$$续发率 = \frac{一个潜伏期内易感接触者中发病人数}{易感接触者总人数} \times 100\% \qquad (10\text{-}2)$$

续发率是反映传染病传染力强弱的指标,也用于分析传染病流行因素及评价防疫措施的效果。

(二) 疾病存在频率的指标

1. 患病率(prevalence rate) 又称现患率或流行率,是指在某特定时间内总人群中某病现患新旧病例所占的比例,常用来表示病程较长的慢性病的存在或流行情况。

$$患病率 = \frac{某观察期间一定人群中现患某病的新旧病例数}{同期的平均人口数} \times K \qquad (10\text{-}3)$$

式中:K 为 100%、1000‰、10000/万、100000/(10 万)。

可根据观察时间不同将患病率分为时点患病率(point prevalence)和期间患病率(period prevalence)。时点患病率要求调查时间尽可能短,一般在 1 个月以内;调查时间超过 1 个月时用期间患病率。

2. 感染率(infection rate) 在某个时间内所检查的人群中,某病现有感染者人数所占的比例。其性质与患病率相似,常用于研究某些传染病或寄生虫病的人群感染情况和分析防治工作的效果。

（三）死亡统计指标

1. 死亡率(mortality rate) 在一定时期内(通常为 1 年),某人群中总死亡人数在该人群中所占的比例。

$$死亡率 = \frac{某期间内某人群总死亡人数}{同期平均人口数} \times K \tag{10-4}$$

式中:K 为 100%、1000‰、10000/万、100000/(10 万)。

一般用年中人口数或用年初人口数与年终人口数之和除以 2,作为年平均人口数。死亡率反映一个国家或地区的居民总的死亡水平,是一个国家或地区卫生、经济、文化水平的综合反映。不同地区、不同年代人群的年龄、性别构成不同,死亡率不能直接比较,必须先将死亡率标准化,以排除年龄或性别构成不同造成的影响。因此,常将未标准化的死亡率称为粗死亡率。死亡率也可以按照不同特征分别计算,如疾病种类、人群的年龄、性别、职业等分别计算,称为死亡专率。

2. 病死率(fatality rate) 在一定时期内,患某病的全部病人中因该病死亡者所占的比例。病死率多用于病程短的急性病,以衡量该病对生命威胁的程度,也可用于评价医院的医疗水平。

3. 生存率(survival rate) 接受某种治疗的病人或某病病人中,经若干年随访(通常为1、3、5 年)后,尚存活的病人数所占的比例。生存率反映了疾病对生命的危害程度,可用于评价某些病程较长疾病的远期疗效,在某些慢性病(如癌症、心血管疾病等)的研究中经常使用。

二、疾病流行的强度

疾病的流行强度是指某种疾病在某地区一定时期内某人群中,发病数量的变化及病例间的联系强度。常用散发、暴发、流行和大流行表示。

1. 散发(sporadic) 某病在一定地区的发病率维持历年的一般水平,病例散在发生,且病例间无明显联系。历年的一般发病率水平可参照当地前三年该病发病率的平均水平。

2. 暴发(outbreak) 在一个局部地区或集体单位短时间内突然发生许多症状相同的病人。暴发往往通过共同的传播途径感染或由共同的传染源引起,因此大多数病人常出现在该病的最长潜伏期内,如食物中毒、流行性脑脊髓膜炎等的暴发。

3. 流行(epidemic) 某地区某病发病率显著超过历年的散发发病率水平。流行与散发是相对的流行强度指标,一般要与当地的历史发病水平比较。如果某地某病达到流行水平,意味着有促进发病率升高的因素存在,应当引起注意,如血吸虫病、流行性乙型脑炎等的流行。

4. 大流行(pandemic) 某病发病率超过流行水平,疾病蔓延迅速,涉及地域广,往往在短时间内越过省界、国界甚至洲界,从而形成大流行,如流行性感冒、霍乱、鼠疫,历史上曾发生过多次世界性大流行。

三、疾病的三间分布

疾病在地区、时间和人群上的三间分布反映出疾病的流行特征,流行特征是判断和解释病因的依据,也是形成病因假设的重要来源。

（一）地区分布

疾病的地区分布主要是描述各地区某病的发病频率,了解疾病在空间上的特征,有助于为探讨病因提供线索及拟订防制策略,以便能有效地控制与消灭疾病。

1. 地区的分布 不同行政区域在社会制度、经济发展水平、宗教、文化、生活习惯及自然环境条件等许多方面存在差异,因此不同国家之间或一个国家内不同行政区域之间的疾病频率也存在差异。

描述疾病的地区分布,可以用疾病地区分布图,也可以按照不同地区计算发病率、患病率、死亡率等指标进行比较,比较时需要先进行率的标准化。

（1）疾病在不同国家间的分布 不同国家的社会制度、经济发展水平、宗教、文化和生活习惯等方面存在差异,疾病的分布也不同。如:黄热病的分布与埃及伊蚊的分布一致,主要在非洲及南美洲流行;肝癌主要分布在东南亚、东南非,而欧洲、美洲则少见;乳腺癌、肠癌、肺癌等在发达国家高发,而宫颈癌、食管癌、胃癌等在发展中国家死亡率较高;欧美各国心脏病死亡率高于我国和日本;我国和日本脑卒中死亡率高于欧美各国。

（2）疾病在同一国家内不同地区的分布 我国疆域辽阔,各民族地区的生活习俗和卫生文化水平差异明显,导致疾病在不同地区的分布也明显不同。例如,鼻咽癌在我国以广东、广西、福建等南方六省死亡率较高,其中死亡率最高的是广东省,但广东省内不同人群的死亡率也有差别,以讲广州方言的居民死亡率最高,这可能与遗传易感性、饮食习惯、EB病毒感染等多种因素有关。

2. 疾病的城乡分布 城市与乡村在经济发展、自然环境、卫生条件、生活习惯等方面存在较大的差别,因此疾病分布有城乡差异。城市中工业集中,空气污染比较严重,慢性病的患病率明显升高。而细菌性痢疾、甲型肝炎、伤寒等肠道传染病及寄生虫病、农药中毒等,农村发病率则显著高于城市;食管癌、肝癌、宫颈癌等恶性肿瘤也是农村多于城市。近十几年来,由于乡镇企业的快速发展,大量有毒有害物质的排放增加,加之缺乏有效的劳动保护,导致农村人口中慢性中毒病人剧增。

3. 疾病的地方性 由于自然因素或社会因素的影响,某疾病经常存在于某一地区,不需自外地输入,这种现象称为地方性。具有地方性特点的疾病称为地方性疾病,简称地方病(endemic disease)。疾病的地方性表现在以下三个方面。

（1）自然地方性 疾病的地方性与该地的自然环境密切相关,称为自然地方性。它包括两种情况:一种是由于某种自然环境适用于某种病原体的发育或其传播媒介的生存,例如血吸虫的中间宿主钉螺分布有严格的地方性,故血吸虫病只在这类地区流行;另一种是自然环境中的微量元素与某些疾病关系密切,如碘缺乏病、氟中毒等地球化学性疾病。

（2）自然疫源性 一些疾病的病原体不依靠人而在自然界的野生动物中蔓延繁殖,只在一定条件下才传染给人,这种现象称为自然疫源性;具有自然疫源性的疾病称为自然疫源性疾病,如鼠疫、森林脑炎、流行性出血热等都属于自然疫源性疾病。这类疾病流行的地区称为自然疫源地。

（3）统计地方性 由于生活习惯、卫生条件或宗教信仰等因素导致疾病呈地方性分布,称为统计地方性,如细菌性痢疾、伤寒等。

（二）时间分布

疾病的时间分布是描述疾病的发生随时间而变化的统计数据。分析疾病的时间分布可提供某些病因线索和病因的动态变化。疾病的时间分布具有如下特点。

1. 短期波动 疾病在一定地区或较大数量的人群中发病率突然增高的现象。一般是由于短时间内大量人员接触同一致病因素所致，且大多数病人集中在最短和最长潜伏期之间，发病高峰与该病的平均潜伏期基本一致，如流行性脑脊髓膜炎等。若为多次暴露或持续暴露，则流行将持续一段时间。非传染性疾病也可表现为短期波动或暴发现象，如自然灾害和人为造成的环境污染等突发事件、癔病、营养缺乏性疾病、过敏性疾病等。

2. 季节性 疾病发病率随季节而波动的现象。呈季节性变化的疾病主要是传染病，一些营养缺乏病、过敏性疾病等，一些慢性病的急性发作（脑血管意外等）与季节变化也有一定关系。季节性有两种表现形式：一种是季节性升高，即一年四季均可发生，但在一定季节，其发生率升高，如呼吸道传染病一般冬春季高发，肠道传染病则多发于夏秋季；另一种是严格的季节性，即一年中只在某些季节发生，经吸血节肢动物传播的疾病大多呈严格的季节性。

疾病季节性变化的原因复杂，受气象条件、昆虫媒介、风俗习惯及生产、生活方式等多种因素的影响。研究疾病的季节性变化有利于探索病因和流行因素，并有助于提前采取防制措施。

3. 周期性 疾病有规律地每隔一段时间发生一次流行的现象。在应用有效疫苗预防疾病之前，多数呼吸道传染病具有周期性。如麻疹在城市表现为两年一次流行高峰、流行性脑脊髓膜炎 7～9 年流行一次。通过有效的疫苗接种，则可削平流行高峰。疾病呈现周期性的原因主要有如下几点：①人口稠密、交通便利，使该病的传播容易实现；②有足够的易感人群存在；③对该病缺乏有效的预防措施；④病原体的抗原发生变异，使原来的免疫人群失去免疫力。

4. 长期趋势 疾病的发病率、死亡率或临床表现等在一个较长时期的变化趋势，也称长期变异。疾病长期变异的原因可能是由于致病因素的变化、社会生活条件的改变、医疗技术的进步、自然条件的变化、生产生活习惯的改变及环境污染等因素，导致致病因子和宿主发生了变化。研究疾病长期变异的趋势，探索导致变化的原因，可为制定中长期疾病预防战略提供理论依据。

（三）人群分布

不同年龄、性别、民族、职业、宗教、婚姻与家庭、流动人口和行为特征人群的疾病发病率常有显著差异。研究疾病的人群分布特征有助于探讨病因和流行因素、明确高危人群。

1. 年龄 年龄是人群分布中最重要的因素。许多疾病的发病和死亡都与年龄有关。不同类型的疾病可有不同的年龄表现。如：婴幼儿易患急性呼吸道传染病，婴幼儿和儿童中营养缺乏病的发病率较高；一些非传染性疾病如恶性肿瘤、高血压、冠心病等，其发病率随年龄增高而升高。

2. 性别 疾病在不同性别间分布差异的原因主要是由于两性暴露于致病因子的机会不同，且在解剖、生理和心理方面存在差异，所以疾病的发病率和病死率有一定的性别差异。如血吸虫和钩端螺旋体病常因下田劳动而感染，因此一般男性高于女性，但在云南的部分地区,血吸虫的感染途径以家务劳动为主,故女性发病率高于男性。非传染性疾病除乳腺癌、宫颈癌和其他女性特有的疾病外,大多数疾病男性的发病率高于女性。全国肺癌的男女死亡率之比约为 2：1,云南个旧锡矿为 13.23：1,而在云南宣威地区则为 0.99：1。这种分布差异提示可能与男女接触致癌因子的机会不同有关,个旧锡矿有矿尘暴露的多为男性矿工,而宣威肺癌的主要危险因素是燃煤造成的室内空气污染,以家务劳动为主的女性在室内暴露的机会更多。胆囊炎和胆石症以中年女性多发,可能与解剖、生理特点有关。

3. 种族和民族 不同种族和民族的疾病发病率、死亡率有明显差异,可能与遗传、生活环境、政治制度、宗教和生活习惯有关。如:我国广东是世界上鼻咽癌的高发区,而且移居到东南亚、美国的中国广东籍人鼻咽癌发病率仍高,提示鼻咽癌的发生与遗传因素有关;信仰伊斯兰教民族的男童一律行包皮环切术,使男子阴茎癌的发病率很低;美国黑人多死于高血压心脏病、结核病、艾滋病、暴力和意外事故,而白人血管硬化性心脏病、自杀和白血病的死亡率较高。

4. 职业 许多疾病的发生与职业因素有关系,这主要是由于工作人员暴露于职业环境中的某些有害因素所致。例如:暴露于游离二氧化硅的碎石工易患矽肺,煤矿工人易患尘肺,生产联苯胺的工人易患膀胱癌,饲养员、屠宰工人及皮毛加工工人易患炭疽和布鲁菌病等。不同职业人群的劳动强度和精神紧张程度不同,这些因素也影响某些疾病的发生,如汽车司机和飞行员易患高血压和消化性溃疡。另外,劳动者的职业也决定了劳动者所处的社会经济地位和所享有的卫生服务水平,这些因素无疑对某些疾病的发生有影响。

5. 行为 不良行为生活方式可导致多种疾病的发病率增加。据世界卫生组织报告,在发达国家和部分发展中国家,危害人类健康和生命的主要原因是恶性肿瘤、冠心病、脑卒中、高血压、糖尿病等慢性非传染性疾病,而这些疾病的发生与发展,60%～70%是由于社会因素和不良行为生活方式造成的。

（四）疾病分布的综合描述

在疾病流行病学研究实践中,常需要综合描述和分析疾病在人群、地区和时间上的分布情况,才能全面获取有关病因线索和流行因素的资料。移民流行病学是常用的一种综合描述疾病分布的方法。

移民流行病学(migrant epidemiology)是通过比较某种疾病在移民人群、移居国(地)人群及原居住国(地)人群的疾病发病率或死亡率差别,以探索遗传因素和环境因素在疾病发生中的不同作用。它是利用移民人群研究疾病的分布特征,找出疾病原因的一种研究方法,常用于肿瘤、慢性非传染性疾病及一些遗传病的病因研究。移民流行病学研究遵循以下原则。

（1）若环境因素是引起发病率、死亡率差别的主要原因,则移民人群中该病的发病率或死亡率与原居住国(地)人群的发病率或死亡率不同,而与移居国(地)当地居民人群的发病率及死亡率接近。例如,对胃癌进行的移民流行病学研究发现,胃癌在日本高发、在美国低发,而在美国出生的第二代日本移民胃癌的标化死亡率高于美国人,但低于日本国内的日本人,这说明环境因素与胃癌的死亡有较大关系。

（2）若遗传因素是对发病率、死亡率起主要作用的因素,则移民人群的发病率或死亡率不同于移居国(地)人群,而与其原居住国(地)人群相同。例如,中国是鼻咽癌的高发区,世界各地华侨的鼻咽癌发病率也高于当地其他民族的发病率。中国人移居美国后,特别是美国出生的华人,虽然环境发生了变化、生活习惯已基本美国化,但鼻咽癌仍然高发,说明遗传因素可能在鼻咽癌的发生中起着重要作用。

第三节 描述性研究

 案例 10-2

氟化物与斑釉齿和龋齿关系的现况研究

1933—1934 年,Dean 为探索氟化物与斑釉齿和龋齿的关系,在斑釉齿流行程度不等的 6 个市(镇)从事现况研究。研究对象是出生在当地并且持续饮用共同水源的儿童。研究者同时检查了这 6 个市(镇)中 9 岁儿童的患龋情况,并对斑釉齿与龋齿以及饮用水含氟量与龋齿的关系作了初步分析。结果表明:斑釉齿发病率高低不等的流行区与非流行区,居民患龋率不等,两个变量成反比关系;饮水中含氟浓度与居民患龋率成反比关系。

描述性研究是利用已有的资料,通过整理归纳以描述疾病或健康状态在人群的分布情况,为进一步的流行病学研究提供基础资料的研究。

一、现况调查

现况调查(prevalence study)又称现况研究、患病率研究,是指在特定时间内对特定人群,以个人为单位收集和描述人群的特征及疾病或健康状况的方法。现况调查所获得的描述性资料是在某一时点或在一个短暂时间内收集的,所以它又称横断面研究(cross-sectional study)。

（一）现况调查的目的和用途

1. 描述疾病或健康状况的三间分布 通过现况调查可以描述疾病或健康状况的三间分布,发现高危人群,分析疾病或健康状况与环境因素、人群特征等因素的关系,为疾病的防制提供依据。例如,通过我国 1979—1980 年进行的高血压全国抽样调查,可以了解高血压的总患病率及其三间分布。

2. 发现病因线索 描述某些特征与疾病或健康状况之间的关系,寻找病因及流行因素线索,以逐步建立病因假设。例如,在对冠心病的现况调查中发现,冠心病病人中有高血压、高血脂、肥胖等因素的比例明显高于非冠心病人群,从而提出冠心病的某些病因假设。

3. 了解人群的健康水平 为卫生保健工作的计划和决策提供科学依据。如:进行儿童生长发育调查和营养调查有利于儿童保健工作;进行社区诊断可为卫生部门提出当前的主要卫生问题及防治对象,评估与制定社区卫生规划提供依据。

4. 用于疾病的二级预防 利用普查或筛检等手段,可达到"早发现,早诊断,早治疗"的目的。例如,宫颈刮片可以发现早期宫颈癌病人,使其得到早期治疗。

5. 评价疾病的防治效果 通过横断面研究,对某项干预措施的防治效果进行前后比较,可初步评价医疗和卫生措施的效果。例如,乙型肝炎疫苗接种后定期重复进行现况调查,比较疫苗接种前后乙型肝炎患病率的差异,可以评价疫苗接种的效果。

(二)现况调查的种类

1. 普查

(1)概念 普查(census)是指为了了解某病的患病率或某人群的健康状况,在特定时间对特定人群中的每一成员进行的调查或检查。特定时间应该较短,甚至指某时点,一般为 1~2 天或 1~2 周,最长不宜超过 2~3 个月;特定范围可以指某地区或某种特征的人群,或是某社区的全部居民。

(2)普查应遵循的原则 ①普查的疾病患病率较高;②普查的疾病易于诊断,有明确的治疗方法;③有明确的普查范围,并统一调查时间和期限;④普查时漏查率应尽量低,一般控制在 30% 以下;⑤有严密的组织和高质量的普查人员队伍;⑥有群众基础。

(3)优缺点 优点如下:能够发现人群中的全部病例,使其得到及时治疗;能提供疾病分布情况和流行因素或病因线索,并能起到普及医学科学知识的作用。缺点如下:工作量大,调查质量不易控制;易发生重复和遗漏现象;不适用于患病率很低的疾病;耗费人力、物力,成本高;一般只能获得患病率资料,不能获得发病率资料。

2. 抽样调查

(1)概念 抽样调查(sampling survey)是从研究对象的总体中随机抽取一个有代表性的样本,从样本获得的信息来估计和推断被调查对象的总体特征。

(2)优缺点 与普查相比较,抽样调查的优点如下:节省时间、人力和物力资源;由于调查范围小,调查工作容易做得细致。抽样调查的缺点如下:抽样调查的设计、实施及资料分析较为复杂;不适于调查变异较大的资料;当某病的患病率很低时,小样本不能提供足够的信息,若估计的样本含量达到总体的 75% 时,直接进行普查更有意义。

(三)现况调查的研究设计与实施

1. 明确研究目的与类型 调查目的要明确、具体。根据研究目的和实际情况确定采用普查还是抽样调查。

2. 确定研究对象 根据研究目的选择合适的研究对象。如果研究目的是为了"三早"预防,可选择高危人群;如果为了研究某些相关因素与疾病的关联,寻找病因线索,则要选择暴露人群或职业人群;如果是为了获得疾病的三间分布资料或确定某些生理、生化指标的参考值,则要选择有代表性的人群;如果是为了评价疾病防制措施的效果,则要选择已实施了干预措施的人群。

3. 确定样本含量和抽样方法 在抽样调查时,样本含量过大可造成人力和物力的浪费,难以保证调查质量而使结果出现偏倚;样本含量过小,则因缺乏代表性而使结果不真实。样本含量的决定因素如下。①预期患病率:调查的人群中欲调查疾病的预期患病率低,则样本含量要大。②观察单位间的变异程度:观察单位间的变异大,则样本含量要大。③精确度:调查要求的精确度高(容许误差小),则样本含量要大。④把握度($1-\beta$):把握度要求高,则样本含量要大。实际工作中样本含量可依据上述各项指标按照相应的公式进行估计。

抽样分为非随机抽样和随机抽样。随机抽样要求遵循随机化原则,即保证每一个研究对象都有同等的机会被抽为样本,且样本含量要足够大。常用的随机抽样方法有以下几种。

(1)单纯随机抽样(simple random sampling) 最基本的随机抽样方法。具体方法是先将总体中每个抽样单元进行编号,然后用抽签法或用随机数字表、电子计算器(或计算机)产生随机数字,根据随机数字选号,直到达到预期的样本含量为止。单纯随机抽样适用于总体和样本均不太大的小型调查或用于实验室研究时的抽样。

(2)系统抽样(systematic sampling) 又称机械抽样,是按照一定比例或一定间隔抽取调查单位的方法。首先将每个抽样单元依次编号,并确定抽样间隔(k),随机确定以某个编号为起点,然后顺次每隔 k 个单元选一个单元进入样本。系统抽样的优点是简便易行,样本的观察单位在总体中分布均匀,抽样代表性较好,抽样误差与单纯随机抽样相似或略小一些。缺点是如果总体各单元的排列顺序有周期性,则抽取的样本可能有偏倚,因此必须事先对总体的结构有所了解才能恰当地应用。

(3)分层抽样(stratified sampling) 先将总体按照对研究结果影响较大的某个特征(如性别、年龄、民族等)分成若干层,然后在各层内采用单纯随机抽样或系统抽样方法抽取一个随机样本,组成调查样本。从分布不均匀的研究人群中采用分层抽样,不同层间变异越大越好,层内变异越小越好,这样可以提高抽样的精度。

(4)整群抽样(cluster sampling) 总体由若干相似的群体(县、乡、村、家庭、学校等)组成时,随机抽取 N 个群体作为样本,对群内所有观察单位进行调查的方法。适用于群内变异大而群间变异小的较大的总体。整群抽样的优点是便于组织,节约人力、物力,抽样和调查均比较方便,在实际工作中易为群众所接受,因而适用于大规模调查。缺点是抽样误差较大,资料统计分析工作量也较大。

(5)多级抽样(multistage sampling) 进行大规模调查时常常结合使用上面几种抽样方法,例如,我国进行慢性病大规模现况调查时,大多采用此方法。

4. 确定研究指标和设计调查表 研究指标一般分为三类。①一般情况:包括性别、年龄、种族或民族、职业、文化程度、住址、联系方法等。这些指标一般作为备查项目,也用于比较不同人群组间是否有可比性。②疾病或健康状况:包括发病、现患、死亡、伤残、生活质量、疾病负担等。疾病的分类应严格按照国际疾病分类标准或由国家权威部门颁布的诊断标准进行。③暴露情况:流行病学中的暴露包括外环境中的理化因素和生物因子、社会心理方面的因素或机体内部因素,如行为生活方式、有某种病原体感染史、具有某种遗传特征、曾经历某种生活事件(丧偶、离异或父母离异)等。要根据研究目的确定需要调查的暴露因素,对所调查的暴露因素必须有明确的定义,并尽量采用客观方法对暴露程度进行测量。

调查表又称问卷(questionnaire),是流行病学调查的主要工具。一般来说,一份问卷通常包括封面信、指导语、问题与答案、编码和其他资料。

(1)封面信 致被调查者的短信,其作用在于向被调查者介绍和说明调查者的身份、调查目的、调查内容和范围、调查对象的选取方法和调查结果保密的措施等。在封面信的结尾还要向被调查者表示感谢。封面信的文笔要简明、亲切、诚恳。

（2）指导语　一般以填表说明的形式出现在封面信之后。

（3）问题与答案　问卷中的问题分为开放式和封闭式两大类。①开放式问题没有具体的答案，由被调查者自由回答。优点是它能够使被调查者充分按照自己的想法回答问题，所得到的资料往往比封闭式问题更丰富；缺点是要求被调查者要有较高的知识水平和文字表达能力，而且所获得的资料较难进行处理和定量分析。②封闭式问题就是给出若干备选答案，供被调查者根据自己的实际情况从中选择。优点是被调查者填写问卷十分方便，资料便于进行统计处理和定量分析。缺点是封闭式问题限制了被调查者回答的范围和回答的方式，难以发现其中的偏误，从而对调查结果的准确性和真实性有影响。

调查表提出问题的数量要适当，不必要的问题不要列入。问题通常按逻辑分类排列，一般先易后难、先封闭式后开放式、先一般后特殊（如敏感问题）。设置问题时要尽量避免使用模糊词语或意义不明确、容易引起歧义的提问。

问题答案的设计要注意以下问题：答案的设计要符合实际情况；要保证答案的穷尽性和互斥性；注意答案要按照一定等级次序排列。

（4）编码和其他资料：编码就是给每个问题的答案赋予一个数字，作为该答案的代码，便于计算机处理，常在每项数据后留出编码用方框，以便于编码输入。此外，有些问卷还需要填写调查员姓名、问卷发放及回收日期、审核员姓名等。

5. 资料的收集　进行资料收集时，暴露的定义和疾病的标准要明确、统一，所有调查人员和检测人员都必须进行统一的培训，避免产生测量偏倚。现况调查收集资料的常用方法如下。

（1）利用现有记录资料　临床病历、检验报告单、出院证明、出生证明、死亡证明、传染病报告卡、劳动记录、环境监测记录、医疗卫生部门的各类报表等。

（2）访问　对于现有记录资料不能提供的信息，可以通过询问调查对象获得，包括面访、信访、电话访问等。

（3）体检、实验室检查及特殊检查　主要用于收集有关调查对象疾病和健康状况的信息，也可收集一些暴露因素（如生化指标、免疫指标、营养状况等）。

（4）现场观察与有关环境因素的检测　对调查现场进行周密观察常常可以提供有价值的线索，必要时可以对一些可疑环境因素进行现场测定或采集样品带回实验室检测。

6. 资料的整理及分析

（1）资料的整理　首先要对原始资料进行逐项检查与核对，填补缺漏、删去重复、纠正错误等，以提高原始资料的准确性、完整性；其次要建立相应的数据库。

（2）资料分析　现况调查资料分析包括两个方面，一是描述分布，二是进行相关性分析。分布的描述包括全部调查对象的描述和分类描述，定量资料可以计算均数、标准差等指标，分类资料可以计算相对数指标，如患病率、感染率等。通过比较或相关回归分析，判断健康暴露与疾病指标之间的统计学联系。需要注意的是，现况调查是在一个时间断面上或在较短时间内收集的人群资料，通常不同变量之间的时间顺序不很清楚，因此不能仅凭现况调查的结果得出因果关系的结论，只能为进一步的流行病学研究提供线索。

 案例 10-3

某现况调查共随机抽取 12013 名调查对象，其中患高血压者 1349 人，吸烟者

3477 人,其中患高血压的吸烟者 465 人,而未患高血压的吸烟者 3012 人(表 10-1),试对上述现况调查结果进行分析。

表 10-1　高血压组与非高血压组的吸烟率

吸　烟	高　血　压		合　计
	有	无	
有	465(a)	3012(b)	3477
无	884(c)	7652(d)	8536
合计	1349	10664	12013(n)

针对上述现况调查资料,可以进行如下计算。

高血压患病率:　　　1349/12013×100%＝11.23%

人群吸烟率:　　　3477/12013×100%＝28.94%

高血压组吸烟率:　　465/1349×100%＝34.47%

非患高血压组吸烟率:　3012/10664×100%＝28.24%

$$\chi^2 = \frac{(ad-bc)^2 \times n}{(a+b)(c+d)(a+c)(b+d)} = 22.57, P < 0.01.$$ 上述结果表明高血压组与非高血压组的吸烟率差异有统计学意义,高血压组的吸烟率明显高于非高血压组,提示吸烟可能与高血压的发生存在关联。

（四）常见偏倚及其控制

影响现况调查资料真实性和可靠性的有抽样误差和偏倚。流行病学研究中的偏倚（bias）,是指在研究设计或实施阶段,由于某些因素的影响,使得研究或推论的结果不符合真实情况。偏倚属于系统误差,应设法防止其产生。现况调查可能产生的偏倚及其控制方法如下。

1. 选择偏倚（selection bias）　在调查过程中,由于未严格按照随机化原则抽样,或被抽查的对象未找到而随便找其他人代替,从而就破坏了调查对象的同质性。

（1）无应答偏倚　调查对象不合作或不能参加调查称为无应答,由此产生的偏倚称为无应答偏倚。例如,应答率小于 80%,则较难对调查结果进行评估。

（2）幸存者偏倚　在现况调查中,调查对象均为幸存者,难以调查死亡者,故不能代表某病的实际情况,带有一定局限性和片面性。

2. 信息偏倚（information bias）　在收集和整理有关暴露状态或疾病资料时所出现的系统误差,主要发生在观察、收集资料及测量等实施阶段。

（1）调查对象引起的偏倚　因调查对象回答不准确或不真实造成的偏倚。由于调查对象回答不准确或不愿意正确回答引起的偏倚称为报告偏倚。一般来说,病人对暴露史能详细地回忆,而健康者则可能会遗忘暴露史,由此造成的偏倚称为回忆偏倚。

（2）调查员偏倚　调查员有意识地详细询问某些人或具有某种特征者,而比较马虎地调查另一些人或不具备某些特征者而导致的偏倚。

（3）测量偏倚　测量工具、检验方法不准确或不标准可引起的测量偏倚。

现况调查中预防偏倚的措施:①严格遵照随机化原则选择研究对象;②在调查前及调

查实施过程中要做好宣传和组织工作,以提高应答率;③调查前对调查员进行系统、科学的培训;④调查时应尽量使用客观指标;⑤预先校正测量工具、检验方法;⑥调查问卷应通俗易懂。

（五）研究实例

某研究者为了了解临床护士针刺伤的发生率、刺伤原因、环节,对有关防护的概念及安全操作行为等问题进行了现况调查。采用随机抽样的方法对 1075 名临床护士进行 2013 年 5 月至 2014 年 5 月针刺伤情况的回顾性问卷调查。结果被调查护士中针刺伤发生率为 80.6%；人均年刺伤 3.5 次,其中 74.5% 被污染针头所刺伤；操作后整理用物,特别在处理使用过的针头时刺伤率高达 36.0%；护士在取静脉血及输液时戴手套率仅占 7.7%,回套针帽率高达 57.0%；在刺伤发生后向上级做了汇报的占 10.2%。此次问卷调查得出如下结论：临床护士防护意识淡漠,针刺伤发生率高。因此,需加强全面性防护教育,建立并执行全面性防护措施。

二、筛检

（一）概念及用途

筛检(screening)是运用快速、灵敏、简便的实验、检查或其他方法,从表面健康的人群中发现那些未被识别的可疑病人或有缺陷者,用于筛检的试验称为筛检试验。筛检试验不是诊断试验,对筛检试验阳性者必须进一步确诊,并对确诊病人采取必要的治疗措施。

筛检试验的目的如下：①发现疾病的危险因素,保护高危人群,以减少疾病的发生发展,此属于一级预防措施；②早期发现和治疗病人,此属于疾病二级、三级预防措施；③了解疾病的自然史或进行疾病流行病学监测。

（二）筛检试验的评价

筛检试验首先必须选择合适的金标准将研究人群分成有病和无病两组,然后用待研究的筛检试验,对该人群进行同步盲法重复检查,将两组检查结果进行分析比较后,就能对筛检试验进行评价。除考虑安全可靠、简单快速及方便价廉外,筛检试验的评价主要从试验的真实性、可靠性及收益三个方面进行评价。

1. 真实性评价 真实性(validity)是指测量值与实际值的符合程度,是正确判定受试者有病与无病的能力。

（1）评价指标 将按金标准确诊的有病者和无病者及其筛检试验结果整理成表 10-2,可计算出评价试验真实性的指标。

表 10-2 诊断试验或筛检试验评价表

试 验	金 标 准		合 计
	病例	非病例	
阳性	a(真阳性)	b(假阳性)	$a+b$
阴性	c(假阴性)	d(真阴性)	$c+d$
合计	$a+c$	$b+d$	n

① 灵敏度(sensitivity) 又称真阳性率,筛检试验阳性者占受检病人(按金标准判断)总数的百分比,是指将实际有病的人正确地判断为病人的能力。

$$灵敏度 = \frac{a}{a+c} \times 100\%$$ (10-5)

② 假阴性率 又称漏诊率,是指实际有病者而被判定为非病人的百分比。

$$假阴性率 = \frac{c}{a+c} \times 100\%$$ (10-6)

③ 特异度(specificity) 又称真阴性率,是指将实际无病的人正确地判断为非病人的能力。

$$特异度 = \frac{d}{b+d} \times 100\%$$ (10-7)

④ 假阳性率 又称误诊率,是指实际无病者而被判定为病人的百分比。

$$假阳性率 = \frac{b}{b+d} \times 100\%$$ (10-8)

灵敏度和特异度是评价试验真实性的两个基本指标。灵敏度较高的试验,其特异度往往较低;而特异度较高的试验,灵敏度又随之下降。如果要用一个指标对试验识别病人和非病人的能力作综合评价,可采用约登指数。

⑤ 约登指数(Youden's index) 又称正确指数,是综合评价真实性的指标。理想试验的约登指数应为1。

$$约登指数 = (灵敏度 + 特异度) - 1$$ (10-9)

 案例 10-4

采用尿糖试验筛检糖尿病,检查临床确诊糖尿病病人和正常人各 100 例,结果见表 10-3,对尿糖试验筛检糖尿病的真实性进行评价。

表 10-3 尿糖试验筛检糖尿病与临床诊断结果比较

尿糖试验	临床诊断		合计
	糖尿病病人	非病人	
阳性	75(a)	1(b)	76(a+b)
阴性	25(c)	99(d)	124(c+d)
合计	100(a+c)	100(b+d)	200

真实性评价结果如下。

灵敏度 = 75/100×100% = 75%

漏诊率 = 25/100×100% = 25%

特异度 = 99/100×100% = 99%

误诊率 = 1/100×100% = 1%

约登指数 = (0.75 + 0.99) - 1 = 0.74

上述结果说明采用尿糖试验筛检糖尿病时灵敏度较低,而特异度极高。综合评价指标正确诊断指数较好,有 74% 的受试者能够被正确判断。但作为筛检试验,灵敏度是最重要的指标。由于尿糖试验筛检糖尿病的灵敏度只有 75%,即有 25% 的糖尿病病人不能在筛检时被发现,从而使筛检的效果大大降低。

(2) 联合试验　同时应用两种或两种以上的试验方法来筛检或诊断疾病。通过联合试验,可有效、有选择性地提高试验的真实性。根据判断方法的不同,联合试验又可分为并联试验和串联试验两种。

① 并联试验(parallel test)　同时做几个试验时,只要其中有一个阳性,即判为阳性的试验方法。并联试验可提高试验的灵敏度,减少漏诊率;但特异度下降,误诊率增加。当临床医师希望尽可能全面地发现病人,而可获得的各项试验方法均不够敏感时,则可采用并联试验的办法。

② 串联试验(serial test)　依次顺序地做几项试验,只有全部试验均呈阳性时才能判为阳性。该法可提高试验的特异度,但却降低了试验的灵敏度,增加了漏诊率。当现有试验的特异度均不能达到要求时,则可采用串联的办法。

 案例 10-5

以尿糖试验和血糖试验在人群中筛检糖尿病的资料为例(结果见表 10-4),说明联合试验对试验真实性的影响(表 10-5)。

表 10-4　尿糖和血糖试验筛检糖尿病的结果

尿糖试验	血糖试验	糖尿病病人	非糖尿病病人
＋	－	22	55
－	＋	37	153
＋	＋	36	20
－	－	105	9572
合计		200	9800

表 10-5　尿糖和血糖试验筛检糖尿病的真实性

试　验	灵敏度/(%)	特异度/(%)
血糖试验	36.5(73/200)	98.23(9627/9800)
尿糖试验	29.0(58/200)	99.23(9725/9800)
并联试验	47.5(95/200)	97.67(9572/9800)
串联试验	18.0(36/200)	99.80(9780/9800)

2. 可靠性评价　可靠性(reliability)又称重复性(repeatability)或精确性(precision),是指在完全相同的条件下,重复试验获得相同结果的稳定程度。

(1) 评价指标　①变异系数:当某试验是进行定量测定时,可用变异系数来表示可靠性。变异系数越小,可靠性越好。②符合率:当某试验是进行定性测定时,可用符合率来表示可靠性,它是指两次检测结果相同的人数占受试者总数的百分比,又称观察一致率。符合率越高,可靠性越好。

$$符合率 = \frac{a+d}{a+b+c+d} \times 100\%$$ (10-10)

（2）影响试验可靠性的因素　试验对象、观察者和实验室条件。

3. 诊断价值　应用筛检结果估计受检者患病和不患病可能性的大小，又称预测值（predictive value）。预测值包括阳性预测值和阴性预测值。

（1）阳性预测值（positive predictive value，ppV）　真阳性人数占试验阳性者总数的百分比，反映了试验结果为阳性时受试者患有该病的可能性。

$$阳性预测值 = \frac{a}{a+b} \times 100\% \tag{10-11}$$

（2）阴性预测值（negative predictive value，NpV）　真阴性人数占试验阴性者总数的百分比，反映了试验结果为阴性时受试者没有患该病的可能性。

$$阴性预测值 = \frac{d}{c+d} \times 100\% \tag{10-12}$$

试验的灵敏度愈高，阴性预测值愈高；试验的特异度愈高，阳性预测值就愈高。但试验的阳性预测值并不完全取决于灵敏度和特异度，而是在很大程度上与人群某病的患病率有关。当灵敏度与特异度一定，疾病患病率越高，阳性预测值越大，如表 10-6 所示。

表 10-6　不同人群中用酸性磷酸酶筛检前列腺癌的阳性预测值

研究对象	患病率/(1/(10 万))	阳性预测值/(%)
一般人群	35	0.4
男性，75 岁以上	500	5.6
临床触及前列腺结节者	50000	93.0

因此，临床医护人员在判断一份检验报告阳性结果的临床价值时，需要考虑被检人群的患病率高低才能作出正确的评价。同一试验在基层门诊部与在专科医院应用时，其阳性预测值亦有很大差别。

知识链接

生态学研究

生态学研究（ecological study）是在群体水平上研究某种暴露因素与疾病之间的关系，以群体为观察和分析的单位，通过描述不同人群中某因素的暴露状况与疾病的频率，分析该暴露因素与疾病之间的关系。根据其研究目的的不同分为生态比较研究和生态趋势研究。生态比较研究是观察不同人群或地区某种疾病的分布，然后根据疾病分布的差异，提出病因假设。生态趋势研究是连续观察人群中某因素平均暴露水平的改变与某种疾病的发病率、死亡率变化的关系，了解其变动趋势，从而判断某因素与某疾病的联系，也可评估人群干预措施的效果。例如，沙利度胺（反应停）的销售曲线与短肢畸形发病情况相一致，并且两者刚好相隔一个孕期，因此提示反应停可能是导致短肢畸形的原因。

第四节　分析性研究

 案例 10-6

新生儿脊柱裂危险因素的病例对照研究

　　法国 Robert 等人利用里昂地区出生缺陷监测系统 1976 年和 1978—1982 年的监测资料进行病例对照研究,以 146 例脊柱裂患儿作为病例,其他各种畸形 6616 例作为对照,回顾调查两组母亲妊娠期前 3 个月服用丙戊酸及其他抗惊厥药物的情况。结果显示,母亲孕期前 3 个月服用丙戊酸与新生儿脊柱裂畸形的比值比为 20.6,95% 可信限区间为 8.20~47.9,表明两者关联强度很大,提示丙戊酸是脊柱裂的危险因素。

一、病例对照研究

(一) 基本原理

病例对照研究(case-control study)(图 10-2)是指选择患有所研究疾病的人群作为病

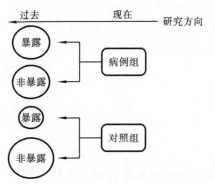

图 10-2　病例对照研究示意图

例组,未患该病的人群作为对照组,调查并比较两组人群过去是否暴露于某种或某些可疑因素及暴露程度,以推断该暴露因素与该病的联系。病例对照研究是由"果"推"因",故又称为回顾性研究(retrospective study)。

(二) 研究对象的选择

　　1. 病例的选择　选择病例时首先应有明确、统一的诊断标准,其次应保证病例样本的代表性。病例的来源主要有两种:一是选择某地区人群中在某时期内发生的全部病例或其随机样本。这种方法所选择的病例代表性较好,但实施时难度较大;二是选择某家医院或几家医院在某一时期内就诊或住院的全部病例,通常选择新发病例或初治病例。虽然这种来源的病例代表性不如前者,但由于实施方便,故更为常用,但要特别注意控制选择偏倚。

　　2. 对照的选择　选择对照的基本原则是对照能够代表产生病例的源人群。如果病例是从人群中选择的,可以选择同一人群中非病例的随机样本作为对照,或选择病例的亲属、邻居、同学或同事等作为对照。优点是研究结论推断总体的真实性好,缺点是选择对照和调查时都比较复杂,且应答率低。如果病例是从医院中选择的,则可以从同一医院同一时间就诊或住院的其他病例中选择对照。这种对照的应答率和信息的质量均较高,但应注意对照组的病人所患疾病的病因,不能与所研究疾病的病因相同或对其有影响。例如,肺结核与慢性支气管炎均与吸烟有关,两者不能互为对照。

3. 病例和对照的配比　配比又称匹配(matching)，也就是使对照与病例在对结果有干扰作用的某些因素或特性上保持一致的一种限制方法。通过配比可以消除配比因素的作用，还可以增加统计检验效能，提高研究效率。匹配分为频数匹配和个体匹配。频数匹配即病例组、对照组在配比因素的比例上相同；个体匹配即病例与对照以个体为单位匹配，按照研究因素以外的外部影响因素如年龄、性别、职业等进行匹配，病例与对照的比例可为 $1:1、1:2、1:3、\cdots、1:M$，但一般不宜超过 $1:4$。

4. 样本含量的估计　病例对照研究所需样本含量的决定因素如下：①研究因素在对照人群中的估计暴露率(p_0)；②预期暴露于该研究因素造成的相对危险度(RR)或比值比(OR)；③假设检验的显著性水平 α；④检验的把握度($1-\beta$)。具体估计样本含量的公式参见其他教材。

（三）资料收集

1. 收集内容　主要收集一般情况、疾病情况和暴露史三个方面的资料。

（1）一般情况　主要作为备查项目，也可作为匹配的依据，或用于组间可比性分析和混杂因素分析。

（2）疾病情况　包括发病时间、诊断依据、诊断医院等。必须有统一、明确的诊断标准，对照也应采用相同的标准加以排除。

（3）暴露史　包括是否暴露、暴露时间和剂量等。一项病例对照研究可以同时调查一种以上的暴露因素，但也不宜过多。

2. 收集方法　主要是查阅现有记录资料、访问调查、体检和实验室检查等，一般由经过统一培训的调查员按照专门设计的调查表进行收集。暴露的测量要尽量采用客观的定量或半定量方法。病例组和对照组在调查项目、调查员和调查方式等方面应相同，必要时可采用盲法。实验室检查或特殊检查项目在方法、仪器、试剂等方面要一致，最好由一个中心单位负责检查或复查核实。

（四）资料的整理与分析

1. 成组设计的资料分析

（1）数据整理　如果暴露不分级，通常将研究数据归纳成四格表；如果暴露分级，则归纳为行×列表。

（2）统计描述　对研究对象的一般特征进行描述，如性别、年龄、职业、出生地、疾病类型等，一般情况下只能计算各种特征的构成比。此外，还需比较病例组和对照组之间除研究因素以外的各种特征是否一致，考察组间的均衡性。

（3）显著性检验　判断暴露与疾病是否有统计学联系，一般采用 χ^2 检验。

案例 10-7

　　某研究者对口服避孕药(OC)与心肌梗死(MI)关系进行了病例对照研究，病例组为女性心肌梗死病人 153 例，同时选择 178 名未患心肌梗死的女性作为对照组，如表 10-7 所示。

表 10-7　口服避孕药与心肌梗死关系的病例对照研究结果

口服避孕药(OC)	病例组(MI)	对照组	合计
服 OC	39(a)	24(b)	63
不服 OC	114(c)	154(d)	268
合计	153	178	331(n)

本例

$$\chi^2 = \frac{(ad-bc)^2 n}{(a+b)(c+d)(a+c)(b+d)} = 7.70$$

$P<0.05$,说明病例组和对照组暴露率差异有统计学意义,口服避孕药与心肌梗死有关联。

(4) 关联强度大小及方向　常用的指标是比值比。比值(odds)是指某事物发生的概率与不发生的概率之比。比值比(odds ratio,OR)即病例组的暴露比值与对照组的暴露比值之比。

$$OR = \frac{a/c}{b/d} = \frac{ad}{bc} \tag{10-13}$$

OR 是指暴露者的疾病危险性为非暴露者的多少倍。当 OR=1 时,表示暴露与疾病无关联;当 OR>1 时,说明暴露使疾病的危险度增加,称为正关联,暴露是疾病的危险因素;当 OR<1 时,说明暴露使疾病的危险度减少,称为负关联,暴露是疾病的保护因素。

OR 值的 95% 可信区间,采用 Miettnen 法计算。

$$OR_L, OR_U = OR^{(1\pm 1.96/\sqrt{\chi^2})} \tag{10-14}$$

本例 OC 与 MI 的关联强度

$$OR = \frac{39 \times 154}{24 \times 114} = 2.20$$

OR 值 95% 可信区间

$$OR_L = OR^{(1-1.96/\sqrt{\chi^2})} = 2.20^{(1-1.96/\sqrt{7.70})} = 1.26$$

$$OR_U = OR^{(1+1.96/\sqrt{\chi^2})} = 2.20^{(1+1.96/\sqrt{7.70})} = 3.84$$

以上说明口服避孕药是心肌梗死的危险因素,口服避孕药者患心肌梗死的危险是非口服避孕药者的 2.20 倍。OR 值 95% 可信区间为 1.26~3.84,不包含 1,说明 OR 值有统计学意义。

2. 配对设计(1∶1 配比)的资料分析

(1) 数据整理　一般将 1∶1 配比的病例对照研究资料整理成配对四格表的形式。

 案例 10-8

一项高血压与心肌梗死关系的病例对照研究,共调查心肌梗死病人 150 例,每例病人以性别、年龄为匹配条件选择 1 名同一时期、同一医院就诊的其他科室病人作为对照,分别调查是否有高血压病史,结果见表 10-8。

表 10-8 高血压与心肌梗死关系的病例对照研究结果

对 照 组	病 例 组		合 计
	有高血压史	无高血压史	
有高血压史	15(a)	35(b)	50
无高血压史	60(c)	40(d)	100
合计	75	75	150(n)

（2）显著性检验 采用配对四格表 χ^2 检验。

本例

$$\chi^2 = \frac{(b-c)^2}{b+c} = \frac{(35-60)^2}{35+60} = 6.58$$

$P<0.05$，说明心肌梗死组和非心肌梗死组高血压的暴露率差异有统计学意义，心肌梗死与高血压有关联。

（3）关联强度的大小及方向 配对设计资料比值比的计算式如下

$$OR = \frac{c}{b} \tag{10-15}$$

本例

$$OR = \frac{c}{b} = \frac{60}{35} = 1.71$$

OR 值 95% 可信区间

$$OR_L = OR^{(1-1.96/\sqrt{\chi^2})} = 1.71^{(1-1.96/\sqrt{6.58})} = 1.13$$

$$OR_U = OR^{(1+1.96/\sqrt{\chi^2})} = 1.71^{(1+1.96/\sqrt{6.58})} = 2.58$$

结果说明，高血压是心肌梗死的危险因素，高血压病人患心肌梗死的危险是非高血压病人的 1.71 倍。OR 值的 95% 可信区间为 1.13～2.58，不包含 1，说明 OR 值有统计学意义。

（五）常见偏倚与控制

1. 选择偏倚（selection bias） 在以医院为基础的病例对照研究中更易发生。常见的选择偏倚有入院率偏倚、现患病例-新发病例偏倚、检出征候偏倚、时间效应偏倚。选择偏倚的控制主要是在研究设计阶段。尽量随机选择研究对象，以人群为基础选择研究对象或从多家医疗单位选择研究对象；调查时明确规定纳入标准为新发病例；尽量选择不同病情、不同特征的病人作为病例组；调查时尽量采用敏感的疾病早期检查指标等。

2. 信息偏倚（information bias） 病例对照研究常见的信息偏倚有回忆偏倚和调查偏倚。对于回忆偏倚的控制主要是选择不易被人们忘记的重要指标，并重视问卷的提问方式和调查技术；对于调查偏倚可以通过规范调查研究方法、校正仪器、严格按照规定程序收集资料或采用盲法收集资料、完善质量控制方法等措施进行控制。

3. 混杂偏倚（confounding bias） 由于混杂因素的影响，掩盖或夸大了研究因素与疾病之间的联系。混杂因素是指与所研究的暴露因素和所研究的疾病均有关的因素，这些因素如果在病例组和对照组中分布不均，就可能歪曲暴露与疾病之间的真正联系。要控制混杂偏倚，首先必须认识混杂现象及其影响，并对混杂因素采取相应的控制措施。在研究设计阶段,可通过限制研究对象的入选条件、匹配等方法对一些主要混杂因素(如年龄、性别、职业等)进行控制,其他混杂因素则可以在结果分析阶段采用分层分析、多元回归分析等方法解决。

（六）优点与局限性

1. 优点 ①特别适用于罕见病的病因研究;②节省人力、物力和经费,容易组织,所需样本较少;③研究周期短,可以较快获得结果;④可以同时探讨多种因素与一种疾病的关系;⑤既可以检验有明确危险因素的假设,又可以广泛探索尚不够明确的多种因素。

2. 局限性 ①不能测定暴露组和非暴露组疾病的发病率,只能计算比值比估计相对危险度,虽然可以检验或探讨病因,但是论证因果关系的能力不强;②容易发生的偏倚较多,如选择偏倚、信息偏倚和混杂偏倚;③不适用于研究人群中暴露比例很低的因素。

（七）研究实例

某研究者在2006年1月至2008年10月收集孕期检查发现胎儿畸形的孕妇179例,并与179名正常孕妇进行匹配,进行病例对照研究分析影响畸形发生的危险因素。结果显示有家族遗传病史、工作中接触有毒物质、妊娠合并症、孕前后患内科疾病、孕期病毒感染、孕期喝酒或抽烟、孕前半年家庭装修或购置家具、孕期感冒发热、接触宠物、孕期服用药物、丈夫患慢性病、丈夫喝酒或抽烟与胎儿畸形呈强的正相关(OR值的范围为2.252~18.679),而孕前检查与否和增补叶酸或含叶酸维生素与胎儿畸形呈较强的负相关即为保护因素(OR值分别为0.123、0.233)。

二、队列研究

（一）基本原理及分类

队列研究(cohort study)(图10-3)是根据研究对象是否暴露于某因素将其分为对照组和暴露组,随访一定时间后,比较两组的发病率或死亡率。根据两组间结局差异的比较,分析暴露因素与疾病是否存在关联,是从"因"推"果"的一种观察性研究方法。

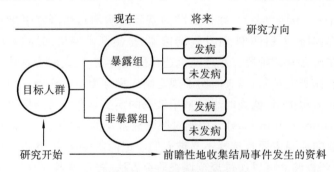

图10-3 队列研究示意图

队列研究根据研究对象进入队列时间及终止观察时间的不同,分为如下三种:①前瞻性队列研究:研究开始时暴露因素已经存在,而疾病未发生,研究的结局需要向前随访一段时间才能得到。②回顾性队列研究:其研究对象的确定和分组是根据研究开始时已获得的历史资料中的暴露情况决定的,疾病的结局在研究开始时已经从历史资料中获得。③双向性队列研究:亦称为混合型队列研究,在历史性队列研究的基础上,继续进行前瞻性队列研究。

(二)研究对象的选择

由于前瞻性队列研究需对研究对象随访观察,研究周期较长,故在选择研究对象时首先要考虑是否便于随访,而且暴露容易测量,有必要的医疗条件,居住比较集中,人口流动性小,不会在随访过程中出现大量失访。

1. 暴露人群的选择

(1)特殊暴露或发病率较高的人群 因为这种人群更容易获得足够的病例数,有利于探索暴露与疾病之间的关系,并可缩短研究周期、减少经费。如:选择原子弹爆炸的受害者、研究电离辐射与白血病的关系;选择从事油漆作业工人研究苯暴露与血液病之间的关系等。

(2)一般人群 此类选择人群的方式应用较少,因为样本含量和工作量都很大,且要求较高。若研究目的是对一般人群进行防治,且可疑病因有较高的人群暴露率,所研究的疾病又有较高的发病率或死亡率,可在一般人群中进行队列研究,如美国 Framingham 地区的心脏病研究。

(3)有组织的人群团体 因为影响前瞻性研究质量的主要因素是失访偏倚,选择学生、部队官兵等便于随访的人群作为研究对象,可有效地减少失访偏倚对研究结果的影响,如 Doll 和 Hill 选择英国医师协会的会员研究吸烟与肺癌的关系。

2. 对照人群的选择 选择对照组的基本要求是尽可能保证其与暴露组的可比性,即对照人群除未暴露于所研究的因素外,其他各种影响因素或人群特征(如年龄、性别、民族、职业、文化程度等)都应尽可能地与暴露组相同。

(1)内对照 选择一组研究人群,按照人群内部的暴露情况分为暴露组和非暴露组,该非暴露组称为内对照组。内对照的好处是选择对照比较方便,并可以从总体上了解研究对象的发病情况。

(2)外对照 当选择职业人群或特殊暴露人群作为暴露人群时,常需在该人群之外寻找对照组,故称外对照。选用外对照的优点是随访观察时可免受暴露组的影响。

(3)总人口对照 当选择某职业人群为暴露组时,可以用总人口作为对照,即与该地区全人群的发病率(或死亡率)进行比较分析。其优点是资料容易得到,缺点是全人群的资料常不能满足研究需要,非暴露组与暴露组人群在地理和时间上不容易保证一致性。

3. 样本含量的估计 队列研究样本含量取决于下列因素:①一般人群(对照人群)中所研究疾病的发病率(p_0),p_0越接近 50%,所需要的样本含量就越小;②暴露组与对照组人群的发病率之差($d = p_1 - p_0$);③第一类错误的概率(α);④把握度($1-\beta$)。

(三)资料收集

1. 基线资料收集 研究对象和暴露因素在研究开始时的有关资料。研究开始时,应对研究对象进行筛选,记录相关资料,并调查暴露因素。

2. 随访(follow-up) 对所确定的研究对象进行追踪观察,目的是确定终点事件的发生情况。所有被选定的研究对象(不论是暴露组还是非暴露组),都应采用相同的方法进行随访,并坚持追踪到观察终止期。随访的方法包括对研究对象的面对面访问、电话访问、自填问卷、定期体检等。随访内容一般与基线资料内容一致。

3. 结局资料收集　首先要明确观察终点,即研究对象出现预期的结局,至此将不再对其进行随访。观察终点是指出现了所研究的疾病、因研究疾病而死亡或检验指标达到相应水平。研究对象患其他疾病或死于其他疾病不应视为观察终点。观察终止时间是指全部观察工作的截止时间。终止时间应该以暴露因素作用于人体直至产生结局的一般潜伏期为依据,在此原则上尽量缩短观察期,以节约人力和物力,并减少失访。

(四) 资料整理与分析

资料分析前,首先要对原始资料进行核查,待确认无误后,方可建立数据库;先分析两组资料的可比性及可靠性,再比较暴露组与非暴露组的率或不同暴露剂量组的发病率(或死亡率),分析暴露因素与疾病(或死亡)是否存在关联。

1. 率的计算　队列研究资料的整理形式如表 10-9 所示。

表 10-9　队列研究资料整理表

分　组	病　例	非病例	合　计	发病率
暴露组	a	b	$a+b=n_1$	a/n_1
非暴露组	c	d	$c+d=n_0$	c/n_0
合　计	$a+c=m_1$	$b+d=m_0$	$a+b+c+d=t$	

累积发病率(cumulative incidence,CI):当观察期间人群比较稳定时,可以计算累积发病率。

$$累积发病率(CI) = \frac{观察期间发病人数}{观察开始时队列人数} \times 100\% \qquad (10-16)$$

发病密度(incidence density,ID):若在随访期间内因失访、迁移、死于其他疾病、中途加入或退出等原因使观察人数有较大变动时,宜用发病密度来测量发病情况。

$$发病密度(ID) = \frac{观察期间发病人数}{观察人时数} \qquad (10-17)$$

人时就是观察人数与随访时间的乘积,时间单位常用年,故又称人年(person-years)。

2. 显著性检验　一般常用 χ^2 检验,如果暴露组与非暴露组的发病率(或死亡率)差异有统计学意义,可认为暴露与疾病之间有关联。

3. 联系强度的测量

(1) 相对危险度(relative risk,RR)　又称率比(rate ratio),是暴露组发病率(I_e)与非暴露组发病率(I_0)的比值。

从表 10-9 的资料得到:暴露组的发病率 $I_e=a/n_1$,非暴露组的发病率 $I_0=c/n_0$。

$$RR = I_e/I_0 = (a/n_1)/(c/n_0) \qquad (10-18)$$

相对危险度说明暴露组发病或死亡是非暴露组的多少倍,其数值的意义如下:RR=1,说明暴露因素与疾病无关联;RR>1,说明暴露因素与疾病有正关联,暴露是疾病的危险因素,暴露的效应越大,暴露与结局的关联强度越大;RR<1,说明暴露因素与疾病有负关联,暴露具有保护意义。

(2) 归因危险度(attributable risk,AR)　又称特异危险度、率差,即暴露组的发病率

(I_e)与非暴露组的发病率(I_0)之差。

$$AR = I_e - I_0 = (a/n_1) - (c/n_0) \qquad (10\text{-}19)$$

归因危险度表示因暴露所致的发病率(或死亡率)的增加量,表示疾病危险特异地归因于暴露因素的程度。

相对危险度与特异危险度的意义如下:RR 和 AR 同为估计暴露与疾病关联强度的指标,彼此关系密切,但其意义不同。RR 说明个体在暴露情况下比非暴露情况下发生疾病或死亡风险的倍数,具有病因学意义。而 AR 则是对于人群来说的,暴露情况下比非暴露情况下增加疾病的超额数量,消除暴露因素,就可以减少这一数量的疾病,具有疾病预防和公共卫生学意义。

(3) 人群归因危险度(population attributable risk,PAR)与人群归因危险度百分比(population attributable risk proportion)　PAR 是指总人群发病率(I_t)中归因于暴露的部分,而 PAR 百分比是指 PAR 占总人群全部发病的百分比。

$$PAR = I_t - I_0 \qquad (10\text{-}20)$$

$$PAR 百分比 = \frac{I_t - I_0}{I_t} \times 100\% \qquad (10\text{-}21)$$

PAR 和 PAR 百分率通过暴露组与全人群的比较,说明暴露对于一个人群的危害程度,以及消除这个暴露因素后该人群中的发病率(或死亡率)可能降低的程度,即暴露的社会效应。

(五)常见偏倚与控制

队列研究的常见偏倚包括:选择偏倚、失访偏倚、信息偏倚和混杂偏倚。但因队列研究设计上的要求,使其产生偏倚的可能性比回顾性研究小。

(六)优点与局限性

1. 优点　①研究者能主动收集研究对象的暴露资料,因此所得资料准确、可靠;②可以直接计算发病率或死亡率,计算 RR 和 AR,估计暴露因素与疾病的关联强度;③病因发生在前,疾病发生在后,因果关系的时间顺序合理,一般可以验证病因假设;④可以同时研究一种暴露因素与多种疾病的关系。

2. 局限性　①不适用于研究人群中发病率很低的疾病;②随访时间长,失访难以避免;③研究耗费的人力、物力、财力和时间较多,实施难度大;④在随访过程中由于未知变量的引入或已知变量的变化,都可使结局受到影响,使分析复杂化。

(七)研究实例

1984 年欧洲 9 个国家多中心协作进行孕妇饮酒与妊娠后果关系的队列研究。调查对象为 1985 年 5 月 1 日至 1986 年 4 月 30 日在 Dundee 地区产科门诊作产前检查并在医院分娩者。以饮酒孕妇为暴露组,不饮酒孕妇为非暴露组,从产妇和新生儿所在的医院收集妊娠经过和结局的资料。研究结果表明,饮酒有关的妊娠后果有出生体重减轻、胎盘剥离、死产及智商低下等。潜在的混杂因素包括母亲年龄、种族、教育经历、母亲的体重、吸烟史、胎次、死产史、婴儿性别、妊娠时间长短、饮茶、咖啡、毒品以及社会和经济因素。

第五节 实验性研究

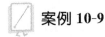

案例 10-9

链霉素治疗肺结核的随机对照试验

1948 年英国医学总会进行链霉素治疗肺结核的随机对照试验,该试验对 107 例急性进展性双侧肺结核新发病例进行了研究,55 人被随机分入治疗组,52 人分入对照组。治疗组病人接受链霉素治疗和卧床休息,对照组只卧床休息。治疗组病例每天接受一日 4 次、共计 2 g 的链霉素注射治疗,未发现由于毒副作用需要终止治疗的病例。6 个月后分析结果,7%的治疗组病例和 27%的对照组病例死亡。影像学显示,51%的治疗组病例和 8%的对照组病例的病情有明显改善,18%的治疗组病例和 25%的对照组病例略有改善。8 例治疗组病例和 2 例对照组病例结核杆菌试验结果呈阴性。结论:链霉素治疗肺结核有效。

一、基本原理及特点

(一) 基本原理与分类

1747 年英国 James Lind 关于坏血病的病因研究,是人群中最早开展的流行病学实验性研究。流行病学实验性研究(experimental epidemiology)(图 10-4)是将研究对象随机分为实验组和对照组,以研究者人为控制的措施给予实验组,而对照组不给予该措施,随访并比较两组人群的结局,以评价该措施的效果。在实验性研究中,研究者能更有效地控制非研究因素对效应的影响,减少误差,提高研究效率。目前流行病学实验已广泛用于探讨疾病病因和评价防治措施的效果。

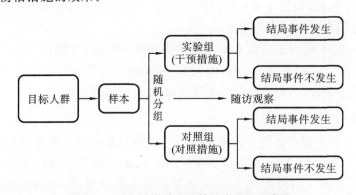

图 10-4 流行病学性实验性研究原理示意图

实验性研究主要包括临床试验、现场试验和社区试验三类。

1. 临床试验(clinical trial) 以病人为研究对象的实验性研究,常用于评价药物或治疗方法的效果。

2. 现场试验(field trial) 以尚未患所研究疾病的人群、个体为单位进行试验的实验性研究,常用于评价疾病预防措施的效果。为了提高效率,通常在高危人群中进行研究。如用乙型肝炎疫苗在母亲为 HBsAg 阳性者的婴儿中进行预防乙型肝炎感染的试验。

3. 社区试验(community trail) 以尚未患所研究疾病的人群、群体为单位进行试验的实验性研究,常用于评价某种预防措施的效果,如评价食盐加碘预防地方性甲状腺肿的效果。

（二）特点

（1）流行病学实验属于前瞻性研究 干预在前,效应在后。

（2）必须设立对照 研究对象是来自同一总体的随机抽样人群,并随机分成实验组和对照组。

（3）具有人为的干预措施 这是与观察性研究的根本区别。

（4）多采用双盲法搜集资料。

（5）验证病因的能力较强。

二、设计与实施

（一）设计原则

1. 随机化原则 实验性研究在研究对象的选择和分组过程中要采用随机方法进行。随机选择研究对象是为了保证样本对总体的代表性,使研究结果具有推广价值。随机分组是使研究对象分到各研究组的机会均等,目的是为了保证组间的可比性,这是设置理想的均衡对照的方法,理论上可使已知和未知的影响疗效的因素在两组间分布均衡,消除选择偏倚和混杂偏倚的影响。

2. 对照原则 实验研究必须设置对照,目的在于控制实验条件,减少或消除非处理因素对实验结果的干扰。实验研究中常用的对照有以下几种。

（1）标准对照 临床试验中最常用的对照形式。以标准的或常规的处理措施作为对照措施,或以标准值作为参照标准。标准对照适用于对已知的有肯定疗效的治疗方法的疾病进行治疗研究。

（2）安慰剂对照 对照组给予外观特征与实验药物完全一样、不含任何有效成分的安慰剂。安慰剂对照的目的是判断实验组的治疗效果(包括特异性作用和非特异性作用)是否超过安慰剂的作用(非特异性作用),这种对照形式只有在所研究疾病尚无有效的防治药物或使用安慰剂后对研究对象的病情无影响时才使用。

（3）空白对照 对照组不施加任何处理措施,目的是观察药物对有自愈倾向疾病的真正效应。只有在非处理因素的效应很弱时才可以使用空白对照。

3. 重复原则 由于实验效应会受到多种因素的影响,因此在不同的研究对象可能出现不同的结果。对于这种个体间存在变异的现象进行研究时,必须在一定量的重复观察基础上才能掌握其规律性。在实验设计中,必须根据所研究现象在个体间的变异大小、预期实验组和对照组的效应差别、研究者对研究结果准确性和可靠性的要求等,科学地估计样本含量。

4. 盲法原则 在实验研究中,研究者或研究对象的主观因素常会对实验效应的判断产生影响,为减少这种由于主观因素导致的信息偏倚,实验过程中应采用盲法收集资料,特别是在以主观或半客观指标作为效应指标的实验研究中尤其要采用盲法。进行临床试验设计时,盲法主要分为三种。

(1)单盲(single blind)　研究对象不知道研究的分组情况。优点是可避免来自研究对象的主观偏倚,缺点是不能控制来自于研究者主观因素的影响。

(2)双盲(double blind)　研究对象和研究者都不了解分组情况,而是由研究设计者安排和控制全部试验。优点是可以避免研究对象和研究者的主观因素所带来的偏倚。缺点是方法复杂、较难实行,且一旦出现意外,较难及时处理。

(3)三盲(triple blind)　不但研究者和研究对象不了解分组情况,而且负责资料收集和分析的人员也不了解分组情况,从而较好地避免了偏倚。从理论上讲这种方法更合理,但实施起来非常困难。

(二)设计与实施要点

1. 研究对象的选择　根据国际疾病分类和公认的诊断标准选择病人,在诊断标准的基础上制定适当的入选标准和排除标准。要求入选的研究对象在病型、病情以及年龄、性别等方面具备代表性,实验结果才能具有明显的实用价值。无论何种试验研究,原则上所选择的研究对象应该可能从实验研究中受益。已知实验对其有害的人群不能作为研究对象,如有消化道出血史者不能作为抗炎药的试验对象,老人、儿童和孕妇一般不作为研究对象。此外,还要选择预期结局事件发生率较高及依从性好的人群作为研究对象。

2. 研究现场的确定　应具备以下条件:①人口数量足够大,比较稳定且具有良好的代表性;②所预防的疾病具有较高而稳定的发病率,以期在实验结束后保证有足够的病例数,便于评价干预措施的效果;③当地近期未流行过所研究的疾病,也未采取过针对该病的其他预防措施,以便于保证效果是由研究因素所引起的;④当地有较好的医疗卫生条件,便于疾病的诊断、治疗及保证登记报告资料的完整性;⑤当地领导重视,群众乐于合作。

3. 研究对象的样本含量　合适的样本含量是保证统计推断有效性的基础。样本含量的决定因素:①研究因素的有效率,即实验组和对照组结局比较,数值差异越大,样本含量就可以越少;②预期结局(如疾病)的发生率,预期结局发生率越高,样本含量就可以越少;③显著性水平(α),α 越小,所需要的样本含量越大;④把握度($1-\beta$),β 越小,所需要的样本含量越大。

4. 干预措施的确定　研究计划中应列出具体的干预措施,对于干预的施加途径和方法、干预的强度或药物的剂量、用法等,均应有明确的规定并严格执行,而且在整个实验过程中保持不变(标准化)。在实验设计时要注意掌握研究因素的使用强度,过大可能使研究对象受到伤害或在临床实践上无法使用,过小则难以出现预期的效应。如以观察药物疗效为例,使用的剂量应在最小有效剂量和最大不中毒剂量范围之内。此外,还要充分考虑用药的途径、用药的时间间隔等,这些均可对药物(研究因素)的强度产生影响。可以通过预试验,找出使用研究因素的适宜强度。

5. 随访和资料收集　在实验流行病学研究中,对所有研究对象(不论是实验组还是对照组),都要同等地进行随访,并要求对所有研究对象都随访到终止期。随访的时间长短和次数取决于干预时间、变异情况、结局变量出现的时间。随访的内容主要包括干预措施的执行情况、有关影响因素的信息和结局变量。

随访资料的收集方法主要有，访问研究对象或知情人，对研究对象进行体检或采样检查，查阅有关单位的档案、记录，对环境的检测等。

6. 实验效应的评价 实验性研究的效应是以结局变量来反映的，在选择结局变量时应注意以下几个方面。①相关性：所选的结局变量能确切反映研究因素的效应，既要有反映近期效应的中间变量，还要有反映中、远期效应的结局变量。②可行性：结局变量的测量必须是可以做到的。③客观性：包括客观的变量指标和测量方法。④灵敏性和特异性：尽量选用敏感性高、特异性好的效应指标，以减少假阴性和假阳性结果，提高效应的真实性。

实验性研究效果的评价，对于治疗措施效果一般采用有效率、治愈率、病死率和 n 年生存率等指标，对于预防措施效果一般采用保护率、效果指数、抗体阳转率、抗体几何平均滴度等指标，对于病因预防效果可用疾病发病率、感染率等指标。

$$有效率 = \frac{治疗有效例数}{治疗总例数} \times 100\% \tag{10-22}$$

$$治愈率 = \frac{治愈例数}{治疗总例数} \times 100\% \tag{10-23}$$

$$n\ 年生存率 = \frac{n\ 年存活的病例数}{随访满\ n\ 年的病例数} \times 100\% \tag{10-24}$$

$$保护率 = \frac{对照组发病率 - 实验组发病率}{对照组发病率} \times 100\% \tag{10-25}$$

$$效果指数 = \frac{对照组发病率}{实验组发病率} \tag{10-26}$$

7. 医德问题 流行病学实验研究的对象是人群，因而在实验过程中必须严格遵循人体实验的道德准则。原则上不能增加病人痛苦或有损健康，要尽可能使研究对象从实验过程中受益。研究对象有知情权，必要时要获得研究对象的书面同意。临床试验中，研究工作和对病人的医学照顾要同步进行，不能因为实验研究而忽视了对病人的治疗。任何新的干预措施一般应当同目前通常采取的（标准）措施比较。在不存在确实有效的干预措施时，或者在不采取措施情况下不存在延误病情的问题，才可以考虑安慰剂或空白对照。

（三）研究实例

为探讨系统循证护理干预对尖锐湿疣治疗的影响，某研究者进行一项临床试验。将144 例尖锐湿疣病人采用微波与阿昔洛韦联合治疗，并将其随机分为循证护理组和常规护理组，循证护理组给予循证护理，常规护理组给予常规护理，3 个月后观察疗效。结果循证护理组治愈率和复发率分别为 84.9% 和 4.1%，常规护理组的治愈率和复发率分别为70.4% 和 15.5%，两组比较差异有统计学意义（$P < 0.05$）。结论：采用微波与阿昔洛韦联合治疗尖锐湿疣，并将循证护理运用于临床实践中，可提高疗效，降低其复发率。

知识链接

随机对照试验

随机对照试验（randomized controlled trial，RCT）是在人群中进行的前瞻性的用于评估医学干预措施效果的实验性研究。它将研究对象随机分配到不同的比较组,每组施加不同的干预措施,然后通过适当时间的随访观察,估计比较组间结局事件发生频率的差异,以定量评价不同干预措施的作用或效果的差别。随机对照试验是目前评估医学干预措施效果最严谨、最可靠的科学方法。医学干预措施不仅仅是药物治疗,还包括其他治疗措施(外科手术等)、诊断、服务管理模式、卫生政策以及医疗卫生系统等。研究目的主要有两种:一是对干预措施本身的有效性和安全性进行评估;二是与其他同类措施进行比较,决定它们的相对价值。

小 结

流行病学在预防疾病、维护和促进人群健康方面,具有非常重要的作用。应用流行病学的基本原理和方法体系可以用来开展人群疾病、健康和卫生事件分布的研究,确定人群的健康问题及其影响因素,制定预防保健对策和措施及进行流行病学评价。通过本章的学习学生能够掌握流行病的定义及用途,流行病学基本研究方法的原理、设计与实施要点,资料的分析方法及各种研究方法的优点和局限性。引导学生深入理解公共卫生的整体性、群体观点及预防为主的思想,使学生能适应新时期预防医学工作方针的需要,为人民的健康服务。

能力检测

一、单项选择题

1. 以下哪一个不是流行病学的特征?(   )

A. 群体特征
B. 以分布为起点的特征
C. 预防为主的特征
D. 对比的特征
E. 以治疗疾病为主的特征

2. 流行病学研究的主要用途是(   )。

A. 研究疾病的临床表现
B. 研究疾病发生概率
C. 研究疾病的死亡情况
D. 进行统计学检验
E. 探讨病因、影响流行的因素及确定预防方法

3. 疾病三间分布是指(   )。

A. 年龄、性别、季节分布
B. 年龄、季节、职业分布
C. 年龄、季节、地区分布
D. 病因、宿主、环境分布
E. 时间、地区、人群分布

4. 对于一种危害严重的疾病,采取针对病因的措施后,评价其预防效果的指标是(   )。

A. 死亡率   B. 发病率   C. 患病率   D. 病死率   E. 死亡率

5. 关于普查的目的,以下哪一项不正确?(   )

A. 早期发现病例　　　　　　　　B. 检验病因　　　　　　　　C. 了解疾病的分布

D. 为病因研究提供线索　　　　E. 普及医学知识

6. 医务人员在进行社区诊断时最常使用的流行病学调查方法是（　　　）。

A. 个案调查　　B. 典型调查　　C. 现况调查　　D. 问卷调查　　E. 暴发调查

7. 抽样调查的特点不包括（　　　）。

A. 以样本人群结果来推论总体人群特征

B. 不适应于患病率低的疾病

C. 设计、实施、资料分析均较复杂

D. 特别适用于个体间变异程度大的资料

E. 调查费用相对较少

8. 反映疾病流行强度的指标是（　　　）。

A. 散发、流行和暴发　　　　　　　　B. 季节性和周期性

C. 长期趋势、波动性和周期性　　　　D. 长期趋势、波动性和暴发

E. 散发、暴发和流行趋势

9. 应用筛检的主要目的是（　　　）。

A. 病因探索　　　　　　　　B. 疾病普查　　　　　　　　C. 确诊病人

D. 评价病人的预后　　　　E. 发现外表正常实际有病者

10. 在 40 岁以上的人群中筛查血糖、血脂和高血压，属于（　　　）。

A. 一级预防　　　　　　　　B. 二级预防　　　　　　　　C. 三级预防

D. 疾病的诊断措施　　　　E. 疾病的防治措施

11. 有关几个独立试验的联合使用，下列说法正确的是（　　　）。

A. 串联使用时灵敏度、特异度均提高

B. 并联使用时灵敏度、特异度均降低

C. 串联使用时灵敏度降低、特异度提高

D. 并联使用时灵敏度降低、特异度提高

E. 串联使用时灵敏度提高、特异度降低

12. 病例对照研究的研究对象为（　　　）。

A. 暴露组和非暴露组　　　　　　　　B. 试验组和非试验组

C. 患病组和非患该病组　　　　　　　D. 干预组与对照组

E. 试验组与对照组

13. 下列哪一项是病例对照研究的优点？（　　　）

A. 估计危险因素的暴露情况时，很少或没有偏倚

B. 在选择出暴露因素后，可研究多种疾病的结局

C. 可减少研究对象对回忆的依赖性

D. 有可能确立该病的发病率

E. 可用于罕见病的病因的研究

14. 队列研究的对象是（　　　）。

A. 未患某病的人群　　　　　　　　　　B. 患某病的人群

C. 具有暴露因素的人群　　　　　　　　　D. 患某病且具有暴露因素的人群

E. 未患某病而有或无暴露因素的人群

15. 流行病学实验具有以下哪种特点?(　　)

A. 暴露组、非暴露组均有干预措施　　　　B. 病例组、对照组均有干预措施

C. 随机原则、设立对照、有干预措施　　　D. 在实验室中进行

E. 属于观察性研究

16. 实验性研究与观察性研究的最主要区别是(　　)。

A. 人为地施加了干预措施　　　　　　　　B. 考虑时间因素的影响

C. 设立对照组　　　　　　　　　　　　　D. 使用盲法

E. 分析疾病和病因的联系强度

17. 流行病学实验研究对象的研究人群应是(　　)。

A. 来自于同一总体的一组暴露人群和一组非暴露人群

B. 来自于同一总体的一组病例人群和一组对照人群

C. 来自于同一总体的一组干预人群和一组非干预人群

D. 来自于不同总体的一组干预人群和一组非干预人群

E. 来自于不同总体的同一组研究人群

18. 流行病学实验中对研究对象进行随机分组的目的是(　　)。

A. 使实验组和对照组人数相同　　　　　　B. 使实验组和对照组都受益

C. 增加参与研究对象的依从性　　　　　　D. 避免研究者主观偏倚

E. 平衡实验组和对照组已知和未知的混杂因素

二、思考题

1. 流行病学各种研究方法之间有何关系?

2. 发病率与患病率有何区别和联系?

3. 抽样调查是现况研究最常用的方法,为保证抽样调查结果对总体具有最佳的代表性,应注意哪些问题?

4. 现况调查实施的主要步骤有哪些?

5. 病例对照研究中选择病例时需遵循什么原则?不同类型病例的优缺点是什么?

6. 如何结合临床护理实践,开展一项实验性研究?

(杨　芳)

第十一章
实 训 指 导

实训一　健康危险度评估

一、实训目标

熟悉健康危险度评估的原理和方法;掌握个体健康状况评价的方法。

二、学时数

2学时。

三、实训内容

(一)健康危险度评估步骤

1. 收集死亡率资料　收集当地人群年龄、性别、疾病别发病率和死亡率资料。

2. 收集个体健康危险因素资料　采用问卷调查、体格检查以及实验室检查等方法收集。危险因素资料包括行为生活方式、环境因素、生物因素、卫生服务、疾病史、婚姻生育史、家庭疾病史等。

3. 将危险因素转换成危险分数　通过查阅该年龄、性别的危险分数表,得到各项因素所对应的危险分数。

4. 计算组合危险分数

$$P_z = (P_1 - 1) + (P_2 - 1) + \cdots + (P_n - 1) + Q_1 \times Q_2 \times \cdots \times Q_m$$

$$P_i: \geqslant 1 \text{ 的各项危险分数}$$
$$Q_i: < 1 \text{ 的各项危险分数}$$

5. 计算目标危险分数　确定目前危险分数、目标危险分数和一般人群危险分数的比较,确定发病危险的类型。

6. 计算存在死亡危险　存在死亡危险＝平均死亡率×组合危险分数。

(二)实例练习

王某,男,21岁,身高175 cm,体重73 kg。血压145/92 mmHg。北方人,不吃腌制食品,爱吃油条、炸鱼等食品,几乎每天都吃。每天能保证新鲜蔬菜和水果的摄入。偶尔吸烟,好饮酒,有时大醉,不参加体育锻炼。有溃疡性结肠炎病史,无其他疾病。

1. 查实训表 11-1-1 计算肺癌目前的危险分数和目标危险分数,确定发病危险的类型,并根据当地肺癌死亡率计算存在死亡危险。

2. 查实训表 11-1-1 计算大肠癌目前的危险分数和目标危险分数,确定发病危险的类型,并根据当地大肠癌死亡率计算存在死亡危险。

实训表 11-1-1　危险分数表(20～24 岁男性)

疾　　病	危 险 因 素	目前的危险分数	可改变的危险分数
肺癌	吸烟		
	否	0.45	
	每天小于 10 支	0.59	0.45
	每天 10 支以上	1.51	0.61
	每天 20 支以上	3.52	1.41
	每天 30 支以上	4.81	1.92
	已戒烟	0.59	
	被动吸烟	1.17	
	呼吸系统疾病		
	无	0.83	
	有	1.9	
	家族肿瘤史		
	无	0.9	
	有	1.62	
	长期精神压抑		
	无	0.89	
	有	2.36	
	蔬菜水果摄取		
	5～7 天/周	0.91	
	<5 天/周	1.54	0.91
大肠癌	肠息肉		
	无	0.96	
	有	21.54	
	溃疡性结肠炎		
	无	0.99	
	有	2.58	
	血吸虫史		

疾　病	危 险 因 素	目前的危险分数	可改变的危险分数
	无	0.99	
	有	1.59	
	食用油炸食品		
	0 次	0.81	
	1~3 次/周	1.12	0.81
	≥3 次/周	1.54	0.81
	食用腌制食品		
	0 次	0.92	
	1~3 次/周	1.15	0.92
	≥3 次/周	1.44	0.92
	食用新鲜蔬菜		
	0 次	1.44	0.99
	1~3 次/周	1.19	0.99
	≥3 次/周	0.99	

实训二　地方性氟病案例讨论

一、实训目标

通过本案例的学习和讨论，掌握地方性氟病的主要原因和临床表现，熟悉地方性氟病的防治措施，能适应在乡村和社区对群众进行地方病健康教育及防治的需要。

二、学时数

1 学时。

三、实训内容

【案例描述】　董某，女，45 岁，2003 年 3 月 6 日入院。主诉：早上起床时四肢、脊柱酸痛 1 个多月，尤以膝、肘、腰为甚，疼痛呈持续性，劳动或活动后稍缓解；伴有头痛、食欲不振及记忆力减退、牙齿易脱落等表现，无重大疾病史，家族中无相似病例。

问题 1　董女士的主要症状是什么？

问题 2　董女士可能患了什么疾病？

问题 3　董女士可能是何种类型的地方性氟病，如何进一步证明？

体查：下肢轻微变形，脊柱前弯受限制；牙齿黄黑，个别牙釉质损害脱落，呈点状或片状凹陷。X 线检查：腰椎骨小梁均匀变粗、致密，骨皮质增厚，骨髓腔变小；膝关节关节面增生凸凹不平,关节软骨发生退变坏死,关节间隙变窄。主要症状具有地方性氟中毒疾病的一般特点。进一步调查发现,董女士家住中原地区的岗上村,她没有饮茶的习惯,做饭多用植物秸秆和沼气,饮水来自自家抽出的地下水,其周围邻居也有长黑黄牙情况。

问题4 应该询问哪些问题判断该病人的氟摄入来源和程度。

问题5 应该继续收集哪些资料支持你的诊断?

问题6 比较董女士的临床表现是否符合地方性氟病的特征?

氟进入体内后迅速向全身各组织分布,体内99%的氟分布在牙齿和骨骼。氟斑牙是地方性氟中毒最早出现的体征。氟斑牙表现为三种情况:①白垩型;②着色型;③缺损型。氟骨症病人,除了有头痛、心悸、乏力、腹胀、腹泻及食欲不振等症状外,主要表现为腰腿痛、肢体变形及神经症状。氟骨症的主要 X 线表现是,骨结构改变、关节改变、骨周改变、关节软骨发生退变坏死。

问题7 董女士可能为何种程度的氟骨症?

问题8 为进一步明确诊断,董女士还应做哪些实验室检查?

问题9 根据以上情节和董女士的临床表现能否确诊董女士所患疾病?

正常尿氟范围是 1.0～3.0 mg/24 h,血氟正常值范围是 0.15～1.0 mg/L。实验室检查项目包括:①血氟和尿氟;②血钙和磷;③肾功能测定;④指甲和头发含氟量测定。可以确诊董女士患地方性氟中毒导致的氟骨症疾病。

问题10 如果单位派你对董女士所在村庄的村民进行地方性氟病宣传教育,请你设计一个宣传教育计划。

实训三 环境污染案例讨论

一、实训目标

熟悉环境污染案例的调查分析方法;掌握室内空气污染的主要来源及其对人体的主要危害及防治。

二、学时数

1 学时。

三、实训内容

【案例一】

2005 年 12 月 25 日,某市人民医院电话报告本市某化工有限公司一工地的部分职工发生恶心、头晕、发绀等症状,请求疾控中心立即派员赴现场进行调查处理。

(一)中毒调查

1. 现场调查 本辖区防疫部门迅速成立事件调查小组,对该公司进行调查。该公司建成投产于 2004 年 9 月,生产苯胺类合成有机物,内有 7 个生产车间,分别为制氢、硝化、合成、结晶、精馏一、精馏二和公用车间。公司从 2003 年 12 月始至今，协议委托某安装队从事生产设备管道安装工作。该安装队在厂区内设置工地，现场临时设立简易食堂，加工饭菜供 34 名安装工人食用。据工人反映，当日上午自来水及午餐米饭均有异味，发病的 26 例安装工人中午都在工地食堂就餐，均食用了食堂供应的肉丝炒南瓜、咸菜蛋汤和米饭，中午未在食堂就餐的其他 8 名工人均未出现类似病情。

问题 1 分析有害物质造成工人中毒的可能途径是什么？

2. 临床表现、治疗和转归 发病的 26 例工人在工地食堂进餐后最短 30 min，最长 1 h 即出现中毒症状，主要是恶心、呕吐、头晕、头痛、发绀、腹泻等。其中出现恶心、呕吐 10 例，头晕、头痛 26 例，发绀 26 例，腹泻 6 例。26 名工人送市人民医院诊治，经医院给予亚甲蓝注射、输液、吸氧等对症治疗，病人病情基本稳定。

问题 2 该中毒事件的可能毒物是什么？这些毒物对人体健康有何影响？

（二）现场调查和实验室检查

现场调查发现，安装队工地食堂为临时搭建的简易工棚，食堂使用的食品原料均采购自当地市场，清洗加工用水来自该公司的生产用水管网。生产用水管网的总管网通过止回阀与城市供水网相连。受季节供水量的影响，冬季该公司生产用水管网压力在 0.1～0.3 MPa。在距食堂管网取水点下游约 50 m 的结晶车间内，发现在结晶釜上自来水进料管的进水阀门至结晶釜处新接了一根精馏回用残液进料管，此管与自来水进料管在三通连接后共用一只流量计和一部分管道，精馏回用残液从储槽中用泵送入结晶釜，出口压力 0.3～0.35 MPa。据查，此工艺是该公司为回收精馏污水中的物料、节约污水处理费，于 2005 年 12 月改造工艺后正式利用精馏污水生产。在结晶车间污水套用岗位操作法的"安全注意事项"中明确提出"结晶釜上的进水阀门（污水阀、自来水阀）共同使用一只流量计，必须随时注意关闭自来水阀门，防止污水管压力过大，将污水串入自来水中"。12 月 25 日中午事件发生后，公司检查人员发现结晶釜的自来水进水阀门未关严实，离完全关闭还须转动阀门开关约 20°。

现场采集安装队工地食堂 25 日中餐剩余的肉丝炒南瓜、垃圾桶内当日中餐吃剩的米饭、食堂内自来水样及中餐用剩水样各 1 份以及多份食堂外自来水水样。经疾控中心实验室检测，残剩米饭、食堂内自来水水样与食堂外自来水水样苯胺类均检测阳性，与结晶车间精馏回用残液主成分相似，其中，剩饭中苯胺为 62.2 mg/kg、食堂内自来水的苯胺为 1.58 mg/L。

问题 3 根据以上信息和所学知识，你认为该事件是如何发生的？

问题 4 如果以后遇到类似事件，你应该从哪些方面进行现场调查、样品采集和分析、进行结果评价？

（三）结果评价

根据中毒病人的临床表现、流行病学调查、现场卫生检查及实验室检测结果确认，这是一起由于有毒化工残液污染自来水管网而引发的集体化学性食物中毒事件。事故的直接原因是该公司的精馏残液回收技术改造项目未经有关安全评价，设计上回用残液进料管与自来水管直接连通、共用进料管，存在严重安全隐患；操作上违反操作规程，结晶釜自来水阀门未关严实，导致精馏残液（主成分：3,4-二氯苯胺、甲醇）倒压入自来水管，引起的中毒事故。事故的间接原因是安装队擅自接用生产用自来水作为食堂饮用水，内部卫生管理混乱。

问题 5　为了保护人体健康,应如何加强饮用水的卫生防护和管理?

【案例二】

某市区内一座 19 层的高档办公写字楼自 1996 年投入使用以来,入住的客户单位员工感觉办公室内空气质量不好,发闷,呼吸不畅;有强烈刺激气味,眼睛有刺激感,甚至流泪;很多人常感觉咽喉痛、头晕、恶心、头痛;入住时间较长的客户单位人员还出现皮肤过敏、皮疹等症状。1998 年该写字楼物业管理部门为查明原因,委托中国预防医学科学院环境卫生研究所对该座写字楼办公室污染事件进行调查。

问题 1　假如你负责该事件环境状况调查,你准备如何开展工作?

该写字楼于 1994 年开工建设,1995 年 12 月经设计、施工、建设等单位共同验收合格,1996 年正式投入使用,开始对外招租。该大楼位于市区交通干道旁,其周围为商用、公共建筑和居住区,四周无工业污染源。因此,可以认为由工业污染物排放引起室内空气污染的因素可以排除。

根据现场情况分析,按照检测规范要求的布点原则,确定对该大楼 2～13 层的 28 处办公室进行空气采样和室内微小气候参数的测定。检测发现,被测办公室内空气中甲醛浓度平均值超过卫生限值(室内空气中甲醛限值为 0.08 mg/m³)的有 10 处,占被检测办公室的35.7%;各室室内空气中甲醛平均浓度在 0.01～0.66 mg/m³ 之间;室内甲醛平均浓度超标倍数为 0.01～0.66 倍。全部被测 28 处办公室室内空气中氨浓度平均值均超过室内卫生限值(氨室内卫生限值为 0.20 mg/m³),超标率为 100%;各室室内空气中氨浓度均值在0.47～4.86 mg/m³ 之间波动,室内空气中氨平均浓度超标倍数在 1.4～23.3 之间。室外对照点空气样品中,均未检出氨和甲醛。

室内风速测定表明:绝大多数被测办公室内断面风速仅为 0.01～0.12 m/s,近乎处于静风状态。

问题 2　根据以上情况,你判断造成室内空气污染的污染物可能是什么?

问题 3　简述室内空气污染的来源有哪些?

问题 4　判断室内甲醛和氨可能的来源有哪些? 它们对健康有何危害?

调查与检测发现,该写字楼办公室内空气中存在氨和甲醛污染是室内强烈刺激性气味的主要来源,且这一室内污染与工业污染物排放无关。经调查分析,该写字楼在冬季施工过程中,为保证施工在冬季进行,在建筑材料混凝土中添加了含有氨成分的防冻剂。投入使用的建筑物建筑结构中含有氨的成分,由于氨以一定的速度从结构中缓慢向室内释放,造成室内氨污染。另外,该大楼部分办公室内空气中甲醛浓度较高,甲醛主要来源于室内的装饰材料、办公用家具和饰物。该大楼部分新入住客户室内装修不久,添置了新家具,是引起局部房间甲醛浓度较高的原因。另一些较早进驻的客户室内虽然也进行了装修,但由于经过了一段时间的释放和衰减,所以,测定时室内甲醛浓度并不高。

该大楼采用中央空调形式,要求建筑物具有良好的密闭性能,靠自然通风使室内换气不能达到要求,故依赖大楼集中空调系统,满足室内通风。调查发现,办公室内近乎处于静风状态,计算结果表明,室内换气次数较低,小于每小时 5 次,空气流通差,通风量和新风量不足;另外,室内气流组织不合理,有组织的机械排风量很少,基本上依靠无组织的自然渗漏排放室内空气。由于阻力较大,排放不畅,造成较低浓度的氨和甲醛等有害物不能被及时稀释和排走,滞留室内,在室内浓度积累,久而久之,室内空气质量恶化,长期工作在此环境的人员因缺乏新鲜空气而使健康受到影响。

问题 5 导致这起室内空气污染事件的主要原因是什么?

问题 6 这起事件带给人们什么教训?如何采取措施防止类似事件的发生?

实训四 职业中毒案例讨论

一、实训目标

(1)掌握职业病的诊断要点。

(2)熟悉职业性毒物中毒的防治。

二、学时数

1 学时。

三、实训内容

(一)临床资料

某职业病医院医生对该院于 1983—1999 年间以"腹痛原因待查"收住院的 14 例病人的病案情况归纳统计如下:病人,男性 12 例,女性 2 例,年龄 11～55 岁。均有反复发作性腹绞痛史,每日或数日一次,每次数十分钟至数小时不等。发作前或发作时常伴有恶心、呕吐、便秘、肌肉酸痛等症状,严重时剧痛难忍,辗转不安,大汗淋漓;腹绞痛发作时腹痛剧烈,定位不明确,曾就诊于各级综合医院,医生多从引起腹绞痛的常见病因着眼,使诊断局限于内、外、妇科疾病。病人多被疑诊为"胆囊炎"、"胆石症"、"胆道蛔虫"、"溶血性黄疸"、"胰腺炎"、"阑尾炎"、"肾绞痛"、"缺铁性贫血"、"盆腔炎"、"血卟啉病"等。其中一女性病人腹绞痛发作数十次,间断住院观察半年余,在某市级医院先后两次作腹腔剖腹探查,术后发作更频,病人痛不欲生。

病人中有 5 例常在饮酒后发作,被误诊为"急性胃炎"、"胃肠痉挛",肌内注射阿托品等解痉药物有时可以暂时缓解,延长了确诊时间,有 2 例病人阿托品治疗无效,需要注射强痛定或哌替啶 2～5 支才可缓解其腹绞痛。

体格检查:几乎所有病人血压都在正常范围,体温正常,心肺检查未发现明显异常,腹部无固定压痛点,腹绞痛时触诊无加重,无肌紧张和反跳痛。此外,经常有便秘(10 例)、齿龈"铅线"(7 例),"垂腕"且肌电图提示为神经源性损害(1 例),贫血貌且 HGB 及 RBC 降低(11 例),总胆红素及非结合胆红素增高(2 例)。

问题:

1. 以上案例提示,医护人员在收治病例时应注意对病人的哪些资料进行收集?为什么?

2. 上述病例明确诊断尚需补充哪些材料?

3. 铅中毒所致腹绞痛的特点以及鉴别诊断要点有哪些?

4. 如怀疑腹绞痛与体内铅负荷有关,应做哪些项目的检查?

（二）补充材料

14 名病人中的 4 名工人有职业性铅烟、铅尘接触史,专业工龄 18 个月至 12 年,工作环境中铅尘最高浓度达 126.9 mg/m³,其工厂属街道、区办或个体企业工厂,作业环境卫生状况差,且缺乏必要的健康教育和定期体检制度。另 10 人因身患其他疾病,均服用含铅中药偏方 2～48 个月,每日服药量 4～6 g,药物分析显示,偏方含铅量 0.36～0.7 mg/g,日摄入铅量 1.44～4.2 mg。

实验室检查:血铅(Pb-B)3.50～6.75 μmol/L 者 7 例(6 人未查),尿铅(Pb-U)0.42～1.82 μmol/L,伴尿乙酰丙酸增高(38.05～84.20 μmol/L)者 12 例,尿粪卟啉(Cp-U)阳性者 13 例。

入院后参照职业性慢性铅中毒诊断标准(GBZ 37—2002),13 例诊断为慢性中度铅中毒,1 例诊断为慢性重度铅中毒。以上 14 例病人均入院 48 h 内给予驱铅治疗,采用依地酸二钠钙(CaNa₂-EDTA)1 g 加入 5% 葡萄糖 500 mL 中,静脉滴注,每日 1 次,用药 3 天间歇 4 天为 1 个疗程,同时口服 B 族维生素。出现腹绞痛时,给予 10% 葡萄糖酸钙 20 mL 缓慢静推,10～20 min 后均有不同程度的减轻或缓解。铅麻痹病人配合营养神经药物,并进行按摩及康复疗法。大多数病人经驱铅治疗 2～4 个疗程,临床症状明显好转,腹绞痛发作缓解,便秘消失;贫血状况改善,黄疸消退;红细胞、血红蛋白、总胆红素、尿粪卟啉、乙酰丙酸均恢复正常。除 1 例职业性慢性铅中毒和 4 例药源性铅中毒病人驱铅 3～8 个疗程后自己要求出院(Pb-U 尚高)外,另 9 例经 3～15 个疗程的驱铅治疗,出院时复查 Pb-U 为 0.18～0.38 μmol/L,Pb-B 为 1.40～2.35 μmol/L;铅麻痹病人四肢运动、肌力、肌电图检查亦有一定改善。住院期间(52～254 天)每 2～4 周复查尿常规及肝肾功能,无一例发生肝肾损害。

结合案例,分析讨论以下问题。

1. 慢性铅中毒的诊断标准有哪些? 何为诊断性驱铅?

2. 影响体内铅负荷因素有哪些? 如何预防铅吸收?

3. 如何做好铅中毒的三级预防?

4. 通过上述案例分析,作为医、护人员在临床上应做好哪些工作?

实训五　高温中暑案例讨论

一、实训目标

通过案例讨论掌握高温中暑的护理要点,熟悉高温中暑的急救处理。

二、学时数

1 学时。

三、实训内容

（一）事件过程

2002 年某市学校工地，为了保证暑期后开学投入使用，工期非常紧张，工人加班加点赶进度。8 月中旬某日，天气闷热，天气预报当天晴天，气温最高达 38 ℃，上午十一点三十分时，已经有个别工人反映头晕、头痛、无力、心慌等症状，吃过中午饭后，症状得到一定的缓解，但没有引起工人自己和管理人员的重视。为了赶工程进度，中午一点半管理人员就要求工人上班，下午两点半左右，陆续有十几个工人出现了与上午类似的头晕、头痛、心慌、抽搐、大汗等症状，个别工人出现大汗、高热、晕倒现象。打 120 送医院处理，初步诊断为中暑，大部分通过有效的治疗和护理于第 2 天顺利出院，两个出现抽搐、昏迷的病人住院 5 天后痊愈出院。

（二）思考讨论

1. 分析这次中暑的原因。
2. 从中应吸取什么经验教训？
3. 为预防类似中暑发生应如何开展健康教育。

实训六　营养调查及糖尿病病人食谱编制

一、实训目标

掌握营养调查的方法及糖尿病病人食谱的初步设计。

二、学时数

2 学时。

三、实训内容

膳食调查方法一般有三种，即称量法、记账法和询问法。可根据调查目的、要求及对象，任选一种。

（一）称量法

此法优点为，它能准确地反映单位或个人的膳食摄取情况，缺点是费人力及时间。用此法调查时间不宜太长，以 3～6 天为宜。

称量法是将被调查的团体（或个人）每日每餐所消耗的各种食物量（主副食、调味品等）烹调前的生重，烹调后的熟重和吃剩的熟重都进行称重、记录，并统计每餐用餐人数，由所得的数据计算这一餐平均每人所吃生食物的重量，将一天各餐的结果加在一起，得到一天的进食量，然后按食物成分表计算出每人每日所摄入的热能及营养素。

（二）记账法

此法优点是简便、费人力少、易掌握，缺点是不够精细。如希望在较短时间内完成较多单位的调查,目的只是粗略估计膳食营养状况而对每个单位或个人情况并不精确要求时,即可采用。但应尽量减少方法本身的误差,如查账时间应尽量长一些(一般1个月),进餐人数必须核对准确等。此法适用于有详细账目,就餐人数变动不大的集体食堂的膳食调查。根据调查单位一定时间购买食物的发票和账目,并根据同一时间的进餐人数,便可计算出平均每人每日消耗量及何种营养素的摄取量。

填表方法:见实训表11-6-1。

(1)进行调查前要称库存食物(包括厨房的食物),将所剩各种生、熟食物填入"结存数量"栏内。

(2)从调查之日起至调查最后一日止,将每日添加的各种食物数量逐日登记于各栏内,食物分类要清楚。

(3)在调查最后一日晚饭后,将所剩各种生、熟食物称重后填入"剩余数量"栏内。

(4)1000 g时写为1 kg,如1050 g写为1.05 kg。

实训表11-6-1 食物量记录表

单位: 年 月 日至 年 月 日

食 物 名 称	
结存数量(折合生重)/kg	
剩余数量(折合生重)/kg	
实际消耗总量/kg	
平均每人每日消耗量/kg	
备注	

填表人签名

(三)询问法

此法比较粗略,但较方便,在受客观条件限制不能进行称量法与记账法时,应用此法也能得到初步了解。如对一般门诊病人可询问在最近3日内或1周内每日所吃食物的种类及数量,同时也了解病人有无忌食、偏食等习惯,借以初步诊断所观察的症状与营养缺乏是否有关。此法也常配合其他方法。

膳食调查注意事项:

(1)调查时间必须具有连续性,调查对象必须具有代表性。

(2)调查之前必须与被调查单位的领导,膳食管理部门取得联系,说明调查目的和要求,消除顾虑,使工作顺利进行。同时对炊事人员及膳食管理人员亦应说明调查目的和方法,以取得他们的协助,便于调查。

(3)调查前要统一方法、统一标准、统一表格,做好各项调查准备。

(4)必须记录准确(包括每日每餐所食食品重量及实际用膳人数、姓名、性别、年龄、工种等)。

本次实习只进行膳食计算。

一、实习目的及要求

(1)通过本实习,初步学会应用记账法进行膳食调查,掌握膳食计算方法以及根据调查结果作出初步评价,针对存在问题提出今后改进意见。

（2）掌握根据糖尿病病人的营养治疗原则设计食谱。

（3）熟悉膳食营养素计算方法。

二、实习内容

【案例一】

某校食堂有就膳学生 284 人,年龄为 16～19 岁,男性,用记账法查得 9 月 10～14 日 5 天内共消耗籼米 710 kg,小白菜 475 kg,毛豆 155 kg,猪肉 57 kg,鸡蛋 7.5 kg,冬瓜 200 kg,茄子 210 kg,盐 23.5 kg,酱油 16.5 kg,植物油 14.2 kg。试计算每人每日热能和各种营养素的摄取量,并给予初步评价。

【案例二】

对学校人群中学生两人为一组,采用询问法回顾前一个 24 h 的膳食摄入情况,设计常用食物成分表和一日三餐饮食调查表,之后应用食物成分表,在每人每日营养素计算表上进行计算。同时,按食物成分表中食物可食部分算出每人每天吃进的各项食品的净重量,再计算出各项食品所含的营养素量和合计数量,根据计算各营养素摄入量与我国膳食中营养素供给量标准(实训表 11-6-2、实训表 1-6-3)进行比较。

（一）计算步骤及要点

实训表 11-6-2　每人每日营养素摄取量计算表

食物名称	消耗量 /g	可食重量 /g	蛋白质 /g	脂肪 /g	糖类 /g	热量 /kcal	钙 /mg	磷 /mg	铁 /mg	视黄醇当量 /μg	硫胺素 /mg	核黄素 /mg	尼克酸 /mg	抗血坏酸 /mg
平均每人每日摄入量(男)														
平均每人每日摄入量(女)														

续表

食物名称	消耗量/g	可食重量/g	蛋白质/g	脂肪/g	糖类/g	热量/kcal	钙/mg	磷/mg	铁/mg	视黄醇当量/μg	硫胺素/mg	核黄素/mg	尼克酸/mg	抗血坏酸/mg
摄入量 / 供给量标准（男）														
摄入量 / 供给量标准（女）														

填表人签字

实训表 11-6-3　常用食物成分表（占可食部分 100 g 的量）

食物名称	可食部分/(%)	蛋白质/g	脂肪/g	糖类/g	热量/kcal	钙/mg	磷/mg	铁/mg	视黄醇当量/μg RE	胡萝卜素/μg	硫胺素/mg	核黄素/mg	尼克酸/mg	抗血坏酸/mg
稻米	100	7.5	1.1	78.0	328	12	112	0.1	0	0	0.04	0.02	0.94	0
香米	100	8.4	0.7	77.2	335	3	58	0.2	0	0	0.03	0.02	0.42	0
籼米饭	100	3.0	0.4	26.4	113	6	15	0.1	0	0	0.01	0.01	1.70	0
籼米粥	100	1.3	0.2	13.4	58	7	20	0.1	0	0	—	—	—	0
小米	100	8.9	3.0	77.7	355	8	158	1.6	0	0	0.32	0.06	1.04	0
小麦粉标准粉	100	15.7	2.5	70.9	354	31	167	0.6	0	0	0.46	0.05	1.91	0
小麦粉富强粉	100	12.3	1.5	74.9	361	27	114	0.7	0	0	0.11	0.03	0.94	0
馒头富强粉	100	7.1	1.3	50.9	226	58	43	0.4	0	0	0.12	0.02	0.79	0
马铃薯	94	2.6	0.2	17.8	79	7	46	0.4	1	6	0.10	0.02	—	14

续表

食物名称	可食部分/（%）	蛋白质/g	脂肪/g	糖类/g	热量/kcal	钙/mg	磷/mg	铁/mg	视黄醇当量/μg RE	胡萝卜素/μg	硫胺素/mg	核黄素/mg	尼克酸/mg	抗血坏酸/mg
北豆腐	100	9.2	8.1	3.0	111	105	112	1.5	—	—	0.05	0.02	0.11	—
南豆腐	100	5.7	5.8	3.9	84	113	76	1.2			0.06	0.02	—	
豆浆	100	3.0	1.6	1.2	30	5	42	0.4	—	—	0.02	0.02	0.14	—
豆腐干	100	19.6	35.2	11.4	414	352	408	4.8			0.02	0.08	0.47	
红萝卜	97	1.0	0.1	4.6	20	11	26	2.8	—	—	—	0.05	0.1	3
青萝卜	95	1.2	0.2	6.9	23	47	31	0.3	15	88	0.01	0.02	0.62	7
胡萝卜	97	1.0	0.2	8.1	25	27	38	0.3	685	4170	0.04	0.04	0.2	16
豆角	96	2.5	0.2	6.7	36	29	55	1.5	33	200	0.05	0.07	0.9	18
黄豆芽	100	4.5	1.6	4.5	44	21	74	0.9	5	30	0.04	0.07	0.6	8
绿豆芽	100	2.1	0.1	2.9	18	9	37	0.6	3	20	0.05	0.06	0.5	6
茄子	93	1.1	0.2	4.9	21	24	23	0.5	8	50	0.02	0.04	0.6	5
番茄	97	0.9	0.2	3.3	11	10	23	0.4	63	375	0.02	0.01	0.49	14
尖辣椒	91	0.8	0.3	5.2	17	11	20	0.3	16	98	0.02	0.02	0.62	59
柿子椒	82	1.0	0.2	3.8	16	14	20	0.8	13	76	0.02	0.02	0.39	130
冬瓜	80	0.3	0.2	2.4	8	19	12	0.2	13	80	0.01	0.01	0.22	16
南瓜	85	0.7	0.1	5.3	22	16	24	0.4	148	890	0.03	0.04	0.4	8
大葱	82	1.6	0.3	5.8	23	63	25	0.6	11	64	0.06	0.03	0.5	3
韭菜	90	2.4	0.4	4.5	18	44	45	0.7	266	1596	0.04	0.05	0.86	2
大白菜	87	1.5	0.1	3.2	17	50	31	0.7	20	120	0.04	0.05	0.6	31
甘蓝	86	1.5	0.2	4.6	22	49	26	0.6	12	70	0.03	0.03	0.4	40
芹菜	85	0.6	0.1	4.8	12	36	35	0.2	5	29	0.01	0.03	0.22	4
白蘑菇	100	3.5	0.4	3.8	27	6	93	1.0	0	—	0.02	0.30	3.5	0.1
黄蘑菇（干）	100	24.6	6.4	46.9	225	33	857	51	19	114	0.48	1.46	12.4	—
苹果	76	0.2	0.2	13.5	52	4	12	0.6	3	20	0.06	0.02	0.2	4
梨	82	0.4	0.2	13.3	44	9	14	0.5	6	33	0.03	0.06	0.3	6
香蕉	59	1.4	0.2	22	91	7	28	0.4	10	60	0.02	0.04	0.7	8
桃子	86	0.9	0.1	12.2	48	6	20	0.8	3	20	0.01	0.03	0.7	7
西瓜	56	0.6	0.1	5.8	25	8	9	0.3	75	450	0.02	0.03	0.2	6

续表

食物名称	可食部分/(%)	蛋白质/g	脂肪/g	糖类/g	热量/kcal	钙/mg	磷/mg	铁/mg	视黄醇当量/μg RE	胡萝卜素/μg	硫胺素/mg	核黄素/mg	尼克酸/mg	抗血坏酸/mg
葡萄	86	0.5	0.2	10.3	43	5	13	0.4	8	50	0.04	0.02	0.2	25
橘子	77	0.7	0.2	11.9	51	35	18	0.2	148	890	0.08	0.04	0.4	28
花生仁	100	24.8	44.3	21.7	563	39	324	2.1	5	30	0.72	0.13	17.9	2
葵花子	52	22.6	52.8	17.3	616	72	238	5.7	5	30	0.36	0.20	4.8	—
猪肉肥瘦	100	13.2	37.0	2.4	395	6	162	1.6	18	—	0.22	0.16	3.5	—
猪肉里脊	100	20.2	7.9	0.7	155	6	184	1.5	5	—	0.47	0.12	5.2	—
猪肝	99	19.3	3.5	5.0	129	6	310	23	4972	—	0.21	2.08	15.0	20
火腿肠	100	12.1	15	8.8	215	19	157	1.8	56	—	0.04	0.11	1.78	0
牛肉肥瘦	100	19.9	4.2	2.0	125	23	168	3.3	7	—	0.04	0.14	5.6	—
牛肉里脊	100	22.2	0.9	2.4	107	3	241	4.4	4	—	0.05	0.15	7.2	—
羊肉肥瘦	90	19.0	14.1	0	203	6	146	2.3	22	—	0.05	0.14	4.5	—
鸡	66	19.3	9.4	1.3	167	9	156	1.4	48	—	0.05	0.09	5.6	—
鸭	68	15.5	19.7	0.2	240	6	122	2.2	52	—	0.08	0.22	4.2	—
牛乳	100	3.0	3.2	3.4	54	104	73	0.3	24	—	0.03	0.14	0.1	1
奶粉全脂	100	20.1	21.2	51.7	478	676	469	1.2	141	—	0.11	0.73	0.9	4
酸奶	100	2.5	2.7	9.3	72	118	85	0.4	26	—	0.03	0.15	0.2	1
鸡蛋	88	13.3	8.8	2.8	144	56	130	2.0	234	—	0.11	0.27	0.2	—
鸭蛋	87	12.6	13.0	3.1	180	62	226	2.9	261	—	0.17	0.35	0.2	—
鲤鱼	54	17.6	4.1	0.5	109	50	204	1.0	25	—	0.03	0.09	2.7	—
鲫鱼	54	17.1	2.7	3.8	108	79	193	1.3	17	—	0.04	0.09	2.5	—
带鱼	76	17.7	4.9	3.1	127	28	191	1.2	29	—	0.02	0.06	2.8	—
黄花鱼	66	17.7	2.5	0.8	97	53	174	0.7	10	—	0.03	0.10	1.9	—

续表

食物名称	可食部分/(%)	蛋白质/g	脂肪/g	糖类/g	热量/kcal	钙/mg	磷/mg	铁/mg	视黄醇当量/μg RE	胡萝卜素/μg	硫胺素/mg	核黄素/mg	尼克酸/mg	抗血坏酸/mg
虾	61	18.6	0.8	2.8	93	62	228	1.5	15	—	0.01	0.07	1.7	—
虾仁	100	10.4	0.7	0	48	23	157	0.6	—		0.01	0.02		
植物油	100	0	99.9	0.1	900	1	—	0.3						0
酱油	100	5.1	0.2	4.3	38	25	78	3.5			0.02	0.15	1.13	
盐	100					432	11	62						

（1）根据总共消耗的各种生食物的重理，计算出每人每日平均消耗的各项生食物的重量。

（2）食物成分表（实训表11-6-3）的应用：计算营养素摄取量时，最好查明所在地区或相邻地区的食物成分，因食物的营养成分常因土壤、气候的不同而有很大差异。

①按食物成分表中食物可食部分算出每人每日吃进的各项食物的净重量。

②计算出各项食物所含的营养素量。计算时所取单位应与食物成分表中的相同。

（3）将计算结果填入平均每人每日营养素摄取量计算表（实训表11-6-2）中。

（二）膳食调查评价

（1）将由膳食计算得出的各种营素摄入量与我国膳食中营养素供给量标准进行比较。

如热量摄入量为供给量标准的90%以上为正常，低于80%为不足。其他营养素摄入量占供给量标准的80%以上时，一般可以保证大多数人不会发生缺乏；长期低于这个水平可能使一部分在体内储存降低，有的甚至出现缺乏病症状；低于60%则可认为相应营养素摄取严重不足。

（2）三大营养素供热比例：根据我国膳食组成，以糖类占总热能的55%～65%、蛋白质占总热能的10%～14%、脂肪占总热能的25%～30%为宜（实训表11-6-4）。

（3）三餐热能分配比例：早、中、晚三餐热能所占比例，成人最好是30%、40%与30%，按照劳动性质和劳动制度亦可有所增减。

（4）蛋白质来源分配：在蛋白质摄入量满足的情况下，动物性蛋白质和大豆类蛋白质占蛋白质总摄入量的30%以上，可以认为蛋白质的质量良好，如低于10%则认为质量不良（实训表11-6-5）。

（5）根据中国居民膳食宝塔进行分类，与之比较。

除此以外，并应对钙磷比例，食物烹调方法和膳食的多样化、色、香、味等进行评价。

根据调查结果和存在问题提出改进意见。

实训表 11-6-4　三大营养素供热百分比

类　　别	摄取量/g	热能/kcal	热能/(%)
蛋白质			
脂肪			
糖类			
总　　计			

实训表 11-6-5　蛋白质来源百分比

类　　别	数量/g	占总蛋白质的百分比/(%)
动物性蛋白质和大豆类蛋白质		
谷类蛋白质和其他类型的蛋白质		
共计		

【案例三】

一男性糖尿病病人,45 岁,身高 1.75 m,体重 85 kg,轻体力劳动,试根据糖尿病病人的营养治疗原则设计食谱,并根据营养素计算结果进行调整。

糖尿病的营养治疗原则如下。

(1)控制摄取总能量:根据糖尿病病人的体重及体力活动,能量摄入使病人维持或稍低于标准体重为宜。肥胖者则应减少能量摄入。

(2)提供充足的蛋白质:蛋白质的摄入量应比健康人略高,并且其中至少有 1/3 的优质蛋白质。

(3)供应适量的糖类:一般糖尿病病人糖类摄入量以 200~350 g/d 为宜。应多食用复合糖类和粗粮,少食用纯糖食品。

(4)脂肪供应不宜过高,脂肪的摄入不宜超过总能量的 25%。

(5)供给含维生素和矿物质丰富的食物。

(6)供给富含膳食纤维的食物。

(7)少食多餐:合理分配餐次。

实训七　食物中毒案例讨论

一、实训目标

通过本次实习,学习食物中毒调查步骤和资料分析方法,了解某种食物中毒的特点及预防措施。

二、学时数

2 学时。

三、实训内容

【案例一】

(一)流行病学调查

某村自 2009 年 7 月 23 日下午 2 时出现首例病人后,病例陆续发生,发病高峰在 24 日上午 9 时,已达数十人。发病病人年龄最大 86 岁,最小 12 个月。主要症状是头痛、发热、腹痛、腹泻、恶心、呕吐,个别病人昏迷、休克,病人发病前曾有集体聚餐,该地区近期无传染病发生。24 日晨 6 时市疾病控制中心得知疫情报告,立即组织医疗、卫生、检验人员于当日上午 10 时赶到现场进行调查处理。

问题:

(1)接到疑似食物中毒报告后应如何处理?

(2)需做哪些准备工作?

当防疫人员到达现场时,发病病人已达 200 余人。根据病人情况及各级医疗能力,将病人进行急救、住院及门诊观察等处理 156 人,其余人员设家庭病房由医疗队医生及乡村医生诊治。

问题:

(1)到达现场后首先应做什么?

(2)为什么要对病人进行分级医疗抢救?

将病人妥善安置后,卫生防疫人员为查明此起集体发病事件,对 65 户 236 名就餐者逐个走访、询问,并按食物中毒调查内容要求逐项填写(实训表 11-7-1)。同时对该村有关领导和乡村医生也作了询问。经了解该村近几个月来尚未见肠道传染病发生。该村有两口机井取地下水供村民饮用,病人分布与机井供水分布找不出什么关系。病人在近两日内所吃食物主食为大米、小米、玉米和面粉;副食为猪肉、豆角、白菜、南瓜、冬瓜、丝瓜、豆腐、豆干、粉丝、鸡蛋、干黄花菜、调味品等。病人曾在发病前一天参加集体聚餐庆祝某村民的生日,经仔细调查追问,共同食物有大米、面粉、鸡蛋、猪肉、调味品。其中主食均为村民的日常用粮,鸡蛋为各户自产,调味品系由镇食品店购买,有的家庭已用过数日,猪肉为举行生日聚会的村民从农贸市场购入。据调查,发病者均进食过猪肉,最少进食量约为一两,最多为半斤,未进食猪肉者,均未发病。据此,说明此起集体发病事件与猪肉关系密切。

问题:

(1)如何排除其他疾病?

(2)如何寻找可疑食物?

实训表 11-7-1　食物中毒病人询问调查表

单位	姓名	性别	年龄	职别	可疑餐次				食后何时发病	症状:按发生先后顺序记录。发热(℃),呕吐(次/日),腹泻(次/日),腹痛(性质、程度)、排泄物(性状)	吃过何药	痊愈时间
					进食时间	食物名称	数量	食前是否加热				

可疑食物来源:7月22日早,某村民为举行第二天的生日聚会,从镇农贸市场购入猪肉75 kg,因贪图便宜并没有注意猪肉是否经过检疫,用农用车将猪肉拉回家中,在自家院内及厨房进行加工处理,并制作成肉丸子及酱肉等留做第二天食用。制作时周围卫生情况很差,盛放生、熟猪肉均使用同一工具和容器。加工后的成品放置于盘子及菜筐内,当时气温在30 ℃左右。无防蝇、防尘、降温设备。

在调查过程中,以无菌操作采取猪肉、案板涂抹、病人新鲜粪便、呕吐物及腹泻物等分别装入灭菌试管或灭菌生理盐水试管等容器内,立即送市疾病控制中心检验,结果见后。

问题:

(1) 对可疑食物如何进行进一步的调查?

(2) 需采集哪些样品?

本次集体发病事件,自7月23日下午2时首例病人出现至7月26日夜间末例病人止,共延续达4天;集体聚餐食猪肉者268人,发病236人,发病率88%;住院及门诊观察156人,占发病人数的66.1%,经积极抢救和治疗,死亡1人。

(二)临床表现

1. 潜伏期 136例中毒病人统计结果,潜伏期最短者为4 h,最长者为75 h,70%的病人潜伏期在10～28 h内。

2. 临床症状 主要症状为发热、腹泻、腹痛、头痛、全身痛、头晕、恶心、呕吐,个别病人休克、昏迷。多数病人(约76%)体温为38～39.5 ℃,最低37.5 ℃,最高者达42 ℃。腹泻次数最少1～2次,最多20余次,一般2～8次;呕吐次数最少1～2次,至多10余次;大便多为水样便带有黏液,腹部有压痛。

(三)实验室检查

1. 血便常规 血中白细胞总数多在$(1～2)×10^4/mm^3$。大便为黏液便,白细胞增多,可见红细胞少许。

2. 细菌学检验

(1)取样 用无菌手续采取猪肉、病人吐泻物及腹泻物各1件,盛猪肉容器涂抹2件,案板涂抹1件,共计采取6件样品。

(2)样品处理 猪肉用无菌剪子取内部样品,放入无菌乳钵加少量无菌盐水,研磨成乳悬液。以棉拭涂抹放入无菌盐水中用力振荡,制成悬液。病人吐泻物,直接接种。

(3)分离培养 上述样品接种普通肉汤、7.5%盐肉汤,进行增菌并分离培养。经培养挑取可疑菌落,分离提纯后,进行生化及血清学试验。

(4)生化特性 在猪肉、案板涂抹和病人腹泻物中检出2个菌株,为革兰氏染色阴性,有动力;符合某型某菌的生化反应,未检出其他致病菌。

(5)血清学试验 分离出的2个菌株,与沙门菌多价血清进行玻片凝集试验,均为阳性。取分离出的菌株经注射18～22 g小白鼠腹腔,死亡后从心血分离出该菌株,再与沙门菌多价血清进行玻片凝集试验,仍为凝集阳性,确定为某型某菌。

(6)动物试验 取上述2个菌株接种肉汤,37 ℃培养24 h,每个菌株腹腔注射至2只18～22 g小白鼠,每只注射0.3 mL,同时以肉汤培养基作为对照,注射含2个菌株培养液的小白鼠均在4～10 h死亡,对照组观察两天未发生变化。解剖死亡小白鼠可见:小肠充血为黏液状,其他脏器未见异常,从心血分离出原始纯菌株。

（四）中毒现场的处理

如确定为食物中毒,并初步确定某种或某几种可疑食物,对中毒现场可作如下处理。

（1）查封一切剩余的可疑食物,或销毁,或掩埋,并进行逐户检查,防止剩余食物残存而发生意外。

（2）消毒处理 各户所用炊具、容器、食具均可用 1%～2% 热碱水洗刷,然后煮沸消毒。病人的吐泻物用漂白粉溶液消毒处理。

【案例二】

（一）流行病学调查

1998 年 8 月 1 日,某市某酒店为职工加餐,8 点左右从某熟食店购得 17 只盐水鸭,其中 3 只由冷盘间厨师领去制作冷盘供应顾客;其余 14 只存放于厨房生配案板上作职工加餐用。约 9 点开始由一帮厨切好装盘,仍放置在厨房内,从 10:30—11:30 职工分别食用。自 8 月 2 日凌晨 1 点至上午 9 点陆续有 50 名职工发病住院治疗,主要症状为腹痛、腹泻、呕吐,3 日大多痊愈出院。经调查得知,该帮厨平时负责宰杀海鲜,当日所用刀、板、抹布均为日常宰杀海鲜用,且未作消毒。当日气温在 30 ℃ 以上,厨房无降温设施,温度更高,适宜细菌生长繁殖,食用间隔期（盐水鸭自购回到食用）达到 2 h 以上,存放容器均为切配生菜所用容器;供应顾客的冷盘在一专门房间制作,有降温及冷藏设施,工具容器均专用,并由专人操作。

（二）临床表现

50 名职工发病住院治疗,主要症状为腹痛、腹泻、呕吐,3 日大多痊愈出院。

（三）实验室检查

（1）采集 8 月 1 日午餐职工用餐所使用的刀板刮取物、帮厨所用抹布及 2 例病人大便,均检出某菌。

（2）采集冷盘间冰箱剩余盐水鸭,未检出某菌,当日食用冷盘间制作的盐水鸭的顾客未发现异常。

（四）现场的处理

从调查结果可以看出,酒店内部管理不善、操作者卫生知识缺乏,环境条件又适宜于细菌的生长繁殖。

应加强对酒店管理人员及厨师的卫生知识培训,提高他们的卫生意识,特别要强化厨师生熟分开的意识,对直接入口熟卤菜的加工制作真正做到"五专"。

在细菌性食物中毒高发的夏秋季,卫生监督部门要加大监督力度,提高监督水平,将食物加工过程中存在的卫生问题作为监督的重点。并广泛做好宣传,提高群众自我保护意识,防止细菌性食物中毒的发生。

三、讨论

（1）你认为上述集体发病事例是否为食物中毒? 根据是什么?

（2）若是食物中毒,中毒食物是什么? 属什么性质的食物中毒? 并明确中毒诊断。

（3）对中毒现场应提出哪些预防措施？为今后防止类似中毒事件发生应采取什么措施？

（4）对上述资料，你认为还有何不足？尚应补充哪些调查内容？

四、根据上述集体发病事例，试写食物中毒报告一份（实训表 11-7-2）

实训表 11-7-2　食物中毒调查报告单

单位名称		地　　址		所属领导系统	
中毒人数		进食人数		住院人数	
死亡人数		死亡原因			
可疑一餐食品：		进食时间：　　　　　　　　　　年　　月　　日　　时			
		发病最早时间：　　　　　　　　年　　月　　日　　时			
临床主要症状（各症状百分比）					
潜伏期	最短　　小时		最长　　小时	高峰　　小时	
样品检验结果	食品	病人吐泻物（人数、阳性数）		血液	厨房炊具及其他

食堂卫生情况调查（过去是否发生过食物中毒，本次中毒主要原因，可疑中毒食品质量和操作过程，炊事员健康和卫生情况，厨房卫生存在的问题）

处理情况及改进措施	
结　　论	损失情况估计
引起中毒食品：	1. 缺勤人数：
引起中毒的细菌或毒物：	2. 经济损失：
中毒主要原因（放置时间过长，未烧透，操作污染，原料变质，生拌菜等）。	3. 生产影响： 4. 其他：

报告日期：　　年　月　日　　　　　填报单位：

填报者：　　　　　　　　负责人：

实训八　传染病案例讨论

一、实训目标

通过具体案例的讨论和分析，初步掌握传染病流行过程的基本环节及预防控制措施。

二、学时数

2 学时。

三、实训内容

【案例一】

某年 2 月 15 日凌晨 3 时,家住某市某镇的王某,出现腹泻,为米泔样便,次数频繁,至 8 时已达 20 余次,并出现喷射状呕吐,被家人急送至该镇中心卫生院救治。

问题 1　镇中心卫生院接到该病人时,首先可能会作何诊断? 护士除了配合医生对病人进行对症治疗外,还应做哪些工作?

15 日 12 时,王某被转到该市中心医院住院治疗。15 日下午 17 时,同住该镇的李某也出现腹泻,症状与王某相似但较轻,每天 8 次,16 日,又有两例相似病人出现,均被直接送至市中心医院治疗。

问题 2　该乡是否发生了肠道传染病暴发,应如何处理? 如何判断是哪种肠道传染病,主要依据是什么?

据医生对所有病人的询问,发现他们均在该镇同一家酒楼参加过宴席,王某和李某为 14 日参加,其余两人为 15 日参加。宴席上共有 30 余种冷热菜品及小吃,食谱中有甲鱼海产品。后据卫生防疫人员对该酒楼进行的调查,2 月 14～16 日,该酒楼共承办宴席 4 起,14 日 2 起,15、16 各 1 起。进餐人员共 813 人,其中 2 月 14 日进餐人员 482 人,2 月 15 日、16 日进餐人员分别是 211 人和 123 人。14 日的两起,其操作室有 2 间,面积不足 30 m²,水龙头 2 个,用软管接入地上的大铝盆中,甲鱼的宰杀、清洗和其他食物及碗筷的清洗均在该大盆中操作。酒楼 14 日主厨 1 人,服务人员 12 人,有 11 人无健康合格证。

问题 3　根据以上调查资料,你认为除了救治 4 名病人外,还应开展哪些工作? 医院的医护人员应采取什么措施?

经过卫生防疫部门昼夜排查和采样检测,确定本起疫情传染源为 2 月 14 日最早接触活海产品甲鱼的某带菌女服务员所污染的食品(实验室检测证实)。此次疫情共有 4 例病人,102 例带菌者,病人和带菌者在市中心医院和疫情发生地卫生院接受全程足量治疗,直到症状体征消失、肛拭 2 次阴性,方可出院。

问题 4　综合以上资料,你认为此次疫情发生的流行过程是怎样的? 作为护理工作者,你在工作中若遇到类似疫情发生,你应配合医生在预防与控制疫情中做好哪些工作?

【案例二】

2006 年 3 月 6 日,大连某医院接诊了一位 17 岁的女性发热病人,体温 38.8 ℃。同时有咳嗽、流涕、咽部充血等卡他症状。眼部有结膜炎表现,充血、流泪、眼睑浮肿。

问题 1　该医院应如何接诊这位病人? 在接诊过程中应注意什么问题?

3 月 9 日该病人出现皮疹,先见于耳后和颈部,渐延于面部,然后蔓延至躯干和四肢,皮疹以面部和躯干多见。皮疹为红色斑丘疹,大小不等,面部和躯干部较重,融合成片。

问题 2　此时应考虑哪些疾病可能? 如考虑传染病,护士应做好哪些工作?

此后,3 月 18 日、3 月 20 日、3 月 21 日、3 月 24 日、4 月 2 日,该名女性病人工作的工厂又分别有 5 名女工出现了类似症状,以发热为主,体温 38～40 ℃,有咳嗽、流涕、咽部充血等卡他症状,眼部有明显结膜充血、眼泪增多、眼部疼痛。该医院将情况报告了大连市疾病预防控制中心。

问题3 该医院应如何将情况报告给疾控机构？在疾控人员做现场调查时，作为厂医院的护理人员应配合做好哪些工作？

经大连市疾病预防控制中心血清学检测，总共6名病人中有5名麻疹IgM抗体阳性，确诊为麻疹病例。3月24日就诊的病人经血清学检测麻疹IgM抗体阴性，被排除。4月2日后再未出现新的麻疹病例。经调查，5例确诊病例均为同一个工厂的员工。其中，有4例在同一车间工作，且在同一公寓居住。病例均来自开发区以外的流动人口，且全部为女性，年龄17～28岁。5例麻疹病例接触史不清。临床以对症治疗为主，主要进行消炎和抗病毒治疗，卧床休息，给予易消化和营养丰富的饮食。1例症状较轻，治疗5天后痊愈出院，3例7天后痊愈出院，1例住院治疗8天后痊愈出院。

问题4 除了救治病人外，还应做好哪些工作？通过此次案例，你认为该怎样预防该类事件的发生？

实训九 突发公共卫生事件案例讨论

一、实训目标

通过具体案例的讨论和分析，初步掌握突发公共卫生事件的应急处理原则和措施。

二、学时数

2学时。

三、实训内容

2005年10月16日，某省某市妇幼保健院接诊一例"重症肺炎"病例。李某，女，12岁，汉族，该市某镇人，初中一年级学生。

病程经过：10月8日，李某无明显诱因开始出现发热、咽痛，10月12日到镇中心卫生院一门诊点就诊，体温为39 ℃。10月13日入住镇中心卫生院，体温为40.4 ℃，白细胞5.8×10⁹/L，中性粒细胞62%，淋巴细胞38%，拟诊为"重症肺炎"，予抗感染等住院治疗两天，体温下降至37.2 ℃。10月15日李某出现腹痛、腹泻，大便呈黑褐色稀便，4～5次/天，精神反应差，气促明显，中心卫生院建议转上级医院进一步治疗。10月16日，因病情进一步加重，李某于上午9时入住该市妇幼保健院，入院诊断为重症肺炎合并急性呼吸窘迫综合征（ARDS），中枢神经系统感染，消化道出血，败血症和早期感染性休克。

问题1：根据案例描述，你的初步诊断是什么？除对症治疗外，还应做什么处理？

问题2：该市妇幼保健院要对该病例（李某）进行报告吗？为什么？如要报告，应如何报告？

10月16日12时，李某因病情危重，转往该省儿童医院。

10月17日8时，李某治疗无效死亡。

问题3：该省儿童医院要对该病例（李某）的死亡进行报告吗？

10月17日18时,该市妇幼保健院收治李某之弟李某某。

李某某,9岁,该县某小学三年级学生。10月10日,李某某出现发热、轻度咳嗽,于镇中心卫生院一门诊点就诊,服药两天症状好转,未再继续治疗。10月15日,李某某再次出现发热、咳嗽,继续在该门诊点治疗。10月17日,症状不见好转,但无呕吐、腹痛和腹泻等,因其姐已病故,患儿家长直接将其送往该市妇幼保健院进行救治。入院时,李某某体温39℃,呼吸24次/分,脉搏108次/分,白细胞4.6×10⁹/L,中性粒细胞48%,淋巴细胞44%,支原体抗体IgM阴性。以头孢拉定、阿奇霉素、鱼腥草注射液进行抗感染、补液等治疗,体温仍持续39℃以上。胸片示右肺尖区、左锁骨下区片状模糊阴影,双下肺少许斑点影,诊断为支气管肺炎。

问题4:鉴于上述情况,你认为该医院的医护人员除了救治病人外,还应开展哪些工作?

10月18日12时,该区疾病预防控制中心将李某某情况电话报告该市疾病预防控制中心,该市疾病预防控制中心立即报告该市卫生局,并与该县疾病预防控制中心联系,部署到病人家中进行现场调查。据调查,病人家中10月6日早晨发现2只鸡死亡,之后鸡鸭陆续死亡,最多一天达6~7只,至18日仅剩下1只鸡和1只鸭。病死的鸡鸭均腌制熏烤并多次食用,病死鸡鸭的加工、处理全部由其父母负责,两个病人没有参与,只是食用了煮熟后的鸡鸭。病人国庆放假期间即病人家中鸡鸭死亡时期一直在家生活。该市卫生局立即向该市畜牧局通报情况。

10月19日17时,该市疾病预防控制中心向该省疾病预防控制中心报告,该省畜牧兽医局已经将动物间疫情认定为高致病性禽流感预警疫情。当晚19时左右,该省疾病预防控制中心专业人员分两组分别赶赴现场和省儿童医院。

问题5:此时可以对病例作出什么诊断?该妇幼保健院和省儿童医院应配合疾病预防控制中心人员开展什么工作?

问题6:你认为应该如何采取预防控制措施?

实训十 统计图表

一、实训目标

1. 掌握统计表的制作。
2. 掌握统计图选择与制作。

二、学时数

2学时。

三、实训内容

(一)选择题

1. 下列描述不正确的是( )。

A. 横标目常用来说明各横行数字的内容

B. 纵标目常用来表示各纵列指标或数字的含义

C. 横标目指研究事物的主要内容,一般置于表的左侧,常作为主语

D. 纵标目指说明研究内容的各项指标,常作为谓语置于表的左侧

2. 要制定某年某地恶性肿瘤男、女年龄别死亡率的统计分析表,则主要标志是(　　)。

A. 年龄别　　　　　　B. 性别　　　　　　C. 死亡率　　　　　　D. 性别和年龄别

3. 欲表示某地区某年各种死因的构成比,可绘制(　　)。

A. 线图　　　　　　　　　　　　　B. 直方图

C. 百分条图或圆形图　　　　　　　D. 条图

4. 图示某年某医院门诊病人的年龄分布,宜绘制(　　)。

A. 直方图　　　　　B. 圆形图　　　　　C. 线图　　　　　D. 直条图

5. 要反映某市连续 5 年甲肝发病率的变化情况,宜选用(　　)。

A. 直方图　　　　　B. 圆形图　　　　　C. 线图　　　　　D. 直条图

6. 下列统计图,哪个纵坐标必须从"0"开始? (　　)

A. 线图　　　　　　B. 散点图　　　　　C. 百分条图　　　　　D. 直条图

7. 下列描述不正确的是(　　)。

A. 一张统计表围绕研究的目的一般只表达一个中心内容

B. 标题应简单、明确地概括表的内容,置于表的上方

C. 简单的统计表只有三条横线

D. 有单位的标目可在表中的数值后注明单位

8. 说明事物在时间上的发展变化趋势可用(　　)。

A. 条图　　　　　　B. 线图　　　　　C. 直方图　　　　　D. 散点图

9. 关于统计图的选择,正确的是(　　)。

A. 表示相互独立的指标可用百分条图

B. 表示全体中各部分的比重可用圆形图

C. 表示事物在时间上的发展变化可用条图

D. 表示连续变量的频数分布可用散点图

10. 比较某年某地三种传染病的病死率可选用(　　)。

A. 线图　　　　　　B. 直方图　　　　　C. 百分构成图　　　　　D. 直条图

(二)根据以下资料绘制适当的统计图

1. 实训表 11-10-1 是两种气管炎病人疗效的比较。

实训表 11-10-1　两种气管炎病人疗效比较

疗　　效	单纯型	构成比/(%)	喘息型	构成比/(%)
治愈	60	27.27	24	13.26
显效	98	44.55	82	45.30
好转	50	22.73	60	33.15
无效	12	5.45	15	8.29

2. 实训表 11-10-2 是不同消毒方法杀菌效果的比较。

实训表 11-10-2 不同消毒方法杀菌效果的比较

消 毒 方 法	消毒前菌落数	消毒后菌落数	细菌清除率/（%）
对照组	68	62	8.8
0.5%过氧乙酸	65	21	67.7
0.3 g/m³ 过氧乙酸	68	7	89.7
食醋	64	32	50.0

3. 实训表 11-10-3 是某地 2000—2005 年恶性肿瘤死亡情况。

实训表 11-10-3 某地 2000—2005 年恶性肿瘤死亡情况

年 份	死亡率/(1/(10 万))	年 份	死亡率/(1/(10 万))
2000	20	2003	10
2001	18	2004	8
2002	16	2005	6

（三）某医院对麦芽根糖浆治疗急、慢性肝炎 161 例的疗效如实训表 11-10-4 所示，请作改进

实训表 11-10-4 麦芽根糖浆治疗急、慢性肝炎疗效观察

总例数 效果	有 效						无 效	
	小计		近期痊愈		好转			
	例	%	例	%	例	%	例	%
161	108	67.1	70	43.5	38	23.6	53	32.9

实训十一　数值变量资料的统计分析

一、实训目标

1. 能够根据资料的类型选择合适的假设检验方法，学会计算并对结果作出科学的判断。
2. 能够根据不同的资料选择合适的平均数，并学会计算。
3. 区别标准差和变异系数、标准差和标准误，医学参考值范围和可信区间。

二、学时数

2 学时。

三、实训内容

（一）单项选择题

1. 中位数适用于何种资料？（　　　）

A. 正态分布　　　　B. 对数正态分布　　C. 偏态分布　　　　D. 等比资料

2. 血清学滴度资料最常计算何种均数?(　　)

A. 算术均数　　　　B. 中位数　　　　　C. 几何均数　　　　D. 全距

3. 比较身高与体重的变异程度,宜选择(　　)。

A. 全距　　　　　　B. 方差　　　　　　C. 标准差　　　　　D. 变异系数

4. 来自同一正态总体的两个样本中,何者小表示样本均数估计总体均数时更可靠?
(　　)

A. S　　　　　　　B. $S_{\overline{X}}$　　　　　　C. CV　　　　　　　D. S^2

5. 在同一正态总体中随机抽取含量为 n 的样本,总体均数 99% 的可信区间可用公式
(　　)。

A. $\overline{X}\pm1.96S$　　　B. $\overline{X}\pm2.58S$　　　C. $\overline{X}\pm1.96S_{\overline{X}}$　　　D. $\overline{X}\pm2.58S_{\overline{X}}$

6. t 检验结果,$t=1.5$,可认为(　　)。

A. 两总体均数的差别无显著性　　　　B. 两总体均数的差别有显著性

C. 两样本均数的差别无显著性　　　　D. 两样本均数的差别有显著性

7. 统计推断的内容是指(　　)。

A. 是用样本指标估计总体指标　　　　B. 是检验统计上的假设

C. A、B 均不是　　　　　　　　　　　D. A、B 均是

8. $t<0.05(n)$,统计上认为(　　)。

A. 两总体均数的差别无显著性　　　　B. 两样本均数的差别无显著性

C. 两总体均数的差别有显著性　　　　D. 两样本均数的差别有显著性

9. 两样本均数比较,经 t 检验差别有显著性,P 越小,则(　　)。

A. 两样本均数差别越大　　　　　　　B. 两总体均数差别越大

C. 越有理由认为两总体均数不同　　　D. 越有理由认为两样本均数不同

10. 两组数据作均数差别的 t 检验,要求数据分布似正态,还要求(　　)。

A. 两组数据均数相近,方差相近　　　B. 两组数据均数相近

C. 两组数据总体方差相近　　　　　　D. 两组数据样本方差相近

(二) 计算分析题

1. 某地 101 例 30～40 岁健康男子血清总胆固醇(mg/L)测定结果如下。

184.0	180.0	237.0	152.5	137.4	163.2	166.3	181.7	219.7
176.0	168.8	208.0	243.1	201.1	278.8	214.0	151.7	201.0
199.0	222.6	184.9	197.8	200.6	197.0	181.4	183.1	135.2
169.0	188.6	241.2	205.5	173.6	173.8	139.4	171.6	171.1
155.7	225.7	157.9	129.2	157.5	185.1	204.8	191.7	122.7
199.1	196.7	226.3	185.0	206.2	163.8	166.9	184.0	245.6
188.5	214.3	117.5	175.7	129.3	188.0	160.9	225.7	199.2
174.6	168.9	166.3	176.7	220.7	252.9	183.6	177.9	160.8
172.6	131.2	150.9	104.2	177.5	157.9	230.0	211.5	170.0
207.8	150.0	177.7	172.6	140.6	167.6	199.9	237.1	125.1

117.9　159.2　251.4　181.1　164.0　153.4　246.4　196.6　155.4

175.7　189.2

（1）计算均数和中位数,并作比较。

（2）计算 S 和 CV。

（3）计算 95% 正常值范围。

（4）现测得一 40 岁男子的血清胆固醇值为 270 mg/dL,问此值是否正常?

2. 今有产道血肿病人 84 例,产后出现产道血肿的时间见实训表 11-11-1,试求均数和中位数以说明其发生时间,你认为用何种指标较为合适,为什么?

实训表 11-11-1　84 例血肿病人产后出现产道血肿的时间

产后出现产道血肿的时间/h	例数
0~	33
2~	25
4~	11
6~	10
8~	3
10~	2
合计	84

3. 某卫生防疫站 40 名麻疹易感儿童经气溶胶免疫 1 个月后,测得其血凝抑制抗体滴度资料见实训表 11-11-2,试计算平均滴度。

实训表 11-11-2　40 名麻疹易感儿童血凝抑制抗体滴度

抗体滴度	例数
1∶8	3
1∶16	8
1∶32	6
1∶64	12
1∶128	5
1∶256	4
1∶512	2
合计	40

4. 某医院对 9 例慢性肾衰尿毒症病人采用饮食调节治疗,得治疗前后血尿素氮(mmol/L)见实训表 11-11-3。

实训表 11-11-3　9 例慢性肾衰尿毒症病人治疗前后血尿素氮浓度

病　　人	1	2	3	4	5	6	7	8	9
治疗前血尿素氮/(mmol/L)	39	40	38	37	36	43	35	36	40
治疗后血尿素氮/(mmol/L)	32	35	39	38	30	34	31	31	33

（1）问慢性肾衰尿毒症期实施饮食调节治疗是否有效？

（2）治疗后比治疗前血肌酐平均减少 140.56 μmol/L，并算得 $t=3.2$，问饮食调节是否对病人血肌酐有影响？

5. 某医院用黄连、黄柏或硼酸湿敷治疗局部药物渗漏，结果见实训表 11-11-4，问两种药物治疗效果有无差别？

实训表 11-11-4　湿敷治疗局部药物渗漏止痛时间和有效时间

	例数	平均止痛时间/h	平均治疗有效时间/h
治疗组	21	1.09±0.67	5.31±1.01
对照组	15	2.18±0.64	7.09±1.14

6. 某院护理实施亚低温治疗重型颅损伤，该院所观察到的病人颅内压变化情况，结果见实训表 11-11-5，问两组病人颅内压变化有无不同？

实训表 11-11-5　亚低温治疗重型颅损伤颅内压变化

治疗组	例数	伤后 7 天颅内压/kPa
亚低温组	90	2.52±0.2
常温组	100	3.75±0.3

实训十二　分类变量资料的统计分析

一、实训目标

1. 掌握相对数的应用及率的标化的计算。

2. 熟悉率的 u 检验。

3. 掌握 χ^2 检验的应用。

二、学时数

2 学时。

三、实训内容

（一）单项选择题

1. 相对数使用时应注意以下各点，除了（　　）。

A. 分母不宜过小　　　　　　　　　B. 不要把构成比当率分析

C. 分子与分母计量单位应一致　　　D. 比较时应做假设检验

2. 关于构成比，下列说法正确的是（　　）。

A. 反映某事物内部各组成部分的比重　　B. 表示两个同类指标的比

C. 反映某现象发生的频率　　　　　　　D. 表示某一现象在时间上和顺序上的排列

3. 某地某年肝炎病人数占同年传染病人数的 10.1%，这是一种什么指标？（　　）

A. 时点患病率　　　　B. 构成比　　　　　C. 发病率　　　　　D. 相对比

4. 对构成比的描述，正确的是（　　）。

A. 其合计可以大于 100%，也可以小于 100%

B. 其合计大于 100%

C. 其动态变化可以反映某现象发生强度的改变

D. 其合计等于 100%

5. 描述率的抽样误差的指标是（　　）。

A. S_P　　　　　　　B. S　　　　　　　C. σ　　　　　　　D. $S_{\bar{X}}$

6. 甲乙两地区脑血管病总死亡率为 30%，标化后甲地标化死亡率为 40%，乙地标化死亡率为 20%，由此可认为（　　）。

A. 甲地实际人口构成较乙地年轻，老年人少

B. 乙地实际人口构成较甲地年轻，老年人少

C. 甲乙两地实际人口构成完成相同

D. 甲乙两地实际人口构成没有规律

7. 某区急性传染病发生数的比例在全市最低，则（　　）。

A. 说明该区急性传染病在全市中最轻

B. 还不能说明该区急性传染病在全市中最轻

C. 可将此比例看作发病率与全市比较

D. 可将此比例看作发病率与其他各区比较

8. 四格表中四个格子的数字分别为（　　）。

A. 待比较两组的各组阳性数和阴性数　　B. 待比较两组的各组阳性数和总合计数

C. 待比较两组的各组总合计数和阳性率　D. 两组的实际值与理论值

9. 两个样本率（实际的数字分别为 $25/80$ 和 $60/75$）做差别的假设检验（　　）。

A. 可做 χ^2 检验　　　　　　　　　　B. 不可做 χ^2 检验

C. 看不出能否作 χ^2 检验　　　　　　D. 只能做 χ^2 检验

10. 四格表 χ^2 检验的自由度是（　　）。

A. 0　　　　　　　　B. 1　　　　　　　　C. 2　　　　　　　　D. 4

11. 进行四个样本率比较的 χ^2 检验，如 $\chi^2 > \chi^2_{0.01,3}$，可以认为（　　）。

A. 各总体率均不相同　　　　　　　B. 各样本率均不相同

C. 各样本率不同或不全相同　　　　D. 各总体率不同或不全相同

12. 四格表资料 χ^2 检验需要用校正公式的条件是（　　）。

A. $b+c > 40$　　　　　　　　　　B. $b+c < 40$

C. 任一格的 $1 < T < 5, n > 40$　　　D. 任一格的 $1 < T < 5, n < 40$

13. 四格表中如有一个实际频数为 0，那么（　　）。

A. 它就不能做 χ^2 检验　　　　　　B. 它就必须用校正 χ^2 检验

C. 还不能决定是否可做 χ^2 检验　　D. 肯定可做校正 χ^2 检验

14. 标准化后的总病死率(　　)。

A. 仅仅作为比较的基础，它反映了一种相对水平

B. 它反映了实际水平

C. 它不随标准的选择变化而变化

D. 它反映了事物实际发生的强度

15. 两个县的结核病病死率进行比较时率的标准化可以(　　)。

A. 消除两组总人数不同的影响　　　　B. 消除各年龄组病死率不同的影响

C. 消除两组人口年龄构成不同的影响　D. 消除两组比较时的抽样误差

16. 关于χ^2检验,下列叙述正确的是(　　)。

A. χ^2检验方法适用于任何类型资料　　B. χ^2检验只可检验两个率的差别比较

C. χ^2检验用于分类变量资料的分析　　D. χ^2检验要求资料符合正态分布

17. 四格表资料的检验应使用校正公式而未使用,会导致(　　)。

A. χ^2减小,P增大　　　　　　　　　B. χ^2增大,P减小

C. χ^2减小,P也减小　　　　　　　　D. χ^2增大,P也增大

18. 进行四格表卡方检验时,$\chi^2=5.65$,可认为(　　)。

A. 两样本率不同　　B. 两样本率相同　　C. 两总体率不同　　D. 两总体率相同

19. 两组配对分类变量资料比较,当$b+c<40$时,应选用下列哪个公式计算统计量来判断两组差异的来源?(　　)

A. $\chi^2=\dfrac{(b-c)^2}{b+c}$　　　　　　　　　　B. $\chi^2=\sum\dfrac{(|A-T|-0.5)^2}{T}$

C. $\chi^2=\dfrac{(|b-c|-1)^2}{b+c}$　　　　　　　D. $\chi^2=\dfrac{(|ad-bc|-n/2)^2 n}{(a+b)(c+d)(a+c)(b+d)}$

20. 行×列表的χ^2检验应注意(　　)。

A. 任意格子的理论频数若小于5,则应该用校正公式

B. 若有1/5以上的理论频数小于5,则要考虑并组

C. 任一格子的理论频数小于5,就应并组

D. 若有1/5以上格子的理论频数小于5,则应该用校正公式

(二) 计算分析题

1. 某工厂在《职工健康状况报告》中写到:"在946名工人中,患慢性病的有274人,其中女性219人,占79.9%,男性55人,占20.1%,所以女性更易患慢性病",你认为这是否正确? 为什么?

2. 某研究根据实训表11-12-1所示资料说明沙眼20岁患病率最高,年龄大的反而患病率下降,你同意吗? 说明理由。

实训表 11-12-1　某研究资料即沙眼病病人的年龄分布

年龄组/岁	沙眼人数	构成比/(%)
0～	47	4.6

续表

年龄组/岁	沙眼人数	构成比/(%)
10～	198	19.3
20～	330	32.1
30～	198	19.3
40～	128	12.4
50～	80	7.8
60～	38	3.7
70～	8	0.8
合计	1027	100.0

3. 为研究脑外伤综合征病人的心理护理效果,某院 58 例脑外伤后综合征病人随机分为两组,每组 29 例,对照组病人按传统方法服药,观察组病人在服药的同时予以心理护理,结果见实训表 11-12-2,问对脑外伤后综合征病人进行心理护理是否有效?

实训表 11-12-2　脑外伤综合征病人的心理护理效果

组别	例数	痊愈数
观察组	29	20
对照组	29	8

4. 为研究两种方法细菌培养效果是否相同,分别用两种方法对 110 份乳品做细菌培养,结果见实训表 11-12-3,请进行统计学分析。

实训表 11-12-3　两种方法培养的结果比较

乳胶凝集	常规培养		合　计
	＋	－	
＋	27	1	28
－	8	74	82
合计	35	75	110

5. 某医院为了寻找三效热原灭活剂对注射器去除热原的最有效的洗涤方法,试验了"三效"浸泡后三种不同的洗涤方法。对注射器去热原的效果,结果见实训表 11-12-4,问三种不同洗涤方法去除热原的效果是否相同?

实训表 11-12-4　三种不同洗涤方法去除热原的效果比较

组别	样品数	阳性数
甲方法	80	12
乙方法	80	7
丙方法	80	0
合计	240	19

实训十三　疾病频率的测量指标

一、实训目标

掌握常用疾病频率测量指标的概念、应用条件和计算方法。

二、学时数

2 学时。

三、实训内容

【课题一】　甲地区肺癌死亡率为 9.45/(10 万),乙地区为 7.68/(10 万)。

问题:根据此率能否说明甲地区死亡率比乙地区高? 为什么?

【课题二】　2006 年在某镇新诊断 200 例糖尿病病人,该镇年初人口数为 9500 人,年末人口数为 10500 人,在年初该镇有 800 名糖尿病病人,在这一年中有 40 人死于糖尿病。

问题 1:2006 年该镇糖尿病的发病率。

问题 2:2006 年该镇糖尿病的死亡率。

问题 3:2006 年该镇糖尿病的病死率。

问题 4:2006 年 1 月 1 日该镇糖尿病的患病率。

问题 5:2006 年该镇糖尿病的期间患病率。

【课题三】　某城市 2008 年 1 月 1 日至 2008 年 12 月 31 日采用抽样调查城市及郊区人口脑卒中发病和死亡情况,共调查 2018724 人,其中城市为 1050292 人,郊区为 968432 人,资料见实训表 11-13-1。

实训表 11-13-1　某市抽样调查 2008 年脑卒中发病率和死亡率

	人口数	病例数	发病率/(1/(10 万))	死亡数	死亡率/(1/(10 万))	病死率/(%)
城市	1050292	1588		1033		
农村	968432	828		793		
合计	2018724	2416		1826		

问题:请计算城市和郊区人群脑卒中发病率、死亡率、病死率,将结果填入表中相应栏内,并进行比较。

【课题四】　某防疫部门对城乡急性细菌性痢疾续发率进行了调查,对每个研究病例接诊后及时做家庭访视,并定期随访,对家庭密切接触者观察有无发病并留粪便做志贺菌分离,分析家庭中续发情况,资料见实训表 11-13-2。

实训表 11-13-2　城乡家庭急性细菌性痢疾续发率计算表

		病人家中的人口数								合计
		1	2	3	4	5	6	7	8	
城市	A 家庭数	0	8	29	21	9	7	0	1	75
	B 人口数	0	16	87	84	45	42	0	8	282
	C 原发病例	0	8	29	21	9	7	0	1	75
	D(B-C)									
	E 续发病例	0	2	0	4	0	4	0	0	10
	F 续发率/(%)									
农村	A 家庭数	3	23	51	43	18	5	2	2	147
	B 人口数	3	46	153	172	90	30	14	16	524
	C 原发病例	3	23	51	43	18	5	2	2	147
	D(B-C)									
	E 续发病例	0	8	9	11	5	5	1	1	40
	F 续发率/(%)									

问题：请计算城乡家庭急性细菌性痢疾续发率，填入表中并进行比较。

【课题五】　为加强对 HBV 母婴传播的研究，研究者对某单位孕妇 HBV 感染情况进行了连续 4 年的监测，结果见实训表 11-13-3。

实训表 11-13-3　不同年份孕妇 HBV 标志物检出情况

年份	检测人数	阳性人数	感染率/(%)
2001	463	124	
2002	420	157	
2003	439	197	
2004	368	194	
合计	1690	672	

问题：请计算不同年份 HBV 感染率并填入表中。

【课题六】　食用三邻甲苯磷酸酯（TOCp）污染的面粉可致中毒性周围神经病。实训表 11-13-4，实训表 11-13-5 是调查结果。

实训表 11-13-4　各村 TOCp 中毒致瘫痪的罹患率

村名	人口数	病人数	罹患率/(%)
新光	2510	1	
北晨	2600	4	
联合	1000	5	
袁雅	1200	8	
红光	1290	34	
合计	8600	52	

实训表 11-13-5 红光村各村民小组瘫痪罹患率比较

村民小组	人口数	病人数	罹患率/(%)
第一村民小组	469	0	
第二村民小组	484	24	
第三村民小组	337	10	
合计	1290	34	

问题:请计算罹患率并加以分析。

实训十四　疾病三间分布的描述

一、实训目标

掌握疾病按时间、地区及人群分布的流行病学描述方法。

二、学时数

2学时。

三、实训内容

【课题一】

1. 我国 1950—2004 年传染病不同传播途径的变化见实训图 11-14-1。

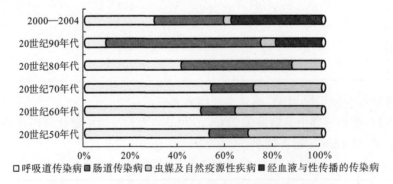

实训图 11-14-1 1950—2004 年传染病不同传播途径的变化

问题1:谈一谈你对我国 1950—2004 年传染病不同传播途径变化的看法?

2. 1995—2004 年全国布鲁菌病发病率如实训图 11-14-2。

问题2:谈谈你对 1995—2004 年全国布鲁菌病发病率变化趋势的看法?

【课题二】 2001—2004 年流行性出血热发病情况见实训图 11-14-3。

问题3:请分析流行性出血热的季节分布特点及原因是什么?

【课题三】 青岛某机车车辆厂不同工作日及工作时工伤发生事故相关情况见实训表

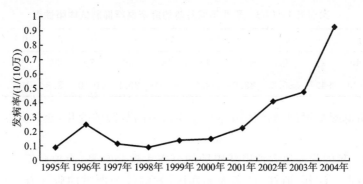

实训图 11-14-2 1995—2004 年全国布鲁菌病发病率

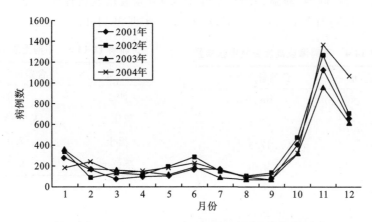

实训图 11-14-3 2001—2004 年流行性出血热发病情况

11-14-1、实训表 11-14-2。

实训表 11-14-1 青岛某机车车辆工厂不同工作日工伤发生情况

	星期一	星期二	星期三	星期四	星期五	星期六	星期日	合计
频数	1613	1357	1391	1315	1407	1573	465	9121
构成比/(%)	17.1	14.9	15.3	14.4	15.4	17.2	5.1	100

实训表 11-14-2 青岛某机车车辆工厂不同工作时(8 h 工时)工伤发生情况

	1	2	3	4	5	6	7	8	合计
频数	1527	1050	1194	998	828	846	879	1511	8833
构成比/(%)	17.3	11.9	13.5	11.3	9.4	9.6	9.9	17.1	100

问题:上述工伤时间分布与操作工人的日常行为心理学有什么关系,对预防事故有什么意义?

【课题四】 1964—1965 年上海市进行了一次麻疹血凝抑制抗体调查,不同月龄婴儿的抗体阳性率见实训表 11-14-3。

实训表 11-14-3　婴儿不同月龄的麻疹血凝抑制抗体阳性率

月龄	0—	1—	2—	3—	4—	5—	6—	7—	8—	9—	10—	11—12
人数	40	75	52	54	49	45	39	30	36	30	22	25
阳性率/(%)	100	94.7	86.5	83.0	49.0	40.0	20.5	10.0	8.3	16.7	27.3	24.0

问题:分析麻疹血凝抑制抗体阳性率在婴儿不同月龄的变化,这种分布特点是由哪些因素决定的?

【课题五】　我国既往地方性甲状腺肿的分布大致趋势是,内地多于沿海,山区多于平原,农村多于城市。江苏、浙江、广东为无病区;发病较为严重的省区有:河北、山西、内蒙古、辽宁、河南、安徽、陕西、新疆、云南、贵州、西藏;其余省区发病程度较轻。关于碘含量与环境条件的关系见实训表 11-14-4、实训表 11-14-5、实训表 11-14-6。

实训表 11-14-4　不同海拔高度空气中含碘量

海拔高度/m	含碘量/(%)
0	100.0
500	31.1
1000	17.5
2000	4.0
4000	2.1
5000	0.7

实训表 11-14-5　不同土质中含碘量

土质	含碘量/(%)
沙土	1.0
灰化土	1.0～3.5
黑土	7.0
栗色土	6.0

实训表 11-14-6　不同产地食盐含碘量及食用人群甲状腺疾病患病率

产　　地	含碘量/(%)	甲状腺患病率/(%)
四川富平	1.8546	0.34～3.69
青海	0.0073	6.36～29.39
内蒙古	0.0220	6.36～29.39

【课题六】　2000 年我国结核病不同年龄组感染率如实训图 11-14-4、实训图 11-14-5 所示。

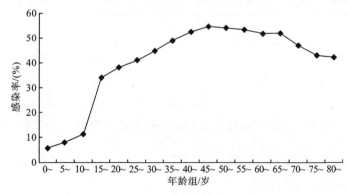

实训图 11-14-4　2000 年我国结核病不同年龄组感染率

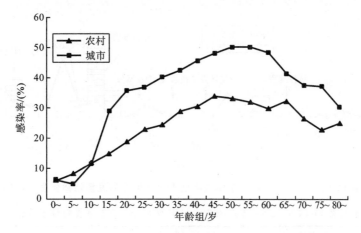

实训图 11-14-5　2000 年我国结核病城乡不同年龄组感染率

问题:请分析结核病感染率与年龄、性别的关系。

【课题七】　某研究者调查了不同职业体检人群脂肪肝的患病情况,结果见实训表 11-14-7。

实训表 11-14-7　不同职业人群脂肪肝的患病率/(%)

职　　业	男　　性	女　　性
工人	13.42	2.53
知识分子	13.28	3.23
职员	13.31	5.11
大学生	0.86	0.51
离退休干部	17.83	3.53
公安干警	26.52	2.48
管理人员及市场工作人员	53.72	20.62

问题:请分析不同职业、不同性别脂肪肝患病率的差异及造成这种差异的原因?

【课题八】　2009 年广州市学校甲型 H1N1 流感暴发疫情流行病学调查分析。

甲型 H1N1 流感暴发疫情定义为 14 天内,出现 2 例及以上具有流行病学联系的甲型 H1N1 流感疑似和(或)确诊病例;学校甲型 H1N1 流感局部疫情暴发定义为同一学校同一年级 2~3 个班级,14 天内出现多个甲型 H1N1 流感校内感染病例的确诊病例,且病例呈现明显的聚集性。

1. 时间分布:广州市于 2009 年 6 月 13 日确认首起学校甲型 H1N1 流感暴发疫情,截至 6 月 30 日发生第 8 起暴发疫情,病例发病时间分布见实训图 11-14-6。

问题 1:请分析甲型 H1N1 流感学校暴发的时间分布特征。

2. 地区分布:8 起疫情主要分布在广州市 6 个区,占全广州市 12 个辖区的 50%。暴发疫情地区分布见实训表 11-14-8。

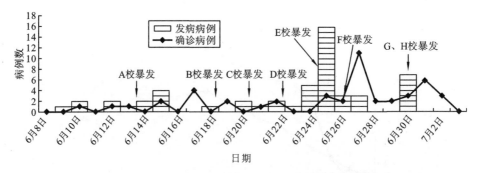

实训图 11-14-6　2009 年广州市学校甲型 H1N1 流感暴发疫情病例发病时间分布

实训表 11-14-8　2009 年广州市学校甲型 H1N1 流感暴发疫情发病情况

暴发疫情学校	区属	类型	学校班级数	流行波及班级数	波及人口数	发病人数	罹患率/(%)
A 校	越秀区	大专	9	2	1382	5	0.36
B 校	天河区	大专	7	2	1244	3	0.24
C 校	白云区	大专	8	2	1265	4	0.32
D 校	白云区	大专	8	1	1180	2	0.17
E 校	荔湾区	大专	12	3	1429	23	1.61
F 校	黄埔区	小学	16	1	787	2	0.25
G 校	黄埔区	初中	20	1	863	2	0.23
H 校	萝岗区	小学	12	2	620	5	0.81
合计			92	14	8770	46	0.52

问题 2:请分析甲型 H1N1 流感学校暴发的地区分布特征。

3. 人群分布:8 起甲型 H1N1 流感暴发疫情 5 起发生在大专学校,占 62.5%,初中发生 2 起,小学发生 1 起。病例人群分布见实训表 11-14-9。男、女性别比为 1∶1。

实训表 11-14-9　2009 年广州市学生甲型 H1N1 流感暴发疫情人群分布

年龄/岁	职业	发病人数	构成比/(%)
8~11	学生	7	15.21
12~15	学生	2	4.35
16~19	学生	31	67.39
20~23	学生	4	8.70
24 岁及以上	教师、校医	2	4.35
合计		46	100.00

问题 3:请分析甲型 H1N1 流感学校暴发的年龄分布特征。

附录 A
《生活饮用水卫生标准》
(GB 5749—2006)

1 范围

本标准规定了生活饮用水水质卫生要求、生活饮用水水源水质卫生要求、集中式供水单位卫生要求、二次供水卫生要求、涉及生活饮用水卫生安全产品卫生要求、水质监测和水质检验方法。

本标准适用于城乡各类集中式供水的生活饮用水,也适用于分散式供水的生活饮用水。

2 规范性引用文件

下列文件中的条款通过本标准的引用而成为本标准的条款。凡是标注日期的引用文件,其随后所有的修改(不包括勘误内容)或修订版均不适用于本标准,然而,鼓励根据本标准达成协议的各方研究是否可使用这些文件的最新版本。凡是不注明日期的引用文件,其最新版本适用于本标准。

GB 3838 地表水环境质量标准

GB/T 5750 生活饮用水标准检验方法

GB/T 14848 地下水质量标准

GB 17051 二次供水设施卫生规范

GB/T 17218 饮用水化学处理剂卫生安全性评价

GB/T 17219 生活饮用水输配水设备及防护材料的安全性评价标准

CJ/T 206 城市供水水质标准

SL 308 村镇供水单位资质标准

卫生部 生活饮用水集中式供水单位卫生规范

3 术语和定义

下列术语和定义适用于本标准。

3.1 生活饮用水 drinking water

供人生活的饮水和生活用水。

3.2 供水方式 type of water supply

3.2.1 集中式供水 central water supply

自水源集中取水,通过输配水管网送到用户或者公共取水点的供水方式,包括自建设施供水。为用户提供日常饮用水的供水站和为公共场所、居民社区提供的供水站也属于集中式供水。

3.2.2 二次供水 secondary water supply

集中式供水在入户之前经再度储存、加压和消毒或深度处理,通过管道或容器输送给用户的供水方式。

3.2.3 农村小型集中式供水 small central water supply for rural areas

日供水在 1000 m³ 以下(或供水人口在 1 万人以下)的农村集中式供水。

3.2.4 分散式供水 non-central water supply

用户直接从水源取水,未经任何设施或仅有简易设施的供水方式。

3.3 常规指标 regular indices

能反映生活饮用水水质基本状况的水质指标。

3.4 非常规指标 non-regular indices

根据地区、时间或特殊情况需要的生活饮用水水质指标。

4 生活饮用水水质卫生要求

4.1 生活饮用水水质应符合下列基本要求,保证用户饮用安全。

4.1.1 生活饮用水中不得含有病原微生物。

4.1.2 生活饮用水中化学物质不得危害人体健康。

4.1.3 生活饮用水中放射性物质不得危害人体健康。

4.1.4 生活饮用水的感官性状良好。

4.1.5 生活饮用水应进行消毒处理。

4.1.6 生活饮用水水质应符合表 A.1 和表 A.3 卫生要求。集中式供水出厂水中消毒剂限值、出厂水和管网末梢水中消毒剂余量均应符合表 A.2 要求。

4.1.7 农村小型集中式供水和分散式供水的水质因条件限制,部分指标可暂时按照表 A.4 执行,其余指标仍按表 A.1、表 A.2 和表 A.3 执行。

4.1.8 当发生影响水质的突发性公共事件时,经市级以上人民政府批准,感官性状和一般化学指标可适当放宽。

4.1.9 当饮用水中含有附录 A 表 A.1 所列指标时,可参考表中所列限值进行评价。

附录 A 饮用水指标

表 A.1 水质常规指标及限值

指 标	限 值
1. 微生物指标①	
总大肠菌群(MPN/100 mL 或 CFU/100 mL)	不得检出
耐热大肠菌群(MPN/100 mL 或 CFU/100 mL)	不得检出
大肠埃希氏菌(MPN/100 mL 或 CFU/100 mL)	不得检出
菌落总数(CFU/mL)	100
2. 毒理指标	

指　　标	限　　值
砷(mg/L)	0.01
镉(mg/L)	0.005
铬(六价,mg/L)	0.05
铅(mg/L)	0.01
汞(mg/L)	0.001
硒(mg/L)	0.01
氰化物(mg/L)	0.05
氟化物(mg/L)	1.0
硝酸盐(以 N 计,mg/L)	10 地下水源限制时为 20
三氯甲烷(mg/L)	0.06
四氯化碳(mg/L)	0.002
溴酸盐(使用臭氧时,mg/L)	0.01
甲醛(使用臭氧时,mg/L)	0.9
亚氯酸盐(使用二氧化氯消毒时,mg/L)	0.7
氯酸盐(使用复合二氧化氯消毒时,mg/L)	0.7
3. 感官性状和一般化学指标	
色度(铂钴色度单位)	15
浑浊度(NTU-散射浊度单位)	1 水源与净水技术条件限制时为 3
臭和味	无异臭、异味
肉眼可见物	无
pH (pH 单位)	不小于 6.5 且不大于 8.5
铝(mg/L)	0.2
铁(mg/L)	0.3
锰(mg/L)	0.1
铜(mg/L)	1.0
锌(mg/L)	1.0
氯化物(mg/L)	250
硫酸盐(mg/L)	250
溶解性总固体(mg/L)	1000
总硬度(以 $CaCO_3$ 计,mg/L)	450

续表

指　　标	限　　值
耗氧量(COD$_{Mn}$法,以 O$_2$ 计,mg/L)	3 水源限制,原水耗氧量>6 mg/L 时为 5
挥发酚类(以苯酚计,mg/L)	0.002
阴离子合成洗涤剂(mg/L)	0.3
4. 放射性指标[②]	指导值
总 α 放射性(Bq/L)	0.5
总 β 放射性(Bq/L)	1

① MPN 表示最可能数;CFU 表示菌落形成单位。当水样检出总大肠菌群时,应进一步检验大肠埃希氏菌或耐热大肠菌群;水样未检出总大肠菌群,不必检验大肠埃希氏菌或耐热大肠菌群。

② 放射性指标超过指导值,应进行核素分析和评价,判定能否饮用。

表 A.2　饮用水中消毒剂常规指标及要求

消毒剂名称	与水接触时间	出厂水中限值	出厂水中余量	管网末梢水中余量
氯气及游离氯制剂(游离氯,mg/L)	至少 30 min	4	≥0.3	≥0.05
一氯胺(总氯,mg/L)	至少 120 min	3	≥0.5	≥0.05
臭氧(O$_3$,mg/L)	至少 12 min	0.3		0.02 如加氯,总氯≥0.05
二氧化氯(ClO$_2$,mg/L)	至少 30 min	0.8	≥0.1	≥0.02

表 A.3　水质非常规指标及限值

指　　标	限　　值
1. 微生物指标	
贾第鞭毛虫(个/10 L)	<1
隐孢子虫(个/10 L)	<1
2. 毒理指标	
锑(mg/L)	0.005
钡(mg/L)	0.7
铍(mg/L)	0.002
硼(mg/L)	0.5
钼(mg/L)	0.07
镍(mg/L)	0.02
银(mg/L)	0.05
铊(mg/L)	0.0001

续表

指　　标	限　　值
氯化氰（以 CN⁻ 计,mg/L）	0.07
一氯二溴甲烷(mg/L)	0.1
二氯一溴甲烷(mg/L)	0.06
二氯乙酸(mg/L)	0.05
1,2-二氯乙烷(mg/L)	0.03
二氯甲烷(mg/L)	0.02
三卤甲烷(三氯甲烷、一氯二溴甲烷、二氯一溴甲烷、三溴甲烷的总和)	该类化合物中各种化合物的实测浓度与其各自限值的比值之和不超过 1
1,1,1-三氯乙烷(mg/L)	2
三氯乙酸(mg/L)	0.1
三氯乙醛(mg/L)	0.01
2,4,6-三氯酚(mg/L)	0.2
三溴甲烷(mg/L)	0.1
七氯(mg/L)	0.0004
马拉硫磷(mg/L)	0.25
五氯酚(mg/L)	0.009
六六六(总量,mg/L)	0.005
六氯苯(mg/L)	0.001
乐果(mg/L)	0.08
对硫磷(mg/L)	0.003
灭草松(mg/L)	0.3
甲基对硫磷(mg/L)	0.02
百菌清(mg/L)	0.01
呋喃丹(mg/L)	0.007
林丹(mg/L)	0.002
毒死蜱(mg/L)	0.03
草甘膦(mg/L)	0.7
敌敌畏(mg/L)	0.001
莠去津(mg/L)	0.002
溴氰菊酯(mg/L)	0.02
2,4-滴(mg/L)	0.03
滴滴涕(mg/L)	0.001

续表

指　标	限　值
乙苯(mg/L)	0.3
二甲苯(mg/L)	0.5
1,1-二氯乙烯(mg/L)	0.03
1,2-二氯乙烯(mg/L)	0.05
1,2-二氯苯(mg/L)	1
1,4-二氯苯(mg/L)	0.3
三氯乙烯(mg/L)	0.07
三氯苯(总量,mg/L)	0.02
六氯丁二烯(mg/L)	0.0006
丙烯酰胺(mg/L)	0.0005
四氯乙烯(mg/L)	0.04
甲苯(mg/L)	0.7
邻苯二甲酸二(2-乙基己基)酯(mg/L)	0.008
环氧氯丙烷(mg/L)	0.0004
苯(mg/L)	0.01
苯乙烯(mg/L)	0.02
苯并(a)芘(mg/L)	0.00001
氯乙烯(mg/L)	0.005
氯苯(mg/L)	0.3
微囊藻毒素-LR(mg/L)	0.001
3.感官性状和一般化学指标	
氨氮(以 N 计,mg/L)	0.5
硫化物(mg/L)	0.02
钠(mg/L)	200

表 A.4　农村小型集中式供水和分散式供水部分水质指标及限值

指　标	限　值
1.微生物指标	
菌落总数(CFU/mL)	500
2.毒理指标	
砷(mg/L)	0.05
氟化物(mg/L)	1.2
硝酸盐(以 N 计,mg/L)	20
3.感官性状和一般化学指标	

续表

指　　标	限　　值
色度(铂钴色度单位)	20
浑浊度(NTU-散射浊度单位)	3 水源与净水技术条件限制时为 5
pH(pH 单位)	不小于 6.5 且不大于 9.5
溶解性总固体(mg/L)	1500
总硬度（以 $CaCO_3$ 计,mg/L）	550
耗氧量(COD_{Mn} 法,以 O_2 计,mg/L)	5
铁(mg/L)	0.5
锰(mg/L)	0.3
氯化物(mg/L)	300
硫酸盐(mg/L)	300

5　生活饮用水水源水质卫生要求

5.1　采用地表水为生活饮用水水源时应符合 GB 3838 要求。

5.2　采用地下水为生活饮用水水源时应符合 GB/T 14848 要求。

6　集中式供水单位卫生要求

6.1　集中式供水单位的卫生要求应按照卫生部《生活饮用水集中式供水单位卫生规范》执行。

7　二次供水卫生要求

二次供水的设施和处理要求应按照 GB 17051 执行。

8　涉及生活饮用水卫生安全产品卫生要求

8.1　处理生活饮用水采用的絮凝、助凝、消毒、氧化、吸附、pH 调节、防锈、阻垢等化学处理剂不应污染生活饮用水,应符合 GB/T 17218 要求。

8.2　生活饮用水的输配水设备、防护材料和水处理材料不应污染生活饮用水,应符合 GB/T 17219 要求。

9　水质监测

9.1　供水单位的水质检测

供水单位的水质检测应符合以下要求。

9.1.1　供水单位的水质非常规指标选择由当地县级以上供水行政主管部门和卫生行政部门协商确定。

9.1.2　城市集中式供水单位水质检测的采样点选择、检验项目和频率、合格率计算按照 CJ/T 206 执行。

9.1.3　村镇集中式供水单位水质检测的采样点选择、检验项目和频率、合格率计算按照 SL 308 执行。

9.1.4　供水单位水质检测结果应定期报送当地卫生行政部门,报送水质检测结果的内容和办法由当地供水行政主管部门和卫生行政部门商定。

9.1.5　当饮用水水质发生异常时应及时报告当地供水行政主管部门和卫生行政部门。

9.2　卫生监督的水质监测

卫生监督的水质监测应符合以下要求。

9.2.1　各级卫生行政部门应根据实际需要定期对各类供水单位的供水水质进行卫生监督、监测。

9.2.2　当发生影响水质的突发性公共事件时,由县级以上卫生行政部门根据需要确定饮用水监督、监测方案。

9.2.3　卫生监督的水质监测范围、项目、频率由当地市级以上卫生行政部门确定。

10　水质检验方法

生活饮用水水质检验应按照 GB/T 5750 执行。

附录 B
我国法定职业病的
种类和名单

法定职业病 的种类	数量	法定职业病的名单
尘肺	13	矽肺、煤工业尘肺、石墨尘肺、炭黑尘肺、石棉肺、滑石尘肺、水泥肺、云母尘肺、陶工尘肺、铝尘肺、电焊工尘肺、铸工尘肺、根据《尘肺诊断标准》和《尘肺病理诊断标准》可以诊断的其他尘肺
职业性 放射性疾病	11	外照射急性放射病、外照射亚急性放射病、外照射慢性放射病、内照射放射病、放射性皮肤疾病、放射性肿瘤、放射性骨损伤、放射性甲状腺疾病、放射性性腺疾病、放射复合伤、根据《职业性放射性疾病的诊断标准（总则）》可以诊断的其他放射性损伤。
职业中毒	56	铅及其化合物中毒（不包括四乙基铅）、汞及其化合物中毒、锰及其化合物中毒、镉及其化合物中毒、铍病、铊及其化合物中毒、钡及其化合物中毒、钒及其化合物中毒、磷及其化合物中毒、砷及其化合物中毒、铀中毒、砷化氢中毒、氯气中毒、二氧化硫中毒、光气中毒、硫化氢中毒、磷化氢中毒（含量磷化锌、磷化铝）中毒、工业性氟病、氰及腈类化合物中毒、四乙基铅中毒、有机锡中毒、碳基镍中毒、苯中毒、甲苯中毒、二甲苯中毒、正己烷中毒、汽油中毒、一甲胺中毒、有机氟聚合物单体及其热裂解物中毒、二氯乙己烷中毒、四氯化碳中毒、氯乙烯中毒、三氯乙烯中毒、氯丙烯中毒、氯丁二烯中毒、苯的氨基及硝基化合物（不包括三硝基甲苯）中毒、三硝基甲苯中毒、甲醇中毒、酚中毒、五氯酚（钠）中毒、甲醛中毒、硫酸二甲酯中毒、丙烯酰胺中毒、二甲基甲酰胺中毒、有机磷农药中毒、氨基甲酸酯、杀虫脒中毒、溴甲烷中毒、拟除虫菊酯类中毒、根据《职业病中毒性肝病诊断标准》可以诊断的基本性中毒性肝病、根据《职业性急性化学物中毒诊断标准（总则）》可以诊断的其他职业性急性中毒
物理因素 所致职业病	5	中暑、减压病、高原病、航空病、手臂振动病

法定职业病 的种类	数量	法定职业病的名单
生物因素 所致职业病	3	炭疽、森林脑炎、布氏杆菌病
职业性皮肤病	8	接触性皮炎、光敏性皮炎、光电性皮炎、黑变病、痤疮、溃疡、化学性皮肤灼伤、根据《职业性皮肤病诊断标准(总则)》可以诊断的其他职业性皮肤病
职业性眼病	3	化学性眼部灼伤、电光性眼炎、电光性白内障(含放射性白内障、三硝基甲苯白内障)
职业性耳鼻 咽喉口腔疾病	3	噪声聋、铬鼻病、牙酸蚀病
职业性肿瘤	8	石棉所致肺癌及间皮癌、联苯胺所致膀胱癌、苯所致白血病、氯甲醚所致肺癌、砷所致肺癌及皮肤癌、氯乙烯所致肝血管肉瘤、焦炉工人肺癌、铬酸盐制造业工人肺癌
其他职业病	5	金属烟热、职业性哮喘、职业性变态反应性胞肺炎、棉尘病、煤矿井下工人滑囊炎

附录 C

IARC 公布的化学致癌物分类

1 组:确认致癌物(105 种)

(1) 单一和一族因子:4-氨基联苯;砷及其化合物;石棉;硫唑嘌呤(氮杂硫嘌呤);苯;联苯胺;苯并(a)芘;铍及其化合物;N,N-双(氯乙烯)-2-萘胺(萘氮芥);双氯甲醚和氯甲甲醚(工业品);1,3-丁二烯;1,4-丁二醇二甲烷磺酸酯(白消安、马利兰);镉及其化合物;苯丁酸氮芥;1-(2-氯乙基)-3-(4-甲基环己)-1-亚硝基脲(甲基-CCNU;赛氮芥);铬化合物(六价);环孢霉素;环磷酰胺;己烯雌酚;联苯胺衍生染料;EB 病毒;毛佛石;绝经后的雌激素-孕激素联合疗法;雌激素-孕激素口服联合避孕药;序贯口服避孕药;雌激素,非类固醇类;雌激素,类固醇类;绝经后雌激素治疗;酒精饮料中的乙醇;环氧乙烷;鬼白乙叉苷与顺氮氨铂和博来霉素合用;甲醛;砷化镓;幽门螺杆菌(感染);乙型肝炎病毒(感染);丙型肝炎病毒(感染);人免疫缺陷病毒(感染);人乳头瘤病毒;人嗜 T 淋巴细胞病毒 I 型;左旋苯丙氨酸氮芥;8-甲氧补骨脂素(甲氧沙林)加长波紫外线照射;亚甲基双(氮苯胺);MOpp 及其他包括烷化剂的联合化疗;芥子气,硫芥;萘胺;中子;镍化合物;N-亚硝基去甲烟碱(NNN)和4-(N-亚硝基甲氮基)-1-(3-吡啶基)-1-丁酮(NNK);麝猫后睾吸虫(感染);[32]磷,作为磷酸盐;[239]钚及其衰变物;放射性碘,短寿同位素包括原子反应堆事故和核武器爆炸来源地[131]碘核素(儿童期暴露);核素,发射 α 粒子,体内沉积;核素,发射 β 粒子,体内沉积;[224]铜及其衰变物;[226]镭及其衰变物;[228]镭及其衰变物;[222]氡及其衰变物;埃及血吸虫;二氧化硅,结晶型(职业暴露吸入的石英或方晶石尘);日光辐射;含石棉状纤维的滑石;三苯氧胺(它莫西芬);2,3,7,8-四氧二苯并对二-8-羟基唑啉;噻替哌;[232]钍及其衰变物,以二氧化[232]钍胶体溶液静脉注射;邻甲苯胺;苏消安;氯乙烯;X-射线和 γ-射线。

(2) 混合物:黄曲霉毒素;酒精饮料;槟榔果;槟榔与烟草同嚼;单嚼槟榔(无烟草);煤焦油沥青;煤焦油;马兜铃属草药;煤的家庭燃烧,室内排放;未处理和稍处理的矿物油;含非那西汀的镇痛合剂;咸鱼(中国式腌鱼);页岩油;烟炱;无烟的烟草制品;木尘。

(3) 暴露环境:铝的生产;饮水中的砷;金胺生产;靴鞋制造和修理;烟囱清扫;煤的气化;煤焦油蒸馏;焦炭生产;家具和橱具制造;暴露氡的地下赤铁矿开采;被动吸烟;钢铁铸造;异丙醇制造的强酸工艺;品红生产;油漆工(职业暴露);煤焦油沥青铺装路面和屋面;橡胶工业;含硫酸的强无机酸雾(职业暴露);吸烟和烟草烟雾。

2A 组:很可能致癌物(66 种)

如:丙烯酰胺;阿霉素;雄激素(同化的)类固醇类;氯霉素;华支睾吸虫(感染);二苯并(a,h)蒽;二苯并(a,l)芘;溴化己烷;无机铅化合物;氮芥;非那西汀;四氯乙烯;三氯乙烯;长波紫外线;中波紫外线;短波紫外线;溴乙烯;氟乙烯;柴油内燃机废气;高温油煎排放;热交配;生物燃料(主要功能是木材)的家庭燃烧,室内排放;非砷类杀虫剂(职业喷洒和使用);多氯联苯;工艺玻璃、玻璃容器和冲压器皿制造;美容师或理发师职业操作;石油精炼(职业暴露)等。

2B 组:可能致癌物(248 种)

如:乙醛;丙烯腈;对氨基偶氮苯;邻氨基偶氮甲苯;金胺;博来霉素;β-丁内酯;咖啡酸;炭黑;四氯化碳;儿茶酚;氯仿(三氯甲烷);橘红 2 号;铅;品红,甲基品红,二甲基品红,三甲基品红;磁场(超低频);甲基汞化合物;甲硝唑(灭滴灵);镍,金属盒合金;硝基苯;孕激素;避孕用孕激素;耐火陶瓷纤维;日本血吸虫;溴酸钾;苯乙烯;咖啡(靶部位膀胱);柴油机染料,船舶用;汽油发动机废气;汽油;(亚洲传统的)腌菜;干洗(职业暴露);印刷工艺(职业暴露);纺织制造工业(工作)等。

3 组:可能不致癌物(515 种)

如:阿昔洛韦;苋菜红;杀草强;氨苄西林;白芷素(异补骨脂内酯)加长波紫外线;苯胺;亚硫酸氰盐;溴乙烷;咖啡因;氯胺;杀虫脒;氯化饮用水;胆固醇;金属铬;煤尘;地西泮;乙烯;荧光灯光;用于饮用水中的无机氯化物;呋塞米(速尿);赤铁矿;丁型肝炎病毒;六氯酚;盐酸;过氧化氢;异烟肼;有机铅化合物;汞及其无机化合物;静电磁场;他巴唑(甲巯咪唑);甲基红;对乙酰氨基酚(扑热息痛);苯酚;聚乙烯;聚苯乙烯;聚氯乙烯;泼尼松(强的松);芘;利血平;利福平;糖精(邻磺酰苯酰亚胺)及其盐类;硒及其化合物;外科植入物;心脏起搏器;牙科材料;杀虫畏;敌百虫等。

4 组:确认不致癌物(1 种)

己内酰胺。

附录 D
突发公共卫生事件
相关信息报告范围

1. 传染病：

（1）鼠疫：发现 1 例及以上鼠疫病例。

（2）霍乱：发现 1 例及以上霍乱病例。

（3）传染性非典型肺炎：发现 1 例及以上传染性非典型肺炎病例病人或疑似病人。

（4）人感染高致病性禽流感：发现 1 例及以上人感染高致病性禽流感病例。

（5）炭疽：发生 1 例及以上肺炭疽病例；1 周内，同一学校、幼儿园、自然村寨、社区、建筑工地等集体单位发生 3 例及以上皮肤炭疽或肠炭疽病例；1 例及以上职业性炭疽病例。

（6）甲肝/戊肝：1 周内，同一学校、幼儿园、自然村寨、社区、建筑工地等集体单位发生 5 例及以上甲肝/戊肝病例。

（7）伤寒（副伤寒）：1 周内，同一学校、幼儿园、自然村寨、社区、建筑工地等集体单位发生 5 例及以上伤寒（副伤寒）病例，或出现 2 例及以上死亡。

（8）细菌性和阿米巴性痢疾：3 天内，同一学校、幼儿园、自然村寨、社区、建筑工地等集体单位发生 10 例及以上细菌性和阿米巴性痢疾病例，或出现 2 例及以上死亡。

（9）麻疹：1 周内，同一学校、幼儿园、自然村寨、社区、建筑工地等集体单位发生 10 例及以上麻疹病例。

（10）风疹：1 周内，同一学校、幼儿园、自然村寨、社区等集体单位发生 10 例及以上风疹病例。

（11）流行性脑脊髓膜炎：3 天内，同一学校、幼儿园、自然村寨、社区、建筑工地等集体单位发生 3 例及以上流脑病例，或者有 2 例及以上死亡。

（12）登革热：1 周内，一个县（市、区）发生 5 例及以上登革热病例；或首次发现病例。

（13）流行性出血热：1 周内，同一自然村寨、社区、建筑工地、学校等集体单位发生 5 例（高发地区 10 例）及以上流行性出血热病例，或者死亡 1 例及以上。

（14）钩端螺旋体病：1 周内，同一自然村寨、建筑工地等集体单位发生 5 例及以上钩端螺旋体病病例，或者死亡 1 例及以上。

（15）流行性乙型脑炎：1 周内，同一乡镇、街道等发生 5 例及以上乙脑病例，或者死亡 1 例及以上。

(16) 疟疾:以行政村为单位,1个月内,发现5例(高发地区10例)及以上当地感染的病例;或在近3年内无当地感染病例报告的乡镇,以行政村为单位,1个月内发现5例及以上当地感染的病例;在恶性疟流行地区,以乡(镇)为单位,1个月内发现2例及以上恶性疟死亡病例;在非恶性疟流行地区,出现输入性恶性疟继发感染病例。

(17) 血吸虫病:在未控制地区,以行政村为单位,2周内发生急性血吸虫病病例10例及以上,或在同一感染地点1周内连续发生急性血吸虫病病例5例及以上;在传播控制地区,以行政村为单位,2周内发生急性血吸虫病5例及以上,或在同一感染地点1周内连续发生急性血吸虫病病例3例及以上;在传播阻断地区或非流行区,发现当地感染的病人、病牛或感染性钉螺。

(18) 流感:1周内,在同一学校、幼儿园或其他集体单位发生30例及以上流感样病例,或5例及以上因流感样症状住院病例,或发生1例及以上流感样病例死亡。

(19) 流行性腮腺炎:1周内,同一学校、幼儿园等集体单位中发生10例及以上流行性腮腺炎病例。

(20) 感染性腹泻(除霍乱、痢疾、伤寒和副伤寒以外):1周内,同一学校、幼儿园、自然村寨、社区、建筑工地等集体单位中发生20例及以上感染性腹泻病例,或死亡1例及以上。

(21) 猩红热:1周内,同一学校、幼儿园等集体单位中,发生1例及以上猩红热病例。

(22) 水痘:1周内,同一学校、幼儿园等集体单位中,发生10例及以上水痘病例。

(23) 输血性乙肝、丙肝、HIV:医疗机构、采供血机构发生3例及以上输血性乙肝、丙肝病例或疑似病例或HIV感染。

(24) 新发或再发传染病:发现本县(区)从未发生过的传染病或发生本县近5年从未报告的或国家宣布已消灭的传染病。

(25) 不明原因肺炎:发现不明原因肺炎病例。

2. 食物中毒:

(1) 一次食物中毒人数30人及以上或死亡1人及以上。

(2) 学校、幼儿园、建筑工地等集体单位发生食物中毒,一次中毒人数5人及以上或死亡1人及以上。

(3) 地区性或全国性重要活动期间发生食物中毒,一次中毒人数5人及以上或死亡1人及以上。

3. 职业中毒:发生急性职业中毒10人及以上或者死亡1人及以上的。

4. 其他中毒:出现食物中毒、职业中毒以外的急性中毒病例3例及以上的事件。

5. 环境因素事件:发生环境因素改变所致的急性病例3例及以上。

6. 意外辐射照射事件:出现意外辐射照射人员1例及以上。

7. 传染病菌、毒种丢失:发生鼠疫、炭疽、传染性非典型肺炎、艾滋病、霍乱、脊髓灰质炎等菌毒种丢失事件。

8. 预防接种和预防服药群体性不良反应。

(1) 群体性预防接种反应:一个预防接种单位一次预防接种活动中出现群体性疑似异常反应;或发生死亡。

(2) 群体预防性服药反应:一个预防服药点一次预防服药活动中出现不良反应(或心

因性反应)10 例及以上;或死亡 1 例及以上。

9. 医源性感染事件:医源性、实验室和医院感染暴发。

10. 群体性不明原因疾病:2 周内,一个医疗机构或同一自然村寨、社区、建筑工地、学校等集体单位发生有相同临床症状的不明原因疾病 3 例及以上。

11. 各级人民政府卫生行政部门认定的其他突发公共卫生事件。

附录 E
t 界值表

自由度 (ν)		\multicolumn{9}{c}{概率(P)}								
	单侧	0.25	0.10	0.05	0.025	0.01	0.005	0.0025	0.001	0.0005
	双侧	0.50	0.20	0.10	0.05	0.02	0.01	0.005	0.002	0.001
1		1.000	3.078	6.314	12.706	31.821	63.657	127.321	318.309	636.619
2		0.816	1.886	2.920	4.303	6.965	9.925	14.089	22.327	31.599
3		0.765	1.638	2.353	3.182	4.541	5.841	7.453	10.215	12.924
4		0.741	1.533	2.132	2.776	3.747	4.604	5.598	7.173	8.610
5		0.727	1.476	2.015	2.571	3.365	4.032	4.773	5.893	6.869
6		0.718	1.440	1.943	2.447	3.143	3.707	4.317	5.208	5.959
7		0.711	1.415	1.895	2.365	2.998	3.499	4.029	4.785	5.408
8		0.706	1.397	1.860	2.306	2.896	3.355	3.833	4.501	5.041
9		0.703	1.383	1.833	2.262	2.821	3.250	3.690	4.297	4.781
10		0.700	1.372	1.812	2.228	2.764	3.169	3.581	4.144	4.587
11		0.697	1.363	1.796	2.201	2.718	3.106	3.497	4.025	4.437
12		0.695	1.356	1.782	2.179	2.681	3.055	3.428	3.930	4.318
13		0.694	1.350	1.771	2.160	2.650	3.012	3.372	3.852	4.221
14		0.692	1.345	1.761	2.145	2.624	2.977	3.326	3.787	4.140
15		0.691	1.341	1.753	2.131	2.602	2.947	3.286	3.733	4.073
16		0.690	1.337	1.746	2.120	2.583	2.921	3.252	3.686	4.015
17		0.689	1.333	1.740	2.110	2.567	2.898	3.222	3.646	3.965
18		0.688	1.330	1.734	2.101	2.552	2.878	3.197	3.610	3.922
19		0.688	1.328	1.729	2.093	2.539	2.861	3.174	3.579	3.883
20		0.687	1.325	1.725	2.086	2.528	2.845	3.153	3.552	3.850
21		0.686	1.323	1.721	2.080	2.518	2.831	3.135	3.527	3.819
22		0.686	1.321	1.717	2.074	2.508	2.819	3.119	3.505	3.792

自由度 (ν)		概率(P)								
	单侧	0.25	0.10	0.05	0.025	0.01	0.005	0.0025	0.001	0.0005
	双侧	0.50	0.20	0.10	0.05	0.02	0.01	0.005	0.002	0.001
23		0.685	1.319	1.714	2.069	2.500	2.807	3.104	3.485	3.768
24		0.685	1.318	1.711	2.064	2.492	2.797	3.091	3.467	3.745
25		0.684	1.316	1.708	2.060	2.485	2.787	3.078	3.450	3.725
26		0.684	1.315	1.706	2.056	2.479	2.779	3.067	3.435	3.707
27		0.684	1.314	1.703	2.052	2.473	2.771	3.057	3.421	3.690
28		0.683	1.313	1.701	2.048	2.467	2.763	3.047	3.408	3.674
29		0.683	1.311	1.699	2.045	2.462	2.756	3.038	3.396	3.659
30		0.683	1.310	1.697	2.042	2.457	2.750	3.030	3.385	3.646
31		0.682	1.309	1.696	2.040	2.453	2.744	3.022	3.375	3.633
32		0.682	1.309	1.694	2.037	2.449	2.738	3.015	3.365	3.622
33		0.682	1.308	1.692	2.035	2.445	2.733	3.008	3.356	3.611
34		0.682	1.307	1.691	2.032	2.441	2.728	3.002	3.348	3.601
35		0.682	1.306	1.690	2.030	2.438	2.724	2.996	3.340	3.591
36		0.681	1.306	1.688	2.028	2.434	2.719	2.990	3.333	3.582
37		0.681	1.305	1.687	2.026	2.431	2.715	2.985	3.326	3.574
38		0.681	1.304	1.686	2.024	2.429	2.712	2.980	3.319	3.566
39		0.681	1.304	1.685	2.023	2.426	2.708	2.976	3.313	3.558
40		0.681	1.303	1.684	2.021	2.423	2.704	2.971	3.307	3.551
50		0.679	1.299	1.676	2.009	2.403	2.678	2.937	3.261	3.496
60		0.679	1.296	1.671	2.000	2.390	2.660	2.915	3.232	3.460
70		0.678	1.294	1.667	1.994	2.381	2.648	2.899	3.211	3.435
80		0.678	1.292	1.664	1.990	2.374	2.639	2.887	3.195	3.416
90		0.677	1.291	1.662	1.987	2.368	2.632	2.878	3.183	3.402
100		0.677	1.290	1.660	1.984	2.364	2.626	2.871	3.174	3.390
200		0.676	1.286	1.653	1.972	2.345	2.601	2.839	3.131	3.340
500		0.675	1.283	1.648	1.965	2.334	2.586	2.820	3.107	3.310
1000		0.675	1.282	1.646	1.962	2.330	2.581	2.813	3.098	3.300
∞		0.674	1.281	1.644	1.960	2.326	2.5758	2.807	3.090	3.290

中英文对照

B

暴发	outbreak
比值比	odds ratio,OR
并联试验	parallel test
病死率	fatality rate
病原携带者	carrier
不良建筑综合征	sick building syndrome

C

痴呆	dementia
抽样调查	sampling survey
传播途径	route of transmission
传染期	communicable period
传染源	source of infection
串联试验	serial test
刺激性气体	irritant gas
粗出生率	crude birth rate
粗死亡率	crude death rate

D

大流行	pandemic
大气颗粒物	particulate matter
大气污染	air pollution
大卫生观	extensive health conception
单纯随机抽样	simple random sampling
单盲	single blind
地方病	endemic disease

地方性氟病	endemic fluorosis
第二级预防	secondary prevention
第三级预防	tertiary prevention
第一级预防	primary prevention
电离辐射	ionizing radiation
定期健康检查	periodical examination
多级抽样	multistage sampling

E

恶性肿瘤	malignant neoplasm

F

发病率	incidence rate
发病密度	incidence density,ID
放射病	radiation sickness
分层抽样	stratified sampling
分析性研究	analytical study
副溶血性弧菌	Vibrio parahemolyticus
腹泻	diarrhea

G

感染率	infection rate
公共卫生	public health
公害	public nuisance
归因危险度	attributable risk,AR

H

横断面研究	cross sectional study
化学物质过敏症	multiple chemical sensitivity
环境	environment
环境污染	environmental pollution
环境污染物	pollutant
环境自净	self purification
患病率	prevalence rate
挥发性有机物	volatile organic compound
回顾性研究	retrospective study
混杂偏倚	confounding bias

P

皮炎	dermatitis
匹配	matching
平均期望寿命	life expectancy
评价年龄	appraisal age
普查	census

Q

清洁生产	clean production

R

热痉挛	heat cramp
热射病	heat stroke
热衰竭	heat exhaustion
人群归因危险度	population attributable risk，PAR

S

三盲	triple blind
散发	sporadic
筛检	screening
伤残调整生命年	disability adjusted life year
社会病	social disease
社区试验	community trail
神灵主义医学模式	spiritualism medical model
生存率	survival rate
生物多样性	biodiversity
生物富集作用	bioconcentration
生物-心理-社会医学模式	bio-psycho-social medical model
生物医学模式	biomedical model
生物转化	biotransformation
实验性研究	experimental study
实足年龄	chronological age
食品卫生学	food hygiene
食物链	food chain
世界卫生组织	World Health Organization，WHO
双盲	double blind
水体富营养化	eutrophication

婴儿死亡率	infant mortality rate
营养	nutrition
营养素	nutrients
营养学	nutrition science
预防接种	vaccination
预防医学	preventive medicine
约登指数	Youden's index
孕产妇死亡率	maternal mortality rate

Z

暂时性听阈位移	temporary threshold
噪声	noise
噪声聋	noise-induced
增长年龄	achievable age
真实性	validity
整群抽样	cluster sampling
职业病	occupational disease
职业健康促进	occupational health promotion
职业禁忌证	occupational contraindication
职业生命质量	quality of working life
职业性有害因素	occupational hazard
致畸作用	teratogenesis
致突变作用	mutagenesis
窒息性气体	asphyxiating gas
智力年龄	mental age
智商	intelligence quotient
中暑	heat stroke
自然哲学的医学模式	nature philosophical medical model

参考文献
Cankao Wenxian

[1] 陈博文,杨文秀.社区卫生服务管理[M].北京:科学技术文献出版社,2008.

[2] 陈锦治.卫生保健[M].北京:科学出版社,2003.

[3] 陈学敏.环境卫生学[M].4版.北京:人民卫生出版社,2001.

[4] 段广才.流行病学实习教程[M].北京:人民卫生出版社,2007.

[5] 傅华.预防医学[M].5版.北京:人民卫生出版社,2008.

[6] 龚幼龙.社会医学[M].北京:人民卫生出版社,2000.

[7] 顾湲.全科医学概论[M].北京:人民卫生出版社,2004.

[8] 郭新彪.环境医学概论[M].北京:北京医科大学出版社,2002.

[9] 黄吉武.预防医学[M].3版.北京:人民卫生出版社,2004.

[10] 金泰廙.职业卫生与职业医学[M].北京:人民卫生出版社,2007.

[11] 居丽雯,胡必杰.医院感染学[M].上海:复旦大学出版社,2006.

[12] 李立明.流行病学[M].6版.北京:人民卫生出版社,2007.

[13] 李鲁,施榕.社区预防医学[M].北京:人民卫生出版社,2009.

[14] 梁万年.卫生事业管理学[M].北京:人民卫生出版社,2003.

[15] 刘紫萍.预防医学[M].北京:高等教育出版社,2008.

[16] 罗朝元.预防医学[M].北京:中国医药科技出版社,2009.

[17] 马骥,刘建喜.预防医学基础[M].北京:科学出版社,2004.

[18] 沈志谦.预防医学[M].北京:人民卫生出版社,2002.

[19] 师明中,封苏琴.医学统计方法[M].2版.北京:科学出版社,2007.

[20] 孙长颢.营养与食品卫生学[M].2版.北京:人民卫生出版社,2007.

[21] 孙贵范.预防医学[M].北京:人民卫生出版社,2006.

[22] 孙要武.预防医学[M].4版.北京:人民卫生出版社,2009.

[23] 唐军.预防医学基础[M].北京:人民军医出版社,2007.

[24] 吴坤.营养与食品卫生学[M].5版.北京:人民卫生出版社,2005.

[25] 杨克敌.环境卫生学[M].6版.北京:人民卫生出版社,2007.

[26] 叶葶葶.预防医学[M].3版.北京:人民卫生出版社,2000.

[27] 袁聚祥,毕力夫.预防医学[M].3 版.北京:北京大学医学出版社,2007.

[28] 郑玉建,王家骥.预防医学[M].北京:科学出版社,2007.

[29] 钟才高.预防医学[M].北京:北京大学医学出版社,2009.

[30] 仲来福.预防医学[M].北京:人民卫生出版社,2003.

[31] 周海婴.预防医学[M].陕西:第四军医大学出版社,2007.

[32] 左月燃,邵昌美.预防医学[M].北京:人民卫生出版社,2000.